# 10代の
# 心と身体のガイドブック

# Caring for Your Teenager


The American Academy of Pediatrics
米国小児科学会 編

関口進一郎 監訳
白川佳代子
坂東伸泰 訳
田沢晶子



誠信書房

本書をすべての親に捧げます。
親にとって子どもは，今を生きる励みであり，未来への希望です。

Caring for your teenager : the complete and authoritative guide
by the American Academy of Pediatrics and Philip Bashe ;
editor-in-chief, Donald E. Greydanus.



Book design: Hitoshi Koizumi/TypeShop_g

●本書には、五万七千人の小児医療の専門家と五人の編集委員の実践的な知識が詰まっています。情報の編集に際しては、優れた小児科医であるドナルド・グレイダナス医師が指揮してくれました。あたたかな語り口でつづられた文章には、あなたのかけがえのない子どもたちの、心と身体の安らぎを得るためのヒントが沢山盛り込まれています。

●10代の子どもを育てた経験のある人であれば誰しも、その大変さ（そして喜び）を理解していることでしょう。たしかに、立派な大人に育てるのはとても大変なことです。でも、決して不可能なことではありません。

●本書はあなたに、家庭・子育てに関する、医学と心理学の最新の情報を提供し、あなたが子どもを安全に首尾よく若い大人へ育てる際のサポート役を務めます。

ページを開いてください。
あなたの子育ての悩みに対する答えが必ず見つかるはずです。

・10代の子どもの、身体の変化に対する不安を和らげる。
・一貫したしつけを行う技術。
・子どもに語りかけ、円滑なコミュニケーションをとる方法。
・片親家族、養子家族、混合家族など、異なったタイプの家族の問題。
・栄養、運動、スポーツなど、子どもに健康な生活習慣を身につけさせるこつ。
・学習障害（LD）、注意欠陥/多動性障害（AD/HD）、うつ病に関する最新の情報
・重い病気、家族の死、きょうだいの葛藤、別離、離婚の問題を支援する。
・子どもが自分に合った大学を見つける、あるいは別の道に進むのを援助する。
・子どもの身体の成長に関する問題。
・日常生活における日々のちょっとした病気への包括的な医療指針——にきびからスポーツ外傷にいたるまですべての問題への対処方法。

# 『10代の心と身体のガイドブック』

編集長　Donald E. Greydanus, M.D.,FAAP,FSAM ドナルド・E・グレイダナス医師、米国小児科学会会員、米国思春期医学会会員――小児科プログラム長／ミシガン州立大学／カラマズー医学教育センター／小児科学及び発達学教授／ミシガン州立大学医学校／ミシガン州カラマズー

執筆者　Philip Bashe フィリップ・バシェ

編集委員会　Roberta K. Beach, M.D., M.P.H,FAAP. ロベルタ・K・ビーチ医師――公衆衛生修士。米国小児科学会会員、名誉教授、小児思春期医学、医学校、コロラド大学健康科学センター、コロラド州デンバー

Suzanna C. Boulter, M.D., FAAP. スザンナ・C・ボールター医師――米国小児科学会会員、ニューハンプシャー・ダートマス家族療法在宅プログラム・地域及び家族医学の準教授、ニューハンプシャー州コンコルド

Goge D. Comerci, M.D., FAAP. ジョージ・D・コマシー医師――米国小児科学会会員、アリゾナ医科大学名誉教授、アリゾナ州トゥーソン

Robert B. Shearin, M.D., FAAP. ロバート・B・シャーリン医師――開業医、キャピトル医学グループ所属、メリーランド州チェビーチェイス

Victor C. Strasburger, M.D. ビクター・C・ストラスバーガー医師――ニューメキシコ医科大学小児科学教授、ニューメキシコ州アルバカーキ

共同執筆者
Martin B. Draznin, M.D. マーチン・B・ドラズニン医師
Donald Edgerly, M.A. ドナルド・エドガリー文学修士
Amy Eliot, M.A. エイミー・エリオット文学修士
Ralph C. Gordon, M.D. ラルフ・C・ゴードン医師
J. Donald Hare, M.D.・ドナルド・ヘア医師
Douglas N. Homnick, M.D. ダグラス・N・ホムニック医師
Gretchen Kauth, R.D. グレッチェン・カウス登録栄養士
Leonardo A. Mattano Jr., M.D. レオナルド・A・マッタノ医師
Laura Murray, M.A. ローラ・マリー文学修士
Patricia A. Newhouse, M.D. パトリシア・A・ニューハウス医師
Dilip R. Patel, M.D. ディリップ・R・パテル医師
Helen D. Pratt, Ph.D. ヘレン・D・プラット哲学博士
Alfonso D. Torres, M.D. アルフォンソ・D・トレス医師
Stacie Waller, M.A. ステシー・ウォラー文学修士

専門的査読者
Steven John Anderson, M.D. スティーブン・ジョン・アンダーソン医師
David D. Aaronsson, M.D. デイヴィッド・アロンソン医師
Robert W. Blum, M.D., Ph.D. ロバート・W・ブラム医学博士
Margaret J. Blythe, M.D. マーガレット・J・ブライス医師
Paula K. Braverman, M.D. ポーラ・K・ブレイヴァマン医師
J. Timothy Bricker, M.D. ・ティモシー・ブリッカー医師
Claire Brindis, D.P.H. M.P.H クライア・ブリンディス公衆衛生博士、公衆衛生修士
Marylyn B. Broman, M.D. マリリン・B・ブローマン医師
Richard R. Brookman, M.D. リチャード・R・ブルックマン医師
Robert T. Brown, M.D. ロバード・T・ブラウン医師
Katherine Kaufer Christoffel, M.D., M.P.H. キャサリン・カウファ・クリストフェル医師、公衆衛生修士

Ray Coleman, M.D. レイ・コールマン医師
William Lord Coleman, M.D. ウィリアム・ロード・コールマン医師
Patricia K. Crumrine, M.D. パトリシア・K・クラムリン医師
Christopher Cunniff, M.D. クリストファー・カニフ医師
Michael J. Cunningham, M.D. ミカエル・カニンガム医師
Charles H. Deitschel Jr., M.D. チャールズ・H・ダイチェルJr.医師
Paula Duncan, M.D. ポーラ・ダンカン医師
Ron Eagar, M.D. ロン・イーガー医師
Lawrence F. Eichenfield, M.D. ローレンス・F・アイヘンフィールド医師
Dianne S. Elfenbein, M.D. ダイアン・S・エルフィンベイン医師
Richard Evans III, M.D., M.P.H リチャード・エヴァンズIII医師、公衆衛生修士
Harris C. Feigel, M.D. ハリス・C・フェイガル医師
Henry C. Farrar, M.D. ヘンリー・C・ファラー医師
Ronald A. Feinstein, M.D. ロナルド・A・ファインスタイン医師
Marianne E. Felice, M.D. マリアンヌ・E・フェリス医師
Jerry Z. Finklestein, M.D ジェリー・Z・フィンクルスタイン医師
Margaret C. Fisher, M.D. マーガレット・C・フィッシャー医師
Martin M. Fisher, M.D. マーチン・M・フィッシャー医師
Lawrence B. Friedman, M.D. ローレンス・B・フリードマン医師
Donna Futterman, M.D. ドナ・ファターマン医師
Lia Gaggino, M.D. リア・ガッギーノ医師
Frank J. Genuardi, M.D. フランク・J・ゲニュアルディ医師
Gerald Gilchrist, M.D. ジェラルド・ギルクリスト医師
Nevill Golden, M.D. ネヴィル・ゴールデン医師
Marc J.Grella, M.D マーク・J・グレラ医師
Katherine C. Teets Grimm, M.D. キャサリン・C・ティーツ・グリム医師
Joseph F. Hagen Jr. ジョセフ・F・ハーゲンJr.
Kevin J. Hale, D.D.S., M.D. ケヴィン・J・ヘイル歯科医師、医師
Richard B. Heyman, M.D. リチャード・B・ヘイマン医師
Paula J. Adams Hillard, M.D. ポーラ・J・アダムス・ヒラード医師
Adele Hofmann, M.D. アデレ・ホフマン医師

Marjorie Hogan, M.D. マージョリー・ホーガン医師
Barbara J. Howard, M.D. バーバラ・J・ハワード医師
Michelle S. Howenstine, M.D. ミシェル・S・ホーエンスタイン医師
Jim Hoyle Jr., M.D. ジム・ホイルJr.医師
Walter K. Imai, M.D. ワルター・K・イマイ医師
Charles Irwin Jr., M.D. チャールズ・アーウィンJr.医師
Tasneen Ismailji, M.D. タスニーン・イスマイル医師
Kathy Jabs, M.D. キャシー・ジャブズ医師
Marc S. Jacobson, M.D. マルク・S・ヤコブソン医師
Michael Jellinek, M.D. マイケル・ジェリネック医師
Renee Jenkins, M.D. ルネ・ジェンキンス医師
Alain Joffe, M.D., M.P.H. アラン・ジョフィ医師、公衆衛生修士
Jennifer Johnson, M.D. ジェニファー・ジョンソン医師
David B. Joseph, M.D. デイヴィッド・B・ジョセフ医師
David W. Kaplan, M.D., M.P.H. デイヴィッド・W・キャプラン医師、公衆衛生修士
Theodore A. Kastner, M.D. セオドア・A・ケストナー医師
Janice D. Key, M.D. ジャニス・D・ケイ医師
Julie Koch, M.D. ジュリー・コッホ医師
Harold P. Koller, M.D. ハロルド・P・コラー医師
John Kulig, M.D., M.P.H. ジョン・クリーグ医師、公衆衛生修士
Marian E. Kummer, M.D. マリアン・E・クマー医師
Stephen LaFranchi, M.D. ステファン・ラフランチ医師
Alan Lake, M.D. アラン・レイク医師
Dean Lasseter, M.D. ディーン・ラッセター医師
Samuel R. Leavitt, M.D. サミュエル・R・リービット医師
Marcia Levetown, M.D. マーシャ・リヴタウン医師
Gene Luckstead, M.D. ジーン・ラックステッド医師
E. Dennis Lyne, M.D.E・デニス・リネ医師
S. Michael Marcy, M.D.S・マイケル・マーシー医師
John J. McNamara, M.D. ジョン・J・マクナマラ医師
Louis Morales, M.D. ルイス・モラレス医師

Mary Mullen, M.S., R.D., L.D. メアリー・ミューレン理学修士、登録栄養士、
有資格栄養士
Marylee Mundell, D.O. マリリー・マンデル整骨療法医
Pamela J. Murray, M.D., M.P.H. パメラ・J・マリー医師、公衆衛生修士
Marianne Neifert, M.D. マリアンヌ・ネイファー医師
Louis F. Olmedo, M.D. ルイス・F・オルメード医師
Frank Palumbo, M.D. フランク・パルンボ医師
Dilip R. Patel, M.D. ディリップ・R・パテル医師
Bruce Paters, D.O. ブルース・D・ピータース整骨療法医
Helen D. Pratt, Ph.D. ヘレン・D・プラット哲学博士
Joseph Rauh, M.D. ジョセフ・ラオ医師
Peter D. Rogers, M.D., M.P.H. ピーター・D・ロジャーズ医師、公衆衛生修士
Ellen S.Rome, M.D., M.P.H. エレン・S・ローム医師、公衆衛生修士
Lucille Glicklich Rosenberg, M.D. ルシル・グリックリヒ・ローゼンバーグ医師
John Rowlett, M.D. ジョン・ロウレット医師
Diane G. Sacks, M.D. ダイアン・G・サックス医師
Richard A. Schieber, M.D., M.P.H. リチャード・A・シーバー医師、公衆衛生修士
Richard H. Schwartz, M.D. リチャード・H・シュワルツ医師
Robert P. Schwartz, M.D. ロバート・P・シュワルツ医師
Jodie Shield, R.D. ジョディ・シールド登録栄養士
Donald L. Shifin, M.D. ドナルド・L・シフリン医師
Garry S. Sigman, M.D. ギャリー・S・シグマン医師
Tomas Silber, M.D. トマス・シルバー医師
Janet Silverstein, M.D. ジャネット・シルバースタイン医師
Kenneth Sladkin, M.D. ケネス・スラドキン医師

Mark Scott Smith, M.D. マーク・スコット・スミス医師
William H. Sorey, M.D. ウィリアム・H・ソレイ医師
Norman P. Spack, M.D. ノーマン・P・スパック医師
Charles H. Spencer, M.D. チャールズ・H・スペンサー医師
Sarah H. Springer, M.D. サラ・H・スプリンガー医師
Martin T. Stein, M.D. マーティン・T・スタイン医師
Jim Steiner, D.D.S. ジム・スタイナー歯科医師
Mary Story, Ph.D., R.D. メアリー・ストーリー哲学博士、登録栄養士
Deborah Talen デボラ・タレン
Howard L. Taras, M.D. ハワード・L・タラス医師
David T. Tayloe Jr., M.D. デイヴィッド・T・テイロJr.医師
Doris A. Trauner, M.D. ドリス・A・トローネル医師
Patricia A. Treadwell, M.D. パトリシア・A・トレッドウェル医師
Susan E. B. Tully, M.D. スーザン・E・B・タリー医師
David E. Tunkel, M.D. デイヴィッド・E・タンケル医師
Surendra Kumar Varma, M.D. スレンドラ・クマール・ヴァーマ医師
Richard P. Walls, M.D., Ph.D. リチャード・P・ウォールズ医師、哲学博士
Sally L. Davidson Ward, M.D. サリー・L・デヴィッドソン・ウォード医師
Reginald L. Washington, M.D. レジナルド・L・ワシントン医師
Morris A. Wessel, M.D. モリス・A・ウェッセル医師
Lani Wheeler, M.D. ラニ・ウィーラー医師
Timothy E. Wilens, M.D. ティモシー・E・ワイレンス医師
Mark Wolraich, M.D. マーク・ウォルライチ医師
W. Samuel Yancy, M.D. W・サミュエル・ヤンシー医師

# 監訳者はじめに

関口進一郎

子どもは10代にさしかかると、やがて思春期を迎えます。身体の急速な発育、心の発達と同時に、子どもの世界は家庭から学校、地域社会へと広がり、人づきあいも広がっていきます。こうした変化はすべて、子どもたちの心と身体の状態に影響を与える要因となります。たとえ病気や障害がなくとも、10代は子どもの健康が揺らぐ時期であり、子ども自身だけでなく親や家族にとっても大きな変化と感じられ、戸惑いのもとになります。

本書は米国小児科学会の出版物"*Caring for Your Teenager*"の全訳です。本書の特長の第一は、米国小児科学会に所属する専門家の考えが集約された子育てのガイドブックであることです。第二は、10代の子どもとその養育者が経験する可能性のある、あらゆる問題が網羅されていることです。目次を見れば、10代の子どもの身体的、精神的、社会的健康にかかわる問題が幅広く取り上げられていることがおわかりになるでしょう。そして第三は、内容が実際的なことです。それぞれの問題に対して、子どもに何が起きているのか、親は子どもにどう接して何を話せばよいのか、親がすべきこと、してはいけないこと、注意すべきことなどが具体的にわかりやすく解説され、10代の子育てに関する秘訣が随所に散りばめられています。

わが国の10代の子どもたちはあまり医療機関にかかりませんが、彼らの健康問題は決して少なくありません。思春期になって現れる病気、成長とともに悪化する病気、スポーツにともなう外傷に加え、心理社会的要因を背景に心身の異常を合わせもつ病気もあります。最近では、いじめ、学級崩壊、インターネット依存、性行動の低年齢化、思春期やせ症、自殺などが話題になっていますが、これらもすべて子どもの健康にかかわる問題です。ところが、わが国の家庭、学校、地域社会は子育てにおいて機能不全に陥っています。子どもの健康を保障する小児保健・医療システムも完備していません。10代の子どもの健康問題は気づかれないままであったり、不適切に対応されていたりします。本書は、10代の子どもと周りの大人たちが、来るべき変化に備え、直面する問題には解決の糸口を見出す助けとなるでしょう。

ただし、わが国の実情が本書の記述と合わないところがあることに留意する必要があります。わが国の医師の多くは思春期医学の研修を受けていませんし、経験も不足しています。本書に書かれている小児科医の役割を十分に果たせる医師は少数なのが現状です。日本小児科学会は「小児科医は子ども達が成人するまで見守ります」をキャッチフレーズとして、思春期の子どもたちの医療ニーズに応えられる医師の育成を始めています。日本の医療システムや健診・予防接種の制度は米国のものと大きく異なります。治療法や使用薬剤、健康保険制度、教育制度、法律、地域社会資源にも日米の違いがあります。

翻訳にあたっては原著者の意図を正確に伝えられるよう努めましたが、不十分、不正確なところがありましたらご叱正ください。なお、pubertyを「思春期」、adolescenceを「青年期」と区別して訳した箇所があります。どちらも日本語の「思春期」に相当する英語ですが、pubertyは身体が成長して性的に成熟する時期を示すのに対して、adolescenceは身体発育だけでなく、精神的・社会的な発達を含む、小児期から成人期への移行期全体を表わします。

最後に、本書をご紹介くださった原朋邦先生に感謝の意を表します。本書が10代の子どもにかかわる大人たちに広く支持され、子どもたちの健康のために活用されることを切望します。

二〇〇七年三月

# 謝辞

四半世紀にわたる幸福をもたらしてくれた最愛の妻キャサリンに感謝します。キャシー、私と人生を分かち合ってくれてありがとう。

医師ドナルド・E・グレイダナス

ロバートとロシェル・バース、故イヴリン・バース、やがて10代になる息子のジャスティン、そしてもちろんパティ・ロマノフスキー・バース、あなたたちが今まで私にしてくれたすべてに対して御礼がいいたい。

フィリップ・バース

＊

バンタム・ブックス編集部の方々に謝意を表します。編集者のトニー・バーバンク、ロビン・マイケルソン、ベス・ラシュバウム、原稿整理をしてくれたファーレン・バシュリス、アートディレクターのジム・プラメリー、デザイナーのグレン・エーデルシュタイン、ありがとうございました。

執筆者一同

## 注

本書から得られる知識は、あくまでもかかりつけの小児科医のアドバイスを補うものであり、小児科医の代わりになるものではありません。医学的治療や何らかの医学的プログラムを開始するにあたっては、必ず小児科医に相談してください。医師はあなたの個人的なニーズを検討し、症状や所見について相談してくれるでしょう。本書に書かれている知識をあなたの子どもに適用することに疑問がある場合も、かかりつけの小児科医に相談してください。

本書の知識やアドバイスは、特別に記載されていない場合は、男子にも女子にも当てはまるものです。そのため、できるだけ男子と女子の例を交互に使用しています。

本書は米国小児科学会（the American Academy of Pediatrics）が出版しました。著者、編集者、共同執筆者は小児医療のエキスパートです。また本書の出版にあたって私たちは、広告の掲載を求めることも受け入れることもしていません。

＊

『10代の心と身体のガイドブック』は、一九九一年に米国小児科学会から初めて出版された『十二歳から二十一歳までの子どものケア』の改訂版です。米国小児科学会は『乳幼児のケア――〇歳から五歳』『赤ちゃんのケア――初めの一年間』『学童期の子どものケア――五歳から十二歳』などの一連の育児書を出版しており、『10代の心と身体のガイドブック』もその一つです。

本書が他と一線を画すのは、書籍の内容を、思春期の問題に精通した小児科医がチェックしている点です。情報は米国小児科学会（AAP）の多数の査読者や共同執筆者の手助けによって完成しており、最新の所見が盛り込まれています。また医学的な情報は日々変化しますので、最新の情報を確認したい読者は、AAPのウェブサイトにアクセスしてください。AAPや他の医学会により運営されるヘルスネットワーク、www.medem.com 内を「AAP」で検索すれば、子どもの健康に関する情報が得られます。

AAPは、この本があなたの子育てにおいて頼れるサポート役になってくれることを願っています。また、子どもの親や養育者が、本書の価値がきわめて高いことに気づかれることを信じています。かかりつけの小児科医から助言やカウンセリングを受けながら、読み進めていってください。小児科医は、あなたの子どもの健康に関する個別の指針や援助を提供してくれるでしょう。

AAPは、乳幼児、小児、青年、若年成人の健康・安全・安寧に携わる、プライマリーケアの小児科医、小児医療のサブスペシャリスト（特定領域の専門小児科医）、小児外科医からなる五万七千人の組織です。私たちは、子どもの健康に関する質の高い情報を親や養育者に広く提供したいと考えています。『10代の心と身体のガイドブック』は、そのような私たちの活動の一環です。

＊

## 第Ⅱ部　家庭・学校・社会のなかの子ども

## 第21章　10代の子どもが慢性の病気や障害を持つとき……686

# 第Ⅰ部　青年期とは変化のとき

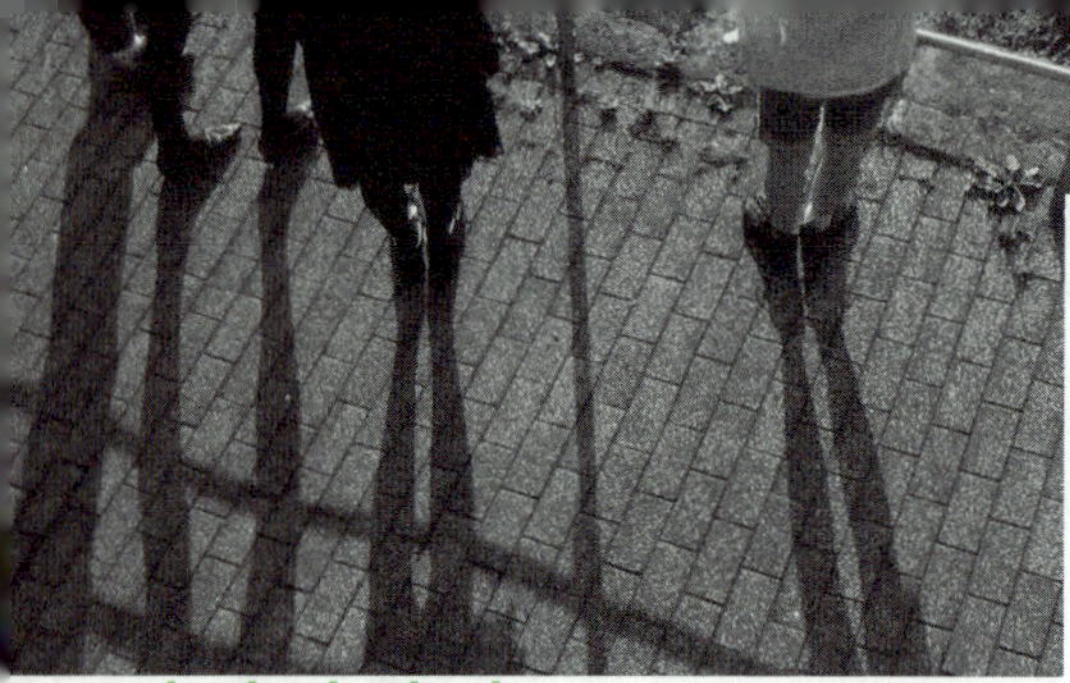

第1章

# いまの時代に10代の子どもを育てることとは

「青年期とは　子どもが親を育て始めるときである」　作者不詳

10代の子どもを育てることが一つの仕事だとしたら、求人広告にどんな文章を載せれば良いでしょう。広告の見出しをちょっと想像してみてください。それはこんな感じでしょうか……。

わが社の〈成長と発達〉部門では、やりがいのあるハードな仕事があなたを待ち受けています。あなたには、将来有望な若者からなる、小さいながらも活動的なチームの世話をしていただきます。四六時中拘束され、そのあいだあなたの権威は何度も試されることになります。二種類の言葉に長けていないといけません。一つは親の、もう一つは彼ら、子どもの言葉です。

忍耐力が必要とされ、心理学や社会学、大衆文化の知識、さらに中等学校と大学のすべての科目に通じていなければいけません。そうそう、自家用車も欲しいところです！

あと、昇進は望めません。昇進制度はないのです。ですから数年間を下位の役職で過ごしていただくことになります。

何ですって、お給料がいくらかですって？　そんなものはありません。

なんだかずいぶんとつらい仕事のようですが、あなたがまだこの仕事に就いたことがないのなら、このページを読み進めていってください。

たしかに子どもの青年期は親にとっての試練です。子どもは、経済的な負担は言うに及ばず、ときとしてフラストレーションや憤激の種になります。それでもこの年月は、喜び、誇り、笑い声、親密さに満ちあふれた時間をもたらしてくれることでしょう。私たちの文化は、ステレオタイプな青年期像を広め、あまりにもそれを強調しすぎてきました。そして、その多くが否定的なものです。無数の書物、映画、ニュース報道が、不満を抱いた若者がことあるごとに権威に逆らい、深刻な事態を招いている、とセンセーショナルな像を創り出しています。その結果、アメリカにいる約六千万人の若者の大部分を占めている、行いの良い若者の行動が見えにくくなってしまっているのです。

デンバーの小児科医であるマリアンヌ・ネイファーは、青年期をけなすようなメッセージに親が繰り返しさらされることに異議を唱えています。彼女は五人の子どもを育て上げた母親としての経験から、いわゆる「疾風怒濤の10代」は、有名な「恐怖の二歳児」によく似ていると言います。幼児がみな同じように恐怖の二歳児を通過するわけではないのと同様に、すべての子どもが十二歳を境に挑戦的で衝動的な生き物に変身するわけではありません。ネイファー医師が言うように、「子どもは私たちの期待や予言に応えようとする」ため、10代が葛藤に満ちあふれていると決めてかかると、私たちは子どもの行動を見誤るだけでなく、心配していたことが現実に起こってしまいます。

最近の研究によると、青年期が混乱の時代であるという昔ながらの考え方に反対する意見も出てきています。実際、五人の若者のうち四人は大きな問題もなく青年期を乗り越えています。また、一九九八年の千人以上の十三～十七歳の子どもを対象に行った全国調査によると、九七パーセントの子どもが、親と「とてもうまく」あるいは「かなりうまく」やっていると答えています。

**違いを作るのは両親です**

たしかに青年期には、仲間の影響を受けたり、テレビや映画、朝のラジオの有名人から影響を受けたりします。広告、スニーカーを宣伝するスポーツスター、今ふうの、憂うつな感じのロックシンガーの態度や価値観に敏おそらくあなたは小児科医というと，赤ん坊や幼い子どものケアをする人を連想するでしょう。多くの方がそう思っています。でも小児科医が，出生から青年期そして成人期前期に至るまでのケアをするためにトレーニングを受けていることは，ご存じないのではないでしょうか。

1930 年に設立された米国小児科学会は，小児科医と健康に携わるその他の専門家から組織され，21 歳以下の若者に対する医学的ケアの水準を上げ,改善することに力を注いできました。この団体は，市民教育，小児科医の生涯教育，研究，子どもを守るための立法措置を唱えるなど，多彩な活動を展開しています。

**米国小児科学会とは**

感になる時期です。しかし全国規模の調査によると、子どもの道徳心や倫理観、性格を形成するうえで大きな影響力を及ぼしているのはいまだに親なのです。

一九九七年に発表された「青年の健康に関する縦断的調査」では、七年生～十二年生までの一万二千人もの生徒を調査しています。「親の愛情やケアのもとで安心感を覚える」と答えた子どもは、「家族との情緒的結びつきを感じない」と答えた子どもに比べて、タバコ・アルコール・薬物の使用、セックスや暴力への没頭、あるいは自殺企図が少なかったのです。

この調査結果は何を物語っているのでしょうか。「それは親の影響力の大きさであり、その影響力がこの年代を通して持続することです」と、調査者の一人であるロバート・W・ブラムは述べています。さらに、ミシガン州カラマズーの小児科医であるリア・ガッギーノは、「親は自分たちが子どもにとって、いかに重要な存在かを認識していない」と付け加えています。

## 本書の役割

親は子どもに、大人に至る道のりへの準備をさせるだけでなく、自分自身の準備もしておかなければなりません。本書『10代の心と身体のガイドブック』には、米国小児科学会に所属するおよそ五万七千人のプライマリ・ケアの小児科医、小児医療のサブスペシャリスト（特定領域の専門小児科医）、小児外科医たちの知恵と経験が凝縮されています。この本には、子どもを青年期の変化に適応させる方法と、薬物・アルコール・タバコ・未成年者の性行動・その他の身体と心の安らぎを脅かすものへ対処する方法が書かれています。幸福で充実した将来を切り開こうとする子どもが問題に直面したとき、どのように彼らを支援するべきか、その戦略を学ぶこともできます。今後の数年間に備えるためのガイドブックとして本書を利用していただきたいと思います。

当然ながら子どもは一人ひとり違いますが、青年期の生物学的な変化と同時に起こる心理的な変化は予測することができます。青年期の子どもが不適切な行動をとったとしても、それは成長途上の正常で健康な兆候であり、受け入れなければいけません（たとえそのことで親がどっと老け込むことになっても……）。一度子どもの発達のメカニズムを理解してしまえば、重要な問題とそうでないものの見分けがつくようになります。

次に述べるような行動の一つや二つは思い当たることでしょう。良くも悪くも、子どもがこういった行動をするのは、まったく正常なことなのです。

金曜日の夜、あなたの十七歳の娘が友達のパーティーに出かけるところです。彼女は黒尽くめの服を着て厚化粧で塗り固め、派手なゴシックロック系のいでたちで二階から駆け下りてきました。

「私はアクマよ」などと芝居がかった声で唱えていますが、あなたは笑いをこらえるのに必死です。10代のサブカルチャーに詳しくなかったら、「私はクマよ」と聞き間違えてしまうところでした。やれやれと頭をかいているあなたにさよならのキスをして、娘は玄関から出て行くのでした。

このような娘の行動は何かの警告でしょうか。いえ違います。10代の子どものパーティーは、アルコールや薬物が使用されるのでなければ、心配も監督も必要ありません。自分のアイデンティティを形作る際に、子どもは決まっていろいろなペルソナを試してみます。ファッションやヘアスタイル、興味、信念、特殊なグループへの傾倒などは、たいていは短期間で終わります。次の年には、まったく違った外見と態度になっているかも知れません。

息子がまだ少年だったころ、あなたの一言一言に耳を傾け、あなたを絶対視していました。それがどれほど誇らしく思えたことでしょう。ところが「お父さんは何でも知っているね」と言ってくれた息子も今や十四歳、あなたの失敗をあげつらい、「何が分かるって言うんだ？」と腹立たしげに言うようになりました。

思春期の子どもが突然両親に対して批判的になるのは、よくあることです。それは親からの分離のあがきであり、独自の価値体系を形成しつつあることの現れです。子どもが批判的になっても、自分へのあてつけだと誤解しないでください。ただし不遜な態度が許されないことは、はっきりさせておかなければなりません。

最近あなたの十三歳になる娘は、日増しに変化する身体やその機能に気持ちを奪われています。彼女はしょっちゅう質問するでしょう、「私太りすぎてない？　胸はいつ大きくなるの？　私って可愛い？」と。

自意識の高まった10代の子どもにとって、身体は際限ない魅惑と不安のもとです。またこの時期は自分が宇宙の中心だと考えていま

1．自分の身体を受け入れ，心地よく感じること。
2．情緒的に親から独立すること。
3．自分で思考し，自分の考えを表現する方法を学ぶこと。
4．理想像，優先順位，善悪の判断など，個人的な価値観を作り上げること。
5．両方の性の仲間と有意義なつき合いをすること。
6．自分の性志向を決定すること。
7．経済的な安定をはかること。

**表 1-1　青年期の仕事**

すので、吹き出物を見つけただけでも大災害が起きたかのように感じます。

学校が始まってからというもの、七年生になるあなたの息子は、気持ちが不安定でイライラしているようです。彼はほとんどの時間を自室にこもって過ごすようになり、何か悩んでいることがないかと尋ねても、「大丈夫だよ、一人にして」と、とげとげしい返事が返ってくるだけです。

心配するべきか、という問いへの答えは、時と場合によります。生まれつき内向的で、一人でいることが好きな子どももいます。あなたの子どもにそれが当てはまるかどうか考えてみてください。

子どものむら気の原因として、ホルモンの充満と自己アイデンティティ獲得のための葛藤が考えられますが、それは正常なことです。悲嘆や情緒的な引きこもりなどの症状は、青年期にはよく見られます。しかし二週間以上の気分の落ち込みが続く場合は、成人と同じく医師に問い合わせるべきです。小児科医は、青年期の精神保健の専門家を紹介してくれるでしょう。

## 青年期の発達段階と目標

思春期から成人期までの年月を青年期と呼び、おおまかに三つの段階に分けられます。十二～十三歳の前期青年期、十四～十六歳の中期青年期、十七～二十一歳の後期青年期です。青年期には、身体的な成長に加え、知的・心理的・社会性の発達など、アイデンティティを形成して成人期に備えるための七つの重要な作業が詰め込まれています。**表1-1**に、青年期の発達がどのように進むかを、短くまとめておきます。

身体的成長　思春期は「青年期における生物学的な変化」と定義されています。大多数の若者の身体的な成長は、遅くとも中期青年期までに完了します。成人の身長や体重にほぼ近づき、生殖能力も備わります。

知的発達　青年期に入ったばかりの子どもの大部分は、まだ目で見た物事しか理解できません。物事は良いか悪いか、素晴らしいか恐ろしいかのどちらかしかなく、現在を越えて将来を見据えることもめったにありません。前期青年期の子どもが、自分の行動が及ぼす長期的な結果について考えが及ばないのはそのためです。

後期青年期になると、多くの若者が物事が複雑であることを理解し、将来の展望を描くこともできるようになります。複雑な問題を解く能力も、他者の考えを感じ取る力も研ぎ澄まされてきます。とはいえ、彼らはまだまだ経験不足ですから、年長の若者でさえこうした新しい能力の使い方を誤り、考えなしに行動してしまうことがあります。

情緒的発達　若者に存在理由があるとすれば（週末に眠りこけたり冷蔵庫を空っぽにしたりすること以外に）、それは「自立すること」にほかなりません。これは母親や父親から距離をとることを意味します。自立への道は無数にあります。感情を抑えること、友達と多くの時間を過ごすこと、論争を好み、限界を排除することなどなど、きりがありません。それでも若者は、家庭という安全性と安心感を手放すことに葛藤があります。彼らはあなたの注目を浴びようとするかと思えば、あっという間に遠ざかって、くっついたり離れたりします。

**社会性の発達**　これまで子どもの生活は家庭を中心に回っていました。青年期は水に落とした石のようなものです。石が落ちることによってできる社会性という名のさざ波は、同性、異性、異なる社会や人種のグループ、お気に入りの教師やコーチなど、他の大人へと輪のように広がっていきます。最終的に若者は恋に落ち、ロマンティックな関係を結ぶことができるようになります。

　青年期の始まりと終わりの時期や、そのときにとる行動は人によってまちまちです。さらに青年期には、ある部分だけが他の部分に比べて発達が早いことがあります。たとえば、十五歳の女子は身体的には大人に近いのですが、後期青年期までは子どものように振る舞います。後期青年期になって始めて、知的、情緒的、社会性の発達が身体的成長に追いつくのです。

　社会が子どもに対して六～十年の間、不安定な状態を強いるのですから、10代の子どもが混乱したり葛藤を抱いたりしても不思議ではありません。第二次大戦以前は、高校を卒業した若者は四人に一人だけでした。10代でもフルタイムで働き、結婚して子どもを持つことが当たり前の時代でした。今日では四人に三人が高校の授業を受け、卒業生の五人に二人が大学へ進学しています。「若者の教育期間が長くなるにつれて青年期の幅も広がっていき、二十代も含まれるようになりました」と、一九五〇年来の思春期医学の専門家であるジョゼフ・ロウ医師は述べています。

　あなた自身の10代を振り返れば、自立したいと願いながらも母親と父親に経済的に依存しなければならない葛藤を思い起こすことでしょう。あるいは自分自身であるために闘いながら、同時に仲間と交わることを欲していたのではないでしょうか。

子どもの青年期には親も混乱します。まず、子どもの矛盾した行動と闘わなければなりません。熱帯雨林保護のアリアを歌う息子が、リサイクルの選別に文句を言うとはどうしてなのでしょう。あるいは、赤ん坊扱いすると言ってあなたを非難していた娘が、一時間も経たないうちに夕食の後片付けに文句を言うのです。

しかし親が本当の葛藤を感じるのは、むしろ自分自身についてかも知れません。自立していく子どもを誇りに感じていたはずなのに、親という仕事を解雇されることによってその気持ちはしぼんでいきます。親離れと成長は表裏だと頭では分かっていても、用事があれば喜んで一緒に行きたがった子どもが、近所に出かけるときでさえあなたと一緒にいるところを見られたくないと言い始めれば、心が痛みます。

喪失感があることが正常な反応であると分かれば、少しは気が楽になったのではないですか。子どものサッカーの練習で隣りに座った父母も、あなたと同じ喪失感を感じているはずです。小児科医が親に指針や助言を与えることは、日々の診療のなかで重要で価値のある部分を占めます。『10代の心と身体のガイドブック』は、思春期の子どもを導く際に移り変わることになるであろう、あなた自身の感情を整理するうえで役立つことと思います。

## 現代の親と若者はユニークな世代

人は自分の次の世代のあら探しをしたくなるものです。でもちょっと待ってください。放課後にぶらぶらしている10代の子どもを見てみましょう。四人家族がすっぽり入れそうなほどだぶだぶの服装にポケットベル、携帯電話などを抜きにすれば、どこかで見たことのある懐かしい光景ではないでしょうか。厚底靴やラッパズボンがまたはやるとは思ってもみませんでしたが……。

実は、あなたの親や祖父母と違い、あなた

は自分の子どもときわめて似通った青年期を過ごしたユニークな世代なのです。今日の10代は、一九六〇年代以降に10代を過ごした世代と多くの共通点を持ちます。一九六〇年代以降、時代は比較的豊かになり（最近は不景気であるとはいえ）、テレビ、スポーツ、音楽、デート、映画など、文化的にも社会的にも、現代の10代は当時のあなたと同じものに熱中しています。残念なことに、はびこる薬物やアルコール依存、無計画な妊娠、性感染症など、多くの同じような社会的問題にも直面しています。

一世代前の親に比べて、あなたは自分の子どもの前に立ちふさがる障害物をかなりよく理解できるようになっています。個性の表明という大義名分さえあればすべてを許す、というわけにはいきませんが（そんなことをしたら、子どもに恨まれます）、現代の母親や父親は比較的子どものニーズを受け入れる用意があると言って良いでしょう。

共通点があるということは、コミュニケーション、親密さ、信頼感を育むのに有利です。十三～十七歳を対象とした一九九八年の調査結果は、今までの常識をくつがえし、三分の二が自分の親と「近い存在にある」と感じていました。ですからあなたは自分が考えるよりうまく若者と波長を合わせられると思います。ただし、似ているとはいえ、昔とは違う世界にいることも忘れないでください。マリファナの誘惑は遙かに強くなり、無防備な性交渉をすればヒト免疫不全ウィルス（HIV）に感染する恐れがあります。社会全体に暴力がはびこり、多くのコミュニティで恐怖や不安が高まっています。若者に対するそうした脅威が増えただけでなく、純潔を守ることも年年難しくなっています。子どもは未成熟な年齢で、性行為が含む危険を十分に理解せずに、重大な決定を下さなければならなくなりました。

しかしおそらく、もっとも変わったのは若者の生活に占める家族の存在感です。現在、結婚の約半分は離婚に終わっており、これは一九六〇年代初頭のほぼ二倍です。一九七〇年には十人中九人の子どもが両親と一緒に住んでいました。今日では少なくとも半分の子どもが、十八歳になるまでに片親家族として生活します。そして学齢期の子どもを持つ母親の四人に三人は家の外で働いているので、多くの若者が、「お帰り、学校はどうだった？」と言ってくれる人のいない家で、誰にも監督されずに午後を過ごしています。

こうした変化が何を生み出したかは、私たちが身をもって知っています。ストレスの増大と不安定な環境です。それでも最近の調査によれば、若者の健康はあなたが思うほどには損なわれていません。特に、最後のベビーブーム世代が大人になった一九八〇年代初頭に比べて、健康的だといわれています。

・一九八一～九六年にかけて、高等学校の上級生の間での違法な薬物使用は一五パーセント減りました。同じ時期にアルコールは一四パーセント、タバコは七パーセント減っています。

・10代の子どもの生殖に対する責任感も高まっています。一九九一～九六年にかけて、若者の出産率は着実に減少しています。十五～十九歳の女子千人当たり六十二件～五十五件に下がっています。数値が下がった理由として専門家は、性的関係を慎む若者が増えたことと、性的関係を持つ若者が避妊（正しいコンドームの使用を含む）をするようになったことを挙げています。

・10代の自殺が急増したかのような数字が出されることがありますが、実際には一九七〇年代以降その数は減少しています。自殺率が上昇したように見えるのは、自殺した若者の発見率が上昇したためです。数年前までは、薬物やアルコールの多飲、銃弾による自傷などは常に事故として処理されていました。現在でも、十五～二十四歳までの若者の死亡原因の第二位と第三位は殺人と自殺が占めています。アフリカ系の10代の死因の第二位は殺人で、白人の10代の死因の第二位は自殺です。

こうした統計からは、心強いメッセージを読み取ることができます。つまり、薬物、アルコール、タバコ、未成年の性行為などの悪影響について、親が子どもに上手に伝えることさえできれば、その助言は効力を持つということです。しかし、ここにも青年期の逆説的な問題があり、子どもが親の助言をもっとも必要としている時期が、親から自立するべき時期と重なっているのです。

親としての試練を乗り切るための勇気を経験者からもらうことにしましょう。いったいこの先に何が待ち受けているのか、マリアンヌ・ネイファー医師に尋ねてみました。五人の子どもを育て上げた彼女の言葉には重みがあります。「子育てをどう感じたかですって？素晴らしかったです。だけど今振り返ってみると、どんなもめ事も、私の親としてのスキルが足りなかったせいだと感じています。私は小児科医だったのにね。もう少し準備が整っていれば、もっとうまくやれたでしょう。でも、とても楽しかった。あなたは子育ての最後に贈り物を受け取るでしょう。それはもちろん、あなたの友人でもある、大人になったあなたの子どもたちです」。

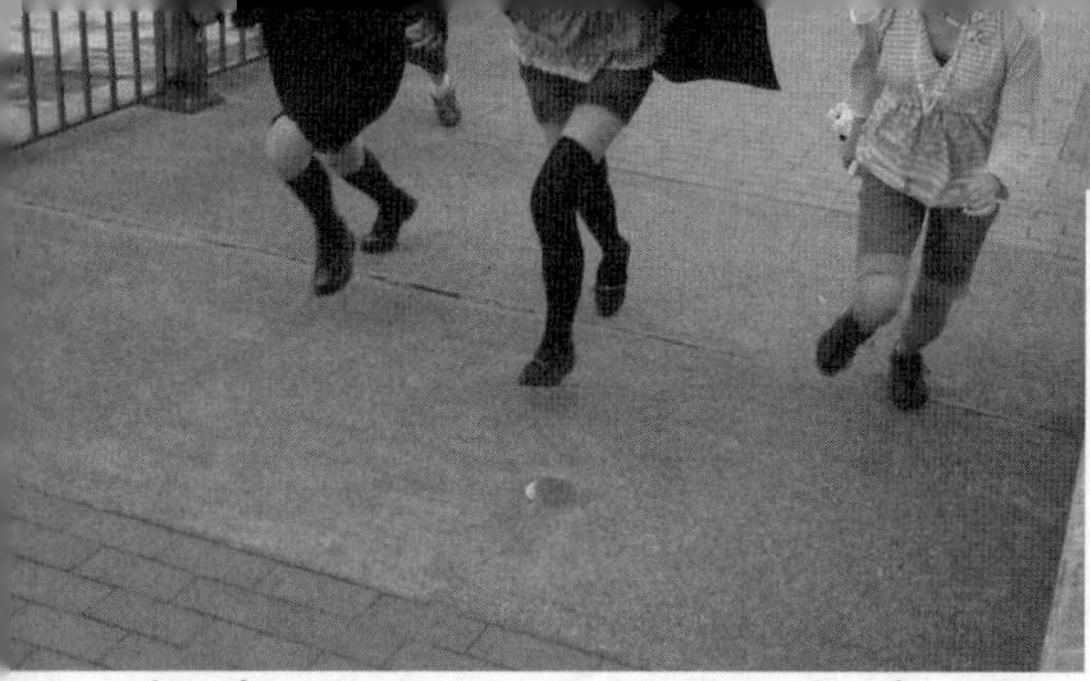

第2章
# 親としての基本的なスキル

思春期の子どもは以前にも増して親を必要としています。ただしそれはこれまでとは少し異なった形をとります。親は、昔はうまくいっていたはずの子どもの育て方が、急に使い物にならなくなったことに気付くでしょう。「10代の子どもをどう扱ったら良いのか、親に指導するのは難しいことです」と、一九五五年から小児科医をしているアデレ・ホフマン医師は述べています。「親は自分の子どもをいつまでも子ども扱いしようとしますが、すでに子どもにはその手は通用しなくなっています。そこで親は、〈何が起きたのだろう〉と戸惑うのです」。

たしかに10代の子どもの育児や養育の仕方は、基本的には小さいときと同じです。子どもたちはまだあなたに愛情をふりそそいでもらい、規範作りや情緒的なサポート、方向づけを求めています。しかし子どもの成長とともに、あなたの親としてのプログラムにも改訂版が必要です。今や、あなたの息子や娘がなろうとしている、新しい人物に合ったスキルのレパートリーを広げるときです。

用意はいいですか。これはあなたにとって多くのことを学ぶ経験になるでしょう。「10代の子どもを育てることで、あなたは親としてこれまで以上に成長するでしょう」(小児科医マリアンヌ・ネイファー談)。

## 子どもの聞き役になる

10代の子どもに自由に自己表現させるのは、少なくとも親の前では難しいように思えます。「あ～、うん」「あ～、違う」「あ～、どうでもいいけど」。生返事ばかり返ってきます。

息子と話そうと思いますが，彼からは単語一つしか返ってきません。「ゲームはどう？」と聞くと，「おもしろいよ」と，そう一言だけ言って自分の部屋に戻ってしまいます。本当にこの程度の会話しかないのです。

あなたと子どものコミュニケーションを育てる第一の原則は簡単です。決してあきらめないことです。「子どもから反応がなくても、聞いていないのだと誤解しないように」と、三人の子どもの父親である、ミネアポリスの大学病院の小児思春期保健部長ロバート・ブルム医師は述べています。それどころか、顔の表情や身体言語からはそう見えなくても、「子どもは話したがっているし、あなたのフィードバックを欲しがっています」と、ミシガン州カラマズー出身の小児科医リオ・ガッギーノは述べています。

　次のような知恵が、あなたが聞くこと話すことを援助し、あなたと子どもの間のコミュニケーションの扉を開いてくれるでしょう。

**聞く。　ともかく耳を傾ける**　「話を聞いてくれる親には子どもも耳を貸します」と、デンバー西部・子どもと10代のクリニック院長のロベルタ・ビーチ医師は述べています。彼女は他の多くの専門家と同様、アクティブ・リスニング、いわゆる「相手の話を反復しながら聞く方法」を練習するよう勧めています。あなたの子どもの身体言語、声の高さ、抑揚、顔の表情などによく注意してください。重要な情報はすべてそこに含まれています。

　話が終わったら、子どもが表現しようとした中心的な考えや感情を親が解釈して言い直し、問題を明確にしてください。ただし審判を下したり批判的な物言いになったりしないように。「確認のために、あなたが言ったことを繰り返すわ。歴史の先生が間違った答えをしたあなたをクラスでからかい、みんなが笑ったんだね？」。

　さらに、あなたが感じ取った子どもの考えを、柔らかく伝えるのも良いでしょう。これは感情移入の能力です。紐のほどけたスニーカーを履いていたころの気持ちに戻り、もし自分が子どものときに同じ状況に置かれたらどう感じるだろうかと思い巡らせてみるのです。子どもは親の語彙の豊かさと洞察を頼りに、自分の葛藤している感情を分類し、より正確に自分を表現できるようになります。

「凄く傷ついて、先生に対して怒っているの興奮し，混乱し，大声で口早に叫んでいる若者を鎮めるには，柔らかい声でゆっくり話すのが有効です。

**知恵**

ね。私でもきっとそう感じたと思うわ」

ここで注意すべきなのは、あなたの予想が的中すれば、子どもは間違いなくびっくりして「あぁ、お母さんは分かってくれているんだ」と答えるでしょうが、子どもの感情を見誤った場合は、自分の話を聞いていない、気づかってくれないといって、もっと憤慨するでしょう。怒った子どもが「わからずや」と言ってきたら、「分かったわ。もっと理解したいから説明してくれない？」と答えるようにアデレ・ホフマン医師は示唆しています。

子細に渡って把握できたと確信したら、助言をしてあげてください。「このことについて最善の方法を知りたくない？」

「うん……」

そのときこそ、あなたの考える、問題解決への道を述べるのです。

**話しているときに子どもの方を見る**　子どもと話しているときにあなたが何度、新聞やテレビ、食器洗い機から目を上げるかを知ったら、その少なさに我ながら驚くことでしょう。アイ・コンタクトをとることは、「あなたの言葉に関心があります」と伝える静かなコミュニケーションです。

**決して話をさえぎらない**　子どもに対する忠告が私たち大人にも当てはまります。たとえ賛成できなくても、子どもには意見を述べる機会を与えてください。もしそれが誤った考えに基づいていても、えらぶらずに、訂正する前に話を聞いてあげてください。

**自分の声の高さに注意する**　質問することと、なじるように尋問することとは別です。時間がないときや一日の疲れが出ているときなどは特にそうですが、子どもをどなりつけることのないようにベストを尽くしてください。

**会話がはずむ質問をする**　機転を利かせて！

若者が喋ったり説明したり、意見を分かち合えるような質問をして、会話の機会を作ってください。それが的確な質問であり、子どタスニーン・イスマイル医師：「10 代の子どもはたいてい，帰宅して〈ただいま〉と言うとすぐに自分の部屋へ直行します。〈ただいま〉さえ言わないこともありますね。だからといって彼らの空間を侵害すべきではありません。いつかは部屋を出てくることになるのですが，他でもない，それは食べ物を求めて出てくるのです。そのときこそ，子どもと話し合うべきです」
「今，私が 16 歳になる息子と顔を合わせるのは唯一，夜がふけてからです。テレビを見るために彼が部屋から出てくることは分かっていますので，新聞を読みながら待ち伏せします。息子が出てきたら，会話を始めます。一日のうちで唯一の時間です。もし私が〈もう疲れた〉と言って寝てしまったら，子どもとの実りある会話が無いまま一週間が過ぎることになります。子どものまわりで何が起こっているのかを知りたければ，粘り強く待つことです」

**小児科医の見解**

もの考えに近ければ近いほど質問の効果は高まります。「今朝の英語のクラスでうまくスピーチできた?」という質問は、「学校はどうだった?」よりずっと良い質問です。

**できるだけ会話の機会を作る**　私たちはお喋りするのに十分な時間をとろうとして、子どもに話しかけるのを先延ばしにしがちですが、忙しい生活のなかで理想的な時間が到来することなどめったにありません。

自動車は気を逸らされずに二人っきりになれる、お喋りにぴったりの場所です。自動車のもう一つ良い点は、並んで座るため、二人が顔と顔をつき合わせる必要がないところです。

**立派な経験でなくても構わない。あなたの人生経験を遠慮なく子どもと分かち合う**　もっとも、これには少し条件がつきます。というのも、親はときどき過去の話を伝えるのに失敗してしまうことがあるからです。昔の成功話で子どもを楽しませようとする前に、自問してみてください。「この子が本当に聞きたいのはこの話だろうか」と。

つまり、あなたが子どものころ、授業を抜け出して仲間と彼の新しい自動車で遊んでいたところを見つかって叱られた、といったような話こそ子どもが聞きたがる話かも知れないのです。「もういいよ、出かけたい」とか「だってそれはお父さんが小さいときの話だろう」などと返されてしまうことがあるかも知れませんが、それはそれで良いのです。いつの日か、子どもはあなたの話を思い出すはずです。

**「どんな些細なことでも相談に来ていい」と、繰り返し保証してあげる**　そして、いつでも受け入れるというその約束を守るようにしましょう。言葉によらずともショックや反感が伝われば、二人の間に架かっているコミュニケーションの橋は壊れてしまいます。「あなたがすることすべてを許可するわけにはいかないけれど、何が起ころうといつもあなたを愛しているわ」と伝えるのです。

**子どもが何か話したがっていないか、常にアンテナを立てておく**　あなたの子どもが密かにあなたに相談したがっていても、自意識過剰で怖がったり、単にどう切り出して良いか分からなかったりすることもあります。子どもが何か話したいことがあるときは、次のような会話が手がかりになります。

- 子どもが「友達」（しばしば匿名の）を引き合いに出して質問してきたとき。「お母さん、学校の友達がシカゴブルズのジャージを万引きしたんだけど、捕まったら大変なことになるの？」。
- 親の経験を聞いてきたとき。「お父さんが初めてセックスをしたのは何歳のとき？」
- 子どものベッドの上に雑誌が、特定の記事が目立つようにして広げられているとき。その記事がたとえば「若者も〈うつ〉になる」のようなものであった場合、それは助けを求める信号である可能性があります。

パパとママがこうして手紙を書いたのは，このあいだ話をしたときには口げんかになってしまって問題解決のための話し合いにならなかったからです。パパとママは，あなたがダニエルと過ごす時間が長すぎるのではないかと心配しています。あなたが彼女のことをとても気に入ってることは分かっています。私たちも気に入っています。でもね，二人で出かけるようになってからというもの，あなたの成績はがた落ちです。あなたが勉強や他のしなければいけないことを放り出しているように思うのです。
学校でのデートがどんなものかも知っていますし，ダニエルに会わないように言っているわけではありません。しかし，あなたと腰を落ち着けて話し合い，妥当なスケジュールを決めたいと思っています。私たちの提案としては，「週末と週に一晩，ダニエルと会うようにする」というのはどうでしょうか。あなたの考えを聞かせてください。一，二日したら，このことについて話し合いたいと思います。そうすれば，冷静に話し合えるでしょう。
大好きなあなたのことをとても心配していることを，分かってほしいと思います。

パパとママより

**「子どもへの手紙」の一例**

面と向かって話し合うのが気まずい話題がある場合は，手紙を書く「手紙は邪魔が入らないので，あなたの考えを伝えるのにとても良い手段です」と，メリーランド州ロックヴィルの小児科医レイ・コールマンは述べています。

一般的には手紙は言葉でのコミュニケーションの代わりになるとは思われていませんが，困難な問題を扱う際には，相手と直接話すよりも手紙のほうが自分の考えを表現しやすくなります。面と向かっていないため，防衛する気持ちが刺激されることなく，お互いに葛藤の火花を散らすことも少なくなります。手紙はまた，「愛している」と伝えたり，賛辞を送ったりするのにもうってつけの手段です。

子どもが率直に話せるほかの大人を見つける
あなたが子どもと特別に親密な関係であったとしても，他の大人の見解が必要なときもあります。あなたがシングルマザーで，十二歳の男の子から身体の変化について質問され

「十四歳の息子は素直な子どもでした。しかし今は，彼に言うことを聞かせようと思えば，脅しをかけて彼の権利を無理矢理に奪うことしかできません。こうしたことは家庭生活をとても居心地悪いものにします。もっと良い方法があるはずなのですが……」

たらどうしますか。こんなときは、母親よりもおじさんや年長のいとこ、あるいは親友の父親の方が話しやすいでしょう。

## しつけをするには

しつけという言葉は罰の言い換えとして使われることが多いため、その本来の目的や意味を見失いがちです。「しつけとは罰を意図したものではありません」と、アリゾナ州のジョージ・コメリ医師は述べています。「その目的は自己コントロールを教えることであり、大人の世界や社会に入っていく準備をさせることです」。

しつけについて考える際には、それを最後通告として捉えるのではなく、動機と抑止による効果的な限界の設定とそれを守らせるシステムと考えた方が良いでしょう。最後通告という言葉の意味するところは、「やりなさい。さもないと……」です。「ジョー、自転車を片付けなさい。そうしないと今日はもう乗れないよ」。これは子どもを見下す言い方であり、挑戦として受け取られるでしょう。

一方、限界の設定は相手に配慮したコミュニケーションです。

- あなたの希望を明確に示します。「ジョー、自転車を片付けて欲しい」。
- 従うことによるポジティブな結果をはっきりさせます。「今すぐ片付けたら、あとで乗っていいよ」。
- 従わなかったらネガティブな結果を招くことを伝えます。「片付けなかったら、今日はもう乗れないよ」。

最初に親は、品行、学業、門限など何事にも許すことも受け入れることもできない行動があり、それが何かを決めていかなければなりません。これらの決まりを、ルールや規制と呼ぶ代わりに、若者の権利や責任と呼ぶようにしましょう。意味論から言えばちょっとしたニュアンスの違いに思えますが、これらの用語は家庭でしつけを設定する際のゴールをより正確に反映するものとなります。それは、あとあとの幸福や成功を勝ち取るために身につけておかなければならない自己鍛錬を教えることにほかなりません。

家庭にほとんど決まりごとがない子どもは仲間から羨ましがられるでしょう。しかし「彼らはしばしば親から無視されていると感じる」とレネー・ジェンキンス医師は見ています。「子どもが認めることはありませんが、忠実に守るかどうかは別にして、子どもは密かに限界設定を望み、かつ必要としています」。やがて子どもの多くが、親がしていることは愛情から出たことであり、大人の力を誇示するためにしているのではないことを理解するようになります。ただし、彼ら自身が親になるまで、感謝してもらおうなどと期待することはできませんが。

**ルールを作るときのルール**

自立を主張したがっている若者は、たくさんのルールで締め付けられていると感じがちです。しつけの秘訣は、あなたのルールを執行する際に一貫性を持たせることです。ですが、すべてのルールが同程度に重要というわけではなく、優先順位があります。親は、テレビ鑑賞、門限、就寝時刻、デート、家庭学習、自動車を使う特権などに関する決まりをときどき変更しても構いません。ルールに優先順位をつけることで、交渉や歩み寄りの技術を学ぶことができます。アデレ・ホフマン医師は、門限を決めるのは「トルコの市場で絨毯を買うようなもの。あなたのやり方で値切りましょう」と述べています。門限の交渉は次のようになります。

**母**　「夏の間のウィークデーの門限をどうしたら良いか、いろいろ考えてみたわ。九時がいいと思うんだけど」

**息子**　「九時？　だけどお母さん、僕の友達は十一時まで外にいるよ」

こういう場合、「それ本当？」などと疑いの言葉を差し挟まずにこう応えます。「そうね、十四歳の子どもに十一時は遅すぎると思うんだけど。妥協して十時はどうかしら？　一時間

「ママごめんなさい，時間を忘れていたの。あと 30 分で帰る。あまり怒らないでね」。このような，門限に遅れた理由を説明する電話は（それが繰り返されるのでなければ），戻らなければという責任感が子どもにあることを示すものです。
子どもが正しいことを行えるように援助しようではありませんか。子どもにポケベルや携帯電話を与え活用します。ただし緊急事態や帰宅が遅れる場合の使用に限定しておきましょう。子どもをポケベルで呼び出せば，10 分から 20 分以内に連絡してくれるでしょう。

**知恵**

延びるでしょう」。

商取引のように、どこで妥協するかを考えながら交渉すればうまくいくでしょう。

とは言っても、薬物嗜癖、未成年のセックス、無免許運転のような危険な行為を防止するための制約については交渉の余地はありません。

健康、安全および安寧に影響を与えることについては、あなたの態度は明確であるべきです。たとえばタバコ、アルコール、その他の薬物使用は許されないということ。そしてあなたの信頼を失うようなことをすれば重大な結果を招くことを子どもが理解しているかどうか、必ず確認してください。さきざきの問題を避けるために、青年期に入った段階であなたが子どもに何を期待しているのかを詳細に説明しておいた方が賢明です。言葉で説明する準備が整っていれば、期待がかなえられるチャンスも増えるのです。

たとえば、「町の向こうの商店街まで自転車に乗って行っちゃいけないの？　それはなぜ？」と聞かれた場合、「お父さんとお母さんは商店街が遠すぎて往来も多すぎると思っているんだ。お前はバスに乗ることもできるし、自転車はあまりにも危険だよ。お前のことを愛していて、安全が心配だから言うんだよ」が適切な回答になります。

真っ向から「私がそう言ったからよ。それが理由よ」と言うのではなく、筋道立てて話しましょう。10 代の子どもはそのルールの意味を理解し、それに従います。

## 門限と就寝時刻

門限と就寝時刻は、家庭で交渉可能なルールです。青年期には男子も女子も独立の味をしめているので、法科大学の模擬裁判をするのと同じような気持ちで、外出時間や夜更かしの時間を少しだけ増やせるように母親や父親に働きかけます。

門限を守らない場合にどうするかについては、子どもと交渉してはいけません（不測の事態が起きた場合を除く）。罰が罪と一致するように、違反行為の重さに従って将来の門

| | 前期青年期<br>12 ～ 13 歳 | 中期青年期<br>14 ～ 16 歳 | 後期青年期<br>17 ～ 21 歳 |
|---|---|---|---|
| 翌日に学校や朝の活動，しなければならないことがあるとき | 午後 7～8 時の間 | 午後 8～9 時の間 | 午後 10～11 時の間 |
| 翌日に学校，朝の活動，しなければならないことがないとき | 午後 9～10 時の間 | 午後 10～11 時の間 | 午前 0～1 時の間 |
| バスケットボールの試合，ロックコンサートなど特別な事情があるときは，そこまでの距離と時間によって決める | 交渉可能<br>午前零時までに | 交渉可能<br>午前零時までに | 交渉可能<br>午前 2 時までに |

**表 2–1　門限に関する基本的なガイドライン**

限から差し引いてください。門限に一時間遅れたら、次回友達と外出したときはいつもより一時間早く帰らせます。過去に二時間遅れがあったら、金曜日か土曜日の夜は家で過ごさなければなりません。ただし、一カ月も外出禁止にするなどの期間が長すぎる罰はやり過ぎであり、益より害が多いと言えます。

Q　門限を決めるとき、妥当な時刻はどう決めれば良いのでしょうか。息子の友達の門限はそれぞれ異なっています。ですから、ほかの家を参考にすることは難しいのです。

A　まず**表2-1**を参考にしてください。ここには青年期の各発達段階に見合う、一般的なガイドラインが載っています。

十四歳の子どもを例に説明します。もし翌日、学校やその他の早朝の集まりがあれば、実際問題、九時前には戻ってこなければならないでしょう。翌日が休日ならば十～十一時が適当です。

次に、門限を決めるに当たっての要点を挙

げてみます。

・子どもの全般的な成熟度や責任感はどうか　子どもが自分で身の安全を考慮することができて、居場所を報告した子どもの言葉を信じることができるのであれば、門限を遅くすることもできます。地域や州の条例が若者の夜間の外出を制限している場合は、門限は必要ないでしょう。

・普段から門限を守っているか　繰り返しますが、あなたの態度は子どもの過去の行動をもとに決めてください。

・彼／彼女は、今何をしているか　公園でシュート・バスケットボールをしているのであれば、日没までに帰らないといけません。しかし友達と勉強しているのであれば、帰宅はもっと遅くても良いでしょう。

・野球の試合、コンサート、学校の行事その他に参加する場合、それらが終わる時刻と帰宅するまでの所要時間はどれくらいか　これが分かれば、家に帰る前に少し食べる時間を余分にあげて良いかどうかの判断がつきます。

・必要な睡眠時間　平均して若者は一日に九時間の睡眠を必要としますが、人によって差があります。朝眠そうにしていれば、就寝時間さらには門限を繰り上げなければなりません。若者の睡眠の問題については第20章六四二頁を参照してください。

### 公平で理にかなった限界とは？

私たちが設けた規範が理にかなっているかどうかを知るにはどうすれば良いでしょうか。かかりつけの小児科医が、年齢に見合った一般的で基本的なしつけについてのアドバイスをくれるでしょう。そっと他の親に「メレディスは普段何時にベッドに入るの？」などと聞いてみることもできます。それが子どもがあなたに話していた時刻ほど遅くなくても驚くことはありません。また、たとえよその子の就寝が遅くても、自分の息子や娘に守らせる決まりは、最終的にはあなたの価値判断にかかっています。

賢明な制限を設けたいのなら、その道の専門家、ほかならぬあなたの子どもに相談することを勧めます。ルールを作る際にはいつでも、それを守ることになる若者自身が発言権を持つべきです。あなたは子どもがもっともなことを言うので驚くかも知れません。

　子どもの視点を尊重して話を聞いてください。子どもにはフラストレーション「いつだって子ども扱いなんだから！」や、怒り「お母さんとお父さんは世界一卑劣だ！」のはけ口が必要です。しかし最終的にそれに同意できない場合は、たじろぐことなく「ダメだ」と言わなければなりません。

### 限界を設ける際には……

**具体的に言う**　門限を例にとると、「翌日に学校がある日は八時までに帰宅しなさい」と伝え、これを子どもが守れない場合は「一週間ずっと、夜は家にいなさい」と伝えます。

**簡潔に**　限界は二つか三つぐらいの文にまとめましょう。

**忘れないように、すべてのルールを書きとめておく**　「だってお母さんは友達を乗せて運転してはいけないとは言わなかったよ！」「あらそうだっけ？　ここになんて書いてあるかしら？」。

**決まりに柔軟性を持たせる**　しつけを設ける基準は子どもの年齢だけでなく、行動、情緒的な成熟度、能力や理解力の発達レベルにも合わせるべきです。責任感が強くなれば、自由度を増やします。しかし誤った判断をしたり今のルールを破ったりするようなら、親の信用や信頼感を取り戻すまで自由度を減少させます。

**過剰な期待はしない**　現実的には、散らかす癖のある、慢性的にまとまりがない子どものすべてが、すぐに変わることなどあり得ません。少しずつ段階的に改善されていきますので、小さな変化を褒めましょう。ベッドの下に積み上げた漫画は依然としてほこりをかぶっていますが、今朝はなんと、学校に行く前ラニ・ウィーラー医師：「10 代の息子がいますが，彼が小さいころは，私は彼が帰宅するまで起きて待っていました。今は彼が夜外出するときは，門限の 10 分後に目覚まし時計が鳴るように設定して，それをドアのそばに置いて寝てしまいます。彼が時間通りに戻ってスイッチを切れば私は眠り続けることができますが，ちゃんと帰ってこなければ目覚まし時計で目が覚めるという寸法です」
「もっとも，〈帰ってこなければ〉と言いましたが，このシステムを作動させて以来，彼が遅刻したことはありません！」

**小児科医の見解**

にベッドカバーを整えました。これを賞賛の目印にします（記念写真も撮っておきますか）。

### 公平で納得のいく罰とはなにか？

効果的な罰とは、不必要に寛大でもなく、厳しすぎるものでもなく、「犯罪」の程度に釣り合った罰のことを指します。子どもが乗って帰ってきた車の座席の下に、ビールの空き缶が捨てられていたとしましょう。このようなときにただ口で叱るだけで終わってしまったら、それは、あなた自身と子どもが違反行為に毅然と対処することができないと言っているようなものです。逆に、重要な社会学のレポートの締め切りを守れなかったことを理由に秋の学園祭へ行くことを禁じたりすれば、間違いなく親と学校に対する憤りが芽生えます。それだけでなく、宿題の期日を守ることの重要性も薄れてしまいます。

### 罰を与える方法

#### 穏やかな方法

・**積極的に無視する**　泣き言を言う、叫び声を上げる、ふくれる、などちょとした行動上の問題に使います。「積極的に無視する」とは、子どもとの会話をいっさいしないこと（これは受動攻撃と呼ばれる攻撃方法です。決してやらないでください）とは別です。はっきり言えばこう伝えることです、「あなたが～をやめなければ、私はあなたと話をしません」。そして実際そのとおりに実行するのです。

・**タイムアウトをとる**　小さな子どもの強迫的で攻撃的、敵意に満ちた行動に対して効果的です。タイムアウトは、年長の若者にも有効です。タイムアウトをとることで、子どもは自分の行動に注目を集めることができなくなります。

Q　タイムアウトの長さはどれぐらい？

A　10代初めの子どもには、専門家は一歳につき一分の長さを薦めています。十二歳の子どもなら十二分です。10代後半の子どもであれば、自分自身で十分気持ちを静めて戻ってくる時間を決められます。戻ってきてから、落ち着いて筋の通った議論を続けることができます。

**Q** どこでタイムアウトをとれば良いのでしょう。

**A** たとえ子どもが小声でぶつぶつ文句を言っていたとしても、表向きにはタイムアウトは反省です。タイムアウトの場所を居間から離れたところに指定した方が良いでしょう。親の目が届いて、静かで気が散るもののない、要するに退屈な場所です。

・**叱りとばさない** 強い叱責は控え目にするべきであり、感情をコントロールできないときには決してするべきではありません。違反をした人ではなく、違反そのものに焦点を当てるのがコツです。「非難めいた」言葉や声のトーンは嫌味で失礼であり、要求がましく聞こえます。子どもが自分の言ったこと、したことを恥じていれば、将来の同じような行動を防止できます。とはいえ、子どもに屈辱感を与えることほど実りのないものはないので、次のように表現しましょう。

「あなたの行動を見ているとつらくなる」。

## 厳しい方法

・**責任を追加する** タイムアウトも叱責も行動を変えることができなかったら、もっと厳しい罰が必要になってきます。家事の負担を増やすことも一つの方法です。たとえば、先週に落ち葉かきをする約束を破ったのであれば、今週末はどんな予定が入っていても落ち葉かきに加えて花壇に種を撒かなければならない、といったふうにです。

・**制限を加える** テレビの視聴、運転、ホッケーの試合への参加を禁止するなど、子どもが大切に思っている権利や所有物を取り上げることも効果があります。

適切な罰を決めるには、前述の専門家、すなわちあなたの子ども自身と相談することです。境界線を越えたときの罰を決めるときに米国小児科学会は，平手打ちなどの身体的罰に対して，それがどの様なものであれ，強く反対します。一つには，子どもと親の双方が怪我をする危険があります。さらに大きな被害は，身体的な罰によって負わされる精神的な傷です。
10代の子どもに身体的な攻撃を加える母親や父親は，メンタルヘルスの専門家の援助が必要です。優れた治療者ならば，怒りの処理方法を教えてくれるだけでなく，暴力よりもずっと効果的なしつけの方法を教えてくれるでしょう。

**米国小児科学会　身体的な罰についての見解**

は、守るべき制限を自分自身で決められるように、子どもの参加を許すのです。ワシントンDCの子ども病院の小児科医であるトーマス・シルバーは次のように提案しています。「門限を破ることが問題な場合は、〈連絡もなしに夜遅く帰ってくる子どもにどんな罰が適当かな〉と尋ねます。子どもは、母親や父親が考えているものよりずっと厳しい罰を提案するかも知れません。親は次のように話しましょう。〈あなたは責任をとらなければならないけれど、その罰は重すぎるわ。こういうのはどう?〉」。アデレ・ホフマン医師によると、罰を決める場に参加した子どもは、その罰をいやいやながら引き受けることがなくなるそうです。「参加することにより、罰を押し付けではなく自分のものとして捉えることができます」。

## ポジティブな注意

親のなかには、贈賄に似ていると言う理由でポジティブな注意を嫌う人もいます。「なぜ息子の良い行動に対して報酬を与えなければならないのでしょう。やるべきことをやっただけではないですか」というわけです。たしかに、子どもは過ちを建設的な方法で指摘してもらうことでいろいろと学んでいくわけですが、怒られてばかりで褒めてもらうことがまったくないと、やる気をなくしてしまいます。

子どもの過ちを容赦なくとがめ、毎日のたくさんの良い行いを見過ごすことは簡単です。健康で現実的なバランスをとるために、努力してみてください。一回叱るたびに、賞賛に値する行いを二つ見つけるのです。「注意されなくてもこの二週間ゴミを出してくれたわね。とても良いことだし、感謝しているわ」。こう言ってもらえると、子どもの顔は輝きます。

### 「おばあちゃんのルール」
### 押し付けがましくないしつけ

「子どもをその気にさせようと思うなら、決まりを守らなかったときにどうなるか、思い出させれば良い」。たしかに効果的でしょう。たとえば「芝刈りが終わらなければ友達に会いに行ってはいけないよ。昨日そう約束しただろう」。

しかし、「おばあちゃんのルール」と言われるもっと穏やかで優しいアプローチを使って同じメッセージを伝えることもできます。こんなふうに言い直します。「芝刈りが終わったらすぐに友達と出かけていいよ」。どうです、あなたは先ほどの脅しをご褒美に変えたのです。

### 若者がルールを破ったとき
### しつけの際の基本的なルール

**怒っているときは、決して子どもを罰しない**　頭がカッカしているときは、後悔するような言葉を吐いたり制限を締め付けすぎてしまうかも知れません。これでは感情が先走り、せっかく決めたルールが二の次になってしまいます。

**実行不可能な罰を課さない**　あなたが予定しているしつけに若者がどう反応するのかを想

像することが大切です。特にその反応が極端だったときのことを。

**例**　子どもとその友達が喫煙しているところを見つけたので、一ヵ月間外出禁止にする。

　言葉で反論するだろうか。逃げ出すだろうか。落ち込んで自殺しないだろうか。このような結末にあなた自身が耐えられるかどうか自問自答してください。もし耐えられそうにないなら罰を軽いものに変えましょう。最後まで一貫して遂行するのでなければ、あなたの信頼は傷つき、罰しようとしているまさにその行動を逆に強化するだけです。

　もう一点考慮に入れるべきこと。罰があなたと若者の関係を傷つける恐れはないですか。

**罰は短期間にする**　「短期間」の罰とは、大きなルール違反に対して科される、数時間あるいは数日続くものを指します。一ヵ月も家に閉じ込めると、こっそり抜け出したり、ほかの良くない行動に繋がることがあります。「罰せられるほどのことをしただろうか。もう一ヵ月も閉じ込められている」、と考えるでしょう。多くの罰は二十四時間を越えて継続させると、その効力が失われていきます。

**罪を犯した子どもだけを罰する**　たとえば、家族みんながボートに乗って一日過ごすことを楽しみにしていたら、罪を犯した子どもによって家族の計画が台無しにならないようにしてください。罪を犯した子どもは、友達や家族の誰かと留守番をさせましょう。

**罪悪感に訴えるのをやめる**　「どうしてこんなことをしたの。私を困らせて喜んでいるみたいね」「よくそんな格好で外出できたものね。ジーンズは穴だらけ。みんなに悪い母親だと思われてしまうじゃない」。

　今あなたは、右の文章が「自分のせりふに似ている」、と冷や汗をかいているかも知れませんね。罪悪感を罰として用いるべきではありません。望ましい結末に至らないばかりか、大人と同様、若者も憤慨して不適切だと言うでしょう。

### 若者が、過ちから学べるように援助する

違反行為に向き合わせるときは尋問にならないように。「それは会話であるべきです」とホフマン医師は助言しています。「若者が過ちから学べるように、自分の行動とその理由について反省しなければなりません」。

**母**「ねぇ、私たちが、知らない人が運転する車に乗ってはいけないと言っていたことはあなたも知っていたでしょう？　なのにあなたとジェニファーは、あなたの学校の生徒ではない二人組の男の子が運転する車に乗ったのね。どうしてそんなことをしたのか、お母さんはあなたの言い分を聞きたいわ」

次のステップは、問題を言い換えて明確にし、一つかそれ以上の解決策を見出せるように援助します。

**母**「それであなたたち二人ともショッピングセンターにいたのね。とても暑い日で歩いて帰りたくなかったけれど、知らない人の車に乗ってはいけないということは分かっていたのね。そのとき他にできる方法はなかったかしら」

**娘**「うん……バスに乗ることもできたと思う。お母さんやジェンのおばさんに電話することもできたかな……」

**母**「そのとおりよ。でもバスが遅れて、それに誰もあなたたちを乗せてくれなかったらどうするべきだったかしら」

**娘**「歩くべきだった……」

ここには伝えるべき二つのメッセージが込められています。一つ目は、すべての問題には解決策があるということ。二つ目は、子どもは自分の行いに対して責任を負っているということです。

### 首尾一貫したしつけを施す

いくら限界設定をしたところでそれを実行しなければ、家に厳重な防犯システムを備えておいて夜間にスイッチを入れ忘れるのと同じです。杓子定規にしつけを行えと言っているのではありません。同じことを繰り返し伝えることが重要な理由の一つは、子どもに寛容な環境が非行の原因になることをあなたは知っているからで

「コリィの親は，宿題が終らなくてもテレビを許可しているのよ！」（子どもから，この手の話を山ほど聞かされるでしょう）

**あなたの子どもがこう言ったなら……**

す。一般的に言って、親が行き当たりばったりに罰を与えると、子どものネガティブな行動を強化することになります。

意味が曖昧な警告を送ることなどがそれに当たります。「それは子どもを混乱させ、さらに悪いことに親を尊敬できなくさせます」とトーマス・シルバー医師は述べています。いったん限界を設定したあとは、そこにこだわってください。

いつもいつも、両親がどこで線を引くべきかについて合意しているとは限りません。実際親は、個々の問題についても全体を通しても、互いにまったく異なった視点を持っている場合があります。

テレビドラマでお馴染みの、威圧する役の刑事となだめ役の刑事といった役割分担は、犯人捜しにはたしかに有効でしょうが、母親と父親が家庭内でやるのには向いていません。子どもはすぐに厳しい親よりも甘い親のほうを操りはじめ、自分の言い分を通すようになります。つまり限界の設定に関しては、単純な解決というものは存在しないのです。親と子が膝を交え、あれこれ相談しながら、双方が受け入れられる境界線とその結果についてのリストを作るのです。前にも述べたように、ルールは書きとめてください。それは子どものためというより母親と父親が統一戦線を張るのに役立つからです。どうしても妥協案が見つからなければ、結婚カウンセラーや家族カウンセラーに相談してみても良いでしょう。

**できる範囲で他の父母と協力し合う**　子どもを正しい方向に向かわせようとすれば、ときとして水の流れに逆らって泳ぐような抵抗を感じることもあります。あなたの家庭のルールが他の家庭のそれと異なっている場合は特にそうです。

全員ではないにしろ、子どもの友達の親の多くをあなたは知っていると思います。たぶんあなたが属するグループは、門限、成人向けの映画・ビデオなどの問題について比較的似通った意見を持ち、ある程度統一されたガイドラインにも同意しやすいはずです。

いずれにしろ、自分の子どもに対して設定

「コリィの家庭のことはコリィの家の問題よ。それに私たちはコリィの家に住んでいるわけではないのよ。あなたにはあなたのルールを課したの。それはあなたのことを愛しているからで，学校から帰ってすぐに宿題にとりかかるのは大事なことだからよ。あなたにはルールを守ってほしい」

**こんなふうに答えましょう……**

した、行動の重要な基準については妥協する必要はありません。何世紀にも渡って子どもを導いてきた教訓を思い出してください。すなわち「ジョニーが橋から飛び降りたからといって、あなたがそれを真似る必要はまったくない」。

## 親として——軌道修正するのに遅すぎるということはない

自分が明らかに厳しすぎると思ったら（あるいは配偶者や子どもにそう指摘されたら）、中庸へ切り換えてください。子どもと争う事柄を選び出して、範囲を絞り込みます。

「親はコントロールしようと思う問題に優先順位をつけないといけません」とインディアナポリスのインディアナ医学センター思春期科長マーガレット・ブリス医師は述べています。「すべてを力づくで解決することはできません」。いつも角つき合わせているのでは親にとっても子どもにとっても不健康です。

過度に甘やかす、という逆の問題も起こり得ます。しつけをする能力は誰にでも自然に備わっているものではありません。10代の子どもの、怒りのこもった刺すような視線を受けたいとは誰も思わないからです。しかし子どもを大事に思い、良くない変化の兆しに気付いているなら、次のことを思い出すべきです。子どもはまず私たちを親として必要としているのであり、友達としての役割はあくまでその次でしかありません。

今まで甘すぎた親がもっと威厳を持とうとするときには、一貫して限界を維持する毅然とした態度をとることが重要です。そういう子どもは父母を操ることに慣れっこになっていて、新しい限界に反発することが予想されます。実際、彼らの行動は一時的に悪くなるでしょう。しかし親が真剣にしつけをしようとする姿を見れば、子どもは家庭のルールを尊重するようになります。

## 平和を取り戻そう
## 葛藤の解決と怒りの処理

ときとして、青年期という時期そのものが、親と子どもを永遠にぶつかり合うように仕向けているようにすら思えます。子どもを愛していればこそ、彼らの気分の変動、権威への挑戦、判断のうっかりミスに、腹を立ててしまいます。もちろん子どもが親についてどのように喋っているかを聞けば（最初に聞いたときには、やるせない気分になるでしょう）、余計腹が立ってきます。基本的には愛すべき子どもですが、明らかに要求がましく、実際彼らに何が起こっているかについては、その手がかりさえ与えてくれません。

親子が一つ屋根の下に暮らせば、多少の葛藤は避けられないばかりか、葛藤がある方が正常と言えます。合意が得られずに口論になっても、それが日常的に行われているのでなければ、必ずしも不健康で不幸な家庭とは言えません。家族メンバーが、不平不満も含め自分の感情を抑えないで率直に表現することが好ましいのです。そうすれば小さな誤解の雪だるまが深刻な葛藤にまでふくれ上がるのを防ぐことができます。ただし、家族間の対立を建設的なものに変えるには、各人が基本的なルールを守る必要があります。そして私たちの親としての役割は、争いはあっても健康な関係を維持し、望むべくは解決に繋がるような態度や行動の模範を見せることです。

## リング上のルール
## いかにフェアに闘うか

受話器を降ろすやいなや、ジョージ・マンソン氏は自分の顔が赤くなっていくのを感じた。

**マンソン氏**「デイビッド！」

十六歳になる彼の息子が、携帯のビデオゲームのボタンをせわしなく操作しながら、ドアのところに現れた。

**息子**「なあに、お父さん」

**マンソン氏**「デイビッド、昨日カメラ屋から電話がなかったかい」

コンピュータの電子音が止み、息子は自分のつま先に視線を落としている。

**息子**「そうだ、お父さんに伝えるのを忘れてた」

本当は，私は娘と議論などしたくありません。まったくしたくありません！ なのに私たち二人は，延々とした葛藤の渦に閉じ込められてしまったかのようです。怒らせるつもりはなく，「台所を手伝ってもらいたいから４時までに帰ってね。親戚のみんなが６時には集まるのだから」と娘に言うと，娘はそっけなく答えるか，小言を言ったことに対して文句を言い始めます。そしてお察しのとおり，私は腹を立ててしまい，私たちは言い争いを始めます。

**マンソン氏**　「カメラは今日受け取ることができたのに。家に帰る途中で受け取ってもらってくることができたんだよ。明日の結婚式で撮影するのに，あのカメラが必要なことは分かっていただろう。今となっては明日の朝九時にカメラ屋まで行ってこなければいけないよ。そうしないと教会に間に合わない。ママやパパが，電話のメッセージをメモしておくように何度言った？」

もし実際に注意した回数を記録していたなら，たとえば今週ですでに二度，これまでに注意した回数などは到底数え切れないだろう……。

**親のためのタイムアウト**　子どものうっかりミスを前にして，もしあなたの感情が高ぶってコントロールを失いそうになったら，頭が冷えるまで少し間を置いてください。

五分か十分時間を稼いでください。家の回りを一回りしたり，外出したり，花壇に新しい穴を掘ったり，トイレ（いたるところで親の聖域になっています）に閉じこもれば良いのです。そうすれば問題に対してもっと冷静に，理性的に向き合えるようになります。

ミシガン州立大学カラマズー医学研究センター行動発達小児科長のヘレン・プラット氏は，タイムアウトをとるべき瞬間を「〈オン〉になっていない状態」と描写しています。「〈オン〉とは，理性的で愛情深く育てるという意味です。夫と私はこんなふうに言っています。〈オン〉になっていないということは，話す準備ができていないということだ」と。プラット夫妻は，おそらく私たちより経験豊富だと思われます。夫妻は五人の子育てに加え，長年に渡って三十五人もの里子を育ててきました。

「タイムアウトしたいと思ったら，あなたは他の家族から離れ，冷静になるまで何かに没頭する必要があります。同じく子どもにもタイムアウトの機会を与えてください」。

**あなたの気持ちを表わすときには，「私は」を使う**　「あなた・君」で始まる文は非難め人間同士のやり取りは，すべて互恵的なものです。葛藤の間，あなたが冷静でいるなら，子どもも冷静でいるでしょう。

**知恵**

いていて相手を脅かします。聞いた子どもは防衛的になってしまいます。次の二つの文章の違いに着目してください。

1.「電話のメッセージがなかったから私は慌てたよ。あれは公私に渡って重要なものだったからね」

2.「デイビッド、君は先週電話で四回伝言を聞いていながら、全部伝え忘れているね」

非難するときは、具体的に指摘する　「デイビッド、君は先週電話のメッセージを伝えるのを四回忘れたね」というように。「君は伝えるべき電話のメッセージを伝えたことがない」とは言わないでください。

子どもの行動が親を慌てさせたり怒らせたりする理由を説明する　「こういう重要なメッセージを受け取れないと、本当なら避けられた問題がたくさん出てきてしまうんだよ。今は仕事がとても忙しいうえに、これで明日の朝は早く起きないといけなくなるから怒るんだ」

過去のことを持ち出さない　不平や不満はヨーグルトのようなものです。つまり賞味期限があるのです。もはや変えることのできない過ぎたことを持ち出すのはフェアではありません。小言は、問題が起きたそのとき、その場で伝えてください。

子どもの感情を思いやる　子どもの状況のとらえ方に同意できない場合もあるでしょうし、そのように感じる権利が子どもにあることすら信じられないこともあるでしょう。しかし、感情そのものを禁じることはしないでください。

問題に対する解決策を子ども自身が提案するように求める　最終的な目標は論争に勝つことではありません。前述のデイビッドの家族は次のように和解しました。デイビッドは電話のそばに紙と鉛筆を置くことにしました。彼はまた父親のために翌朝早く起きてカメラ

**反則はしないでください**

- 「いつも」「決して」「毎回」という言葉を用いて，一般化しすぎないでください。
- だんまりを決めこまない。
- 悪口を言って，やりこめない。
- 子どもが考えたり感じたりしていることを無理矢理，知ろうとしない。
- あなたが考えたり感じたりしていることを子どもも知るべきだと思わない。
- 不平を言ったからといって，仕返しをしない。

屋へ行き、しかも遅刻しないで学校に行くことになりました。

### あなたが間違っていたら素直に認める

ある火曜日の六時半の一場面です……

**母**「デニス、あなたいったいどこにいたの。夕食を始めようと思っているのに、あなたを三十分も待っていたのよ」

**息子**「お母さん、放課後に年報作りのスタッフとの会合があったんだ。昨日そう言ったよ」

**母**「今日だったの？　なんだ、来週のことかと思っていたわ」

**息子**「ほらね。お母さんとお父さんはいつも僕がやってもいないことで責めるんだ。僕が間違っていなかったことがはっきりするまで、まるで罪人扱いだ。それってフェアじゃないよ」

**母**「分かったわ。たぶんママは早とちりして悪い方に考えてしまうのね。最近、放課後どこに出かけるのかちっとも話してくれないんですもの」

父母は謝罪することによって自分の権威が傷つくと誤解して、自分たちが間違っていても子どもに謝ろうとしないことがあります。しかし真実はどちらかと言えばその逆であり、多少謝ったからといって親の権威は傷つきません。自分の過ちを認められるぐらいに心の広い親を若者は尊敬するのです。そして若者は偽善をひどく嫌い、親の方が間違っているときには即座に見抜きます。

前述したように、フェアで正しい返事は簡単なものです。「あなたが正しかったわ。結論を急いだ私の間違いだったみたい。ごめんなさい」。

子どもに向かって「許してくれる？」と言うのは恥ずかしいかもしれませんが、子どもの自尊心は高まります。これは子どもにとって謝罪の仕方のモデルになり、「お父さんやお母さんは完全な存在ではない」という心地よいメッセージにもなります。私たちが意識していないに関わらず、子どもはいつで

「娘に，どうやってボーイフレンドと性的な関係を持たないよう伝えれば良いのでしょう。彼女は，私と夫が結婚前に同棲していたことを知っているのです。娘からは，〈母さんだって私と同じでしょ！〉と言われるだけです」

も親を物差しにして自分を測っています。あなたが完璧でないと分かったとき、自分も完璧である必要がないことを理解してプレッシャーから解放されます。

ここまでは、葛藤を「解決する」方法を述べてきましたが、葛藤を「回避する」方法も親として知っておくべき技術の一つです。しばしば私たちは猟犬のごとく対立の臭いに敏感で、子どもの無礼な振る舞いを見つけようものなら、人差し指を左右に振りながら若者を厳しく叱責します。そうすることは決して間違ってはいないのですが、ときにはお互いのために平和を選ぶことも一つの選択肢です。「親は、闘いの道だけでなく、争わない道を選ぶこともできます」とプラット氏は示唆しています。

**親子で価値観を分かち合う**

今日の10代は、まさに信念体系が形作られるそのときに、互いに矛盾し合い、変化し続ける倫理や道徳の基準に晒されます。これは当の子どもを混乱させるだけでなく、親にとっても問題になります。もはや社会が家庭で教えた価値観を支えてはくれなくなったからです。

前の世代はコミュニティ内の道徳を維持するのに、人と慣習が寄り集まってできた複雑な基盤に頼っていました。大家族のメンバー、隣人、宗教組織や市民組織、学校などが、親の影響力を家庭の外でも維持し続けたのです。さらに、コミュニティ内の基本的な価値観や子どもに対する指導が同じという点で、他の親や大人を頼みにすることができたのです。しかしここ数十年の高い離婚率、超過労働その他の要因により、こうした昔ながらの安全ネットワークは希薄になってしまいました。

さらに悪いことに、ときに私たちはメディアの創り出した像とも闘わねばなりません。メディアはバラバラの聴衆を一つにまとめあげようとして、人気取り主義、セックス、名声欲に訴えてきます。こうしたメディアとの影響に打ち勝って、確固たる道徳や倫理的基盤を打ち立てるのは親の役目です。いつもそう見えるとは限りませんが、実際に子どもの人生を導くのはあなたなのです。限界設定を行う際には、薬物使用、セックス、人種差別、犯罪行為、その他、子どもが巻き込まれやすい問題について、迷わず親としての意見を述べてください。しかしいきなりではなく、注意を払いながら説明する必要があります。あなたの信念とその背景について子どもと話し合ってください。子どもはルールや罰を好みはしませんが、少なくともそれが親の気分に左右されるようなものではなく、原則にのっとっていることを知れば満足するはずです。

子どもが親の視点を理解する必要があるのは、自分の信念体系を作るためです。最初は賛成しないで反抗するかも知れませんが、最終的にはあなたの信念を尊重するのです。多くの研究から、たいていの子どもは二十代半ばには親の価値観に立ち戻り、それを取り入れることが分かっています。

### 価値観を浸透させるのにもっとも効果的な手だての例

あなたが子どもに真似て欲しいと思っている価値観や慣習は、あなたがそのモデルになっていればこそ説得力を持ちます。言ってることとやっていることがバラバラではいけません。たとえば親が喫煙している家庭の子どもは、タバコを吸わない家庭の子どもに比べて紙巻タバコの喫煙率が三倍です。

かと言って、説教している内容が行動と一致していないときが（現在にも過去にも）あったからといって、倫理や道徳を子どもに教えていけないことにはなりません。完璧であることが親としての絶対条件ではないのです。もちろん、「自分だってやってるじゃない」という口答えを受けることは避けられません。残念ながら、たしかにそれは「すでに起きてしまったこと」です。しかし不適切で危険な行為や違法な行為に対するあなたの態度は、今からでも新しく作り直すことができます。

「どうして私が禁煙しなくてはならないの？
それ以前に，あなたがタバコを吸っているじゃない！」

**あなたの子どもがこう言ったなら……**

以前に薬物、アルコール、セックス依存を体験した親も同じようなジレンマに直面します。ですが、子どもに自分と同じ体験をさせないように努めることが果たして偽善でしょうか。もちろん答えは「ノー」です。あなたは自分の体験から学んだ当事者として振る舞い、子どもを守ってください。

本章の最初の方で、自分の若いときの経験を押し付けがましく話さないように、という話が出ました。しかし子どもが自分から「母さん（父さん）が子どものとき、○○をしたの？」と尋ねてきて、それがセックス、薬物、喫煙、学校など、10代の子どものありふれた葛藤だった場合には、隠さず話してください。親が過去の過ちを白状すれば、それは子どもが正しい道を歩むための説得力のある言葉になります。

過度に劇化して怖がらせないように、ありのままを話してください。たとえば、「十六歳のとき、デートした男の子にセックスを強要されて受け入れてしまったわ。今そのことを振り返ってみて、体験するには若すぎたと思っているの。凄く傷ついたわ。もう少し大きくなるまで待てば良かったと思う」。

「大学二年生のころ、週末になれば薬でハイになっていた。ある夜、バーから酔ったまま車を運転して帰って、駐車してあった車に衝突してしまった。警官と救急隊員は私が生きていたことに驚いたそうだ。そのケガから立ち直るのに二年かかった。薬物とアルコールをやった結果がそれだよ。君が私よりも賢く生き抜いて、私の二の舞にならないよう願っているよ」。

何でも話せば良いというわけではなく、伝えない方が良い個人的な生活の秘密もあります。子どもが精神的に未熟なときは特にそうです。感情が高ぶっているときに、ゴシップや、自分をおとしめるような話はしないでください。あなたの体験を、子どもが特定できない「誰か」（知り合いなど）が起こしたこととして話せば良いでしょう。この会話の目的は、何が危険なのか、それがどんな結果をもたらすのかを10代の子どもに気付かせることです。あなたの心を開けっぴろげにしたり、

「その通り，私は吸っているわ。禁煙したかったし，その努力もしたの。でも紙巻タバコを吸うのはあなたの歳では違法だし，そのこと以上に，私はあなたを愛していて私のようなタバコ中毒になるのを見ていられないの。病み付きにならないために一番良いのは，手を出さないことよ。私はあなたにとって最善のことをしたい。あなたはタバコを吸ってはいけません」

**こんなふうに答えましょう……**

過去の汚点をひけらかして信頼を勝ち取ることではありません。しょっちゅう見境もなくそんなことをしていると子どもに尊敬されなくなり、親としての権威を失う危険があります。常識の範囲内であれば良いのです。

**どんなに気にかけているかを子どもに伝えましょう**

10代の子どもが親をうるさがるようになると、子どもが親に認めてもらうことを望まなくなったか、親の承認に値しないと思っていると考える親がいます。しかし何歳になっても子どもが何より必要としているのは、親が言葉や身振りで「君がいてくれて嬉しい。私の子どもであることに感動しているよ」と繰り返し伝えてくれることです。

おそらく良くご存じかと思いますが、今日の親が子育てにかけられる時間は以前よりも減ってきています。不幸なことですが、労働時間の延長と夫婦共働きが増加した結果、親子で過ごす時間が一九六〇年に比べ一週間に十～十二時間も少なくなったのです。お互いの連絡が途絶えると、家庭の基盤にひびが入ります。ロバート・ブラム医師によれば、時間の不足を補うには、親子が共有する時間の質が鍵になるそうです。なぜなら「質は量に勝る」からです。

では「時間の質」とは何か、定義してみましょう。週末に遊園地や映画に出かけることだと考える親もいるでしょう。実際、親密さや情緒、繋がりが得られます。落ち葉かき、ジョッギング、チェス、魚釣り、食卓の準備、買い物などを一緒にしても良いでしょう。大がかりな家族旅行は楽しいものですが、必ずしもコミュニケーションに適しているわけではありません。また、ことあるごとに真剣で深いやり取りが必要というわけでもありません。ここで言う「質」とは、あなたが子どもに向けている注意の「質」のことです。

家族のメンバーは、諺にあるように、「夜の海の船のように、互いに気付かずにすれ違う」ことがありますので、できるだけ上質の時間を作りだし、搾り出す努力をしてください。娘を車でバレエの練習に送っていくのも良いでしょう。車のなかでは、おし黙ってニュースを聞く代わりにラジオを消してお喋りしてみてください。ラジオよりあなたの子どもの日常の方がずっと面白いはずです。

## 「あなたは特別な人」と簡潔に伝えるには

**注意を向ける！**　10代の子どもが親に望むのは「心にかけていてくれることです」と、ブラム医師は述べています。青年期の健康に関する全国調査に携わった彼は、「親はどんなふうにあなたのことを気づかってくれていますか」と若者に質問しました。

「この質問に子どもたちは、〈自分の日常生活で起こっていることを親が覚えていてくれることだ〉と答えています。先週の火曜日にあった歴史のテストのできばえはどうだったか聞いてくれたこと。昨夜ジミー（サミーではなく）と外出して、楽しかったか質問してくれたこと。友達から電話がかかってきて、六回も会ったことがあるのに〈今の誰？〉と聞くのではなく、ちゃんと友達の名前を覚えていてくれたこと、などです」。

**顔を出す！**　ほとんどの子どもはその言葉とは裏腹に、学校での発表会、懇談会、スポーツ、演奏会などの行事に親が出席してくれることを密かに願っています。もしどうしても顔を出せないのであれば、困ったときに代わりを務めてくれる他の大人に頼んでも良いと思います。たとえば、おじ、おば、祖父母、親友など子どもにとって特別な誰かです。

レネー・ジェンキンス医師はこう回顧しています。「私の娘が小学生のころ何かと頼れる人たちがいました。七回重要な会合があれば、そのうち二回は私が、二回は父親が、あとの三回は代母とその息子さん、叔母さんが参加してくれたのです」。

**家にいないときでも連絡がつくようにする**
働く母親の増加とともに、いわゆる「鍵っ子」は米国で珍しい存在ではなくなりました。私たちのちょっとした工夫で、学校から誰もいその週末まで私はずっと働きづめで，出張で5日間，家を空けていました。妻によると，12歳になる息子は私に無視されていると感じ，はっきり言って怒っているというのです。

私は帰宅して息子に言いました。「マーク，次の日曜日にいっしょにブリューワーズ戦を見に行くかい。ダッグアウトのすぐうしろのボックス席がとれるんだ。ホットドッグ，ソーダ水，ピーナッツも仕入れてね。いいだろ」。彼は「もちろんだよ，父さん」と口では言いましたが，熱心さはいま一つのようでした。

翌日息子は，私が野球の約束をすっぽかすつもりではないかと尋ねてきました。「そんなことしたことあるかい？。湖のそばまでいっしょに自転車で出かけたときを思い出してごらん。すっぽかしたかい？」。息子が何よりも望んでいたのは，自分に注意を向けてくれることだったのです。


ない家に帰宅する子どもも、自分が親に見守られていると感じることができます。

外で疲れ切って帰ってくる若者の心を温めてあげたいと思いませんか。冷蔵庫の上に、「お疲れさま。学校楽しかった？　五時半ごろに帰ります。大好きよ。お母さん」と書いたメモを残しておいてください。技術が進歩したおかげで、電話、ファックス、Eメール、ポケットベルも利用できます。できるなら、毎日午後に十分ほど時間をとって子どもに連絡をとり、その日のことを尋ねてください。

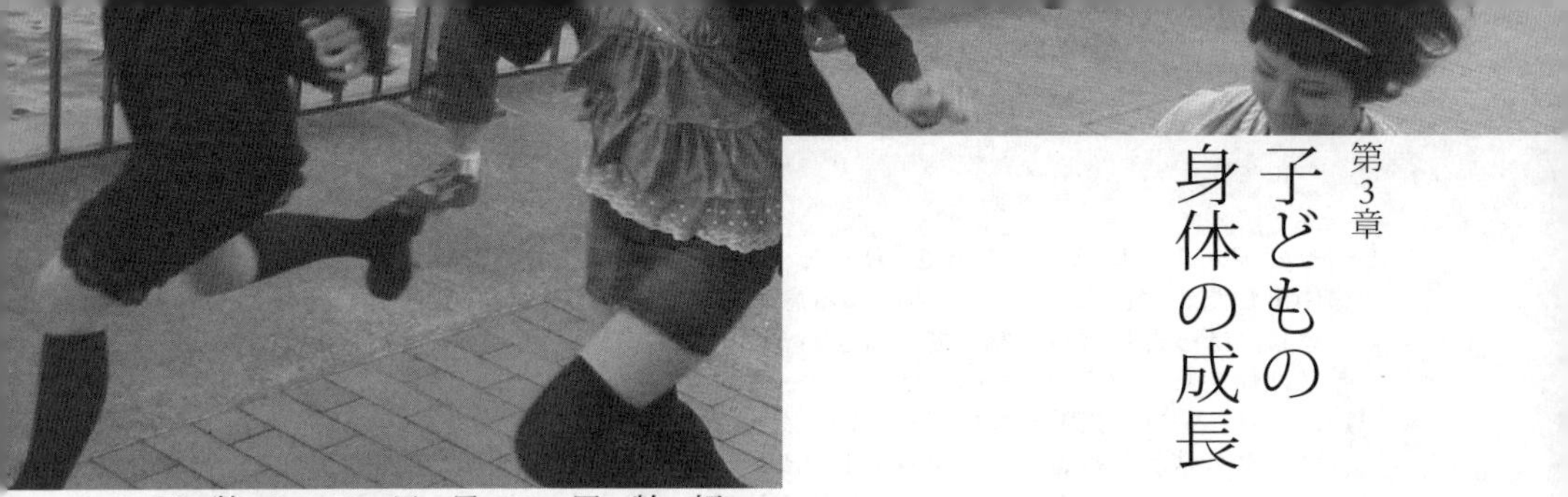

# 第3章 子どもの身体の成長

　七年生のクラス写真を見てみましょう。笑顔で写っているその子どもたちがみな同じ年齢だとは到底思えないでしょう。一番左端の男の子はまだ小学生のようですが、すぐ隣りの女の子はもう高校を卒業するくらいの歳に見えます。数人の女の子は他の生徒と比べて目立って身長が高くなっています。たいていの男の子は頬がつるつるしていますが、すでに頬ひげやあごひげが生え始めた子どもも少数ながらいます。にきびや吹き出物が多くの子どもに見られます。

　こうしたお互いの違いに10代の子どもは自分自身で気付き始めます。思春期の成長のスパート（促進現象）は10代の初期から中期にかけて加速され、そのとき若者は仲間からの承認を強く求めるようになります。自分が発育や魅力という物差しのどこに位置しているのかを知りたがり、いつも自分を他の子どもたちと比較します。

　身体や顔に関する日々の変化は、若者に魅力と不安を同時にもたらすのですから、それに取り憑かれるのも無理はないでしょう。子どもは洗面所の鏡に向かい、それが事実であれ想像であれ、容姿の欠陥に過度に神経をとがらせながら、美術評論家のように容赦なく自分自身を批評します。あなたがた親は、こちらの調子が狂うくらいストレートな質問をぶつけられるかも知れません。

- 「私の鼻、変に見える？　何かおかしいような気がするんだけど」
- 「お母さん、僕はお父さんのように背が高くなるかな。それともお母さんのように小さいままかな」

・「私ってとてもみにくいの！　男の子は誰も私とデートをしたがらなかった……」

「子どもによっては、親に自分のすべてを見ていて欲しいと望みます」と、ワシントンDCにあるハワード病院のレネー・ジェンキンス医師は述べています。「両親は、こうしたことは〈注意を引くためのおふざけ〉だと見なすかも知れません。しかし若者は自分たちが正常であることをしっかり保証して欲しいのです。彼らの心配には真剣に対応してあげなければなりません。見て欲しいと言われたら目を向け、辛抱強く彼らの質問に答えてあげましょう」。

思春期における若者の恐れは、自分の身に起こる変化の予測がつかないところにあります。この場合、彼らを教育するのは親の役目です。もしあなたがこうした話し合いを持つことが苦手ならば、小児科医や、おば、おじ、年長のいとこなどに頼みましょう。本章に書かれているような青年期の身体発育の基礎を熟知していなければなりません。しかしながら、すべての若者が家のなかをはね回りながら、〈見て見て、私の身体がこんなふうに大きくなっているのよ〉と訴えてくるわけではありません。こうした変化に当惑している者もいるのです。ぶかぶかの服を着て前かがみになり、成熟した身体を隠そうとすることさえしかねません。

自己を意識しはじめ、無口になっている10代の子どもと会話を持つ方法について、フェリス医師は、気さくに質問をすることを勧めています。フェリス医師は同じ手法を、外来の恥ずかしがりやの子どもたちから会話を引き出すときにも使っています。

「女の子ならば、〈一方の胸が他方より少し大きいと気付きましたか〉と質問します」と、ウスターにあるマサチューセッツ州立大学医療センターの小児科医であるフェリス医師は述べています。「次いで〈他の女の子と比較して正常かどうか不安に思ったことがありますか〉と聞きます。それから、そのことはまったく問題がないと保証します。その後、正常な過程、これからどうなるかを話すのです。

**「思春期」とは**

子どもから大人への身体的な移行のことです。ここには生殖という性的な成熟が含まれます。「前思春期」が意味するのは，単に時期的に思春期の前段階ということです。

〈六ヵ月から二年のうちにおそらく月経が始まりますが、それが何を意味するか分かりますか〉と」。

## 身体の成長——正常と異常

同い年の二人の少年でも、一方は思春期の始まり他方は終りごろというように、始まりと終わりが互いに異なっていることがあります。この程度の違いは、「正常な発育の範囲内」と言えるでしょう。発育は親から受け継いだ遺伝子によって決められており、子どもの身体的な成長のタイミングもペースもさまざまです。

ですから、同年齢の子どもより少しばかり成長が遅れていたり進んでいたりしても、心配するような事態になることはまれです。しかし、もしあなたの子どもが明らかに正常でないように見える場合は、小児科医に相談し、鑑別診断も含めて何か身体の病気がないかどうかを調べてもらいましょう。また多くの場合、最初に異常に気付いて親に注意を促すのは小児科医です。

どのような発育パターンを辿ったとしても、この時期に、あなたの息子・娘が〈乳児期を除いて〉人生でもっとも速い成長をとげることは間違いありません。女子の成長のスパートは、平均的には十一歳半、早くて八歳、遅くて十四歳に始まります。男子は二年遅れるので、十三歳の男の子が自分より頭一つぶん背の高い同い年の女の子とダンスを踊っている、というおかしな光景も見られます。

**典型的な例**　手足が最初に大きくなるので不格好になります。他の部分が腕と脚の成長に追いつくまで、〈自分の足につけつまづく〉ということさえ起こるのです。次いで大腿が太くなり、男子の肩と女子のおしりが広くなります。躯幹も長くなります。顔の骨、特に下顎も成長し、目に見えて顔が変化します。

思春期の劇的な変化を受け入れるために、少し思いを巡らせてみましょう。二、三歳の幼児は、毎年平均五・〇センチ身長が伸び、二二五〇グラム体重が増えます。ところが、

・青年期の2～4年間で，10代の子どもは大人の身長の最高25%，体重の最高40%を獲得して，大きくなります。
・心臓，肺，腎臓，肝臓，消化器など主要な臓器の大きさも2倍になります。

青年期の成長スピードは幼児期の二倍に当たるのです。男子は十二ヵ月で一〇・二センチ成長し、激動がおさまるまでに三三・〇～三五・五センチ、一八キログラム体重が増加します。女子の場合もそうです。月経が始まる前六～十二ヵ月のうちに、七・六センチ以上身長が伸びます。その後すぐに成長がにぶり、身長は二五・四センチ、体重は一一・三キログラム増えます。

いったん成長がおさまれば二・五～五・〇センチほどしか伸びなくなるので、やっと衣服代の負担から解放されます。こうして若者は大人と同じ身長になり、青年期を卒業していくのです。

## 思春期――ホルモンのなせるわざ

内分泌腺から分泌される化学的メッセンジャーであるホルモンは、血流に乗って特定の細胞や器官の働きを調整します。ホルモンは成長、性的な特徴、生殖、代謝、パーソナリティ、気分の形成に中心的な役割を担っています。ホルモンが10代の子どもの頭に浮かぶ考えをすべて決めている、とまで言う親もいるかも知れません。

思春期が始まる瞬間を、実際に目で見ることはできません。十分に解明されていないのですが、女子では七歳～十一歳、男子では九歳半～十三歳の間のどこかで、脳の基底部にある下垂体から二つのホルモンが放出されると考えられています。それぞれ、女子では卵巣に、男子では精巣に合図が送られ、女性ホルモンであるエストロゲンと男性ホルモンであるテストステロンを産生し始めます。

それぞれの性ホルモンはその後、いつか出産するための、または父親になる日のための準備として、生殖のための構造が成長ないし成熟するよう指令を出します（女子では卵巣、子宮、卵管、膣、男子では精巣、陰茎、輸精管、精巣上体）。エストロゲンとテストステロンはまた二次性徴が発現するためのきっかけを作ります。女性の胸や丸いおしり、男性の顔のひげや筋肉の発育などの性差をもたらします。卵巣と精巣の成長は性ホルモンの分泌を増やし、思春期の過程を促進します。

女子の知りたいこと：「私のおっぱいはすぐに大きくなるの？」
あなたが伝えること：「心配しないで。すっかり大きくなるまでに 2, 3 年かかります」

表 3-3　女子の二次性徴は 54 ページ参照

## 女子の身体的な成長——何が起こるのか

### 思春期の徴候

#### 乳房の発育（乳房腫大）

女子の最初の二次性徴は、乳頭（片側または両側）の奥に五セント硬貨（二センチ）大のしこりができることから始まります。この、いわゆる乳腺の芽は九〜十歳のころに現れるのが普通ですが、子どもによっては、もっと早かったり遅かったりする場合もあります。

一万七千人の女子に対して調査を行った結果、白人では七歳、アフリカ系では六歳未満で乳腺発育が始まるのでなければ、思春期早発症を心配する必要はないのです。米国では、女子の二次性徴の出現は白人よりアフリカ系の方が一歳早い（初経もアフリカ系がほぼ一歳早い）のですが、その理由は良く分かっていません。ただし、男子ではこうした違いは見つかっていません。

女子の年齢に関わらず、親は乳腺の芽が出てくることを予想していないことが多く、特に二次性徴の時期に片側だけが目立って大きくなると心配します。ニューハンプシャー州コンコードの小児科医で思春期医学専門医のスザンナ・ボールター医師によれば、「嚢胞や腫瘍、膿瘍と間違われることも多い」のです。女子自身も何か病気ではないかと悩むかも知れません。特にしこりがヒリヒリして触れると痛かったり、あるいはうつ伏せで眠りにくかったりすればなおさらです。親は子どもに、こうした違和感は正常なことだとはっきり伝えておくべきです。

体重の重い思春期前の女子では、胸がふくらんでいるように見えても単なる脂肪組織のこともあります。本当の乳腺の芽は、触れればそれと分かる硬さがあります。

Q　「私の娘は、最近胸がふくらみはじめました。トレーニングブラを着用した方が良いですか」

A　不快でなければ、今すぐ着用する必要はありません。しかし初期の胸の組織は敏感なので、アンダーシャツやスポーツブラのような、柔らかく優しくサポートする下着を着用

| 年齢幅 | 胸の発達 |
| --- | --- |
| 8～15 歳 | 乳輪と呼ばれる乳首のまわりの黒っぽい円が大きくなり，乳首とは別々の組織を形成しているように見える。この後，胸が大きくなり，まるい輪郭をなす。 |
| 10～16 歳 | 乳首と乳輪が大きくなる。 |
| 11～19 歳 | 胸は大人とほぼ同じ大きさと形になる。乳輪と胸の組織との境がなくなり，乳首が外に突出する。 |

**表 3-1　次に来る成長は？**

する方がより快適なこともあります。本人に決めさせてください。最初のブラについての感じ方はいろいろです。大人の女性への階段を登ることにわくわくする子もいますし、学校にブラを着ていくことに抵抗を感じる子もいます。

Q「私の片方の胸はどうしてもう片方より大きいの？」

A　思春期の最初のころは、乳房の一方が他方より目に見えて大きくなることが普通です。しかし必ずしもそう教えられないので、多くの女子は、ずっと「いびつな」ままではないかと心配します。通常、乳房の大きさは一年ほどで均等になります。また、多くの大人の女性の胸も大きさが左右で少し違います。もし違いが顕著ならば、小さい方にブラ・パッドを入れると良いでしょう。

しかし、大きさの左右差がひどく目立つこともあります。この非対称の胸はあなたの予想以上に多いのです。たいていは自然におさまりますが、もし治らなければ形成外科手術を受けることもできます。と言っても、手術は胸の成長が止まって少なくとも六ヵ月ないし十二ヵ月後に、普通は初経から最低一年は経ってから行うべきです。基本的なアプローチは、医師が半年ごとの診察を数年間に渡り行い、それから手術という選択肢を提案するかどうか決めます。

## 思春期の徴候

### 恥毛（恥毛発現）

たいていの女子に起こる思春期の次のサインは外陰部に恥毛が生えることです（およそ一〇～一五パーセントは胸がふくらむ前に恥毛が生えます）。最初はまばらな直毛で柔らかく、密集するにつれ濃くなってカールし粗くなります。続く二、三年のうちに、恥毛は下腹部に達し、最終的に三角形になり、大腿の内側にまで広がります。恥毛が生え始めて約二年後、わきの下にも毛が生えます。

## 思春期の徴候

### 体形の変化

思春期前の女子はいわゆる「ベビーファット」を蓄え、腹部がまるくなります。こうした発育は本人にとって悩みの種です。私たちの文化は女性がごく早期からほっそりとするように条件づけてきたので、これは驚くに当たらないでしょう。思春期の体重増加は、ファッション雑誌でもてはやされる栄養不良のスーパーモデルや、その写しであるプラスティック製のバービー人形と自分の身体を比較するようになるまさにそのときに起こるのです。

こうした若い女性患者とその親は、ベビーファットが今後の肥満の前ぶれではないかと心配します。中期青年期の脂肪組織（脂肪が貯蔵される結合組織）の蓄積は正常な発育であることが多いのです。女性らしい体つきになるように、身体はすぐに脂肪を腹や腰から胸とヒップに再分配します。それでも「D」体形と言われるような腹部の過度の脂肪には注意してください。肥満は若者の糖尿病や高血圧、他の深刻な健康問題を引き起こすからです（第18章を参照）。

## 思春期の徴候

### 月経（初経）

女子は月経について多くの誤解や根拠のない恐れを抱きがちです。あなたの娘がこのことについて話し合うのは、思春期の到来を告げる、胸のふくらみが始まるころが適当です。たいていは最初の月経すなわち初経まで、一年半から三年かかります。

排卵と月経について親は十二歳の娘にどう説明すれば良いのでしょうか。このようなときは、女性の生殖に関して図解された本やパンフレットを持っていると役立ちます。

「あなたが大きくなって母親になろうと決心すれば、なれるのよ。まだまだ先のことだけど、あなたの身体はすでに赤ん坊を持つ日に備えているの」。

「思春期に入ったので、毎月あなたの二つの卵巣は排卵するのよ。男性の精子と卵が一

**生理的帯下：月経が始まる前兆**

初経前数ヵ月間は，膣にある腺から透明あるいはミルク色の液体が排出されることがよくあります。濃度は水性から粘性です。まったく正常な現象である**生理的帯下**は数年間続くことがあります。

つになれば妊娠する。受精すれば、受精卵は子宮の内膜に着床する。ここは赤ちゃんが成長して生まれるのを待っている場所です。子宮はこのときに備えて分厚い組織の層を作っていて、外部から血液を運び込むの」。

「たいていの月は卵が精子と出会うことはありません。身体は余分な組織や血液を必要としないから、あなたの膣から赤い液体を出すの。これが月経よ。月経は三～五週間周期よ。その間の三～七日間とその後数日間は、パンティのなかに吸収性のある月経パッドを入れておく必要があるの。あるいは柔らかい綿でできたタンポンと呼ばれるものを膣に挿入してもいいわ」。

「月経は正常で健康なもので、あなたが成長しているしるしよ。水泳や他のスポーツなどしたいことをしていいのよ。やがてあなたは排卵し、妊娠することができるようになるわ」（この議論に続く避妊については、第12章「性」を参照）。

## 10代の子どもの共通の関心

Q 「いつ月経が始まるか、どうやって分かるの？」

A 子どもの初経の日にちを特定することはできませんが、母親や姉たちとほぼ同じ年齢に始まることが多いのです。そのことを頭に入れ、前もって準備をしておいてください。パッドを入れる箱を用意し、パッドをどうやって当てるか教えてあげてください。

最初のうちは、間隔が六ヵ月空くなど、きわめて不規則な場合があることを説明してあげてください。月経が規則的になったあとでも、病気、ストレス、過活動、栄養不良、もちろん妊娠も含めて、いろいろな要因により周期が跳ぶことがあります。

十六、十七歳までに初経が来なければ、あるいは母親のそれよりも一年以上遅れたら、小児科医に相談してください。何か問題があることはまれですが、一応医学的な問題がないかどうか調べておいた方が賢明でしょう。

・タンポンは 3, 4 時間ごとに交換してください。
・毒素性ショック症候群の症状を知っておいてください。まれな病気ですが致死性の細菌感染で，タンポンを使用している女の子と若い女性のみに見られます。

初期症状：嘔吐，38°C 以上の発熱，水様性の下痢，頭痛，咽頭痛，筋肉痛
24 時間以内に：日焼けのような発疹，目の充血，目の下，口のなか，膣の発赤
3，4 病日：皮膚の血管の破裂
他のありうる症状：混乱，尿量の減少，疲労感，脱力，のどの渇き，弱く速い脈，青白い，冷たく湿った皮膚，呼吸促迫

もっと詳しい症状については，第 20 章「婦人科の病気」628 頁，を参照してください。

**表 3–2　タンポンに関する知恵**

Q　「学校にいるときや事故にあったときに月経が始まったらどうすればいいの？」

A　これは女子の一番の心配事だと思われます。急なときに備えて、常にバッグやナップザックにパッドをいくつか持たせておいてください。月経の最初の出血は薄いことが多く、すぐに更衣室や保健室で着替えることができます。

Q　「パッドとタンポン、どちらを使えばいいの？」

A　「月経に慣れ、その量が分かるまでの最初の数ヵ月間は、パッドで始めるよう勧めています」と、フェリス医師は説明しています。「いつ準備が整い、何を快適に感じるかによります」。ぬれた感じやパッドの臭いを嫌う女子はタンポンの方を好むようです。膣にタンポンを入れることに抵抗のある女子はパッドを好みます。

Q　「月経中は痛むの？」

A　最初の数回はほとんど痛みはありません。

女子が知りたいこと：「私が生理中だということが，他の子たちに分かってしまう？」
あなたが伝えること：「いいえ，パンツのなかのパッドやタンポンをあなたが感じることができても，誰も見ることはできないわよ。外側へのふくらみもないわよ」。娘が気にしているようなら，あなた自身を例にして，外見上の違和感がないことを示してあげることもできます。

いったん排卵が始まったら、月経の前後にいくらか不快感を経験します。通常、急激な腹痛、むくみ、胸の痛みや腫れ、頭痛、気分の変化、イライラ、気分の落ち込みなどが見られます。おそらくもっとも煩わしい症状である月経痛は、軽度から中程度、重度までとさまざまです。あなたの娘が下腹部や背中に痛みを訴えたら、小児科医に相談してください。運動や、イブプロフェンなど市販の鎮痛薬を薦めてくれるでしょう。

**診察を受けるべきとき**　次のような症状や何か気がかりなことがあれば、かかりつけの小児科医を受診してください。

- 急で説明のつかない月経周期の変化
- 出血量が多くて、七〜十日以上続き、一日に六〜八個以上のパッドをぬらすとき
- 月経と月経の間にも出血が持続するとき
- 腹痛がひどくなったら、すぐに小児科医に受診してください。

第20章、六二八頁の「婦人科の病気」を参照してください。

## 男子の身体的な成長——何が起こるのか

### 思春期の徴候

**精巣と陰嚢の増大**

精巣や陰嚢がほぼ二倍の大きさになると、思春期の到来です。精巣が成長するにつれ、陰嚢が黒ずんで大きくなり、細長くぶら下がり、小さな点々ができます。毛嚢も見られます。たいていの男子では、片方の精巣（普通は左側）がもう片方より下がっています。

### 思春期の徴候

**恥毛（恥毛発現）**

テストステロンが分泌されると、思春期の次の変化がすぐに起こります。まばらな明るい色の毛がペニスのつけ根の周りに生えてきます。男子は毛の色がすぐに黒くカールして粗くなり、三角形というよりダイアモンド形を呈するようになります。数年経つと陰部が恥毛でおおわれ、大腿に広がります。細長い

| 女子の二次性徴 | 年齢 |
|---|---|
| 胸がふくらみ始める | 7〜13 歳 |
| 陰毛が生え始める | 8〜14 歳 |
| 膣が長くなり，陰唇が目立つ | 8〜15 歳 |
| 背丈が高くなり，体重が重くなる | 9〜14 歳 |
| 月経が始まる | 9〜16 歳 |
| 腋毛が生えてくる | 11〜16 歳 |
| 皮膚と頭皮の腺から皮脂が分泌され，にきびができる | 11〜16 歳 |

**表 3–3　女子の二次性徴**

| 男子の二次性徴 | 年齢の幅 |
|---|---|
| 精巣が大きくなり，陰嚢が黒ずんでざらざらする | 10〜13 歳 |
| 恥毛が生え始める | 10〜15 歳 |
| 背が伸び，体重が重くなる | 10 歳半〜16 歳 |
| ペニスが長く，大きくなる | 11〜14 歳半 |
| 声が太くなる | 11〜14 歳半 |
| 生殖能力ができ，射精可能になる | 11〜17 歳 |
| 腕や顔に毛が生える | 12〜17 歳 |
| 皮膚や頭皮の腺から皮脂が分泌され，皮膚ににきびができる | 12〜17 歳 |

**表 3–4　男子の二次性徴**

毛の線がおへそまで伸びます。恥毛が生え始めて約二年後には、薄い毛が顔、下肢、上肢、胸に生え始めます。

## 思春期の徴候

### 体形の変化

中期青年期までは、女子の身体的な強さは男子のそれと同等ですが、それ以後は男女差がかなり大きくなります。前期青年期には男女ともいくらか脂肪がつくので、多くの男子もぽっちゃりしますが、成長のスパートがすぐにそれを相殺します。背が急に伸びてひょろ長くて不格好になります。男子は女子の成長が止まったあとも長く、筋肉がつき続けます。その結果、後期青年期には男子の身体脂肪が女子の平均の半分以下の一二パーセントになります。

## 思春期の徴候

### ペニスの成長

男子のペニス（陰茎）は、早くて十三歳、遅くて十八歳までに大人の大きさになります。

最初に長さが伸び、次に幅が広くなります。若者は大変な時間をかけて自分のペニスを念入りに調べ、他の人たちのペニスと密かに（ときにはあからさまに）比較します。彼らの一番の関心は何かですって？、言うまでもなく、大きさです。

「百人いれば百人が全員、自分のペニスがそれほど大きくないと感じます」と、シアトル子ども病院の思春期診療科長のマーク・スコット・スミス医師は述べています。彼は診察室で心配そうにそわそわしていた一人の若い患者を思い出します。彼に何が心配で困っているのかを尋ねたところ、彼は「えーと……」と言い淀み膝に目を落としました。

スミス医師が「ペニスのことが心配なの？」と尋ねたところ、「そうなんです」との返事。少年は自分のペニスが小さいのではないかと心配し、それを医師にちゃんと確認してもらうために、診察を受ける決心をしたのです。史上最小のペニス——決してそんなことはありません。「こんなとき、私はいつも同じ話をします。〈私はたくさんの子どもたちを診てきた。君のは全く正常だよ〉。そう伝えると、彼は安心したようでした」。

たいていの男子は、ペニスの大きさと性機能が関係ないことや、しぼんだときのペニスの大きさが必ずしも勃起時の大きさを示すものではないことを知りません。対応できるかどうかに関わらず、問題は常に存在します。親は子どもから何か言い出すのを待つのではなく、子どもの心配事を予期することで、不必要な苦悩をなくすことができます。子どもとの会話の最中にひとり言を言うのも良いかも知れません。「あなたの年の男の子はみんなペニスが小さすぎるのではないかと心配するけど、それが問題になることはないのよ」というふうに。次回の診察で再度保証してもらうように、かかりつけの小児科医に頼んでみてもよいでしょう。医師の保証は親の保証よりも重みがあります。

男子のペニスへのとらわれは、おそらくそこで終わりません。トレーニング・ジムで他の男性のペニスが包皮をかぶっているかどうかに注目するのです。そしてあなたに質問するでしょう、なぜ自分は包茎の手術をしたのか、あるいはしていないのか、と。あなたは、それが習慣、親の選択、あるいは宗教的信念によって行われると説明すれば良いでしょう。

「ペニスの上のぶつぶつは何？」　青年期の男子の三人に一人は、ペニスの上に真珠のような皮疹があります。それは、冠すなわち亀頭の周りのにきびのようなものです。小さなぶつぶつは無害ですが、子どもは性病をもらったのかと恐れます。何もしないのが一番です。通常は永久的なものですが、ほとんど気にすることはありません。

## 思春期の徴候

### 生殖能力（精通）

男子は最初の射精（精通）があると、生殖能力を備えたと見なされます。精通は精巣が大きくなりはじめて約一年後に起こります。精巣はテストステロンに加えて精子を生産するようになります。一方、前立腺、すなわち二つの精嚢ともう一組の腺（カウパー腺）は、精液を作るために精子と混ぜ合わせた液体を分泌します。一回で茶さじ一杯ほどの精液が射精され、二十億から五十億もの精子が含まれます。

夜間の射精と不随意の勃起　たいていの男子はオーガニズムを獲得するずっと前から、楽しみのためにペニスを叩いたりこすったりします。あるときはそれは乳児期にまで遡ることができます。最初の射精のときは意識してマスターベーションするのかも知れません。あるいは性的成熟を示すこの重要な出来事が睡眠中に起こるかも知れないのです。パジャマとシーツがぬれているので目を覚まし、どうしてぬらしたのか分からずオタオタします。

夜間の射精は「夢精」とも言われますが、必ずしも性的な夢が頂点に達したものとは限りません。あなたの息子には、思春期のすべての男子にこの現象が起こり、年長になれば止まることを教えてあげてください。夜間の射精を恥ずかしがることも、きまり悪く思うこともありません。もしあなたがそこにいれば、男子だけでなく女子にとっても、マスターベーションは正常であり害のないことを伝えてください。

勃起もまた思春期には予想のつかないものです。はっきりした理由もなく、しかもみんなの前でレポートを発表するなど一番具合の悪いときに起こるのです。自然な勃起を抑えるすべはないことと（昔からある、性的なもの以外に気を逸らす方法は、実際役に立ちません）、大きくなれば起こらなくなることを、子どもに教えてあげてください。

## 思春期の徴候
### 声変わり

成長のスパートが頂点に達したその直後に、男子の喉頭が声帯とともに大きくなります。短期間ですが、あなたの息子の声は割れて、しばしば声に深みが出ます。いったん喉頭が大人の大きさに達したら、声変わりも終わります。女子の声もピッチが低くなるのですが、気付くほどの変化ではありません。

## 思春期の徴候
### 乳房の発育

男子の乳房の発育？　それは正常でしょうか。たしかに正常なのですが、女性化乳房（文字通り男子の乳腺の発育です）で悩んでいる若者もいます。

思春期の初めに、たいていの男子は乳首の周りがヒリヒリして痛みます。四人中三人が、テストステロンを女性ホルモンに変える生化学的な反応の結果、いくらか胸が大きくなります。胸の大きさは、乳首の周りに限局した二・五センチ以下の大きさですが、「やせた男子では、女性化乳房がとても目立ちます」と、ノーマン・スパック医師は述べています。

ご想像のとおり、これは男らしくなりたがっている若者にとっては悩みの種になります。「その子は容赦なくからかわれるかも知れません」と、ボストン小児病院の思春期医学専門医であるスパック医師は述べています。あなたの息子が急に体育の着替えを気にしだし、シャツを脱ぐことに抵抗したら、片方あるいは両方の胸が大きくなっていると想像できます（特にシャツを着てプールに入るときはなおさらです）。

女性化乳房が一、二年のうちに自然におさまることが分かれば、子どもはどんなに安心するでしょう。たいていの子は、「教えてくれてありがとう。女の子になってしまうかと心配してたんだ」と答えます。まれに数年経っても余分な組織がなくならず、ひどく大きくなることもあります。患者の精神の安定のために、形成外科手術も選択肢に入れるべきかも知れません。

特に思春期前や後期青年期の女性化乳房は、小児科医の診察が必要です。その時期に見られる症状は器質的なものである場合が多いからです。医学的な問題で胸が大きくなることもあります。内分泌腫瘍、染色体異常であるクラインフェルター症候群、甲状腺の病気や帯状疱疹（帯状ヘルペス）です。ある種の抗うつ薬、抗不安薬、インシュリン、副腎皮質ホルモンなど、いろいろな薬の副作用でも起こります。真性の女性化乳房になることはほとんどないのですが、肥満の男子では偽性の女性化乳房がよくあります。乳房の組織ではなく脂肪組織から成り立っていますが、乳房のように見えます。「大量の脂肪組織を蓄えた若者には本当に困ってしまいます」とスパック医師は述べています。

## 思春期発来の遅れ——思春期遅発症

若さゆえに、若者は不安を抱え、早合点しがちです。身長の伸びや胸のふくらみ、あごひげの発生が見られないと、すぐに自分が思春期遅発症だと思い込んでしまいます。医学上の定義によれば、男子については十三歳までに精巣容積の増大、女子については十三歳までに乳房発育、十六歳までに初経が見られなければ思春期遅発症です。

思春期の遅れは女子よりも男子に多く見られます。そして自分自身をどうみるかという点で、女子よりも男子の方が影響を受けやすいと思われます。ゆっくり発達する女子は男子よりも、同じ思春期遅発という状況にもなじみやすいようです。女子の方が成長のスパートが早く訪れるのも理由の一つでしょう。思春期遅発症の女子は同年齢のほかの女子より背が低く幼く見えますが、思春期が始まるのにまだ一年以上ある同年代の男子とは同じような感じに見えます。マリアンヌ・フェリス医師によると、女子の最大の心配事は「思春期がまったく発来しないのではないかということです」。

思春期遅発症のほとんどは、心配する必要のない、正常な発達の一形態です。概して「遅咲き」は仲間に追いつき追い越しさえするのです。このような体質的な遅れを持つ人の半数は、親きょうだいと同じ成長パターンを辿っています。

とはいえ、思春期の発来が遅れている場合には小児科医に診てもらうべきです。成熟の過程を遅らせる医学的問題はたくさん存在します。成長の急激な変化や発育停止を起こす病気で思春期が遅れているかもしれません。その場合は、思春期が始まっても失速してしまうのです。頭痛や視力障害、何か神経学的異常があれば、中枢神経系の病気の可能性があります。

もっとも多い原因は、病気による栄養不良、薬、摂食障害です。炎症性腸疾患は慢性で重篤な問題ですが、しばしば代謝を阻害することによって、思春期を遅らせ成長を阻止します。腸が炎症を起こしていると、食物から十分な栄養が吸収できません。

内分泌科医のノーマン・スパック医師によると「刺激薬などの薬物の使用が増加すると、副作用として食欲が低下します。たくさんの子どもが十分なカロリーを摂取することができずに、間接的に思春期の遅れが始まり助長されています。刺激薬は、注意欠陥／多動性障害すなわちＡＤ／ＨＤに対して広く処方されています」。

**思春期遅発症の治療**

身体的な成長の遅れに器質的な原因が見当たらなければ、若者にとって小児科医の保証が一番の薬です。たとえば男子に、精巣が大

・重症の喘息
・中枢神経系の先天性の疾患，奇形，腫瘍
・がん治療における放射線療法，化学療法の長期の副作用
・十分なコントロールができていないⅠ型糖尿病，他の内分泌疾患
・腎透析を必要とする末期の腎疾患
・ターナー症候群[1]
・クラインフェルター症候群[2]
・炎症性の腸疾患
・鎌状赤血球貧血[3]
・長距離のランニング，体操，バレーやダンスなど，激しい身体活動
・食欲を抑制する薬剤

1. ターナー症候群：女子にみられる性染色体異常。X 染色体のモノソミーにより，性腺形成異常，低身長，種々の形態異常を伴う。

2. クラインフェルター症候群：男子にみられる性染色体異常。2 個以上の X 染色体と 1 個以上の Y 染色体をもち，精巣機能不全を呈する。

3. 鎌状赤血球貧血：ヘモグロビンの異常により赤血球が鎌状を呈する。貧血に加えて発育成長遅延が認められる。地域性があり日本ではほとんど見られない。

**思春期遅発症の器質的原因**

きくなっていることを指摘することができます。精巣が大きくなることは思春期の最初のサインですが、本人には気付きにくいものです。「精巣が大きくなることはシステムにスイッチが入り性的成熟が進んでいることを示します」とスパック医師は述べています。「しばしば親は、成長が始まらなくて焦っている若者を連れてきます」。小児科医は実際に思春期の過程が始まっていることを確かめます。「診察をするだけで、何がどのようなペースで起こっているかを子どもに見せ、安心させることができます」。

**性ホルモンによる治療**　めったにあることではありませんが、診断がなされたのち、若者に性的成熟の化学的「ひと押し」を与えるために、小児科医から数カ月間の男性ホルモンあるいは女性ホルモンの治療を薦められることがあります。マーク・スコット・スミス医師によると、ホルモン療法の候補者は、初期の思春期徴候を示したにもかかわらずそれが「進行しない」年長の若者です。その他考慮

「高校の友達はみんな僕より背が高くて成熟しているように見える。彼らに比べたら，僕なんかまだ小学生だよ」

に入れなければならないことは、成長の遅れがもたらす情緒的、社会的影響です。「ホルモン療法は、本当に悩んでいる若者にとっておきます」とスパック医師は述べています。男子はテストステロンの注射を受け、女子にはエストロゲンともう一つの女性ホルモンであるプロゲステロンの錠剤を処方します。投与量は若者の身体が通常産生する性ホルモンに相当します。「ホルモン療法で若者は申し分ないスタートを切ることができます。ホルモン療法はその子どもが本来持っている到達点を変えるのではなく、飛び立つきっかけを与えるだけです」とスミス医師は述べています。

成長ホルモンによる治療　脳下垂体から放出されるもう一つの化学物質は成長ホルモン（GH）です。若者によっては下垂体が傷害され分泌不全をきたしていることがあります。これは下垂体機能低下症と呼ばれ、成長が著しく阻害されます。合成の成長ホルモンを注射することで、多くの人びとが生来的に期待される成人の身長に到達することが可能になります。

低身長には成長ホルモンの欠乏以外の多くの原因があります。当初は、成長ホルモン療法は体内で生成される成長ホルモンの量が異常に少ない人にのみ有効であると考えられていました。しかし、遺伝子工学で生み出された製剤が、ターナー症候群や腎移植を待ちながら透析を受けている若者に利するところがあったのです。ターナー症候群の女子は、成長ホルモンを産生はしても、身体の方がそれに反応しないように見えます。

身長を何センチか伸ばしたいと思って小児科を受診しても、そう簡単には成長ホルモンを投与してくれないのは何故でしょうか？ポートランドにあるオレゴン健康科学大学の小児内分泌科長であるステファン・ラフランチ医師はこう説明しています。「子どもにとって適切ではないのに、親が成長ホルモン療法を求めてくることがありました。成長ホルモン療法は、下垂体性成長ホルモン分泌不全症と証明された子どもたちにのみ行われるべきであると説明する必要があります」。

下垂体機能低下症、慢性腎不全やターナー症候群以外の「成長ホルモンのその他すべての使用についてはまだ研究的段階です」と、ラフランチ医師は述べています。保険会社は試験的治療については支払いません。四、五年に渡り週に六、七回の皮下注射を行うとしたら、年に約三百三十万円という莫大な費用がかかります。それだけでも不必要な使用は制限すべきです。

理由はあと二つあります。短期間の治療で副作用がほとんど無いとはいえ、合成の成長ホルモンが商品化されたのは一九八〇年代半ばで、ごく最近です。その長期の使用効果については何も分かっていません。ですから、どうしても医学的に必要な場合を除いて、闇雲に使用するのはばかげています。次に、身長を決定する因子としては、合成の成長ホルモンよりも遺伝のほうが強いことが挙げられます。身長が一八三センチになりたいといくら願っても、親の身長が低ければ子どもも低くなります。遺伝なのです！

**思春期の早期の発来**
**——思春期早発症と仮性思春期早発症**

子どものなかには身体的成熟が仲間より少し遅れているものもいれば、先んじるものもいます。しかし、思春期早発症と分類されるほど早期に発来することはありません。思春期早発症とは、六、七歳以下の女子に乳房発育が見られ、九歳までに男子の精巣が大きくなる場合を言います。思春期早発症の頻度は思春期遅発症と同じくらいで、他の面では、健康な若者の約百六十人に約一人が罹患します。

思春期早発症の女子の九〇パーセント、男子では五〇パーセントには基礎疾患が見つかりません。性的成熟が異常に早く始まったとしても、最終的には正常の範囲に収まります。思春期が遅れる場合と同じく、それがその家族特有の成長パターンである場合もあります。それでも、思春期があまりにも早く発来するときには一応小児科医を受診し、内分泌専門米国小児科学会は子どもに成長ホルモンを使うにあたって，以下のガイドラインに従うことを勧めています。

1. 成長ホルモン療法が以下の子どもに対して行われた場合，医学的にも倫理的にも許容されうるでしょう。

・古典的な成長ホルモン分泌不全
・慢性腎不全。ただし腎透析を待っているもの。
・ターナー症候群
・低身長のため，日常生活に必要な基本的な活動への参加が滞り，成長ホルモン療法が効果的であることが示されたケース。

2. 成長ホルモン療法は小児内分泌専門医によって処方され，小児内分泌専門医の監督下に置かれるべきです。

**米国小児科学会　成長ホルモンの使用に関する見解**

医を紹介してもらいましょう。

### 偽性思春期早発症

偽性思春期早発症では、性ホルモンの異常な高値によって成長の過程が早期に、しかし部分的に活性化されます。精巣や卵胞の大きさも成長も前思春期レベルにとどまります。男子が精子を産生することも、女子が卵子を作ることもありません。信じられないかも知れませんが、ヘアクリームやメーキャップ、他の化粧品に含まれるエストロゲンが〈不完全な思春期〉とも呼ばれるこの成長障害を引き起こすのです。

### 思春期早発症の治療

小児の内分泌専門医は、非器質性の思春期早発症（未熟な成長を意味します）の治療にホルモン抑制療法を提案するかも知れません。ホルモン抑制療法は永久に成長を止めるわけではなく、思春期より前の期間を延長するものです。性的な発達はより適切な年齢で始まります。こうして思春期早発症によってもたらされる疎外感がなくなります。

### 自己受容を励ます

たいていの男子や女子は思春期になると、「こんなふうに見られたい」という理想像を抱き、身体的な欠点に対して過敏になります。

・卵巣や甲状腺の腫瘍，のう胞，その他の異常
・脳腫瘍，脳性マヒ，結核，神経線維腫症など，中枢神経系の障害
・ある種の小児期のがんの治療のために脳や脊髄へ放射線治療を施した際の晩期影響
・マクキューン・オルブライト症候群
・家族性の男子思春期早発症

**思春期早発症の器質的原因**

女子は特に自分の外見に不満を抱くことが多くなります。たとえば自己像が貧弱だと、低い自尊心と自信のなさから生じる情緒的な問題や社会的問題は言うに及ばず、摂食障害や蛋白同化ステロイド嗜癖の危険に身を置いてしまいます。

子どもが思春期の変化と向き合い、自分自身をもっと受容できるようになるための援助の方法はたくさんあります。何よりもまず、身体的特徴の重要性を控え目に言うことです。あなたの息子や娘には、人の魅力を決めるのは、人格と教養、さらには他者への態度の組み合わせであることを強調すべきです。また、娯楽やファッションの世界で目にする完璧で彫りの深い顔立ちや身体の多くは、コンピュータ・グラフィック、見栄えの良い外見を創り出す大勢のヘアスタイリスト、メーキャップアーティストたち、カジモドを実際以上に良く見せる明かりや形成手術のおかげであることを説明してください。もしメーキャップをしていない美女の写真が手に入ったら、それを子どもに見せて、厚化粧の下は普通の人であることを説明してあげてください。

**子どもが自分の能力やサイズに見合った活動を選択するように援助する**　身長が約一六〇センチ、体重が約五〇キログラムの男子は、フットボールチームの新人になるよりサッカーや陸上競技をした方が成功も満足も得られるでしょう。一方であなたは、自分の子どもの最大の理解者です。もし子どもが現実的に考えたうえで一か八かのチャンスに賭けているのであれば、その可能性を打ち消すなどして彼を失望させないようにしてください。

**同じ年頃の自分たちの写真を見せ、おくての子どもが抱く「永久に成長しないのではないか」という恐れを和らげる**　「そうすれば子どもは、親が今どんなふうに見えるかを理解し、時節を待てばすべてうまくいくことを知るのです」とフェリス医師は述べています。

**成長する身体のことで子どもをからかわない**　10代の子どもは、しばしば「新しいパーツ」に自意識過剰になっているという事実を尊重してください。女子の胸が大きくなっていることや、少年のあごひげがうっすら生えてきているからといって、からかってはいけないのです。

女子が自分の身体で気になるのは……
・私って太りすぎ！
・私のバストは小さすぎる！
・背が低すぎる！あるいは，背が高すぎる！
・私ってかわいくない！

男子が自分の身体で気になるのは……
・僕は太りすぎ！あるいは，痩せすぎ！
・ペニスが小さすぎる！
・ニキビが多すぎる！
・女の子みたいな胸になってしまうのかな？（女性型乳房）
・僕ってかっこ悪い！

**10代の子どもと身体像：あれも気になる，これも気になる**

**身体的な特徴の重要性を過大評価することなく、どんなに魅力的に見えるかを繰り返し伝える**　もしあなたの娘が「私の髪はなんてひどいんだろう」と嘆いていたなら、エレガントな手、可愛い笑顔、感情のこもった目に注目するように言いましょう。彼女は何とも思っていないように振る舞うかも知れません。「私のことを可愛いと思っているって？お父さん、お義理でそう言ってるんでしょ」などと言うかも知れませんが、実は褒められたことを内心喜んでいます。身体の清潔や身だしなみをきちんとし、姿勢を良くして、長所を最大限生かすように励ましてください。もしあなたが流行に合った服を着るコツを知っていて、10代のファッションに詳しいのなら、彼らの個性を一番引き出す洋服を選ぶのを手伝ってあげてください。

**あなたが子どもに対して、自分自身の身体についてどのように伝えているのかよく考える**　あなたはダイエットをあれこれ試してみたり、日ごろから自分の体重や体形について

「ブラジャーをつけているのはクラスで私だけ。男子はみんな私を見て下品な冗談をいうの。胸がこんなに大きくなかったらよかったのにって，ときどき思うの」

ぼやいていないでしょうか（この点についてはおそらく父親より母親の方に責任があります）。「母親は、娘の生涯でもっとも重要な女性である」とガッギーノ医師は指摘しています。「娘はこのように考えます。〈お母さんが自分の外見に不満を抱いているのに、どうして私がきれいに見えたりするだろうか〉、と。娘は母親のメッセージを内面化するので、女性は自分の身体について語るときは注意する必要があります」。

## 思春期と親

青年期に心が傷つくのは10代の若者だけではありません。成長し親元から離れていくにつれ、子どもは日々大人びて見え始めます。あなたが喪失感を抱くのも当然です。こうした変化に直面して初めて、あなたは自分の青春が過ぎ去ってしまったことを悲しむことになります。それは、子どもが成人した男性、女性になることを目にしたからではなく、人生のちょっとした出来事が自分たちの加齢と最終的には死ぬ運命にあるということを悟らせるからです。親はこうした感情を他の父親や母親と分かち合って良いでしょう。ただし口に出されることはめったにありませんが、子どもの性の芽生えに際して親がしばしば感じる不快感が問題になります。「こうした変化があるので、子どもから距離を置く親もいる」とレネー・ジェンキンス医師は述べています。「これは父親と娘との間でより顕著に見られる傾向です。おそらく娘の身体的発育が目に見えるものだからでしょう。小さな娘が女性に変化する、その移行をより受け入れやすいものにするために、父親は娘の性的な要素を避けようとします。たとえば、思春期に入った娘が自分の膝の上に座ることは適切でないと考えるようになります」。特に父親が心理的にも身を引くなら、若い娘は拒否されたと感じるでしょう。あるいは父親のぎこちなさを感じ、自分の身体の変化を恥ずかしく思うかも知れません。

同様に母親も、息子の性的成熟を容易に受け入れるわけではありません。母親も、自分自身あるいは息子の性的衝動が目覚めることを恐れて、心理的に身を引き身体的な愛情を示すのをやめてしまいます。とはいえ、子どもの性的成熟を受け入れることが困難なときに、一般に母親が不快に感ずるのは息子ではなく娘の方です。よくある精神力動として、母親は芽生えつつある娘の性を自分の魅力への脅威と感じ、娘のように着飾って「張り合い」ます。「お母さん」と呼ばれることを拒否し、娘のボーイフレンドとなれなれしくするのです。

私たちの社会が子どもへの性的虐待に高い関心を寄せるのは、子どもと身体的に親密になっている場面で、感情の混乱を感じる親がいるからです。どれが適切な行動で、どれが間違っているのでしょうか。長年の習慣だからといって、いつまでも10代の子どもの唇にキスしたり、膝の上にのせることが許されるのか否か。本来そこに問題などあろうはずがありません。しかし、もし若者がプライバシーを要求し、親密になることに不快感を示した場合は、親はそれに従って自分たちのスタイルを調整する必要があります。常に若者のプライバシーや個人空間へのニーズを尊重すべきです。

では、若者が入浴したり、トイレに入っていたり、着替えたりしているときに、親は洗面室を共用しても良いのでしょうか。この点についてのルールは、個々の家族に任されています。あなたの家庭で適切と思われるようなことでも、お隣の家庭には合わないかも知れませんし、その逆もまた言えます。親が身体的に可愛がることのどの点が不健康で性的ニュアンスを帯びるかを規定したガイドラインはありません。親が健全な愛情表現と病的な愛情表現の違いを認識して、専門のカウンセリングを受けることが望まれます。また、他方の親が不健康な愛情表現のサインに気付いて介入することもあります。

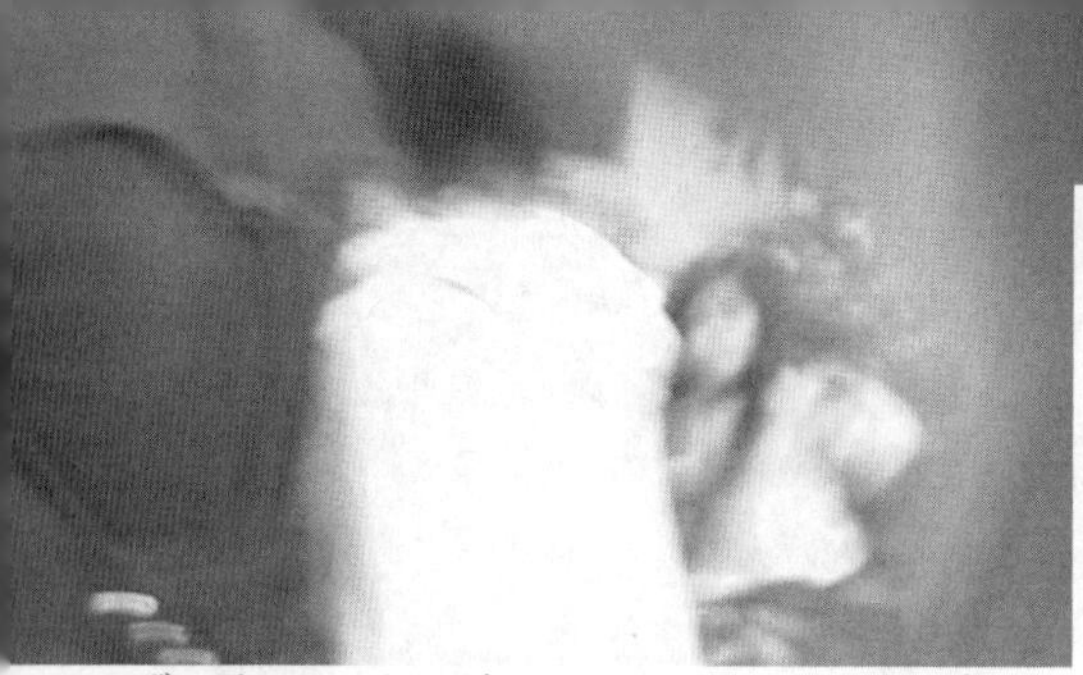

第4章

# 大人になることとは ——10代の子どもの自己の発達

身体の発育と違い、若者の情緒的発達や社会性の発達は、それを簡単に測定したり記録することができません。青年期の子どもは、子どもっぽく振る舞ったかと思えば、次の瞬間には大人びた態度であなたを驚かせます。

本章では、10代の心の内側を少しのぞいてみましょう。それは大人たちが考えているほど不可解で謎に満ちているわけではありません。権威への挑戦や父親・母親からの分離といった青年期の行動（そして無作法な行動、言動）はすべて、アイデンティティを創り上げ、自立を主張したいという要求のあらわれです。そしてこのアイデンティティの形成と自立こそが、10代の時期の第一の目標です。

思春期を迎える時期は子どもによって違っており、その取り組み方も異なっています。しかし、あなたが子ども時代におそらくそうであったように、成人期に通じる道筋のどこかで、障害物を乗り越えていく必要があるのです。多くの親が、子どもが間もなく青年期に入ると考えるだけで身震いするのは、自分が自分の母親、父親に大変な思いをさせたことを思い出すからです！

あなたが10代のとき、手に負えない子どもだったのか、模範的な青年だったのか、あるいはその中間ぐらいであったかに関わらず、自身の青年期を冷静に振り返ることができれば、自分の子どもの振る舞いも理解しやすいでしょう。反抗したり引きこもったりふさぎこんだりするのは自然なことで、成長期には当然です。それを変えることはできません。変えることができるのは、あなたが子どもの行動のなかに読み取る意図と意味であり、あなたがそれにどう応えるかです。

我らは，あまり長い時間，
家族と一緒にいられない。

第１条

## 10代の子どもの独立宣言

想像してみてください。アメリカ独立宣言の調印から二百年。10代の子どもの代表団は「父母の国」の圧制から逃れ、二百年前の人びとと同じように、自由宣言の文書を作成するために集まりました。それは次のように始まります、「我らは、いかなるときも、これらの真実を自明のこととしている」。髪粉を振りかけたかつらを野球帽の下からのぞかせて、文書の制作者たちは、王と女王に対して不平不満を並べ立てます（「……台所の戸棚からポテトチップや他のスナック菓子が略奪された……」）。そして、彼らがこの日以降に要求する権利の一覧を突きつけます。

**第一条　我らは、あまり長い時間、家族と一緒にいられない。**

「娘と私はいつもとても仲良しでした。まるで友達同士のように午後は一緒に買い物したり、映画を見たり、昼食を食べ、浜辺で過ごしました。でも最近は私がどこかに行こうと誘っても彼女はいつも嫌がるのです。〈お母さん、私は行かないわ。またいつかね〉。それを聞くと、自分で自分が傷つくのが分かります」。

通常、青年期になると男女とも家族から離れはじめます。彼らが家にいる時間は少なくなり、代わりに外で友人と過ごす時間が多くなります。家では自分の部屋にこもり、概して以前よりも秘密主義になります。若者たちは、以前なら親の援助や意見を歓迎したかもしれませんが、今は手を差し伸べたり心配していることを伝えても、抵抗するかイライラしだします。たとえば、「母さん、手を貸さなくていいって言ってるじゃないか。膝に包帯ぐらい自分で巻けるよ。ちょっと切っただけじゃないか。母さんはいつも大げさなんだ」というふうに。

「自立するために、10代の子どもは、親に頼ることを拒否し、その援助を押しのけようとします」と小児科医アデレ・ホフマンは説我らは，疑問を投げかけ，権威に抵抗するという特権を行使する。ときとして我らは何とはなしに議論する！

**第 2 条**

明します。通常、このようなことは青年期前期から中期に起こります。適度／中庸／ほどほど、などの言葉は青年期の子どもの特徴にはまったく当てはまりません。若者は黒か白かで世の中を見る傾向があり、必要以上に親を遠ざけてしまいます。

## どう応えれば良いのでしょう

臨床心理学者ヘレン・プラットによれば、「子どもが親離れをし始めたとき、親は動揺して何か〈間違った〉ことをしているのではないかと思うのです」。10代の子どもは、親と距離をとろうとするときに生じる後ろめたい気持ちを振り払うために、ネガティブなレンズを通して親を見る必要があります。このような話も、読んで理解するのと実際に体験するのとでは大違いです。あなたの子どもが以前ほどあなたと一緒に時間を過ごしてくれなくなり、まるであなたを恥じるかのように行動し、そっけない声の調子になったとしたら、どれほど傷つくことでしょう！

ところが逆のことも起こっています。昨日はあなたを無視していた10代の子どもが、今日はあなたにまとわりついたりしても驚くには当たりません。青年期の初期は、男子も女子も親離れの葛藤と向き合っています。興味深いことに、初期の段階では、10代の子どもは異性の親と親しくなるのが共通のパターンです。だいたい十二～十四歳ころに、多くの娘が母親と衝突を繰り返すようになります。男子は基本的には同性の親をそこまで強く拒絶しません。しかし10代半ばから後半にかけて、父親の権力に対して今までより挑戦的になることがあります。

**第二条　我らは、疑問を投げかけ、権威に抵抗するという特権を行使する。ときとして我らは何とはなしに議論する！**

「息子は故意に私たちをいらだたせることをします。私は牛乳を全部飲まないように彼に言いました。なのに、彼がしたことと言ったら……。牛乳を全部飲んでしまったうえに、そのことを黙っているのです。家ではボールを使わないように言っているのに、昨日彼は壁にゴムまりを投げていて、私のお気に入りのランプを壊してしまいました。悪い子ではないのですが、言うことを聞きません」。

一九六〇年代の半ばから繰り返された調査では、10代の子どもの大部分が「両親とうまくやっている」と答えています。現在、この調査結果と意見を異にする父母はおそらく大勢いることでしょう。青年期が始まると、子どもはときに挑戦的で理屈っぽい存在になります。これは反抗行動、分かりやすく言うと昔から反抗期と呼ばれているものです。反抗行動は10代の子どもが、自立を求める彼ら自身の聖戦が始まったことを、親、教師、そして社会全般に気付かせるためのものです。親と子どもの間に起こる議論は、たいてい夜間の外出禁止や、デート、友人、家の仕事、そして勉強についてです。

およそ五人に四人の子どもは、青年期の間に何らかの形で反抗行動をとります。ワシントンDCにある、国立子ども医療センターのトマス・ジルバー医師は、「親が〈正常な〉反抗行動と異常な行動を見分けるのは難しいでしょう」と述べています。一般的には、正常な反抗行動は、家にいるときなど反抗しても安全だと感じる場所で見られ、学校や他人の家では見られません。感情の爆発はときどき起こり、比較的早く立ち消えます。一方、慢性的に敵意や反抗心があったり、その行為が家庭や教室を混乱させる程度になれば、その子どもは反抗挑戦性障害と見なされます。第15章で、このような情緒的、行動的な問題点について論じます。

「10代の子どもが両親を怒らせるのは、親から離れ自立へと向かいやすくなるために家庭の居心地を（わざと）悪くするためです」と、三人の成人した息子の父親でもある小児科医ジョージ・コメシーは説明しています。またそれは、自分たちと周りの大人たちとを対比させて、自分自身のアイデンティティを確立するプロセスです。その結果、10代の子どもは、過激なファッション（仕方）で親の信念と価値観をはねつけ、いつも親とは反対の観点を持つことに固執します。

10 代の子どもが幼い頃よりも怒りっぽくなったように感じたとしても，それはあなたの気のせいではありません。これはほとんどの青年期の子どもに共通することです。この時期の子どもは短気で扱いにくく，行動は予測困難で，しばしば火山のように爆発するため，親は不意打ちをくらうのです。親はときどき，子どもの感情の爆発を避けるために，卵の殻の上をそろそろと歩いているような気分がします。 驚いたことに，子どもの行動の原因は彼ら自身のコントロールを超えたところにあるのです。怒りっぽいのは不安定なホルモンのせいであり，感情が変化しやすいのはそのためです。「10 代の子どもが，ある瞬間は幸せそうで，次の瞬間にはもう泣いていたとしても，これは正常なことなのです」と，プラット氏は述べています。しかし，2 週間以上悲しみがしつこく続き，泣き続ける場合は抑うつの兆候かもしれませんので，小児科医に見せるべきです。

**警戒！　気分屋の 10 代**

でも実は子どもは自分が思っているよりもずっと親に似ているのです。そして親との差は子どもの年齢が上がるにつれて狭まっていきます。ミシガン大学の研究者は、高校三年生に対して、自分と親の態度とを比較するため、十のトピックを選んでアンケートをとりました。10代の子どものおよそ四人に三人は、自分と親とが「とても似ている」、または「ほとんど同じ」人生観を持っていると答えました。それは宗教や教育の価値、社会における女性の役割といったことについてです。三人に二人は、人種問題や子どもの服装について親の意見に同意し、およそ半数は、環境問題やデートでのふさわしい行動、政治の望ましい方向についてさえ親と同じ意見でした。唯一、大きな意見の相違が見られたのは、お金の扱いについてでした。

一九七五年に比べ一九九二年には、十項目のうち六項目において、親と同じ考えを持っていると答えた高校の上級生の割合が、ときとして顕著に増加しています。また二項目では同じ割合にとどまり、環境問題では一パーセント、金銭問題では七パーセントが減少しています。したがって、10代の子どもは実際のところ、親とそれほど異なってはいないのです。しかし、これは私たちの間のちょっとした秘密にしておきましょう。この事実を知ったら、彼らはかなりしょげるでしょうから。

### どう応えれば良いのでしょう

10代の子どもがあなたに激しく反抗する理由の一つは、あなたが安心できる相手だからです。友達に対して感情を噴出させると友情に関わりますが、あなたに対してなら、何を言っても、しても、あなたが離れていかないと分かっているのです。潜在意識下で、子どもはあなたの愛情を失わないでいかに激しく反抗できるかを試そうとしているのかもしれません。〈私は、あなたを試しても十分に安全だと感じています。それほどあなたを信頼しています〉というもってまわったお世辞と考えても良いでしょう。

もっとも効果的な応答は、反抗的な行動を無視することです。反抗的な態度を認めることは、10代の子どもが私たちの権威へ挑戦することを正当化することになるからです。たとえば父親が息子に、週末は午後十一時までに帰宅するのが決まりだ、と言ったとします。「十一時？」と息子は抗議します。「なんで、いつもお父さんの言うことを聞かなければならないの？」（青年期に発せられる文句のなかで、これはまさに傑作でしょう）。

父親が「お前は私の言うとおりにするんだ。なぜなら、私はお前のお父さんだからだ。私がお前にそうしろと言ったんだ！」と声を張りあげてしまうと、このあとの議論は息子の反抗的な態度を強めるだけになってしまいます。会話の主導権を握られてしまい、この勝負は子どもの勝ちです

この場合、父親がするべきなのは、指示した内容を言い直すことです。つまり「お前は十一時までに家に帰りなさい」と繰り返すのです。それから子どもが門限を破った場合の結果を示すのです。「定刻に家にいるなら、お前は明日の夜また外出できる。十一時以降に帰って来るなら、外出禁止だ」。

たしかに、10代の子どもには、親への憤りや怒りといった気持ちを持つ資格があります。しかしプラット氏はこう強調します。「どんな感情や意見の対立であっても、親には限界を設定する権利があります。〈あんたなんて大嫌い！〉ならまだしも、〈あんたなんて大嫌い、この○○野郎〉などとは言わせないように釘を刺しましょう。ひどい悪態に耐えられない場合は、そこに境界線を引けば良いでしょう。子どもがその線を越えたら、〈お前が失礼な態度をとるのだから、私はこれ以上お前と話すのをやめる〉とはっきり言いましょう」。

たとえ子どもがどれほど挑発してきても、親はののしり合いに応じるべきではありません。同じことが父親と母親の間の議論にも言えます。子どもが声を荒げ、ののしることでしか意見を主張できない場合、それは家で聞いた会話を機械的に繰り返している可能性があります。

興奮してやり合うのを鎮める一つの方法は、以下の例のように、決め付けないことです。丁重に喋ることに加えて、子どもが自分の考えを再考する手助けをします。

- 「私たちは賛成できないかもしれない。けどね……」
- 「あなたにも自分の意見を言う権利はあるよね」
- 「私は、それはあなたが自分で決めなければいけないと思っているわ……」

## 第三条　我らは、毎日違う誰かになる権利を持っている。

「十六歳になる娘は、十二歳を過ぎたころから、二度の大きな〈イメージチェンジ〉（私と夫はこの表現がぴったりだと思っています）をしました。娘は最初、世間で〈怠け者・無気力人間〉と呼ばれているようなグループと出会いました。その子たちは親切ないい子たちでしたが、とてつもなくだらしない格好をしていました！　男の子と女の子を見分けることすらできません。彼らはみな、フランレネー・ジェンキンス医師：「ある母親が私のところへ相談にやって来ました。13歳の娘がドレッドヘアにしたがると言うのです。母親と父親はドレットヘアに大反対で，私がどう考えるかを知りたがりました。私はこう答えました。〈ドレッドヘアにしてみて，失敗したと感じたら，娘さんは自分で髪型を変えることができます。私なら，彼女がやりたがっていることに関しては彼女自身に決めさせます〉」。

**小児科医の見解**

ネルのシャツ、だぶだぶのジーンズ、ブーツ、そして野球帽を身につけていました。ところが、娘は今では〈グランジ・スタイルにうんざり〉したそうです。すっかり方向転換してしまい、学校には伝統的なブラウスとスカートを着ていき、気取った態度をとるようになりました」。

このように、アイデンティティを創り上げるまで、彼らは試行錯誤しながら少しずつ進んでいきます。10代の子どもは、発達しつつある自己像を主に外部に投影します。いうなれば、新しいスタイルのファッションや化粧、音楽、趣味、そして友達選びです。子どもは自分自身を何度か作り直すのです。なぜなら一時的には快適なアイデンティティも、時間がたつと、もはや彼らにとっては〈合わなく〉なるからです。

若者の自己イメージは、その行動と外見に影響を与えるでしょうか。それともその逆でしょうか。鶏が先か卵が先か。答えは〈どちらも正解〉です。なかには自分で選んだアイデンティティに戸惑う子どももいます。

10代の子どもは知的に発達して自信を得るにつれ、自分の考えや才能、関心によって自らを定義するようになります。将来の計画があれば自己イメージがさらに明確になります。多くの若者は仕事に就き、家族を作り、あるいは軍役に就くことによってアイデンティティを獲得します。一方、大学へ行く若者は、青春の延長という雰囲気で、アイデンティティを磨き上げるのにさらに多くの時間がかかります。

## どう応えれば良いのでしょう

異なった人格やそれに合った服装を試すことは、一般的な10代の子どもの自己表現であり、問題はありません。当人は、何年も経って大人になってから古いアルバムのページをめくり、カメラが開発される前の時代に生まれれば良かったと後悔することでしょう。

あなたには、10代の男の子が、朝食から就寝時刻まで野球帽をかぶりっぱなしにする理由は理解できないかも知れませんし、自分のことを常に寛容で広い心の持ち主だと思って我らは，閉じられたドアの向こうで莫大な時間を過ごす。

第４条

いても、十八歳の娘が舌や身体の他の部分にピアスをするとなれば、話は変わってくるのではないでしょうか。しかしながら、分別のある範囲であれば、子どもが選んだ自己像について私たちがあれこれ言うべきではないのです。

では「分別のある範囲」とは何でしょうか。若者たちの服装は、学校の規則に従っています。そしてその学校の規則は、あなたに言わせれば「シャツがない、ソックスがない、そのうえサービスもない」のないないずくしで、到底受け入れられるものではありません……。ですが、家での基準はあなた自身で決めることができます。当然、食卓では帽子を脱ぐように言い渡すこともできます。もっとも、子どもとの間にもっと重大な対立や葛藤があった場合、服装や態度の問題などは些細なこととして見過ごされがちになるかも知れませんね。あなたは子どもが言うことを聞いている間は、このことを敢えて問題にせず放っておくのではないでしょうか。違いますか。

## 第四条　我らは、閉じられたドアの向こうで莫大な時間を過ごす。

「息子が自分の部屋で、かなり長い時間一人でいるので、うつ状態なのかと心配です。しかし彼は、自分は元気だと言い張りました。〈僕だって一人で居たいときくらいある、それだけだよ〉と」。

10代の子どもが自室に身を隠していても、必ずしもうつの兆候というわけではありません。子ども部屋は、彼らが毎日直面している圧力からの避難場所であり、新たなアイデンティティを試すための実験室です。アルバカーキにある、ニューメキシコ大学医学部の思春期科長である、ビクター・シュトラスブルガー医師は次のように述べています。「思春期の子どもは自分が身につける社会的な顔を内密に完成させることができます」。また、若者たちは宿題をするためにも静かな場所を必要としています。家庭の経済状態が許す限り、10代の子どもは自室を持つべきで子どもが電話で話しているときはプライバシーを与えてください。「まだ話し終わっていないのか」と10分おきにうるさく言わないようにしてください。と同時に，子どもは他の家族に配慮すべきですし，電話をかけてくる人に対しても2時間ずっと話し中の音を聞かせるようなことがあってはいけません。子どもが電話でおしゃべりをしすぎるなら，制限を課すことを考えても良いでしょう。月々の請求書に対して，小遣いの一部を払うよう言うのも良い考えです。これなら子どもはすぐに公共料金がいくらかかるかを理解するようになります。自分で支払うまで分からない若者も多いのです。

**のべつ幕なしのおしゃべり：10代の電話**

しょう。

**どう応えれば良いのでしょう**

子どもが成長するには、プライバシーが必要なのです。子ども部屋のドアが閉まっているならノックをして、入る前に許可を得てください。きょうだいにも同じ規則を守るように指示するべきです。何も着ないでいたり、ラジオの歌に合わせてギターを弾く真似をしていたりするところへ、家族が無遠慮に入り込むことほど10代の子どもに屈辱を与えることはありません。もしかすると、一人で枕を相手にキスのテクニックの練習しているかも知れないのです。あなたが知らないことは、彼らがあなたに知られたくないことだと考えて結構です。

Q　私は息子に子ども部屋の鍵をかけないように繰り返し言っています。しかし息子が構わず鍵をかけるので、私は疑心暗鬼にならざるを得ません。息子がそこでやましいことを何もしていないのなら、なぜドアに鍵をかけラニ・ウィーラー医師：「私はいつも親御さんに，他の家族を車に相乗りさせる役を買って出ることを勧めています。そこでの会話に耳を傾けてください。私は2年間，毎朝息子と他の6人の中学生をバンドやオーケストラのリハーサルに送っていきました。彼らは音楽テープを貸しあったり話に夢中になったりして，私がいることをほとんど忘れているようなときもありました。こうして私は，徐々に息子たちの会話についていけるようになったのです」。

**小児科医の見解**

る必要があるのですか。

A　その理由は前述のとおりです。若者たちが部屋に鍵をかけるのを許すことは，まったく問題ないことです。ただし、薬物乱用、窓からこっそり抜け出す、自傷行為（リストカットと言われる）、または自殺未遂といった行為の前歴がある場合は話が別です。

10代の子どもは、情緒面でのプライバシーも持つ権利があります。子どもが明らかに情報を共有したくない類の話はしないようにして、困らせないことです。と同時に、子どもの人生に何が起こっているかについて関心を示すことも、決して止めるべきではありません。「たいていの場合、子どもは自分に何が起こっているのかを親に知って欲しいのです」とプラット氏は言います。若者と一緒にいると、言外の気持ちを察しなければならない場面がたくさんあります。見かけは憤慨して「いつもいつも干渉するのは止めてよ！」と言っていても、その言葉の意味するところは、「今質問されたことは、とても個人的で、話すにはばつの悪いことなの。でも本当言うと嬉しいな。だって本当に心配してくれているのが分かるから」なのです。

「話したくないんだ」というそっけない言葉に対する適切な応答は、「それならいい。もし、君がそのことや何か心配事について話したくなったら、いつでも聞くよ」です。ときが来れば、子どもはあなたの申し出に応じ、話を打ち明けてくれるでしょう。

## 首をつっこまないで探るには

子どもの生活に、あなたの立ち入り禁止区域があることは親として受け入れがたいことかも知れません。子どもがまだ幼かったころは、あなたはいつでも子どもの居場所を知っていて、子どもの世界を形作っていた仲間のほぼ全員と親しかったはずです。ところが中学生か高校生に成長した今、子どもはあなたが名前しか知らない友人と付き合い、知らない場所へ行ってしまいます。それに関して教えてくれることと言えば、閉じた蛇口から滴り落ちる水滴ほどのわずかな情報だけです。

**第5条**

自分から閉じこもるのでなければ，我らはたくさんの時間を友達と過ごす。そのことに慣れて欲しい。

若者たちが、親の影響圏の外で活動し友人関係を求めるのは健康なことです。親が直面するジレンマは、いかにして彼らの縄張りに侵入せずにその行動に気を配るか、ということです。もっとも良い方法は、あなたの家を子どもとその友達に提供し、できるだけ子どもを視野のなかに置いておくことです。あなたが子どもだったころ、他の子どもと社会的なつながりを持てるような、根城にうってつけの特別な家がありませんでしたか。ファミリールームのピンクの毛のカーペットや、中身の詰まった冷蔵庫もたしかに魅力的だったでしょうが、その家が居心地が良かったのは家それ自体の魅力ではなく、その友達の父母のもてなしの心があったからです。そこへ行くと、あなたは〈歓迎されている〉と感じたはずです。自分たちがいるのを迷惑がっていると感じると、子どもはその家で時間を過ごさなくなります。

たしかに、あなたは余計な雑音を我慢しなければならなくなるでしょう。台所へ入ると、息子とその友人が、あなたが食べようと思っていたお手製チェリーパイの最後の一切れをがつがつ食べていることもあるでしょう。しかし、子どもと繋がっていることを思えば安いものです。息子のプライベートな世界に関われるだけでなく、10代の時期に強い影響力を持つその友達と知り合うことができるのですから。さらにボーナスとして、地区でもっともクールな親だと仲間内で名声を得ることもでき、これは子どもとうまくやっていくうえで決して邪魔になりません。

**第五条　自分から閉じこもるのでなければ、我らはたくさんの時間を友達と過ごす。そのことに慣れて欲しい。**

「娘のベスは知的でチャーミングな少女ですが、彼女は他の子に影響されやすい質です。親友のナンシーが、学校の他の少女を悪く言ったとすると、ベスは実はそんなふうに思っていなくても話を合わせてしまうでしょう。最近の彼女の言葉の半分は、〈だってナンシーがこう言ったよ……〉で始まるのです。

正直言って、私はそんな彼女に不安を覚えます」。

思春期の子どもは、家族から離れるために友達の力を大いに必要とします。お父さんとお母さんは、行動や価値の基準の中心ではなくなっていきます。これは、子どもの仲間が親にはできないやり方で、ある心理学的な必要性を満たすからです。いまだ自己発見の途上にある10代の子どもは、認めたり、受け入れたり、理解してもらうために、彼らの仲間に目を向けます。若者たちは、聴衆である仲間に、新しいアイデンティティと自分の考えを示すことで一番安心感を得るのです。

## 10代の子どもの友情のタイプ

多くの地域では中学生になると、他の小学校からの子どもたちが入学して10代の子どもの社会的なネットワークが広がります。青年期の初期の若者は、自分自身が不確かなので、しばしば小集団に安心を求めます。しかし通常は、同性の子どもと分かちがたい絆を創り上げます。つまり「私の親友」です。

親友同士になった二人は、家族でもねたむような忠誠心と感情的な親密さを共有します。ときどき、そういうことを理解しない母親や父親がその若い「侵入者」に憤慨し、隠れてあるいはあからさまに、親友を求める息子や娘の行く手を阻むことがあります。その友達が深刻な悪影響を与えるなら話は別ですが(この問題については後ほど本章で論じます)、普通はこのような行動は間違っています。まず第一に、親には子どもの親友によって脅かされると感じる理由がありません。第二に、青年期はいろいろな親友が子どもの生活に出たり入ったりする時期だからです。発達段階が変わるのに応じて、子どもはその都度、自分の欲求を満たす相手を見つけるでしょう。もっとも、特別な友情が生まれれば、それは10代の時期だけでなく、ことによると生涯続くものになるかも知れません。

青年期の半ばになると多かれ少なかれ成長のスパートが一段落し、若者たちは自信を持ち始め、より社交的になります。十二～十三歳のときよりも行動的になり、友人関係はもはや近隣の地域に限定されません。十四歳から十六歳になると、異性に興味を抱きはじめる子どもも出てきます。それから恋愛に目覚めます。最初はプラトニックです。その後関係が深まりロマンスに発展するか、あるいは問題が複雑化し友情が壊れることもあります。

青年期の後半になると、10代の子どもはもっと自立してきて、より深い友情を結ぶことができるようになります。この時期までにデートをするようになるかも知れません。そして異性も混じえた仲間同士の付き合いがうまくできるようになります。高校を卒業するころには、分離と喪失を伴った青年期の最初の葛藤に遭遇します。長年の友人との別れがあり、そして大学や職場で新たな友情を育まなければなりません。

場合によっては、青年期の後半は感情が揺さぶられる時期になる可能性があります。囚人のように卒業までの日数を数えている子どもでさえ、学校で安らぎを感じているものです。校内で見かける顔は、彼らが数年来、おそらく小さいころから馴染みのある人びとです。高校を卒業するときに、たいてい子どもはこの慣れ親しんできた社会を失います。仲間や級友は全国に散っていき、その多くは二度と互いに出会わないのです。

家から遠くの大学や仕事に行く若い成人は、ゼロから社会的なサポート・システムを組み立てなければなりません。同時に彼らは、全く異なった環境へ、自分自身を順応させる必要があります。小さな田舎町から大都会へ。あるいはその逆にというふうに。また異なった人種や民族、そして文化的なバックグラウンドを持った若者に初めて出会うことにもなるでしょう。他方で、多様なコミュニティからきた子どもが、ほぼ均質な人びとからなる町にやってくると、同じように混乱するかも知れません。

すぐに吸収すべきことがたくさんあります。十八歳は、大勢いる仲間のなかの誰と合わせるのかという不安を拭い去っていない年齢です。以前、社会的にうまくやれていなかった子どもにとっては、高校卒業後の世界は、今現在の自分を見てもらい、何年も前に消えるべきだった評判から解放される良い機会となるかもしれません。また他の若者には、変化が新たなアイデンティティの危機となる可能性もあります。そういった若者は、親の愛と注意を必要とするでしょう。そして、彼らが新しい環境に順応し、うまくやれるまで、家族は彼らの唯一の頼みの綱となるのです。

### 子どもの友人の一人に親が難色を示す場合

多くの友達が私たちの子どもの青年期を通りすぎます。当然そのなかに私たち親が好まないタイプの友人が、少なくとも一人か二人はいるはずです。たとえば、やかましすぎるとか、未熟すぎるとか、品が良くないとか、学校でまじめでない子です。しかしその友人が嫌いだということが、友達付き合いをやめさせる根拠にはなりません。友達を選び、他の人びととの性格を判断するのは、10代の子どもがときには身を持って知る必要のある不可欠のライフ・スキル（生活技能）です。

親の不承認が正当と見なされる場合もあります。それは友達が薬物に手を出していたり、簡単に誰とでも性的関係を持つような子だった場合です。子どもを怒らせたり、遠ざけたりしないで、いかに関心を示すかがジレンマになります。もし、子どもが友人について意見を求めてきたら、誠実に答えてください。相手の子どもを攻撃しているふうにならないように。「マイケルなんかと一緒にうろついたりして、お前は何をしてるんだ。この近所じゃ誰だって彼が悪い子だと知っているよ」などと、求められてもいないコメントをするのは避けるべきです。

「悪い子」。この言葉は逆にマイケルを魅力的に見せてしまいます。知ってか知らずか青年期の子どもは、親が付き合うのを反対するような子と仲良くしたがります。そうすることで自立を主張するのです。また「悪い」子の魅力は他にもあります。まじめな子は、彼らを通して、荒々しい世界を感じ経験することができるからです。友人の家で反抗者と一緒にポーカーをしたり、飲みもしないのに誰かの兄貴から廻してもらったビールケースを囲むのです。それに何かをやらかしたときに、責任を自分一人で負わないですみます。親が息子の息にビールの匂いを嗅ぎつけたとしても、警察が無謀運転で車を停車させても、彼はいつも若い反抗者さんに非難の矛先を逸らすことができます。「僕はスプレーで落書きしちゃいけないってジョニーに言ったんだ。でも彼が聞かないから、つい一緒にしてしまったんだ。誓うよ！」。また、学校のトラブルメーカー以外に付き合う社会的な仲間を持たない若者もいます。

友人関係を絶つべく忠告するときは注意してください。あなたがその友達を批判すればするほど、子どもは自分の殻のなかに閉じこもってしまうでしょう。親が若いロミオとジュリエットを離れさせたときと同じようなことがしばしば起こるのです。もっと上手なやり方は、冷静にその友情についての不安を述べ、子どもにも同じように意見を述べさせることです。子ども自身が持つ考えについて親が意見を言うことは可能です。

Q　息子のエリックが、去年の秋に高等学校に入学したとき、二年生のマイケルという少年と親しくなりました。その子は親の監視がない家に育ち、放任されていました。彼は年下の少年に囲まれたラップ愛好家であり、グループのリーダーでした。マイケルは喧嘩好きで、学校では絶えずトラブルを抱えていました。残念ながらエリックは、彼を崇拝していて、マイケルの無作法な癖や振る舞いを真似しようとしているようでした。私たちは息子を座らせて、マイケルとの友情が良いものであるとは思えないことを伝え、その理由について説明しました。その少年を攻撃しているふうに聞こえないように注意しました。そのときは息子がエリックに会うのを禁じませんでした。ところがその後、他の親から、どうやらマイケルが近所の子どもに大麻を売りつけているらしいと聞いたのです。もう手をこまねいているわけにはいきませんでした。

私たちはエリックに、マイケルと放課後にうろつくのをやめるようはっきりと言い渡しました。驚いたことに、息子は文句を言わずに〈いいよ。もう彼とはうろつかないよ〉と個性を主張するために，我らは友達に従う。

**第6条**

答えました。ところがその後、校長先生から電話がかかって来て、エリックがマイケルと他の少年たちと共に授業をサボり、校庭のカエデの木に隠れてタバコを吸っているところを捕らえられたことを知りました。マイケルと息子が友人でいるのをやめさせることなどできるでしょうか。息子は毎日学校で彼に会うのです。

**A**　親は子どもにとって明らかに害がある関係、または潜在的な危険のある関係を断ち切ることに迷ってはいけません。もちろん子どもが納得したうえで、自ら付き合いをやめるというのが理想的ですが、そうでなければ、厳しい制限を設けて、それを守らせることが不可欠です。エリックの親は、自分たちの彼への信用が限界に来ていることを息子に知らせるべきでしょう。そしてもしまた親を無視してマイケルとたむろしているのを見つけたら、厳しい罰を与えざるを得ないと子どもに伝えておくべきでしょう。エリックは親の信用を取り戻すまで、授業あるいは放課後のクラブ活動が終わり次第まっすぐ家に帰ってこなければなりません。

**最後に**　子どもの友人が有害な違法行為、たとえば麻薬取引や万引き、無断欠席、放火、銃器所持、公共財産の器物破損などをしていることが分かった場合は、迷わず警察に連絡してください。

## 第六条　個性を主張するために、我らは友達に従う。

「昨年、私たち家族はウィスコンシンからカリフォルニアへ引っ越しました。十六歳の息子のジョンは、少なくとも彼の友人と比べると純情な子どもです。彼は悪態をつかないし、薬物やアルコールもいっさい飲みません。そして、結婚するまでセックスをしないという強い信念を持っています。私たちはジョンをそういうふうに育ててきたのです。ジョンは優れたフットボール選手ですが、ロッカールームでは、少年たちはいつも女の子のことやセックスの話をしているそうです。ありありと詳しく、誰が誰と経験したかなど、お互いに競っているのでしょう。息子は彼らの話で居心地の悪い思いをしていて、最近はセックスの経験がないことに対する物凄いプレッシャーを感じるようになったと私に漏らしました。特に仲間の一人がふざけて彼を同性愛者と呼んでからはプレッシャーが一層強くなったそうです。ジョンは私に、〈ときどき、奴らが僕に構うのをやめさせるためにセックスを経験してしまうべきじゃないかと思うんだ〉と言っています」。

10代の子どもの世界は、社会的グループのるつぼです。朝、ホームルームのベルが鳴る前に学校の前を車で通ると、いろいろなグループができているのが分かるでしょう。向こうの、階段のところに座っているのはアスリート（運動選手）で、チーム名入りのジャケットが目を惹きます。彼らはモテる女の子たちの周りに群がり、身だしなみを整えてみたり、〈何気なく〉髪を後ろへかきあげたりしてみますが、女の子たちはそれに気付かないフリをしています。その様子を見ながら軽口を叩きあっている一団がいます。駐車場のそばの木の下にたむろし、せわしなくタバコをふかしている、麻薬をやっているグループです。彼らの髪型と服装は、たぶんあなたの高校時代とあまり変わらないのではないでしょうか。もっとも、あなたがそういうグループにいたのだったら、（当時は大麻漬けだったでしょうから）当時をはっきりと思い出すことはできないでしょうけど……。頭脳集団（別名コンピュータおたく、アインシュタイン）は、室内で机に向かって大人しく勉強しています。

他の同年齢のグループはそれほど明確な特徴はありません。五、六人の仲の良い友達が、共通の活動を楽しんでいます。これらの小さい集団が、大多数の普通の生徒が気軽に参加できるグループです。それに対して運動選手のグループとモテる女の子のグループは誇り高く排他的です。そのメンバーになろうなどと考えない方が良いことを、高校の「庶民」は良く知っています。「私たちの仲間になりたいって？　まさか！」と言われるのがオチですから。

特定のグループや小集団に入るのに抵抗する子どももいますが、10代の社会的相互作用が起こるのはこうした集団のなかです。身体と知性が急速に変化する青年期の前期、仲間集団の魅力はもっとも強くなります。そこは子どもが受け入れられていると感じ、自分は「正常である」と確認できるオアシスなのです。また仲間集団は、価値観、行動、ストレス対処法、服装やヘアスタイルのモデルも示してくれます。青年期の子どもは成長するに従って一つのグループから離れ、変遷する彼らの関心や興味をよりはっきりと映し出す他のグループへと移動することがあります。または複数のグループ間を行ったり来たりするかも知れません。あとになってこのグループは、しばしば異性のメンバーを含むようになります。

各グループは小さなサブカルチャーのように機能し、グループ自体の規則と儀式を持っています。10代の子どもの間では、個性は一応許容されますが、何よりも「同じ」であることが大事です。彼らのアイデンティティはこの時点でかなり不安定なので、自分たちと徹底的に異なった子どもは大変な脅威に感じます。大人たちはしばしば面白がるのですが、最終的には、「個性的な人たち」を自称するグループが同じような格好で、同じように行動し、通りを密集して行進することになるのです。

ネガティブな仲間からの圧力が若者に与える影響については、いくらか強調しすぎたかも知れませんが、これは10代の早い時期ではかなり深刻です。薬物を経験した若者を対象にした調査によると、五人に四人は「仲間に影響を受けた」と述べています（仲間からの圧力には良い面もあります。別の調査では、薬物を使ったりセックスしたりするのを友人が思いとどまらせてくれた、と多くの人が述べています）。

子どもは成長すれば、友達を選ぶこともできるようになり、仲間の圧力にも抵抗できるだけの強さも身につけます。少しは気が楽になりましたか。しかし、あなたの子どもが影響を受けやすい年齢であっても、他の子の悪い誘惑に対抗するあなたの力は依然として大きいのです。10代の子どもは母親や父親と過ごす二倍の時間を仲間と過ごしているという事実にもかかわらず、息子や娘と関係を維持している親は、仲間に匹敵する影響力を持っています。

### どう応えれば良いのでしょう

友人からのネガティブな影響を完全に遮断しようと思えば、子どもが二十一回目の誕生日を迎えるまで部屋に閉じ込めておくほかありません。子どもは、自分の意見と合わないと思いつつも、周りに流されてしまうことがよくあります。

仲間の圧力に対してうまく対処できる10代の子どもは、三つの典型的な特性を持っています。すなわち、自己原則（「これをするべきでない。もし親に見つかれば、私はその結果に苦しむだろう」）、強い倫理観（「私はこれをするべきではない。なぜなら間違っているから」）、および健康な自尊心です。しかしながら、子どもの自己意識が形になるまでには時間を要します。それまで子どもは、自分の自己価値を映し出すために、他の子どもに注目します。良かれ悪しかれ、仲間の承認／拒絶／ためらいは、子どもが「自分は誰か？」という問いに答える手助けとなりうるのです。

思春期の子どもの自尊心はもろくて（だからこそ承認を欲するのですが）、しばしば、仲間のネガティブな圧力に動揺しやすく、うつや摂食障害になったり、薬物、アルコールなどの問題を起こしやすくなります。自己概念の未熟さの兆候について、八八頁の囲み記事のなかに挙げました。自尊心の低い子どもが、特殊な状況に対して定期的に見せる反応です。頻繁にこのように行動する子どもは、自分を卑下していて、自信を築き上げる手助けを必要としている可能性があります。

### 10代の子どもが自尊心を築く方法

親はそれと知らずに、毎日子どもの自尊心を高めています。たとえば子どもにうまくやったと褒めてやったり、さよならのキスを

・失敗への恐怖から，課題や挑戦から逃げる。
・失敗するかもしれないと思うと，ゲームや課題をすぐに諦める。
・ゲームやスポーツに負けたとき，ごまかしたり嘘をついたりする。
・退行が現れる。愚かに振る舞ったり，赤ちゃんのような行動をとる。
・満たされない気持ちを補うために，しばしば威張りたがり融通がきかない。
・他の人を非難したり弁解することによって出来事の重要性を軽く扱い，自分自身の誤りと短所を正当化する。
・自分の成功の原因を，自分自身の努力と能力ではなく運や運命のせいだと考える。
・学校の成績が下がり，ふだんの行動にも好奇心が欠けている。
・友達を失うか，または友達と接触が少なくなり，社会から引きこもる。
・悲しんだり，泣き叫んだり，怒りを爆発させたり，欲求不満であったり，ひっそりと孤立したりと，ころころと気分が変動する。
・自己批判的な傾向が強く，「正しくできることが一つもない」，「自分は誰からも好かれていない」，「自分は馬鹿だ」と考える。
・賞賛と批判の，どちらも受け入れることができない。
・他人の自分に対する評価を，とても気にして過度に敏感である。
・家庭で大変役立っているか，全く役立っていないかのどちらかである。

**低い自尊心・自己評価のサインとは**

したり（彼らがまだそれを許していればの話ですが）、規則を破ればたしなめることによって。しかし、私たちはみなうっかり子どもの自我を傷つけたり、または子どもが自信をつけるきっかけを見逃したりすることもありますので、自尊心を養う助けとなるいくつかの簡単な方法を挙げます。

**惜しみなく褒めてあげる**　「親は子どもが正しいことをしても、それを十分に評価してあげていないことがよくあります」と、アデレ・ホフマン医師は述べています。達成したときだけでなく、期待した結果が出なかったときにも、それまでの努力を褒めてください。さらに、子どもが自分のことを誇りに感じられるように勇気づけてやりましょう。自尊心（誇り）は、外部に反応して感じるだけではなく、内側から光り輝くべきなのです。

自尊心の低い10代の子どもは、称賛を受けるのが苦手です。もしこれがあなたの子どもに当てはまるなら、大げさにならないように褒めてやることです。不誠実に聞こえるほど大げさな褒め言葉を与えないようにしてください。子どもは、両親が単に機嫌をとろうとして言っていることに気付いてしまい、どちらかと言えば逆効果になってしまいます。

**必要ならば批判してあげる。**ただし建設的に、決して、心ないあるいは品のない仕方をしないこと。「どうして化学のテストで答えを間違えたの？」という代わりに、「もう少し頑張ればできるね。もう少し勉強すれば、次回は良くなると思うよ」と言ってください。

**子どもの意見を引き出す**　10代の子どもは意見をたくさん持っています。日々の家庭内の決定は子どもを含めて行い、彼の提案をいくつか実行することです。たとえば、あなたがリビングルームに置こうと考えている新しい寝椅子をどう思うか、というふうに。一人前に扱われることほど、青年期の子どもにとって嬉しいことはありません。大人の世界に招き入れられるのであれば、彼らはどんなときでも喜んで参加するでしょう。

**若者の才能と興味が育つように励ます**　誰にでも優れているところがあります。誰しも何かで優れている必要があります。たとえそれが何であっても、子どもの大好きなものを伸ばしてやりましょう。取るに足らないことのように思えても、うまくいくように機会を与え、仲間に認められるような発表の場を作ってください。通常、スポーツは男子だけでなく女子にとっても何かを達成して自信を得るためのちょうど良い場です。しかし、もし息子の才能が、毎週土曜日に地下室の壁をがたがた振動させる、ヘビーメタル四人組「マシュマロ・ブルドーザー」でベースギターを弾くことだったら、そのときあなたは息子をちゃんと励ましてあげられるでしょうか。

それがバンドであれ他のどんな楽しみであれ、宿題などの重要なつとめを妨げないのであれば、子どもの趣味を支持してあげてください。ミネアポリスの大学病院のロバート・ブラム医師は次のように述べています。「親は子どもにただノーとだけ言うべきではありません。イエスとも言ってやることです。子どもが自尊心を築く積極的な方法を見つけ、アイデンティティを探し出すのを助けてやるために」。

学校のダンスの発表のときに男子は、かっこいいという評判を得ることができるかも知れません。ただし、友人の賞賛を勝ち取るために危険を冒したりするのではいけません。また、彼は他にも有効なスキルを身につけるでしょう（必ずしも音楽に堪能である必要はありません）。たとえば、チームの一員としていかに動くか、委員会などに対していかに効果的で創造的な発想を提案するかというスキルです。

少年と少女の恋のように、特定のことを追求する10代の子どもの熱意は、長続きしないことを知っておいてください。子どもが真剣に打ち込むことが分かるまで、すぐ高価で最高級の設備やレッスンを与えることは、差し控えた方が良いでしょう。たとえば、アイスホッケーの装具や高度な微積分学の特別な家庭教師、高価な競技用の自転車などです。

ボランティア活動を通して、自分の理想を実現する道を見出す10代の子どももいます。米国教育省による研究では、六年生～十二年生までの八千人の生徒のうちおよそ半数が、学期中に行われたボランティア活動に参加し、学校主催の地域奉仕活動には、およそ十人中九人が参加しました。参加が義務的にカリキュラムに組み入れられていた場合もありましたが、任意参加の「ボランティーンズ」の数もほぼ同じくらいいたのです。

子どもは、家族によって評価されるだけでなく、もっと大きい地域社会でも評価されたいと感じています。ブラム医師は、「彼らが役立っていると感じる一つの方法は、意味のある有用な社会的役割を持つことです」と断言しています。「子どもが地域奉仕活動を行うとき、自分に自信を持てるような肯定的なフィードバックを受けるのです」。

オンタリオ（カナダ）の小児科医、ダイアン・サックスは、このようなことを直接経験しました。彼女は、定期的に何人かの若い患者を、10代のボランティアを探す組織に導いています。「身体障害者センターが、患者を親が自由に行動させてくれないと，我らは成長できない。ときには失敗もあるけれど，我らの意思で決めさせて欲しい。

## 第7条

抱えたり、移動する際の手伝いとして、子どもの求人依頼を提出したのをきっかけに始まりました」と彼女は述べています。「私の訓練を受けた二人の少年を送りました。この二人は学校の課題で、地域奉仕活動をする必要があると私に言いました。そしてこのことは彼らにとって素晴らしい経験となりました。自尊心の低い10代の子どもは、外へ出て仕事に就くのが非常に困難であることが多いのです。しかしボランティアという立場なら、かけられる期待はそれほど大きくもなく、感謝の気持ちが直接彼らに伝えられるので、自信がつきます」。

大人にとって、10代の子どもの非現実的な理想主義は、「どんな戦争もしてはいけない！」など、失笑するほど純粋に見えます。おそらくあなたは経験から、世間や人間関係が子どもであったときに想像したより、遙かに複雑であることが分かっているでしょう。今ではグレーの色合いで見ることができるでしょうが、あなたもかつては白と黒だけで見ていたはずです。もしかすると、時間には物事の明暗をぼやけさせる力があるのかも知れません。あなたが政治的にどちらのサイドであろうと、ますます冷笑的になるこの時代に、10代の子どもの、世界を変えようという決心は新鮮に映りませんか。邪魔をするのはやめましょう。

**第七条　親が自由に行動させてくれないと、我らは成長できない。ときには失敗もあるけれど、我らの意思で決めさせて欲しい。**

「私は、娘を巣立っていかせるのに、かなりの心の葛藤があります。娘は十六歳です。頭では、彼女自身に決定をさせなければならないと分かっているのです。それに、彼女は非常に責任感があるので、彼女を信じていないわけでもないのです。でも私は、彼女を世の中に出すことを恐れています！　娘が親友と映画を見に行くという最初の晩には、彼女に車を出してやりました。そして私が実際にライトバンで、劇場の駐車場まで運転し、子どもが安全に到着したのを確認しました。何もかもやってあげるような、過保護な親になりたくないと思いつつ、実際にはそうなってしまいます」。

自尊心と自己決定は相互に関連しながら発達します。自己決定ができると信頼されている10代の子どもは、人生の困難に立ち向かい、失敗を跳ね返すことができるのを発見して自信を持ちます。子どもが親にひどく依存した状態が続くときには、自分に自信が持てないために他の誰かの導きについて行く傾向があります。そのうえ、このような子どもは自分の選択に責任を持つ経験が少なく、基本的な対処能力をあまり学んでいません。自分自身で決定をするために、内省し、推論し、問題を解決する能力を試し育てる機会を若者は必要としています。

自立のための青年期の奮闘を、親子間の綱引きにたとえることができます。結果は疑いなく、いかに試合をやり遂げるかにかかっています。母親、父親を困惑させるのは、ちょうど新しくて危険な誘惑が周りにあるのに、手綱を緩めなければならないという事実です。もし親があまりに早く、もしくは突然に手綱を手放せば、子どもは確実に怪我をするでしょう。しかし、親があまりに長い間、きつく手綱を握り続けると、子どもは反抗して自分が「成長している」と感じようとして、薬物、アルコール、セックスなどを求めに行くかも知れません。子どもにとってこれらが自由への道を示すのですから。

人生のどの時期にも増して、10代の子どもは自分自身を特別で人とは違うと思いたがっています。生物学や物理学の法則にお構いなしです。避妊用具を使わないセックスで、他の女子は妊娠するかも知れないし、他の男子は感染するかも知れないが自分は違うと思いこみ、理屈でものを考えることができません。連邦の疾病対策予防センターによって行われた若者の危険な行動の調査によると、性経験の多い高校生のおよそ五人に二人は、最近の交際でコンドームを使用していませんでした。あるいは「シートベルトをつける必要性がありません。私には何も起こりませんから」

と。連邦の疾病対策予防センターの調査へ回答したおよそ五人に一人は、めったにあるいはまったくシートベルトを締めていないことを認めました。人生経験が浅いことからくる10代の希望的観測は、容易に彼らをトラブルに巻き込むことでしょう。

### どう応えれば良いのでしょう

そもそも10代の子どもは自立を求めて闘うように方向づけられているのですから、これに抵抗しても仕方ありません。それよりも、子どもが世間に入ることを促進することのほうが誰にとっても建設的です。第2章で述べた子育てに不可欠な技能の一つは、仲間の圧力を防ぐためにどうやって子どもを導くのかという方法でした。さらに父親・母親は次に示すような方法で子どもが自力で物事に立ち向かう能力をつけるよう手助けできます。

**小さなことから、すぐに始める**　10代の初め、または10代前の子どもでも、自分に関する発言権を持たせてください。しかし決定権は低くしておくこと。学校に着ていく衣服をすべて買い揃えてやる代わりに、手頃な予算を子どもに与えて、いっしょに普段着を買いに出かけましょう。あなたの意見が求められたら答えてあげます。意見を求められてなければ、だぶだぶのマスタードイエローのナイロンのトラックパンツと青黒い紫色のスウェットシャツを子どもが選んでも、批判したい衝動を抑えてください。ただ、迷っているときはすぐに買わずによく考えてみるべきことを思い出させてやりなさい。下手に選んでしまったシャツなら返すことができますが、髪型や入れ墨の場合はそうはいきません。

娘の寝室の壁を塗り替えるときには、彼女に色を選ばせなさい。あまりにもひどい色を選びそうなら、あなたが許せるいくつかの色に限定しなさい。子どもが正しく判断できるようになれば、だんだんとより重要な責任を子どもに与えることができます。

子どもが決断を迫られていて、アドバイスを求めてくるなら、次の六つのステップに従って、責任ある選択をすることができるように導きなさい。

1．どんなことで困っていて、それについてどう感じるかを、子どもに説明させる。

2．いま考えている解決策とは異なった別の解決策を見つけられるように手助けする。子どもは、他にも選択肢があると、常に分かるわけではありません。

3．子どもがその選択の賛否両論ついて熟慮するのを手伝う。他の人びとは彼の決定をどのように感じ、そして子どもはそれにどう対処すべきでしょうか。

4．「万一のときのこと」について話し合う。たとえば、今度のパーティーに誘わないと決めた友達が、それはなぜかと尋ねてきたときにどうしますか。

5．子どもに決断をさせ、それを実行させる。

6．引き続き見まもる。どんなことが分かったかを尋ね、決断を反省するように促します。

子どもが間違った経験から学ぶことを認めてあげてください。人生の教訓のなかでもっとも深い痕跡を残すのは、自業自得の苦しみである場合が多いものです。子どもが困難に遭遇するのを目にすると、本能的に親は介入して手助けしてしまいます。しかし、ときとして親のもっとも愛情深い行為とは、その衝動を抑え、子どもに子ども自身の行動に対する代価を支払わせることです。もちろん代価がそれほど高くない安全な状況での話ですが。

「私の六年生の娘は、社会科の課題を終わらせるのを先延ばしにしていたことがあります」とレネー・ジェンキンス医師は回想します。「彼女はそれをやり終えるために徹夜していて、コンピュータの調子が悪いと言って、午前の四時に私を起こしました。私は起きてそれを修理し、〈これはあなたの問題よ〉と告げ、ベッドへ戻りました。彼女はその学期に社会科のF判定を受け取りました。これが十一年生のときだったら子どもにそのような決定をさせなかったでしょうが、彼女は六年生だったのでそうしたのです。十一年生になるまでに、彼女は土壇場まで課題を残さないことを学びました。彼女がその方法をとってみて、良いやり方ではないと分かったのでしょう」。

いつも親が手助けしていると、子どもはそれが当たり前のことと思い込んでしまいますが、後々の人生でも同じように助けてもらえるとは限らないのです。

**10代の子どもが過ちを犯し、浅はかな決定もしたときには、そのことについて子どもと話し合う**　支持的に関わって、つまづきと失敗も人生だ、と説明してやることです。それから子どもが失敗を分析し、状況にどう対処すればよかったかを考えさせるよう手伝ってあげましょう。

必要なら、不正直か不適当に行動したという事実に、ためらうことなく子どもを直面させます。過ちがすべて簡単に許されるというわけではなく、また忘れられるわけでもありません。たとえばあなたの娘が、病気の祖父を訪問するという約束をしていたのに友人と外出すると決めるなら、彼女は祖父が感じるであろう痛みを理解するべきでしょう。これは「たまたま起こった」ことではなく彼女が意識的に選択したことであり、さらに利己的な行動です。適切でない選択をすることによって、自分に対する別の決定がなされることを子どもは知るべきです。あなたは娘が自分の過ちを悟り、自ら祖父に謝るのを望むでしょう。しかし彼女がそうしないときに、謝罪を促さず、自分の行動が引き起こした結果に直面させないのは親の怠慢です。世の中は、そのような自己中心的な振る舞いに対して寛大ではありません。

## 二つの世界の衝突
## 青年期と中年の危機

皮肉にも、10代の子どもが成人になるまでその成長を助けることによって親は本質的に自分自身の格を下げ、またはアデレ・ホフマン医師が冗談めかして名づけた「一時的な親としての能力不足」への土台作りをしていることになります（おそらく両親の財布の紐への依存は、エプロンの紐が切られたあとにもかなり続くということが、ささやかな慰めです）。

誕生以来、慈しみ守り続けてきた息子や娘が、もはや私たちをそれほど必要としなくなると、普通は親としてのプライドが喪失感や解任され拒絶された気持ちとないまぜになります。子どもが青年期を迎えるタイミングは、残酷ないたずらのように親の「中年期の危機」と一致することが多いものです。

あなたは人生の転機に直面して、10代の子どもが背負うのと同じ質問を自分に尋ねることでしょう、「私は誰か」「自分がふさわしい場所はどこか」というふうに。この突然のアイデンティティの危機は父親よりも母親に、それも典型的な「専業主婦」に影響する、とヘレン・プラット氏は述べています。なぜなら、「彼女らは子どもに自分たちの人生を捧げた」のですから。

若者たちが大人の男性や女性に成長していくさまを見ると、親もまたことによるとまったく初めて、自分自身の最期の姿を知ることを強いられます。10代は健康、強さ、性の頂点にいます。人生は可能性に溢れています。対照的に母親と父親は、これらすべてが峠を越しているでしょう。キャリアでも頂点に達したかも知れませんが、未来へのさまざまな夢はだんだんと少なくなり、後悔が山積みになっていきます。

ほとんどの母親・父親はこの急激で馴染みのない変化に適応できますが、適応できない親は以下の両極端の反応のうち一方を示します。どちらにしても健康的ではありません。まず怒りっぽい親は、花開いていく10代の子どもに対して根深い嫉妬やむき出しの敵意を抱きます。ジョージ・コメシー医師によると、そのような感情は「認めたいと思う心よりも普遍的なもの」です。

永遠の青年期を過ごす親は、10代の子どもを自分の分身（あるいはその逆）と見なします。親は子どもの功績を通じて、自分の青春を追体験し、同時に永続させます。「子どもの成功を自分のこととして喜んでいる親は、多くの問題を生じさせます」と、コメシー医師は述べています。

「舞台裏のお母さん」という言い回しを聞いたことがあるでしょう。自分の満たされないショービジネスへの願望を達成するために、子どもを出演者にする横柄な母親を説明するためにこの言葉は用いられています。男性のこれに相当する言葉は「フットボールパパ」です。彼は、息子のゲームにのめりこみ、サイドラインに沿って歩き、絶え間なく声をかけて、息子の楽しみを台無しにしてしまうのです。親が10代の子どもの活動に首をつっこみすぎると、「子どもが、危険な振る舞いをしたがる可能性は上がります。それが自主性を表現できる唯一の方法になるからです」と、ジェリネック医師は述べています。

コメシー医師は次のように述べています。「青年期の子どもに過剰に同一化するあまり、子どもの反社会的で不適当な行動から喜びを得る親もいます。親は自分を見つめなおして、子どもの利益のためだと言って行っていることの動機づけをかえりみる必要があります」。

息子、娘の青年期の間、あなたは自分でも驚かされるような感情を体験するかも知れません。子どもの日ごろの行動が気に入らないために、率直に言えば、自分の子どもを好きになれないと感じるときです。そのような葛藤があるときには、あなたは友人の前で自分の息子が大学へ行くために家を出るのを楽しみにしていると言ってしまうかもしれません。そしてそのことに罪の意識を感じるかも知れません。しかし、罪に思うことはありません。周囲の人の意見に耳を傾ければ、ほとんどすべての親が同様の気持ちを抱いていること、場合によってはあなたよりももっと悪い状況もあり得るということが分かるでしょう。

# 第Ⅱ部　家庭・学校・社会のなかの子ども

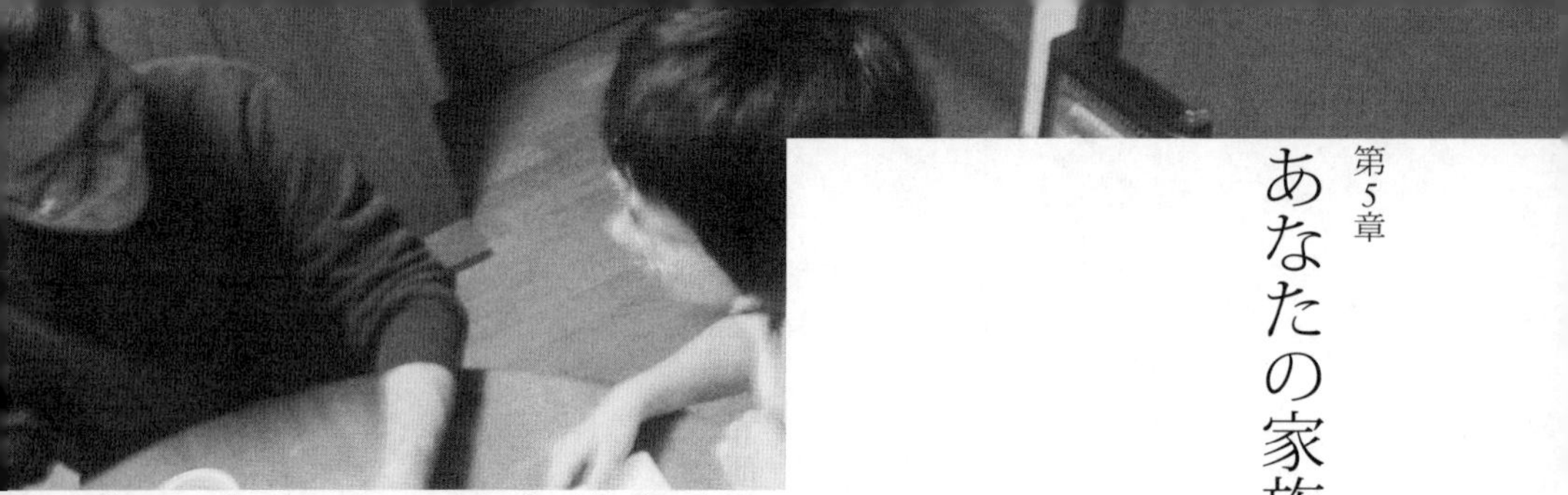

# 第5章 あなたの家族

10代の若者のほとんどは、純粋に家族のことを大切に思っています。家族から溢れんばかりの愛情や慈しみ、慰め、安心感を受けるばかりでなく、固有のアイデンティティと歴史、そして若者にとってなくてはならない所属感や役立ち感を与えられます。二千八百人の高校生を対象に行った調査（一九九六年）では、家族と関係を築くことが彼らの年代にとって一番大切であるという結果も出ています。

そうした事実にもかかわらず、彼らには家族と過ごせる時間がほとんどありません。あなたが学生のころも、家庭外での活動が忙しかったなら、理解できると思います。国立教育統計センターの統計資料集、一九九六年青年白書によると、三～四種類の課外活動に参加している高校生（主に高学年）の数は、一九七二年の方が一九九二年よりも多く、十六～十七歳の就職率は一九七〇年の方が、一九九三年よりも高かったのです。

昔と現在でいったい何が変わってきているのでしょうか。実は変化しているのは10代の若者ではなく、彼らの両親の方です。あなたの親とあなたを比較してみれば、明らかにあなたの方が家族と過ごす時間が少なくなってきているのが分かるでしょう。その原因は、多くの親が仕事を持つようになったことはもちろん、彼らの仕事がかつてよりもさらにきついものになってきたからです。これは、家族・労働研究所による、労働人口の変遷に関する一九九七年の全国調査の結果の一つです。この調査は過去二十年間の労働に関する傾向を調べたものです。ニューヨークの機関に所属している研究者たちが、三千人の労働者を対象にインタビューを行っています。それによると、フルタイムで働いている人は平均して週に四十七時間を仕事に費やしています。これは一九七七年と比較すると三時間半の増加です。また多くの人が、「休む暇もなく仕事が詰まっている」（六八パーセント）「とてもきつい」（八八パーセント）と感じ、仕事に対してかなりのストレスを感じています。加えて、彼らの三分の一は最低でも週に一度は家に仕事を持ち帰らなければならないほど忙しく、この結果もまた二十年前より増加しています。

## 家族の絆を深める

家庭はコミュニケーションの場です。一人ひとりが家に帰ってきたらさっさと食事を済ませ、すぐドアの向こうに隠れてしまうのでは家族とは呼べないでしょう。しかし、10代の若者の世界が広がっていくと同時に、家での習慣が変わるのはごく自然なことです。なかでも家族の食事に関しては、特にそのことが言えます。

一週間のうちに数回家族が共に食卓を囲むことは、本当にそれほど大切なことでしょうか。そう、大事なのです！　食事や毎日の習慣によって家庭生活が豊かになり、永続的な記憶になるのです。

子どもが成長したとき、こういった単純な一瞬一瞬があなたにとって大事な意味があるのと同様、彼らにとって意味をもたらすのです。

## 家族でする食事

家族はそれぞれに予定があり忙しいと思います。しかし、そんなときこそ柔軟に対応してみましょう。たとえば、共にとる食事は夕食でなくても良いのです。仕事のシフトの関係で一人の帰宅が遅れるなど、夕食時に家族全員が集まることができない家庭もあります。

そのような場合は、朝のスケジュールを確認してみましょう。もし全員で集まることができそうなら、みなをそれなりにうまく説きつけて、いつもより三十分早く起床させます。

1. 家族でビデオ鑑賞する夜　ビデオを借りてきて，夜にピザやポップコーンを食べながらみんなで見ます。ビデオは毎回家族が順番に選ぶようにしましょう。ただ，家族が見たいものが一致するかどうかは，なかなか難しいところです。また，そのビデオが子どもや10代の若者に適しているかどうかも考えなければなりません。
2. 吹雪のあと　みんなで外に出て一緒に雪だるまを作ったり，あたりを散歩したりしてみましょう。雪かきはそのあとです。
3. 日曜日の朝　日曜の朝には，家族全員で朝食をとりながら一緒に新聞を読みましょう。これはお母さんやお父さんがすぐにでも実行したいと考える習慣ではないでしょうか。この他に，みんなでブランチをとりにレストランへ行くのもよいと思います。
4. 特別なデザート　夕食が団欒の機会になるように，特別なデザートを食べましょう。誕生日や結婚記念日，卒業式に限定する必要はありません。家族の誰かの小さな成功を祝うのです。子どもが学校のテストで思いがけず良い成績をとってきたり，誰かが会社で昇進したときなど。おみやげに，キャンドルやお祝いの言葉の入ったケーキを買ってきましょう。何か楽しいことを工夫してみるのです！
5. 精神性の追求　これは，多くの家族の絆を深めることに繋がります。奉仕活動にしても，夕食のテーブルで一緒にお祈りの言葉を唱えるにしてもです。
6. アルバムをみる　一緒に座り，古いアルバムを開いたり昔撮ったビデオやホームムービーを見たりしましょう。懐かしい思い出にひたり，いかにも時代遅れな髪型やファッションに大笑いできます。「うわぁ，パパのレジャースーツ，とても素敵だね」。
7. ドライブ　どこへ行けばよいか。どこでもいいのです。風景を楽しみながらのんびりドライブしましょう。途中で興味を惹かれた場所があれば立ち寄ってみるのもいいでしょう。
8. ボーリング　一緒にボーリングへ行きましょう。ゴルフやミニゴルフも，一緒に楽しめる個人スポーツの例です。
9. 暖炉に火を焚く　もしくはキャンプ場やビーチでのたき火でもいいと思います。そして互いに語り合うのです。
10. 夕食を作る　家族の各人が作業分担して，おいしい料理を作りましょう。
11. ゲームをする　ボードゲーム，カードゲームやドミノゲームなど，みんなで楽しめるゲームを探してみましょう。
12. 町内会　町内会の雑用や家事のあれこれにみんなで参加してみましょう。とても楽しいものです。

**家族の団欒のための 12 の習慣**

そうやって、ゆとりのある朝食を家族全員でとる時間を作るのです。外出の準備をしながら慌ただしく食事をとるよりも遥かに楽しい一日の始まりが味わえるはずです。

その他には次のようなアイディアがあります。

・週末の昼食を家族みんなで食べる。

・週に一度ほど外食をする。堅苦しいレストランなどではなく、皆がリラックスして過ごせる店の方が良いでしょう。そして毎週順番で、家族の一人ひとりにどこの店にするか決めてもらいます。メニューがたくさんある店をお勧めします。

・家族全員で過ごせる夜に、台所で軽食をとりながら話せるような団欒の時間を作る。

家族全員でとる食事の回数をはっきり決めておく必要はありませんが、少なくとも週に二~三回は必要でしょう。そして食事をとっている間は、他のものはいっさい遮断しておきます。絶対に必要な場合以外は、電話は留守番に設定し、テレビは消し、Eメールをチェックするのもやめ、ファックスも消しましょう。食事のひとときぐらいはお互いの話を楽しみながら団欒を深めたいものです。もし、誰かが会話に取り残されていることに気付いたら、あなたが司会を務めて、その人が会話にとけ込めるようにしましょう。「さあジョッシュ、今日一日、学校でどう過ごしたのか教えて」などというふうに。

## 家族旅行と休暇

どんな予定が入っても、この日だけは家族全員で過ごすという日を決めている家庭もあるかもしれません。たしかにそういった日があれば、動物園や遊園地、買い物に行くことができますので、幼い子どもなら嬉しがるでしょう。しかし青年期に入った若者たちにこの習慣を当てはめるのは少々難しいようです。かつては日曜日にピクニックへ行こうと誘えば喜んで誘いに乗ってきた子どもも、今となっては「どうしても行かなければならないの？」という思いを抱くだけなのです。

あなたの職場には，子どもを対象とした夏季の職業体験の機会がありますか。もしそのような場があれば，あなたもあなたの子も素晴らしい経験ができることでしょう。

**知恵**

理解しづらいかも知れませんが、子どもは決してあなたの提案を拒絶しているわけではありません。ある程度成長している10代の若者の立場からすれば、家庭内で毎日顔を合わせ、やるべきこともやっているのに、なぜ日曜日まで家族に拘束されなければならないのか、週末はもっと友達と遊びたい、という気持ちの方が強く残るのです。

家庭の習慣も、それがあまりにも厳格だと義務になってしまいます。家族団欒の日を毎週ではなく一週おきにしてみてはいかがでしょう。家族で行動することを楽しんでいる小さいきょうだいがいるなら、10代の子どもは日曜の午後を自由にさせ、残りの家族だけで冒険にくり出しても良いのです。平日の夜も良さそうです。そもそも週末は、子どもが成長していくにつれてあらゆる用事や約束でつぶれていきます。もう一つのアイディアとして、時どきは子どもの友達の一人を家に招待してみることをお勧めします。

若者は、家族があらかじめ計画を立てている旅行には関心を見せず消極的ですが、その計画に自分も加わり、自分の希望が取り入れられる場合はかなり積極的になります。休暇の計画を立てるときは、みんなの興味のあることを旅のスケジュールに組み込みましょう。ただし、旅の日程にはゆとりを持たせてください。予定が詰まりすぎた家族旅行では、楽しめるどころか逆に心身を疲れさせ、ストレスが溜まってしまいます。もっとも大事なのは、家族全員がどれだけの時間を共有できるかです。

すべてを完璧にこなしてさえ、「こんな退屈なところに」「来させられた」という文句や不満を耳にするかも知れません。彼らは楽園の島で日光浴をし、テニスコートや、ゲームセンターがあり、他にもいろいろな活動のできる場所でも「こんな所では何もできないじゃないか！」と愚痴をこぼすのです。

### 子どもをあなたの仕事場に案内しよう

あなたにとって若者の世界が謎めいているのと同じように、若者にとってはあなたの仕事や職場は謎につつまれています。多くの大人は仕事で得た経験を子どもと分かち合おうとしません。家に帰ると疲れ果ててしまい、とても仕事の話などしていられないのかも知れません。あるいは、子どもに職場での話をするのはまだ早すぎると思っているのかも知れません。今日一日どうだったの、と質問されると親はこう返します。「えーと、難しくて言いにくいなあ。そのポテトとってくれる」。自分の子どもとそっくりの答えですね。

子どもは当然、親が一日中何をしているかについて関心があります。今度学校が休みの日にでも、一度子どもを自分の職場に招待してあげてはどうでしょう。もうやったことがあるかも知れませんね。子どもは、あなたの同僚に注目されれば悪い感じはしないでしょう。そして「親」ではないあなたを知ることで、あなたに対する理解は深まります。10代の若者は、働く父親や母親が、親としての義務に加えて仕事上の責任を持つことや隠れた才能を持つことを必ずしも正しく理解するとは限りません。

もしあなたが子どもの課外活動や大切な学校行事よりも仕事上の約束を優先させているのなら、「お母さんは僕より仕事の方が大事なんだね！」と非難されずに、その青年期をやり過ごすことはできないでしょう。子どもをあなたの職場に連れて行くことをお勧めします。

## 10代の若者と彼らのきょうだい

青年期に、10代の子どもは、自分のきょうだいとの違いを必要以上に意識するものです。それによって、以前よりも互いの関係がぎくしゃくしだすかも知れません。特に年下のきょうだいとの関係において。理由の一つとして、10代の子どもの身体と知性が急速に発達することが挙げられます。しかし最大の理由は、思春期の子どもが家族と一緒に過ごす時間が少なくなるという単純な事実によります。彼らは自分の友人と会い、きょうだいがまだ知らない新しい経験をしているのです。

たとえあなたの子どもたちが何の問題もなく順調に成長しているように見えても、前青年期の子どもは、きょうだいとの距離が離れ驚くことに，兄（姉）が運転免許を取得した途端に，弟（妹）は相手に対して尊敬の念を強く抱くようになります。この機会をうまく利用して，週に一晩きょうだいで外出して，一緒に楽しんでくるように促してみてはいかがですか。

**きょうだいの夜間外出について**

ていくことに喪失感を覚えていることがあります。一方で親たちは、きょうだい喧嘩が少なくなるため、きょうだいの関係が密接でなくなることを歓迎するかも知れません。

きょうだい喧嘩は、八～十二歳くらいの間で一番多く起こると言われているものの、実際はその後も喧嘩が絶えない家庭もあります。また、子どもはどんどん自分の意見に固執するようになって体力的にも強くなり、家族のヒエラルキーのなかで自分の位置を主張するために、一層攻撃的になることもあります。

同じものに興味を持っていると、きょうだい喧嘩が起こりやすくなります。同性のきょうだいがいて、きょうだいの年齢が近く、口論になることもあるでしょう。実際これはごく自然なことです。こういった手段を使いながら、子どもは自分の権利を主張すること、自分の考えを表現すること、また自分自身を守ることを学ぶのです。あなたがうまく手引きすれば、彼らはより健全に怒りを向ける方法や、きょうだい間のさまざまな問題を解決する方法を学ぶことができます。競争は子どもが互いに競い合うよう刺激するという点で良い面もあります。

喧嘩に関してあなたが許してはならないことは、相手を侮辱して恥をかかせること、また、腕力に訴えることです。きょうだいによる心ない言葉が与える心の傷を過小評価してはいけません。もしあなたが、毎回のように喧嘩の仲裁をしなければならない場合、ライバル意識は行きすぎたものになっており、介入する必要があります。

まず、喧嘩を仕掛けた方にタイムアウトを伝えるべきです。どちらが先に喧嘩を仕掛けたのか、あるいは悪口を言ったのかがはっきりとは分からない場合は、別々の部屋で二人ともタイムアウトをとらせます。第2章のしつけに関するところにも書きましたが、小競りあいも長びくと、重大な結果をもたらします。

親が大らかな心を持って接すれば、子どもの心に煮えたぎる敵意が吹きこぼれなくて済みます。まずはあなた自身が子どもをえこひいきすることなく、公平に扱うよう努めましょう。加えて……

・何かにつけてきょうだいを比較するのをやめる　代わりに、互いの長所を見つけるようにするのです。子どもは、きょうだいがもたらす刺激によってより輝きを増すものです。また彼らが、自分が特別だと感じられるような対応を心がけましょう。

・きょうだい喧嘩のときに、一方だけを集中的に責め、家庭内で罪を負う者を作らないように気をつける

・意見の対立を子どもたち同士で解決するよう励ます

・告げ口はやめさせる

・家族の一人ひとりが相手にどれほど不快を感じているかを表明する場合も、限界を設ける　たとえ怒りをぶつけあうことになったとしても、討論は許されます。大声で叫ぶこともそうです。しかし、ひどい言葉を浴びせたり、それが単に責任を押し付けるものであったり、暴力に訴えたりしているの

であれば、それなりの罰を与えなければなりません。

・何がきっかけで喧嘩が起きているのかを見極め、悪循環にならないように、適切な段階を踏む

例を紹介します。あなたの娘（十二歳）が、姉（十五歳）の化粧品やCD、学校用具など、その他のいろいろな物を勝手に借りて自分のものにしていました。そして今回は、姉の許可なしに、可愛いブレスレットを身につけて登校したのです。ところが、彼女はそのブレスレットをなくしてしまいました。体育館のロッカーに置いてきてしまったのか、はっきりとは分かりません。彼女が姉にそのことを白状すると、あなたが仲裁に入るまで大喧嘩になってしまいました。

この場合、公平で毅然とした態度で対処します。「オードリー、もしロクサーヌのブレスレットが見つからなかったら、あなたが自分のお小遣いで新しいブレスレットを買って弁償しなさい。また他人のものを勝手に持っていくようなことをしたら、今度こそ本当に信用を失うわよ」というように。

・個々の子どもと過ごす時間を作るようにする。

### 子どもと二人きりで過ごす時間の大切さ

あなたが一人ひとりの子どもと結んでいる信頼関係はそれぞれ異なっているため、一対一で過ごす時間は、どの年齢の子どもにも、とりわけ10代の子どもたちにとっては重要です。思春期の子どもは自分たちの個性を認めてもらおうと必死ですが、大家族や家族がいつでもグループで活動する家庭では、自己主張もままなりません。精神的に不安定な若者であれば、すでに疎外感を（自分の存在感がないと）感じているかもしれません。少なくとも親やきょうだいからはありのままの自分を認めてもらえると信じる必要があります。また、子どもは一対一で過ごす時間を使って、他の家族に聞かれたくないような個人的な悩みを打ち明けたいと考えます。

・自分の持ち物の片付け
・洗濯
・洗濯物をたたみ，片付ける
・掃除機をかける，拭き掃除，ゴミ出し
・テーブルをセッティングする
・テーブルを綺麗にする
・食器洗いと食器の片付け
・ペットの餌，散歩，小屋の掃除
・床のモップ掛け
・炊事場，トイレ，バスタブ，シャワー室の掃除
・学校へ持っていくお弁当を作る
・週に一度は，夕食を作る
・庭の手入れ
・家族の自動車を洗う

**青年期の子どもに割り振るのに適当な家事**

## 物事が円滑に進む家事分担法

家事を合理的に分担できれば、家族の生活上のストレスを軽くすることができます。家族全員が日々の生活の仕事当番や門限についてのルールを知っておくために、週に一度、または必要に応じて話し合いの時間を設けてみてはいかがですか。「今朝は誰が新しい子犬の散歩の当番だったかしら？」「夜の当番は誰？」「今週は、誰がゴミを分別してくれる？」というように。家庭の雰囲気に合うものが完成したら、ホワイトボードに全員の役割分担を書き込み、冷蔵庫に貼っておきましょう。

次に、不満があれば話し合いを設けます。みんなで解決しようという気持ちを忘れないでください。決して誰かに責任を押し付けてはいけません。母親というのは、夕食後の皿洗いに加え、夜な夜な流し台でスナックの残りかすを見つけてはうんざりしているものです。その彼女が、「ここで新しいルールを決

めましょう。夕食の食器は私が洗うから、それ以外で自分が使ったお皿、コップ、台所用品は自分できれいにしてくれる？」というような問いかけをすれば、おそらく誰も反対する者はいないでしょう。このような話し合いの方法であれば二十〜三十分で済むかと思います。もし皆が続けたいのであれば話は別ですが……。

### 家事の手伝い

子どもが二歳ぐらいになると、家事の手伝い覚えさせることができるようになります。自分が使ったおもちゃの片付けから始めると良いでしょう。十二歳ぐらいになれば、たいていの家事をこなすことができるようになるはずです。彼らが運転免許を取れば、食品の買い出しや、クリーニングの受け取りを頼むこともできます。

家事を手伝うことで、子どもたちはチームに貢献することの大切さを教わります。自分に価値や能力があると感じることで、彼らの自己評価は高まります。

### 子ども部屋
### ――リスクを覚悟したうえで入ること

子ども部屋の支配権は誰のものか？　この問題は石器時代以来、親と子どもの争いの種でした。当時は洞窟に住んでいた10代の子どもも、いつもクマや水牛の獣皮を床に放りっぱなしにして親に叱られていたのです。

両者の言い分を聞いてみましょう。子どもは、ここは自分の部屋なのだから自分のやりたいようにできるはずだと主張します。足の踏み場がないほど散らかっていたり、床に雑誌や衣服が落ちていたりしても、それをどうするかは自分で決める、というわけです。それに対して親は、部屋が子どものものでも、家自体を親が管理しているではないかと言います。たしかにそうです。

そこで妥協が必要になってきます。衛生局に通報する必要があるほど汚れるのでなければ子どものやりたいようにやらせてみましょう。しかしこれには三つの条件があります。

米国の13〜19歳の若い消費者たちは，毎年9兆円〜10兆円ものお金を使っています。1996年には，その大半が衣類（4兆円），娯楽（2兆5700億円），食べ物（1兆8300億円），個人的なケア用品（1兆円），スポーツ用品（7370億円）に費やされました。

**10代の若者が娯楽に費やすお金**

1. 外出するときは、常に自分の部屋のドアは閉めておく　お客様が来たときに、両親が恥ずかしい思いをしないためです。

2. 両親は子どもの部屋を掃除しない　ホフマン医師は「床中が物でいっぱいだったとしても、掃除機はかけないでください。服が洗濯カゴに入っていなければ、洗濯物はいつまでも洗わないでおいてください。後始末をしてはいけません」と助言します。家庭内の他のすべてのことについてもそうです。

3. 月に一度は必ず自分の部屋の掃除をさせる。

### 小遣いで金銭の価値を教える

およそ五人に三人の子どもがお小遣いをもらっています。もしあなたが子どもにお小遣いを与えていないのなら、一度、お小遣いを与えることの利点を考えてみるべきです。お小遣いはご褒美ではなく、子どもにお金に対する責任感を教える機会であると捉えるべきです。また、物事の優先順位を知ることもできます。たとえば、「もし私が貯めたお金であのブーツを買おうと思ったら、このイヤリングは買えないだろうな」というように。そして決断を下す前に慎重に考えるようになるでしょう。「イヤリングは好きだけど、あのイヤリングは気に入らない。あきらめよう。ブーツを買うお金が貯まるまで待とう」。

技術を身につけるときと同様に、失敗は学習する過程の一部です。合計額や影響の少ないうちに金の使い道を誤るほうが、大人になってクレジットカードをたくさん持って損をするより好ましいと思いませんか？

家事のご褒美としてお小遣いを与えることについては、意見は大きく二分されます。

**反対派**　「子どもに間違ったメッセージを与えてしまうのではないでしょうか。やがて両親は、ゴミを外に出すよう頼むたびに自分に有利な取引をする十六歳の息子に悩まされることになるでしょう。家事というものは、家族一人ひとりが家庭生活の役割を果たして済まされるべきもの、ただそれだけのことです。では何が褒美として適当かと言えば、それは賞賛と抱擁です。もし、家庭での役割を怠るようであれば、お小遣いを減らすのではなく、そういった子どもとしての特権をなくすべきなのです」。

**賛成派**「お金は若者たちにとって大人と同じように強い動機付けとなります。お小遣いは、実質的に子どもにとって初めての給料です。子どもは、自分に課された仕事をしなければ、自分の財産が目減りしていくことを知るべきです」。

## お小遣いはいくらぐらいが良いのか

お小遣いの額を決めるには、いくつか考え方があります。単純に近所の子どもがもらっている額に合わせる親もいます。服・学費・放課後に買うお菓子・CD・ビデオ・映画代、その他、子どもが普段使っているお金の総額の見当をつけ、その全額もしくは一部を直接子どもに渡す親もいます。どちらのやり方が適当かは、家庭の財政状態はもちろんのこと、子どもの責任感の程度にもよります。その方法でいろいろ工夫していれば、必要経費をまかなうことができて、しかも子どもをスポイルするほど多くない魔法の金額が見つかるでしょう。

### 役に立つガイドライン

・お小遣いは毎週決まった曜日に渡すようにしましょう。一貫性を持つことは重要なことです。そうすることで、子どもは次のお小遣い日までの予算を立てる練習ができるからです。

・子どもが自分で決めたお金の使い道には、たとえ賛成できなくても口出しをしないようにしましょう。ただし、賢い消費者になるためのアドバイスは大いにしてあげましょう。たとえば、もしあなたの娘が、武張った革ジャンに目をつけていたら、彼女を他のお店へ連れて行き、値段や質にもいろいろあることを教えてあげましょう。

・子どもがあっという間にお小遣いを使い果たしてしまい、次週のお小遣いの前借りを頼んできた場合どう対応すべきでしょう？「申し訳ございません、当銀行はただ今閉店中です」と言ってください。ここでお金を渡してしまうと、多くの大人を経済的に行き詰まらせている、欲しいものは今すぐ買って支払いは後回し、という悪癖を子どもに植え付けるだけです。それではいけません。子どもは自分のお金をもっと計画的に使うことを学ばなければならないのです。毅然とした態度をとることこそ、正しい、愛情のこもった接し方です。

・家事を余分に手伝って別の収入を得ることを許してあげましょう。特に、もし彼女が新しい自転車のような高価なものを買うために貯金している場合などです。これは、我慢の末に満足を得る価値を学ぶ、素晴らしいレッスンになります。前述した、家事とお小遣いを関連づけるな、という話とは別です。一時的に、彼女のことを独立した契約者と考えるのです。

**商品の値段と価値**

全体的に見て、今の子どもは前の世代に比べ、値段やブランドで物を選ぶようになってきています。この意見に反対する親は少ないのではないでしょうか。現代の子どもたちは目の肥えた消費者であり、あなたが10代のころには存在すらしなかった衣服のブランドやロゴに非常に敏感です。ファッションに目がない女の子たちの雑誌やＭＴＶ（ケーブルテレビ）など（これらはファッション広告をどっさり発信しています）、10代の若者をターゲットとしたあらゆるメディアのおかげです。現代の多くの若者はとてもファッションに詳しく、どのスタイルが「イケて」いて、どのスタイルがプードルのスカートと同じ運命を辿るかをよく知っているようです。

こうした貪欲さが好ましい発達なのか、それとも悪しき発達なのか、判断は敢えて下さないでおきます。しかしどのような場合であれ、子どもが最新のイケてる（往々にして一番高価な……）ブランドのスニーカーを履いていないという理由で仲間からからかわれるのは、明らかに健全な状態とは言えません。青年期の子どもは、友達と一緒にいておかしくないだろうか、浮いてはいないだろうかと、いつも気にしているのです。子どもの社会では、着ている衣服そのものが、その子どもを判断する直接的な手がかりになるのです。

特に学校には、さまざまな経済状況に置かれている生徒がおり、この問題は家族にとってジレンマを生み出すでしょう。子どもが欲しがっている物を与えることが、家庭の状況から言って無理だと感じたら、子どもの気持ちに共感しつつ正直に言ってください。「そうね、このシャツがあなたにとって大切なものだということは分かるけれど、うちには今すぐにはシャツに六十九ドルも出す余裕がないの」。

あなたが家計簿をつけるときに、隣に子どもを座らせてみましょう。家庭を運営していく上での目には見えない出費も含めて、月にどれくらいお金がかかっているのかを理解してもらうのです。最初に、それぞれの親の給料から税金その他を差し引いたときに残るお金がどれくらいのものかを見せてあげましょう。それを知れば、子どもはきっとショックを受けるでしょう。

先ほどあなたが買ってあげるのを断ったシャツの値段が、ケーブルテレビの使用料とほぼ同じであることを説明しましょう。そしてシャツ一枚がケーブルテレビをあきらめることと同じ価値があるかどうか考えてもらうのです。また、月に約二〜三枚の給料支払い小切手は、ローン、生活必需品、食品、健康ケア用品で「すでに予約されている」ことを説明します。子どもがそのすべてを当然のことと思うかも知れないし、充分には理解できないかも知れません。ここでの一番の目的は、予算を立て、節約をすることの大切さを子どもに気付いてもらうことです。

多くの年長の若者にとって、貯金したり小切手で引き出すことは、金銭感覚を養ううえで役立ちます。小切手を書いて支払うことと、クレジットカードを使うことは違うのです。

預金口座を持つと、お金を貯めることの大切さが分かります。もしあなたの子どもがまだ預金口座を開いていないのなら、一緒に銀行へ行って通帳を作ってあげましょう。そして月ごとに通知が届いたときに、利息がどれだけついたか教えてあげると良いでしょう。彼はきっと感動するでしょう。「働かなくてもこれだけお金がもらえるの？素敵だね！」と。

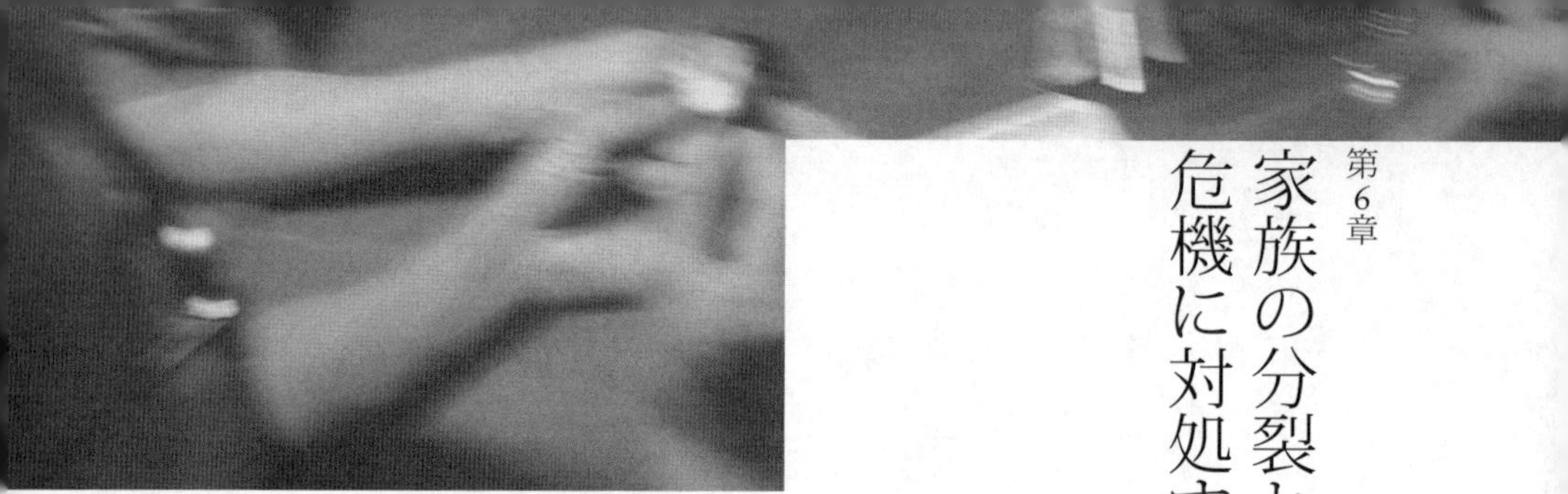

# 第6章 家族の分裂と危機に対処する

親であれば、家族の安全や安定を脅かすあらゆるもの（失業や愛する人の死、経済的困窮）を子どもから遮断しておきたいと考えて当然です。これは幼い子どもには当てはまるでしょう。しかし10代の若者は、こうした危機を理解するのに十分な年齢に育っています。彼らはその状況の説明を受け、質問に答えてもらうに値します。

一つの例を紹介しましょう。航空宇宙会社で電気技士として二十年近く働いてきた父親が、突然の一時解雇を言い渡されました。この家庭は父親の収入だけが頼りでした。一時解雇は一ヵ月後には会社に復帰できるため、親たちがこの心配な知らせを10代の息子には内緒にしておこうと思うのはもっともです。父親は「知ったところで子どもには何もできない」と考えました。

しかし、両親が抱える心配事を感じ取っているに違いない10代の子どもは納得がいきません。真実を隠されたとき子どもは、まず自分が親を困らせるようなことを仕出かしたと考えるかも知れません。結局彼らは会話のなかから手がかりを見つけ出し、それらを繋ぎ合わせて現実とはかけ離れた悪い状況を想像します。「どうしよう、私たちは今すぐ引っ越さなければならないんだ……転校して今までの友達とも会えなくなるんだ……きっと大学に行くお金もなくなるんだろうな……」。たしかに心配事ではありますが、十分な解雇手当や家族の貯金があるので、ローンの支払いは一年間は問題になりません。親が事実を隠してしまうと、子どもが取り越し苦労をするはめになります。

では冒頭の例では両親は子どもに対してど

のように打ち明けるべきだったでしょうか。両親は、彼が抱くであろう心配や疑問をできるだけ多く、誠実かつ簡単に予想しておくべきです。子どもと膝を交えてこんなふうに話すこともできます。

**父**「アレックス、君は最近、私とお母さんがいつもより神経質になっていると感じているね」

**息子**「あぁ、そうだね……うん、そう思っているよ」

**父**「今から少しの間、私たち三人のこれからについて話をしたいんだ。君は一人の男としてもう立派な家族の一員なのだから、このことを知る権利があると思ってね」

「来月、私の会社が多くの社員に一時解雇を言い渡すだろう。私はもうそこで働くことはできなくなるだろう。今まで私たちは倹約に努めてきたのだから、路頭に迷うのではないかとか、数年間はお金がなくて大学へ行けないのではないか、なんて心配をする必要はないんだよ」

「君を子ども扱いして〈今までと何も変わらない〉なんて言うつもりはない。お母さんは家計が軌道に乗るまでの間、仕事に復帰することにした。前よりお財布の紐を引き締めなければならなくなるだろうね。来年のテニスキャンプに行かせてあげられるかどうか、今の段階ではまだはっきりとは分からない。もちろん行かせてあげたいと思っているけれど、一応頭にいれておいて欲しい」

率直に話し、子どもに不安を感じさせないよう気をつけましょう。そして今自分が伝えたことについて息子はどのように感じ、何か疑問はないか聞いてみるのです。彼はただ驚き、少々混乱しながらもこう答えるかも知れません、「疑問？まさか！特にないよ」と。いつでも相談しにきて良いことを伝え、希望のある未来を描くことでこの会話を締めくくってください。

**父**「誰だって慌てるさ。一つ君に覚えておいて欲しいのは、私たちは誰よりも君のことを愛していて、どんなことでも家族三人で乗り越えていくつもりでいるということだ。父さんはすぐにこの近くで他の仕事を見つけられると思う。だから私たちが引っ越す必要もない。きっとすべてがうまくいくさ」

この方法は、離婚、愛する人の病気や死、引越などの際にも用いることができます。この三つは、若者の安心感や自尊心を脅かすもっともストレスフルなライフイベントです。

## 引越の計画を立てるときは

家族のなかで、引越によって誰よりも大きなダメージを受けるのは10代の若者です。彼らは今住んでいる地域に深く根を下ろしているため、頻繁に引越をすると彼らの人生最初の親密な関係（もしかしたら恋人でさえも）を引き裂いてしまう可能性があります。

デンバーに引っ越してきた子ども二千五百人を対象にした調査によると、年齢が高い子どもほど、引っ越すことに対してトラウマを持っていることが分かりました。一般的には、女子よりも男子の方が新しい仲間にとけ込むことに抵抗を感じるようです。

若者が早く新しい社会に馴染んでいけるよう、親は前もって手助けすることができます。

**できれば引越の三カ月前には、子どもに引っ越すことを伝える**　ゆっくりと考える時間を与え、事実を受け止めてもらうのです。

**新しい場所に引っ越さなければならない理由を説明する。**

**引越について話し合うときには、子どもにできるだけたくさんの決定権を与える**　家を選ぶことから部屋の装飾に至るまで。

**子どもの生活が断絶しないようにする**　たとえば、引越は学期中ではなく夏休みの間に設定するほうが良いでしょう。

**前もって子どもを新しい隣人や環境に慣れさせる**　もし引越先が自動車で行ける距離な

ら、子どものためにちょっとしたツアーを組んであげても良いでしょう。新しい家やアパートまでドライブしてみるのです。学校まではどのくらいかかるでしょうか。一番近い公園はどこでしょうか。新しい地域の雰囲気を知るために少しまわりを散歩してみるのも良いと思います。このツアーで、子どもが抱えている多くの不安を吹き飛ばすことができれば大成功です。遠くに引っ越す場合は、次のような方法で引越先の情報を集めるのを手伝ってあげてください。

- 商工会議所か市役所に電話をし、地図など、その地域を知るための便利な印刷物がないか問い合わせてみましょう。
- その地域の主な新聞に目を通します。もし地域情報誌があるなら、サンプルを郵送してもらうように頼んでみましょう。
- その地域のイエローページを注文してみましょう。電話帳を見れば、その都市や町について多くのことが分かります。

**引っ越すことの良い面をアピールする**　新しい引越先にはどんなことが待っているのでしょうか。今よりもっと良い学校でしょうか。もっと大きなコミュニティセンターでしょうか。若者の活動がとても充実しているのかも。新しい家に越すとどんなに楽しいかを教えてあげてください。

**転校先の学校へ連絡を取る**　もしいま転校先の学校からそれほど遠くないところに住んでいるのであれば、日時を決めて学校を訪問しましょう。学校によっては、転校生が早く新しい環境に慣れるようにと、〈バッディシステム〉（相棒制）を導入しているところがあります。これは、転校初日から、ボランティアの生徒が他の生徒たちに転校生を紹介したり、昼食や休憩時間（この二つは、新しい環境に送り込まれた子どもにとってとても心細い時間です）を一緒に過ごしてくれる制度です。

**子どもの感情をそのまま吐き出させる**　友達

と別れることを悲しみ、これから起こることに対して不安になるのは当然のことと認めましょう。あなたは子どもが周囲の状況に早く慣れるために全力を尽くすと約束してあげてください。

もしあなたにも同じような不安があれば、子どもとその気持ちを分かち合えるかもしれません。「よくわかるよ、私だって友達と別れるのは寂しいもの」というように。ただし、子どもの引越に対するイメージがさらに悪くなってしまう場合があり、注意が必要です。

**子どもを前の場所に残す、という選択肢**

高校三年生の子どもにとって、今のクラスメイトと一緒に卒業することが重要であるようなら、学校を修了するまで信頼できる親戚や友達の家族の家に子どもを住まわせてもらうように頼むのも一つの方法です。

新居に腰を落ち着けたら、社会的な繋がりを広げるために、子どもが興味を持ちそうな活動への参加を勧めましょう。同時に、電話・Eメール・手紙を使って以前にいた地域の友達に連絡を取らせます。見知らぬ土地へ越してきた若者の多くは最初こそストレスを感じますが、心理的な問題を残すことなく早晩適応できるようになります。

## 若者が、死や深刻な病気・傷害にうまく対処できるように援助する

一般的に、思春期の子どもが最初に経験することになる親しい人の死とは、祖父母・大おば・大おじといった年上の親戚の死です（可愛がっていたペットの死によって同様のトラウマに陥る可能性もあります）。多くの大人は、ショックを受けている子どもをどのようになぐさめたら良いのか分からないようです。また亡くなった人が友達やきょうだい、親である場合は、子どもの悲しみに適切に対処しようとしてもさらに難しくなります。

### 10代の若者の死に対する理解

十二歳までには、死への理解が大人の考え

に似てきます。五歳のころなら、死は眠り姫のように深い眠り（最終的には呼び起こされるもの）に落ちているのだと考えていたでしょう。今では、死は永久のものであると分かっています。七歳の子どもだと、病気になって死ぬのは祖父母や年上の人びとだけであって、自分や両親は大丈夫であると考えているかもしれません。今では、死とはどの年齢の人にも起こり得るものであると理解しています。

### 共通した反応

死の意味を頭で理解できても、自分の抱く悲しみの感情に対処できるとは限りません。

概して思春期の子どもは大人よりも強い悲しみを感じるようで、自分の親が死んだときには特にそうです。青年期のライフイベント・スケール（ALCES）によれば、思春期の子どもにもっとも強いストレスを感じさせる出来事は「親の死」でした。その次は「きょうだいの死」、そして「友人の死」がそれに続きます。

10代にさしかかるころにはよくあることですが、親が病気になるまでの時期に親子がぶつかり合っていた場合、子どもが強い罪の意識にさいなまれることがあります。「お父さんが健康なときに、愛しているとちゃんと伝えるべきだった。チャンスはあったのに……」。ある女の子は夜中に母親と喧嘩をして、「お母さんなんか死ねばいい」と思ってしまったことが、その後長い間頭から離れませんでした。神（運命を引き起こしたので）から医者（病気を治してくれなかったので）に至るまで、あらゆる人に対して強い怒りが向けられるかもしれません。死者に対してさえ、自分を見捨てたと怒りを抱く場合があります。また親を亡くした若者たちが、潜在意識下で自分の子ども時代の終焉を悲しんでいることを、心に留めておいてください。

思春期の子どもは外界からの視線にあまりにも過敏なため、自意識が高まり悲哀をあらわすのを恥じて、感情を抑圧しようとするかもしれません。これは自分自身や悲しみに暮れる親を守るための手段であることもあります。あなたの子どもが無関心を装ったり、冗談交じりの無神経なことを言っても決して腹を立てないでください。悲しむのに「正しい方法」も「間違った方法」もないのです。さしあたり、彼女の対処方法は冷たくすることなのです。しばしば深い悲しみは、次のような形で現れます……

・抑うつ症状
・行為の変化や行動化（アクティングアウト）
・「完璧な」振る舞いをする
・成績が落ちる
・不登校
・心の痛みをなくすためにアルコールや薬物に走る
・性的な関係を持つことに拠り所を求める
・過食または不食
・睡眠過剰または不眠
・身体的な症状

「身体的な症状に関心を持つことは良くあることです。若者は自分と親しい誰かが死んだとき、自分も何か病気にかかっているのではないかと疑うのです」とモリス・ウェッセル医師は説明しています。ウェッセル医師はコネチカット州で小児科医として勤めたあと、アメリカで最初のホスピスを設立したメンバーの一人になり、現在はニューヘブンにある児童相談所で仕事を続けています。ウェッセル医師は何年も前に心臓検診を受けに来た一人の10代患者のことを今でも覚えています。「彼女は、〈最近、祖母が心臓発作で亡くなりました〉と言うのです。私は彼女の心音を聞き、血圧なども検査してから、心臓にはどこも異常はないと告げました」。

「すると彼女は落ち着いてこう答えたのです。〈自分の心臓がどこも悪くないことは分かっていました。でも、私はお医者さんに直接そう言ってもらいたかったんです〉」。ウェッセル医師は、「子どもの身体に関する訴えはすべて真剣に受け止めてあげるべきです」と言います。悲しみと抑うつが長引くと免疫システムの機能を低下させることが証明されており、その場合、若者たちの感染に対する抵抗力も落ちています。

子どもがうまく死の悲しみを乗り越えたと親が誤解してしまうような反応もあります。見た目は「悪い反応」はまったくありません。子どもは学校で成績優秀になったり、スポーツや趣味に打ち込んだりします。実はこれは昇華と呼ばれる防衛機制で、若者は潜在意識下で、自分の強い感情を社会的に認められる形にして放出しようとしているのです。心地よいと感じる場所へのみ自分の意識を集中させ、激震に見舞われた自分の人生を再びコントロールしようとするのです。

問題は、悲哀に向き合わずにいると、自分の人生を再開するきっかけを失ってしまうことです。子どもによっては、愛する人の死を実感できるまでに何カ月も何年も過ぎてしまうことがあります。

## 悲しむ子どもへの手助け

### 愛する人が亡くなる前に、そして亡くなったあとで

病気によって死が訪れる場合は、お葬式を行うかなり前から悲哀の過程が始まりますので、子どもが親しい人の喪失を受け入れるのも比較的容易になります。ですから、家族にとって親しい人が重い病気であると診断されたら、ショックを与えるのを恐れて子どもから事実を隠すようなことはしないでください。突然の予期せぬ死に直面すると、残された人は大きなトラウマを負いやすいからです。腫瘍が進行して手の施しようがないと診断されたがん患者の例を挙げてみます。

まず子どもに伝えます。「おばあちゃんの乳がんが肺に転移しているとお医者さんから聞いたわ。その治療を受けるために今入院しているのよ」。

「おばあちゃんは死んじゃうの？」という問いに対する答えを用意しておいてください。正直に、そして希望も少しはあることを伝えたいところです。母親は、こう返事をすれば良いでしょう。「そうね、おばあちゃんの症状が重いということは本当よ。でも今お医者様が一生懸命治療してくださっているの。もしあなたが私と一緒にお見舞いに行ってあげ

たら、きっと元気になるんじゃないかな」。

深刻な診断が下されると、家族は無力感に囚われることでしょう。もしあなたの子どもが、家で、または病院に行ったときに病人の世話を申し出たら、是非やらせてあげてください。愛する人が最期を迎えるとき、その世話をするということは、いつまでも胸に抱いておくであろう大変意義深い経験になります。とはいえ、世話の内容は子どもの年齢や成熟度、力量に合っていなければなりません。

前期青年期の若者なら、患者のために本を読み聞かせたり、枕の位置を直したり、水や氷を取ってあげられます。より年上の若者でその気持ちと能力があるなら、もっと高度な看護ができます。注意点としては、決して若者にこれらのことを無理強いしないことです。

その他に、あなたにできることを示しておきます。

1. あなた自身の感情を子どもと分かち合い、泣くことを我慢しないでください。若者はいつでも私たち大人のことを見ています。私たちが感情を表に出せば、彼らもそれにならうことができます。

2. 他人の死を経験して以来、なかなか人と打ち解けられないでいる若者を元気づけるには、次のような三つの方法があります。

・家族で一緒にアルバムを見ましょう。もしかすると、そのアルバムを見ながら涙をたくさん流すかも知れません。しかし同時にそれは、おかしかったこと楽しかったことなども思い出させてくれることでしょう。

・亡くなった家族へ向けて手紙を書くことを勧めてみましょう。これは、無理強いせずに子どもの気持ちをはき出させる安全な方法の一つです。

・亡くなった人に対してどのような夢を持っていたかを、子どもから教えてもらいましょう。

3. この時期は生活に大きな変化を起こすべきときではありません。家族にはこの状況に適応するための時間が必要です。普段どおりの生活が始まることは、深い悲しみを背負い、自分のアイデンティティが今まで以上に混乱している若者にとってとても重要です。今まで普通の家に住み普通の生活をしてきたのに、急に〈不幸があった家の人〉になってしまうのです。友達は自分を以前と同じように見てくれるでしょうか。それとも、これからは〈お父さんが死んだ子〉になってしまうのでしょうか。

4．子どもには、いつでも好きなときに会話の相手になり抱きしめてあげる用意があると、繰り返し伝えてください。しかしながら、亡くなったのが家族のメンバーなら、あなた自身も痛烈な喪失の感覚を癒す必要があります。実際、子どもがあなたの支えを必要としている瞬間は、あなた自身も悲しみに暮れていることが多いのです。あなた自身も辛いということ、取り乱したり、怒りっぽくなったり、悲しそうでも、それは決して子どものせいではないと伝えましょう。また、あなたが悲しんでいるからといって、子どもに対するあなたの愛情は変わらないと言い、安心させてあげましょう。

　あなたの気持ちが優れないときは、子どもと一緒に過ごしてくれる大人に代役を頼むのも良いでしょう。「ジャッキー叔母さんが、あなたの声が聞きたいからいつでも電話をくれって言っていたよ」。

5．亡くなったのがあなたの子どもだった場合、その子について話をするときは、残されたきょうだいに気を配りながら言葉を選んで話すようにしましょう。亡くなった人を理想化しすぎると、残された子どもが劣等感を抱いてしまうことがあります。

6．子どもが親しい人の死を経験したときは、そのことを学校へ連絡しましょう。先生に、子どもの行動を注意して見てもらい、もし以前と違う振る舞いや、専門的なカウンセリングを必要とされるような徴候が見られたら、すぐ知らせてもらうように頼みます。

7．死の追悼の儀式（墓参りや献花など）で家族の皆が慰められることもあります。あなたの子どもも一緒に参加させましょう。ただし強制はしないでください。

時間の経過とともに、あなたは儀式の力を借りなくても愛する人を思い出せるようになることでしょう。涙のなかにも時として笑いが混じることがあるということを、信じていてください。

「息子と一緒に車に乗っているときは、いつも最近亡くなった私の父の話をするようにしています」とラニ・ウィーラー医師（メリーランド州、アナポリス出身の小児科医）は言います。「私たちは息子の祖父がいたころの思い出を語り合います。それに、息子は彼の祖父の少年時代の話をしてあげるととても喜ぶのです」。

## 悲哀に時刻表はない

死にまつわる感情的な問題の多くは、だいたい一ヵ月以内で表に出てきます。しかし喪の過程は半年から二年、場合によってはそれ以上の間続くことがあります。もし親しい人の死から何ヵ月かが過ぎても、子どもが気持ちの整理がつけられずにいるか、あるいは悲しみのために子どもの生活に支障をきたしている場合には、青年期の死別に関して豊富な経験を持ったカウンセラーに相談したほうが良いかも知れません。

かかりつけの小児科医なら、この領域の専門家に詳しいかも知れません。さらに、地域の病院やホスピスに問い合わせるのも良いでしょう。ホスピスの主要な役割は悲しみに対処するカウンセリングを行うことであり、最近は多くの病院も死別のためのトレーニングを設けています。医療機関の社会福祉部門や地域の精神保健協会に連絡を取るのも有効です。彼らなら、セラピーに最適な、最寄りの死別カウンセリングの専門機関やピアサポートグループを知っているはずです。

相談する機関が決まったら診察の日取りを決める前に、セラピストに「あなたは定期的に、死別を経験した若者へのカウンセリングを行っていますか」と尋ねてください。もし治療者が経験不足のようであれば、誰か他の人に頼んだ方が良いと思います。聖職者のもとを訪ねるときも同じことが言えます。すべての聖職者や牧師、教師が、悲哀に打ちひしアデレ・ホフマン医師：「ある12歳の女の子が，お腹の痛みを訴え，私のもとへ診察に来たことがあります。彼女と話をしていくうちに，腹痛の原因がすぐにわかりました。彼女の両親が離婚を考え，親権を争っている最中だったのです。母親は彼女にこう言ったのです。〈もしあなたが私を置いてお父さんと一緒に暮らすつもりなら，私は途方に暮れてしまうわ。知っているでしょう。私の状態はあまり良くないの。体調を崩してしまうと思う。本当にあなたが必要なの〉。一方で父親は，もし彼女が自分と一緒に住んでくれるなら，欲しいものを何でも買ってあげると約束していました。彼女は，どちらが親権を勝ち取るのかについてひどく苦しんでいたのです。結果的にそれが彼女の腹痛を引き起こすことになったのです」

**小児科医の見解**

がれた人びとへのカウンセリングの訓練を積んでいるわけではないのです。

**離婚――若者たちをどのように支えていくか**

十六歳くらいまでに若者の五〇パーセント近くが両親の離婚を経験し、およそ一五パーセントは二度もこの試練に直面します。未婚の親の子どもの七五パーセントが片親の家に住んでいます。

10代の子どもにとって両親の離婚は、家族の死亡と同じぐらいの衝撃を与えます。ほとんどの若者が最終的に回復するとはいえ、時間が癒してくれるまでの間は、家族が全員揃っていた日々が失われてしまったことを悲しむでしょう。休日・誕生日・学校の行事、その他の特別な時間（片親だけが参加しているのを見て）に、しばしば悲しみに襲われます。

感情と行動における影響は、前述の家族の誰かが死んだあとに見られる状態に酷似する場合があります。それは、抑うつ・怒り・攻撃的な行動・犯罪・学校での問題・慢性的な腹痛や頭痛などの病気・食生活や睡眠時間の変化・「離婚した家庭の子ども」と見なされることへの不安などです。離婚は思春期の子どものストレス要因の四番目に位置します。長期的に見て彼らがこのことにうまく適応していくかどうかは、離婚後の母親と父親がどのようにその回復の手助けをするかにかかってきます。

## たしかに「良い離婚」も存在する

当然のことながら結婚の解消は家族全員にとって悲しい出来事です。別れる二人にとっては特にそうです。傷ついたり、がっかりしたり、寂しいと感じたりすることはごく自然なことで、配偶者に対する怒りすら感じるかも知れません。しかしあなたがたが夫婦として生活を共にしなくなっても、母親、父親としての責任はまだ続いているのです。子どもがこの難しい時期を情緒的に健康な状態で乗り切れるように、お互いに対するネガティブな感情に打ち勝ち、出来る限り協力し合ってください。たとえば、平穏のために、時には前の配偶者に立場を譲ることになるかもしれません。

子どもを第一に考えるのです。とても簡単なことです。

## 子どもの監護権

どのように養育するのが子どもにとって一番良いのでしょうか。それは両親の関係によって決まってきます。離婚している親の一六パーセントは、子どもと一緒に住む権利を分け合う方式を選択しています。この場合、子どもは双方の親の住居を行ったり来たりすることになります。もっとも一般的で成功しているのは、一緒に住む権利は片親に、法律的な決定を下す権利は双方の親が持つ方式でしょう。これは、若者は主に片方の親（監護親）と生活をし、教育・医療・宗教上の教育などの重要な事項については両親が意見交換しながら決めるという方法です。子どもが一緒に住む権利を有しないほうの親（非監護親）と過ごす場合は、綿密な予定に沿って行う必今家庭で別居や離婚について話し合っている場合は，そのことを子どもが通っている学校に伝えておきましょう。家族が死んだときと同じようにです。学校心理士か，指導カウンセラーには，子どもの行動面や学習面の変化に関するどのような情報でも自分に報告して貰うように頼んでおきましょう。

**知恵**

子どもが他の親と生活したいと望んでもどうか怒らず，そして傷つかないでください。そもそも，どちらの家で住むかを決めなければならないことに，子どもはひどく困惑しているのですから。

**知恵**

要があります。

国立健康統計センターによれば、子どもと一緒に住む権利と時間は、母親が七二パーセント獲得し、それに対して父親はたったの九パーセントです。もし、相手が調停（弁護士や精神保健の専門家などの、公平な第三者と共に離婚について話し合うこと）を拒否した場合は、争いは法廷に移され、裁判官が最終的な判断を行います。

## 離婚について子どもに伝える

理想としては、離婚については多少無理があっても両親が一緒に子どもに伝えた方が良いと思われます。たいていは、思春期の子ども、また10代初期の子どもでさえ両親の離婚が何を意味するのかを理解しています。ですから余計なことは省いて正直に話すのが一番です。子どもはあなたがたが想像している以上に結婚生活の崩壊に気づいているものです。

伝えるべき重要なポイントは、たとえ別居することになっても、あなたがたは子どもの親であり続けるということです。「私たちは二人とも、あなたのことをいつでも本当に愛しているよ。これからもずっとね」。もう一つ大事なことは、離婚は完全に自分たち二人の問題であり、今回の決定に関して子どもには何の責任もないということを伝え、安心させることです。子どもは自分の責任について質問する必要がなくなるので、心配の種が一つ取り除かれます。

できるだけ愛情を込めて、これからは二つの家を持つことになるだろう、と教えましょう。「私たちは、まだすべての問題を解決したわけではないけれど、ほとんどの時間はお母さんとここで暮らすことになるだろう。家も、学校も変わらないよ。私の方で準備ができたら、週末や長期休暇のときなどは是非私と一緒に生活しよう」(「訪問する」ではなく「一緒に生活する」と言ってください)。子どもの不安を和らげるために、できるだけ生活についての情報を与えてください。片親が家から出るのは、離婚を発表した日から少なくとも数週間はあとの方が良いと思われます。

離婚についての話し合いは、数日から数週間以上に渡って続くことでしょう。涙・抗議・質問の嵐に晒されることを覚悟しておいてください。最初に飛んでくる質問として予想できるのは、「なぜお母さんたちは離婚しようとしているの？　二人は愛し合っていたんじゃなかったの？」です。

相手と生活を共にしていたころの良い面を強調しましょう。そして、かつて愛し合った人たちでさえ離れてしまうことがあるのだと説明します。感情は時とともに変わり得るものです。そして、昔のような関係を回復させることを試みたけれども、関係を修復することはできず、別居することが家族のみんなにとって一番であるという悲しい結末にたどり着いた、と説明してください。

若者たちは、怒りそして傷つきながら一方の親を責めるかも知れません――こういうときは一緒に住んでいる親の方が責められる場合が多いと思います。「お母さんは問題を解決することにもっと努力できたはずだ！」「なぜお父さんを一人にするの？」。不公平に感じるかもしれませんが、非難されたと気に病むことも、防衛的になる必要もありません。この問いにはこう答えましょう。「あなたが私たちの離婚をとてもに悲しんでいるのはよく分かるわ。私たちも一緒よ。あなたは父さんよりも私のほうに責任があると感じているかも知れないわね。でもあなたはこの問題に関してのすべてを知らないでしょう。何が起こったかを見るための他の方法もあるわ。あなたが落ち着いたら、このことについてもっと話をしましょう」。

Q「お父さんが戻ってきて、また一緒に暮らすことはできないの？」

A 可能性としてはゼロではないでしょう。あなたも「絶対ない」とは言い切れないはずです。しかし今は、子どもの前でこのような幻想にすがるべきではありません。人気の映画「ファミリー・ゲーム」に出てくる双子の姉妹のように、思春期の子どもは一度別れた両親がまた一緒になってくれるのではないか、という淡い希望を抱きます。これは女の子がよくやる作戦ですが、両親がよりを戻してくれるように、完璧な娘になろうとします。逆の戦法は、両親が互いの不和を忘れてしまうほどたくさんの問題を引き起こし、助けに来てもらおうとするものです。どちらの反応も、家族が直面している痛々しい現実から逃れるための否認のあらわれです。

専門家のカウンセリングや助言が必要となる場合もあるでしょう。かかりつけの小児科医に、子どもにふさわしいカウンセラーを見つける手助けを頼みましょう。

## 状況を最善のものにするために、離婚した両親が約束すべき10項目

1. 私たちは、両親のどちらをも愛していいのだと、子どもに伝えることを誓います。
2. 私たちは、自分たちの口論の際に、子どもに自分の味方につくようプレッシャーをかけないことを誓います。
3. 私たちは、子どもの前でお互いをけなすような発言をしないことを誓います。
4. 私たちは、子どもの前で喧嘩をしないことを誓います。

5．私たちは、子どもを相手の情報や噂を得るためのスパイ代わりにしないことを誓います。

6．私たちは子どもを、お互いへの伝令役に使わないことを誓います。「上の階のトイレの修理代が必要だとお父さんに伝えておいて」。

7．私たちは、子どもが気を遣うことなくもう一人の親に対しての愛情を表現し、一緒にいてどれだけ楽しい思いをしたかを表明できるようにすることを誓います。私たちが喜んでそう考えていることを、子どもに伝えます。

8．私たちは、親族（祖父母、おじ、おば、いとこ）との関係を持ち続けることを誓います。離婚家庭の子どもは、非監護親とのふれ合いだけでなく、その親の広範囲に渡る親戚との関係をも失いがちになります。

9．私たちは子どもを、お互いの罪をなじるための道具にしないことを誓います。あなたの心のなかに次のような考えがないか思い浮かべてみてください。「あなたはまるでお父さん（お母さん）みたいだね！」。

10．私たちは、親子の関係が続くようにお互いを援助することを誓います。そして、非監護親への罰として、子どもとの面会を使用しないことを誓います。

## 訪問する親

非監護親（主に父親）は、一緒に暮らさずに子どもに影響を与え続けるという、特別な試練を与えられます。

離婚の一番の悲劇は、子どもと一緒に生活しない親の陰が薄れてしまうことです。ある調査によると、離婚家庭の子どもで週一回以上父親に会えるのは、その六分の一でしかないそうです。五分の二の子どもは一年間父親に会っていないという報告もあります。離婚して十年たつと、三分の二以上の子どもが一年間父親に会っていません。

父親を弁護するなら、子どもに無関心で会いたくないという父親はごく少数です。大多数の父親は、子どもと親しくふれ合いたいと思っています。しかし、離れて生活をしていると、基本的に非監護親は「事前に予約」することでしか子どもと会うことを許されていないため、会いたいと思っている父親でも、なんだか子どもに距離を置かれているように感じることがあります。本当は宿題を手伝ったり、車に乗りこんでアイスクリームを食べに行ったりして以前と同じように子どもとの絆を深めたいのですが、そうもいきません。逆に、一緒にいることを強制されると10代の子どもはとても窮屈に感じ、のびのびと生活できなくなります。たとえば子どもの友人が土曜日に電話をしてきて、こう言ったとしましょう。「夕方にみんなでバスケットボールをやる予定なんだ」。バスケット！彼はそれに夢中です！父が一緒に住んでいたら、約束していたストックカーレースの観戦を今日から明日にずらしてくれるよう頼めます。そうすれば今日バスケットをしに出かけられます。しかし父親は日曜日に子どもに会う権利がありません。「あぁ、バスケットやりたいなぁ。でも今日はお父さんと過ごす日だから断らなくちゃ……」。

この例では、計画のギリギリの変更が母親にとって不都合でなければ、子どもの両親は土日の日程を入れ替えてしまえば良いでしょう。あるいは父親が息子の通う学校へ一緒に行ってバスケットを観戦するのも良いでしょう。この際、ストックカーレースのことは忘れてください。その後みんなで夕食に行ったり、父親が住むアパートに戻って一緒にテレビを見たりすることだってできます。これはレース観戦と同じくらい素敵なことです。

次に挙げるのは、非監護親がよく遭遇する障害の克服法です。

予定の許す限り子どもに会いに行く　もしあなたが訪問をキャンセルしなければならなくなったら、すぐにもう一人の親にそのことを伝えてください。電話をして訪問をキャンセルした理由を話すなどして、とにかく子どもが他の人からではなく親からその知らせを聞くようにするのです。

あなたの新居を見渡してみる　独身男性の部屋そのものになっていませんか。いつか子どもがその家を訪れることがあるかも知れません。住んでいる家の広さは問題ではありません。あなたの子どもがその家を訪れて泊まろうとしたときに、もう少しこの家にいたいと感じてもらえるよう、部屋に工夫を加えましょう。

1. 子どもの好きな食べ物・お菓子・飲み物などを準備しておきましょう。
2. 子どもが部屋で宿題をするときに役に立ちそうな物を準備しておきましょう。たとえば、辞書・百科事典・参考書・コンピュータディスクなど。
3. 子どもがあなたの家を訪問するたびに棚などを掃除しなくてもすむように、風呂場やトイレの備品を買っておきましょう。
4. 子どもに自分の持ち物を部屋へ置いて帰るように勧めましょう。
5. 子どもに子ども部屋のしつらいを手伝ってもらいましょう。
6. 子どもにこう尋ねてみましょう。「他に何を準備しておけば、もっと快適になるかな？」

**子どもに高価なものを買い与えるなどして、甘やかさないようにする**　子ども自身が前と同じように愛されていると感じることが大事なのです。

**監護しない親が違う町に住んでいる場合は、電話・ファックス・Eメールなどを使って子どもとの距離を縮める**

監護する側の親は、もう一人の親に子どもが参加するイベント（行事）について知らせ、出席するように促す義務があります。また監護しない側の親にも子どもの教育の状況を知らせてもらう権利があります。必要に応じて、監護しない親と教師の話し合いの場を設けるのも良いでしょう。

### 変化の海に負けず、しっかりと舵取りをしてください

離婚は10代の若者の世界を一変させます。

一人の親が出て行くだけでなく、監護親は復職したり転職したり、財政面での圧迫によって労働時間を増やさなければなりません。親が新しい相手とデートしはじめたら、見知らぬ大人が出たり入ったりして慌ただしくなることでしょう。新しい相手が連れている子どもすら登場するかも知れません。不確実なことが周りに渦巻いているうえに、離婚を経験した家庭の母子の約五分の二が、離婚後一年以内に新しい土地へ引っ越しています。

この時期の若者にとっては安定性と一貫性こそ重要なのです。離婚したあとは、できるだけ大きな変化を作らないようにしてください。

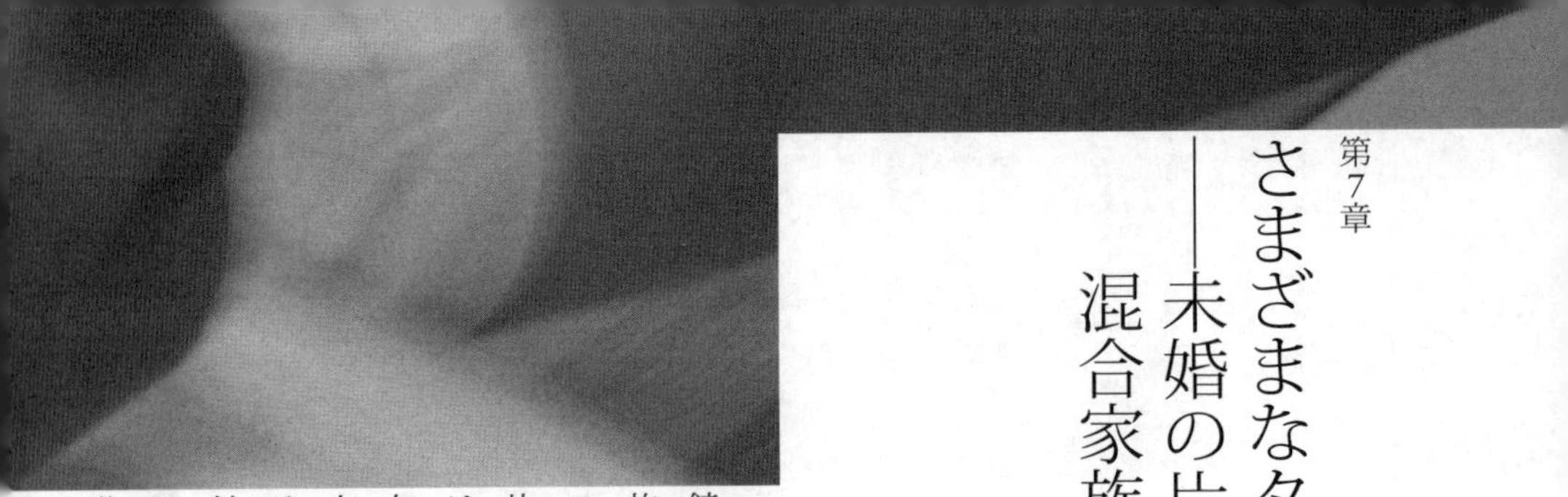

第7章

# さまざまなタイプの家族 ――未婚の片親家族、離婚した家族、混合家族、同性愛者の家族

多くの論文が、アメリカの家族の崩壊に警鐘を鳴らしています。たしかに典型的な核家族は、以前に比べて遙かに少なくなりました。ここ三十年の家族構成における最大の変化は、片親家族の増加だと思われます（一九六〇年は全家族の九パーセントでしたが、一九九八年には二七パーセントになっています）。現在アメリカには千二百万もの片親家族がおり、その半分が離婚によるもの、残りの半分が婚外出産によるものです。三分の一の赤ちゃんは未婚の母親から生まれています。比率が二十分の一だった一九六〇年代と比べると、信じられないような増加です。

一人分の収入で家計を運営し、もう一人が育児のために家に残るタイプの家庭は、核家族それ自体よりも珍しい存在です。実際には、この家族の基準と誤解されていた一九五〇年代の標準的な家族モデルは、第二次大戦後の豊かな経済のもとで、一人分の収入でも十分に家計を運営することが可能だったために生まれた特殊な形態だったのです。植民地時代から現在にかけて、母親は家の外に働きに出ていました。戦争の間は特にその傾向が強まりました。一九四〇年（第二次大戦へ参戦のきっかけとなった真珠湾攻撃の一年前）、国民の労働力の五分の一は女性でした。その後、まだ戦時中ではありましたが、一九四三年までにアメリカ人労働者の三分の一を女性が占めるようになりました。また彼女たちの多くが結婚していて子どももいました。母親が働くことは、農家やマイノリティ（少数民族）の家庭では、戦争のときはもちろん平和なときも家計の運営上とても大事だったのです。

今では、全家族の半分以上が核家族ではな

**核家族**
・生物学上の親 2 人とその子どもで構成される。18 歳未満の子どもの約半数が核家族で生活している。

**片親家族**
・片親とその子どもで構成される。18 歳未満の子どもの 27% が片親家族で生活している。

**多世代家族**
・18 歳未満の子どもが 65 歳以上の高齢者と一緒に生活をしている。約 67 万世帯ある。
・およそ 250 万の 18 歳未満の子どもが，一方または両方の祖父母と同じ家で生活している。

**養子関係の家族**
・毎年，およそ 12 万の子どもが養子になる。
・1000 人につき 6.3 人の（0.63% の）子どもが，育ての親によって世話をされている。

**未婚の家族**
・未婚のカップルのうち，およそ 150 万組には 15 歳未満の子どもが少なくとも一人はいる。

**混合家族**
・二つの家族を持つ子どもの約 20% が，混合家族で生活している。

**祖父母が親代わりの家族**
・18 歳未満の子どものうち，およそ 130 万人が自分の祖父母と一緒に暮らしている。

**親が同性愛の家族**
・ゲイ・レズビアン・バイセクシュアルの両親を持つ子どもは，800 万人いる。

**表 7-1　さまざまなタイプの家族の肖像**

くなりました。継親のいる、いわゆる混合家族、未婚の片親家族、未婚同士のパートナーで構成されている家族（異性または同性の）、異なる世代から一人以上のメンバーを含んでいる家族（二世帯家族）、養子関係の家族、里子を育てる家族、そして子どもが祖父母やその他の親戚によって育てられている家族もあります。家族の種類によってそれぞれに長所と短所があります。

典型的でない（生物学上の親きょうだい以外が含まれる）家庭で育つ若者は成長していくうえでさまざまな困難を経験する傾向にある、とする一連の根拠があります。これは、離婚や未婚の家族、再婚の発生率がもっとも多かった一九七〇～八〇年代の一般通念に反するものです。当時は、全員でないにせよ多くの専門家が、子どもは非常に高い適応能力を持っており、新しい家族構成にも順応することができると考えていました。

この期間に発行された育児書は、両親に自分たちの喜びを追求することを熱心に勧めました。子どもがいるにも関わらず、離婚したり婚外出産をするのにこれほど都合の良い考え方もないでしょう。「あなたが幸せ」なのだから、「子どもはちゃんと成長する」というわけです。「自分のやりたいことをやるべき」という信条が幅を利かせている風潮のなかで、大人たちはこの考えに飛びつきました。

しかし今日では、環境の変化が10代の若者にどれだけの衝撃をもたらすのかを、私たちはより正確に推測できるようになってきています。一九九〇年代に進められたさまざまな研究により、このような考え方の全般的な影響は有害であることが分かってきたのです。

・連邦薬物嗜癖・精神保健事業部（SAMHSA）の報告は、生物学上の両親または養子関係にある両親と一緒に生活をしている子どもは、青年期に陥りがちな誘惑に対する抵抗力が、他の家族構成の子どもよりも高いと結論づけました。二万二千人の十二～十七歳の若者を対象にした調査では、タバコやアルコール、違法薬物の使用率が五〇パーセントから一五〇パーセントも低いことがわかっています。

興味深いことに薬物を乱用する危険が一番高いのは、実父と継母からなる混合家族の若者でした——あなたは未婚の片親家族の子どもだと予想していたかも知れませんが(ちなみに、実母と継父からなる混合家族に育てられている子どもは、薬物乱用を引き起こしにくいようです)。ただし、片親家族のなかで育つと、若者が薬物乱用に陥りやすくなるのは事実です。

アメリカの千二百万の未婚の片親家族のうち、一千万の家族は母親が、残りの二百万は父親が世帯主です。連邦薬物嗜癖・精神保健事業部の研究によれば、母親と暮らしている青年期の若者は、父親と暮らしている若者に比べてそうした危険性が低いこともわかっています。

・国立健康統計センターの調査から、片親に育てられている子どもは、二倍から三倍感情または行動上の問題が生じやすいことがわかりました。彼らは、学校を退学したり妊娠したり、薬物を乱用したり、法的な問題を引き起こしやすいようです。

・同様に、国立教育統計センターの研究者が、混合家族の子どもと核家族の子どもを比較したところ、学習障害や問題行動は混合家族の若者の方に遙かに多く見られました。留年する者は八〇パーセント多く、クラスの授業についていけない者は二五パーセント多く、素行不良のため学校が親に連絡をしているケースが五〇パーセント多く、休学・退学者の数は二倍に達しました。

二十世紀最後の十年間では、未来の家族像に少しだけ明るい光が差してきたようです。一つは、父親が以前よりも育児に積極的になってくれたことです。もっとも、いまだに母親にかなりの負担を強いているのが実情で、フルタイムで働いている母親の場合はなおさらです。働いている母親は仕事のある日に約三・二時間子どもと過ごし、父親の場合は二・三時間過ごしています。しかし一九七〇年半ばに比べると父親が子どもと過ごす時間は、平日一日当たり三十分増えました。加えて、一九八〇～九〇年代は離婚率が減少傾向にあり、一九九〇年代の片親家族の増加は、一九六〇年代以降のどの年代よりも低くなりました。

**あなたの家族の世話**

**規律――同じルールの適用**

離婚、死など、家族のなかで劇的な変化があると、家族内のルールが崩壊を始めることは珍しくありません。理由の一つとして、今まで働いてなかった監護親が外に働きに出るようになることが挙げられます。子どもに家族のルールを守らせることのできない母親は、単に疲れ切っているだけの場合もあるでしょう。子どもをかわいそうに思ったり、離婚によって子どもにつらい経験をさせたことをすまなく感じたりして、自由放任な雰囲気になってしまうこともあるでしょう。しかし、子どもの言いなりになるのはよくありません。「あの子はあまりに多くを経験してしまった」と親は考えるのでしょう。「これ以上子どもを混乱させたくない」と。しかし子どもは今までどおりに、親からルールや役割を求められるほうが安心できます。多くの不安を体験したあとには、今までどおりの生活の安定感が嬉しいのです。

別居や離婚している両親の間で問題になるのは家庭内のルールに一貫性がなくなることです。結婚当時から意見が一致することがなかった親の間では特にそうです。非監護親は、監護親に影響されることなく、子どもと彼らなりの親子関係を育む権利を持っています。たとえば十四歳の息子がシャツを着ずに食事をすることがあなたは気に入らないのに、別れた夫は気にも留めない場合などです。そのままにしておきましょう。しかし、薬物乱用や性的な問題行動、運転時の安全などについては、共通したルールが適用されてしかるべきでしょう。

一方の親が非常に怠慢だった場合、不公平な話ですが、もう一方の親が「意地悪なお母さん・お父さん」の役割を肩代わりせざるを得なくなります。そしてあなたの子どもは、これを何とかしてうまく利用できないかと考えます。「ねぇ、ママ！　どうして夕食前に宿題を済まさないといけないの？　パパは私のやりたいときにやればいいと言ってくれたよ！」。別居することによってすでに意見の違いを実証しているように、離婚を経験した子どもは、親が離婚して意見の違うところを見ているので、両親を対立させようとすることがあります。離婚した相手が、子どもに対していつ何を言っているのか知ることは難しいため、子どもはこのような形で、自分が無力で防ぐことのできなかった状況をコントロールしようとします。

もし前の夫（妻）が甘やかしすぎたせいで子どもがあなたの言うことを聞かなくなってしまったら、このことを子どもとではなく前の夫（妻）と話し合いましょう。両親はできるだけ互いに協力し合うべきです。どのような理由であれ、二人の間で話し合いが成り立たないようであれば、かかりつけの小児科医か家族カウンセラーにアドバイスを求めるようにしてください。

**子どもは子どもらしく**

家庭の事情の変化に応じて、10代の子どもは不自然に大人の役割を演じることがあるかも知れません。たしかに若者が大きな責任を背負って役に立ちたがることは立派なことであり、高く評価されるべきです。しかし、子どもと大人の役割が逆転してしまうときはいつでも不健全です。このため、冗談でも決して青年期の若者を家長として扱ってはいけません。

男子は、不在の父親の行動を真似て、息子としてよりも夫として振る舞いはじめます。母親の服装や外見に口を出したり、経済面のアドバイスをしたり、母親がデートをすればやきもちを焼くようになるかも知れません。同様に、父親と一緒に暮らしている青年期の女子は、自分を一種の妻の代理として位置づけて行動します。十二歳くらいの女の子は、親が仕事に出ている間、実質的に家事を取り仕切ることになるかも知れません。たとえこれらの役割を担うことを選んだのが子ども自身だったとしても、それは子どもの〈保護されている〉という感覚を狂わせ、社会的な挑戦をする能力を変質させ、親の権威を損なう可能性があります。

子どもは、一人ひとりが子どもとして振舞って普通のペースで成長する必要があり、その権利があります。そして親が子どもにかける期待は適度なものでなければなりません。大人としての責任を10代の子どもに負わせるのは、求めるものが少々大きすぎます。子どもの年下のきょうだいや祖父母、他の親戚なども協力してもらい、みんなで家事をやってもらいましょう。もし余裕があれば、数週間ごとに清掃サービスを雇って、自分たちでは手に負えない部分をやってもらうのも良いでしょう。

**私たちは家族だ!**

生まれてからずっと母親とだけ過ごしてきた娘は、見たことのない父親という人物に強く憧れるかも知れません。しかし夕食のときに母親と二人のきょうだいとテーブルを囲めば、それが彼女の愛する家族です。ところがもともと核家族で育ち、のちに離婚によって一人の親と離ればなれになった若者の場合はどうでしょうか。その子の目には、新しい家族構成が奇妙で不完全なもの、もしくは家族の失敗のシンボルに見えるのです。

あらゆる点で他の子どもと同じように愛されていること、家族は昔と何も変わらないことを子どもに保証してあげることが大切です。定期的に、できるだけ多くこのことを彼らに思い出させてください。離婚や死によって家族の絆は弱くなることはないと子どもに印象づけるもう一つの方法は、今まで行ってきた家族の習慣をそのまま続けることです。時が経てば新しいルールを作ることもできるようになります。

**10代の子どもの理想像となるような人を見つけよう**

いかに努力しても、一人の親だけで子どもが必要としている大人とのふれ合いのすべて

*訳注「混合家族」は二人の親と，前の配偶者との子どもたちから成る家族と定義される。一方「義理の家族」とは，生物学的親とその子ども，継親から成る家族である。ここでは二つの用語を区別せずに用いる。

を与えることはできません。親の離婚や死によって今までの生活を崩された子どもは、できるだけ多くの信頼できる大人からケアを受けることで成長していくことが望ましいのです。特に彼らが尊敬できるような同性の先輩と過ごすことが大切です。男子は、彼らの父親または父親の代理となる模範の男性を見習うことによって男性に成長することを〈学習〉するのです。女子についても同じことが言えます。他の父性的人物や母性的人物から世話を受けることが、他の人びとからも保護されていること、そしてすべての大人が子どもを見捨てるわけではないということを証明するのです。

祖父母・おば、おじ・いとこなど、あなたたちの家族・親戚のなかからふさわしい候補者を探してみてください。または、一対一で子どもの指導をしてくれる機関に連絡を取ってみましょう。たとえば、アメリカの少年少女クラブ、YMCA弁護プログラム、黒人の成功者、全国でもっとも歴史の古い青年指導機関、アメリカのビッグ・ブラザース／シスターズなど。これらのプログラムによって、若者はボランティアや子どもの発達の専門家とふれ合うことができます。ボランティアと専門家は、子どもが尊敬できて気軽に話しかけられる人を見つけられるように定期的に会ってくれます。

## 混合家族*

一見すると「仲が良い家族」という意味にもとれる「混合家族」という言葉は、アメリカにおける離婚率が絶頂期だったころに出現しました。家族が混ざり合って生活することが、アイスクリームとソーダを混ぜ合わせるのと同じくらい簡単であれば良いという幻想。生物学的な親と継親が密かに抱いた幻想を映し出した言葉です。ボタンを押して、ハイできあがり！クリームソーダのごとくなめらかに混合された新しい家族の誕生です。

実際には、「階段家族／ステップファミリー」の方がふさわしい言葉かも知れません。なぜなら一緒に生活するということは、少しずつ階段を上りながらステップアップしていくようなものだからです。新しく家族同士になる人たちは、まだお互いの家族の歴史や習慣を十分には共有できていません。家族みんなが新しい環境に適応していくには平均して二～四年ほどかかるでしょう。状況によっては、もっとかかるかも知れません。

継親、または継親の配偶者になるための心の準備が十分整っている者などいません。どれほど過去に子育てに成功していたとしても、その経験が新しい家族で役立つとは限らないのです。かつて核家族の一員として生活していたころと比べ、新しい家族ではあまりにも異なることが多すぎて、比べることができないのです。義理の家族は核家族とは違うタイプの家族であると考える必要があります。良し悪しの問題ではなく、そもそも違うものなのです。

まず間違いなく複雑な問題が増えます。親一人と二人の子どもがいる片親家族の場合、家族内には三つの人間関係（親とそれぞれの子どもの関係と、きょうだいの間で）がありますが、子持ちの親同士が結婚した混合家族の場合、当然、家庭内の人間関係は片親家族に比べて遥かに複雑になります。突然同じ屋根の下に、別々の人間関係ができるのです（親と親の間、それぞれの親と生物学上の子どもの間、それぞれの親とそれぞれの継子の間、きょうだいの間、子どもと継子の間）。加えて、もし前夫（前妻）が再婚したらどうなるでしょう。前夫（前妻）に継子ができたり、もしくは自分の子どもが生まれたら、葛藤の火種は爆発的に増えることになります。

子連れの親が再婚するケースの半分以上が長続きしないのも不思議ではありません。子どもの数が多ければ多いほど離婚率は高くなります。離婚を回避する一つの方法は、今この瞬間にあなたがやっていること、つまり直面するであろう難問について事前に理解を深めておくことです。あなたが多くの落とし穴を予見し、避けられるようになることを願っています。

### 10代の目から見た混合家族

混合家族が失敗するのは、親が新しい家族に対して非現実的な期待を持っている場合が多いのです。親はお互いの幸せに夢中で、子どもが新しい環境にあまり気乗りしないことに気付かないのかもしれません。

**親** 「私たちは一緒になれて幸せなのだから、きっと子どもも幸せに違いない」

**子ども** 「お母さんが幸せそうなのは嬉しいけど、結局、誰も私の意見を聞いてくれないのは辛いな……。お母さんは、お父さんと離婚したときみたいに、私には何も決めさせてくれないと思う」

米国心理学会によると、片親家族から混合家族への移行にもっとも支障をきたす年齢は、十～十四歳だそうです。家族から独立しつつあるもっと年長の子どもには、すでに外の社会に居場所があります。よって彼らは家庭生活のなかに感情的なしがらみを持たずに、より簡単に適応することができるようです。

しかし青年期前期は、子どもが最初に自分のアイデンティティを確立し始める時期であり、この重要な仕事をまわりの環境と自分を対比させながら、少しずつ完成させているところです。親の再婚は子どもの環境を文字通り一晩のうちに変えてしまいます。家庭の雰囲気が変わり、新しい家、新しい学校、新しい町に変わります。子どものいる二つの家族が合わさった場合、それまで三人きょうだいの一番年上だった姉は、突然五人きょうだいの三番目の子へと格下げされるかもしれません。

彼女は、かつての権限や一番年上の姉として持っていた地位を失うだけでなく、新しいアイデンティティを見つけるために戦わなければならないのです。子どもにとって、家族のなかのアイデンティティ（恥ずかしがりや、運動が得意な子、バターキャンディーが好きな子など）は、自己意識のために不可欠です。あなたが前の配偶者から、彼・彼女の新しい結婚相手と一緒に住むように頼まれたらどう感じますか。また、ある朝、あなたが仕事に行って、あなたの役職が取り替えられていたらどのように感じるかを想像してみましょう。「可愛いバレリーナ」や「数学博士」が家族のなかでただ一人であるということが、彼らにとってどんなに大切であるか理解してあげましょう。

10代の子は、星の無い夜の海で迷った航海者のように途方に暮れています。最悪なのは、子どもがいっさい意見を聞いてもらえないまま、人生をひっくり返されることです。

### あなたにできること――その一

**家族の生活習慣にできるだけ連続性を持たせる**

環境が大きく変化するときは、長く続いてきた家族の決まりや習慣を大切にしてください。水曜日の夜にピザを注文して食べる習慣があったなら、それを続けるようにします。継親が新しく家族の一員になるなら、もともと存在していた生活のリズムに溶け込む努力をし、すぐには自分自身の生活リズムを主張しないようにしましょう。

逆から見れば、あなたが二人の子どもと共に混合家族に入るときには、あなたのお気に入りの習慣はそのまま続けても良いということです。もちろん新しい習慣も作って構いません。家族は、メンバーそれぞれの個人的な習慣や特徴を受け入れられる柔軟性を持ってください。

**親**　「こんな素敵な人を家族に迎えられるなんて、素晴らしいことだと思う」

**子ども**　「新しいお母さんのことは好きよ。だけどお父さんと一緒に過ごす時間が少なくなっちゃった。ときどきみんなと一緒にいても孤独なの」

別居や離婚のあと、多くの子どもは母親が再婚するまでに平均して五年間ほど、母親とだけで暮らすことになります。アデレ・ホフマン医師はこのように指摘しています。「子どもは母親が再婚しない間はその愛を独り占めできますが、母親が再婚して新しい家族ができると、母親を相手やその子どもと共有しなければならなくなります。これは子どもにはとても難しい問題になるでしょう」。

**あなたにできること――その二**

**毎日、またはそれに近い頻度で自分の子どもと一対一でふれ合える時間を作る**　たとえ家族構成が変わって、今までよりも時間的な余裕がなくなったとしても、あなたたちの親密な関係と絆は以前と何ら変わりないことを保障してあげてください。

こうすることはあなた自身にとっても健全なことなのです。なぜなら、混合家族の親は実の子どもを養育する時間が少なくなったことを罪に感じて、継子からの愛情と注目を無意識に避ける場合があるからです。

**親**「再婚して新しい町に引っ越してきたのだから、過去のことは忘れて新しいスタートを切ろう」

**子ども**「前の友達はどうしてるかなぁ。でも一番恋しいのはお父さんだ。父さんがもっと近くに住んでいたら嬉しいのに」

たとえそれがあなたにとって幸せな時間でなかったとしても、子どもには以前の生活を思い出すことが必要なのです。「お父さんが出て行ったのは七年も前よ。なのにどうしてそんなに悲しむの？」。子どもは、あなたと新しい配偶者が正式に結婚するまでは、両親がいつかよりを戻してくれるという幻想を心に抱いています。このことをよく覚えておいてください。結局その夢は打ち砕かれ、彼らは再び、すべてが終わったという喪失感を味わうことになります。

**あなたにできること――その三**

**子どもが示す親への愛情を、継親に対する無礼なサインと誤解しないようにする**　継親のあなたが、実の親子が親しくしているのを見て不安を感じたり、過去の思い出に浸っている継子を見ると複雑な気持ちになったりするなら、現実的な将来設計のためにも、専門的なカウンセリングを受けることをお勧めします。継親が登場するまでには、その家族にはその家族の歴史があるのです。子どもに今までの振る舞いを変えることを望むのは、あまりにも不公平、不健全で、非現実的です。家族としてうまくやっていきたいのであれば、決して子どもの感情を否定してはいけません。さもないと何年にも渡る怒りを招きます。

　継親が陥るもっともダメージの大きい過ちの一つは、愛情や愛着が自然に育まれるのを待たずに、力ずくで継子と新しい絆を作ろうとすることです。もちろん生物学上の親が継親を受け入れるよう圧力をかけた場合も同じ罪になります。子どもに対して、彼らが十分に準備を整える前に継親を受け入れることを要求したのですから。

**忍耐強くなる**　再婚すると間違いなく分かるでしょうが、愛情とは時間のかかるものです。継親と継子の関係においても同じことが言えるでしょう。継親が一生懸命になりすぎて執拗に関わりを持とうとすると、子どもはかえって遠ざかってしまい、戻ってきてくれるまでにはかなりの時間がかかります。

　継親のいる家族の研究のなかでももっとも信頼できる一九九八年の研究によると、面接において子どもは、継父が身体的に愛情を表現しすぎているという不満を漏らしました。性的な表現でなくとも、こうした継父の行動が多くの子どもにかなりの不快感を与えているのは確かなようです。女の子にとってはなおさらでしょう。子どもが親に望んでいるのは、言葉による愛情表現です。

**青年期の若者に、継親のことを「お父さん」「お母さん」と呼ぶことを強制してはいけない**　親子関係をどうするかについては若者に任せましょう。最終的に子どもは、愛情を込めて「お父さん・お母さん」と話しかけてくれるかもしれませんし、ファーストネームで呼び続けるかも知れません。

　家族のなかでの継親の立場は、子どもの年

齢や一緒に住んでいない実の親との関係など、事情次第でかなり変化します。もう一つ変わりやすいのは、新しい家族構成のなかでの継父としての役割です。典型的な生物学上の父親と比べ、継父は子育てに直接参加できないと感じるようです。

人生は何事も適度が一番です。継親は、10代の子どもが親として受け入れてくれない可能性も考慮しておきましょう。しかし、人生の先輩や友達のような役割で接すれば子どもに良い影響を与えることができるかも知れません。子どもは先輩や友達に、導きと客観的なものの見方を期待します。場合によっては、実の親よりも継親の方を信頼することもあるのです。

## 義理の家族における規律

義理の家族で継親が直面する特殊な問題はありますが、しつけの仕方など子育ての他の部分は以前と同様です。家族内のルールは、たとえば、母親と継父が日常的に話し合って互いに納得できるものにしておくことがとても重要です。そうすることによって団結を強め、お互いの意見を尊重することができるのです。子どもへのしつけに関しての意見の不一致は、義理の家族の夫婦間で頻繁に起こる問題です。

継親が家族の仲間入りをして間もないころは、生物学上の親が主なしつけ役であり続けるのが賢明です。法廷にたとえるなら、親は裁判官と陪審員であり、継親は命令に従い執行する役人だと考えましょう。子どもは、家庭のなかに割り込んできた新しい権威者に突然従わなければならないことに必ず憤慨します。「あなたは私のお父さんじゃない！ 指図される筋合いはない！」、というふうに。

では継親が自分の子どもと一緒にあなたの家族と暮らすとき、いったい誰のルールを優先すれば良いのでしょう。いちばん理想的なのは、両方の家族の考え方を生かしながら新しくルールを作り直すことかも知れません。一方の親のしつけが厳しく、もう一方が日課や門限に関して自由に育てていた場合、今まで甘く育てられていた子どもに対して急に厳しいしつけを強いるのは不公平です。双方が互いに妥協する必要があります。

基本のルールを立案したら家族会議で発表し、話し合いましょう。そこで妥協案を探っても良いと思います。その後で、最終的な家族のルールのリストを作り、目立つところに貼っておきましょう。あなたは正式な「家族統一協定」の起草に力を尽くしたことを嬉しく思うはずです。これによって、継親がルールを破った子どもに罰を与えるときに感じるプレッシャーを軽くするだけでなく、一貫性のある規律を効果的に与えることもできるのです。義理のきょうだいがいる家族では、一貫した規律は酸素と同じくらい重要です。義理のきょうだい間の競争意識はほとんどの場合、継親が自分を仲間はずれにしているか、逆に継親が自分の子どもだけひいきしているという思いがもとで生まれています。

**養子関係の家族**

養子になった子どもの多くは、七～十二歳くらいになると自分の生い立ちや、養子になった経緯について関心を持ち始めます。特に、青年期に入ればその関心は強烈なものになるはずです。子どもは、両親やきょうだいを参考にしながら自分たちのアイデンティティを確立していくものです。「私と彼らは、どこが似ていてどこが異なっているのだろうか。」と彼らは自問します。養子に出された子どもは、生みの親と自分を比較することはできないため、そのことによって抱く空虚感はしばしば青年期における悩みとなります。

子どもは、「自分は何者なのか」という問いへの答えを見つける手がかりとなる、生みの親の外見や他の特徴を知りたがります。しかし養親に守られている間は、そのことについてはっきりと切り出すことはできないかもしれません。養親を傷つけたくないと思っているのかもしれません。子どもが理解できるような年齢になったとき（だいたい二～四歳の間）に、あなたの方からこのことについて対話を始められれば理想的です。先延ばしにしていると、そのぶんだけ話を切り出すことが難しくなってしまいます。

養子の子どもの多くは、自分の生い立ちを詳しく知らないことに折り合いをつけて生きています。しかし、そうでない子は、次に挙げる三つの不健全な行動のうちの一つをとるようになります。

1．生みの親と同じく、養父母にも見捨てられるのではないかと恐れ、異常なほど従順になります。見捨てられないように、模範的な振る舞いをします。

2．見捨てられる恐怖から、前者とは反対に、養父母の愛を試そうとして無作法な振る舞いをします。

3．前述の二つとは違う理由に基づく行動化です。あたかもそれが生まれつきの権利であるかのように、反社会的に振る舞います。これは実は、自分の生みの親の人物像について空想し、その空想に基づいて行動しているのです。ネガティブなアイデンティティではありますが、一つのアイデンティティであることに変わりありません。

養子になる子どもの多くが、本当の両親を捜したいとはっきり考えるでしょう。けれどもほとんどの若者は、この衝動を行動に移すことはしません。たとえもしあなたの子どもが、生みの親を探したいと頼んできたとしても、それは決してあなたを拒絶しているのではないということを覚えておいて欲しいのです。あなたには、子どもが実の両親について知りたいと思う理由が分かるはずです。子どもが自分からこの話題を持ち出さない場合には、親の方から話し始めてもよいでしょう。そうすることで、あなたが子どもの気持ちを理解し、子どもが自分の感情に向き合う手助けをしたい、というメッセージになるのです。

言うは易しで、残念ながら生みの親を捜すのは、開かれた養子縁組でもない限り難しいと言えます。現在の養子縁組制度の多くは、養子実の親については秘密になっています。養子に対し、生みの両親の名前が書かれた出生証明書を閲覧することを許可していない州もあります。しかし互いの同意があれば身元情報を開示し、養子が閲覧できるように登録簿の調査を許す州が多くなってきています。外国からの養子の場合は、より困難な問題が生じるかもしれません。

養子の自由運動協会（ALMA）と呼ばれる私的組織は、国際的な再会登録データバンクを配置しています。そのコンピュータは、接触を持ちたがっている実父母と養子の人口動態とつながっています。養子の子どもは、たいてい自分の誕生日と出生地ぐらいしか知りませんが、それだけでも引き合わせるには十分な情報となるのです。ALMAは、一人の女性（彼女は、自分の両親を探すために二十年という歳月をかけました）によって一九七一年に設立されました。運営され始めてから二十五年の間に、十万以上の養子縁組によって離れ離れになった家族を再会させることができました。

**親が同性愛者（ゲイやレズビアン）の家族**

さらにもう一つ違った形の家族構成があります。二人の親が同性で成り立っている家族です。今日のアメリカでは、二百万～八百万の同性愛者の両親が、六百万～千四百万の息子や娘と一緒に暮らしていると推定されます。数字に幅を持たせている理由は、同性愛者の両親の多くが自分たちの性志向を公表することにためらいがあるからです。

同性愛者の多くは、過去の異性愛関係のなかで親になったことがあります。もしかしたら彼らは、子どもが生まれたあとで自分たちの本来の性的志向に気付いたのかも知れません。もしくは、密かに自分たちの性的志向を知っていたにもかかわらず認めなかったのかも知れません。同性愛者の両親に関する研究は散発的なものですが、これら少数の調査から、「同性愛者の両親からなる家庭が子どもにとって悪影響を及ぼす」という主張は退けられると思われます。

・同性愛者に育てられた10代の子どもが同性愛者になる確率は、異性愛者の両親に育てられた子どもと変わりません。
・二人の女性がともに子どもを育てた場合、

その子どもは（役割）モデルとなる男性に接することなく育ってしまう、という批判が頻繁になされます。しかしある調査によると、レズビアンの母親を持つ子どもは、異性愛の母親ひとりに育てられた子どもに比べ、男性の親戚や友人とふれ合う時間が長く、実父と接する機会が多いことが分かっています。

・また他の調査によると、同性愛者に育てられた子どもは、他のタイプの家族の子どもと比べ、家庭内で性的・身体的な虐待を受けにくい傾向があるようです。

もし仮に青年期の若者にとって同性の二人の手で育てられることが有害であるとするなら、それは親の性的志向がわかって、社会がその子どもに汚名と烙印を押して孤立させる場合だけです。青年期前期は、社会が同性愛を非難しがちであることに気付く時期です。子どもは「お前も同性愛者だろう」という友人からの侮辱的な言葉に耐えていかなければならないかもしれません。このせりふは、自分の性的志向を模索している段階の子どもにとって大きな打撃になり得ます。

同性愛者の親に育てられた子どもは、自分で、あるいはインターネットを通じて、似たような家族の子どもが所属しているサポートグループに参加してみると良いでしょう。子どもの母親と母親（もしくは父親と父親）も、こういった機関がいかに役立つか良く分かると思います。

## 子どもにあなたの性的志向を打ち明ける

自分の性的志向を子どもに打ち明けるときに大切なのは、まずあなた自身が信念を持ったうえで話を切り出すことです。「同性愛であることで心安らかでいられる」「私はそのような自分を誇りに思っている」というように。ゲイ、レズビアンであることに否定的な思いを持っていると、そのことを子どもに説明するときに、まるで恥や罪でも告白するような感じになってしまいます。あなた自身が自分を受け入れられなければ、当然子どもにも受け入れてもらえないでしょう。こういったことは肯定的な雰囲気のなかでごく自然に話されるべきです。つまり凄くくだけた感じでもなく、感情的になりすぎているわけでもない、というようにです。

だからと言って、打ち明けるタイミングをあまり待ちすぎると、10代の若者は次第にあなたたちの会話のなかから手がかりを得て、勘付くようになります。事実をあなたの口から直接聞くことができれば、子どもが不安になることもないでしょう。むしろ子どもはあなたが自分を信頼して話してくれたと感じるでしょう。

自分の母親と父親のなまなましい性生活を詳しく聞きたい子どもなどいません。簡潔にこう説明すれば良いと思います。「たいていの人は異性の相手と恋に落ちるが、みながみな異性と恋をするわけではない。自分は他の男性あるいは女性（すなわち同性）に惹かれることに気付くに至ったのだ」と。あなたがこのことに気付いたのはごく最近かも知れないし、しばらく前かも知れません。もし今あなたに愛している人がいるならば、こう付け加えてもいいでしょう。「もし彼（彼女）に会う心の準備ができたら、君を是非紹介したい。君たち二人ならきっと仲良くなれると思う」。

他に大切なことは、あなたが子どものもう一人の親と一緒に過ごしてきた時間は「嘘ではない」と理解してもらうことです。両親の関係で良かったところを強調しましょう。「あなたのお母さん（お父さん）のことを本当に尊敬しているしとても愛しているよ。だけど、これ以上彼女（彼）と一緒に暮らしていくことができなくなったんだ」。若者は変化に弱いものです。たとえあなたの子どもが否定的な反応を示しても、あなたが傷つくことはありません。その反応は、親が同性愛者であるということへの拒絶というよりも、自分の生活の急変に対する当惑の現れである場合が多いのです。子どもに理解してもらうにはかなりの時間がかかるかも知れません。子どもが十分に心の準備をして受け入れることができる時間を与えてください。

そして、「私はどんなときでもあなたの母

親（父親）であり、あなたを世界の誰よりも愛している」と伝え、安心させてあげてください。

打ち明けられた子どもは、おそらく次のような疑問を抱くでしょう。

Q「なぜお母さん（お父さん）はこのことを私に教えてくれたの？」

A「それは、私がこれまでも、そしてこれからもあなたに対して正直でありたいからよ。これが私自身なの。私はレズビアン（ゲイ）であることを恥ずかしいとは思っていないし、できればあなたにも私を理解して欲しい」

Q「ということは、私も同性愛者であるということなの？」

A「なぜ人が異性愛者であったり同性愛者であったりするのかは、私たちにも分からないの。あなたはそのどちらにもなる可能性があると思う」

Q「もし友達から、〈なぜあなたには二人の母親（父親）がいるの？〉と聞かれたら、私はどう答えれば良いの？」

A「残念だけど、すべての人が同性同士の愛を理解してくれているわけではないわ。まずあなたが一番親しいと思う友達にだけ話して、彼らがどう反応をするか見てみなさい。友達が受け入れてくれるといいわね。たぶん大丈夫よ。でも、もしかしたら、からかわれたり、中傷的な言葉を浴びせられたりして我慢しなければならないかもしれない。このことについて何かを話したいときにはいつでも私のことを頼ってくれていいのよ。私はいつでもあなたを助けて話を聴く用意があるわ」

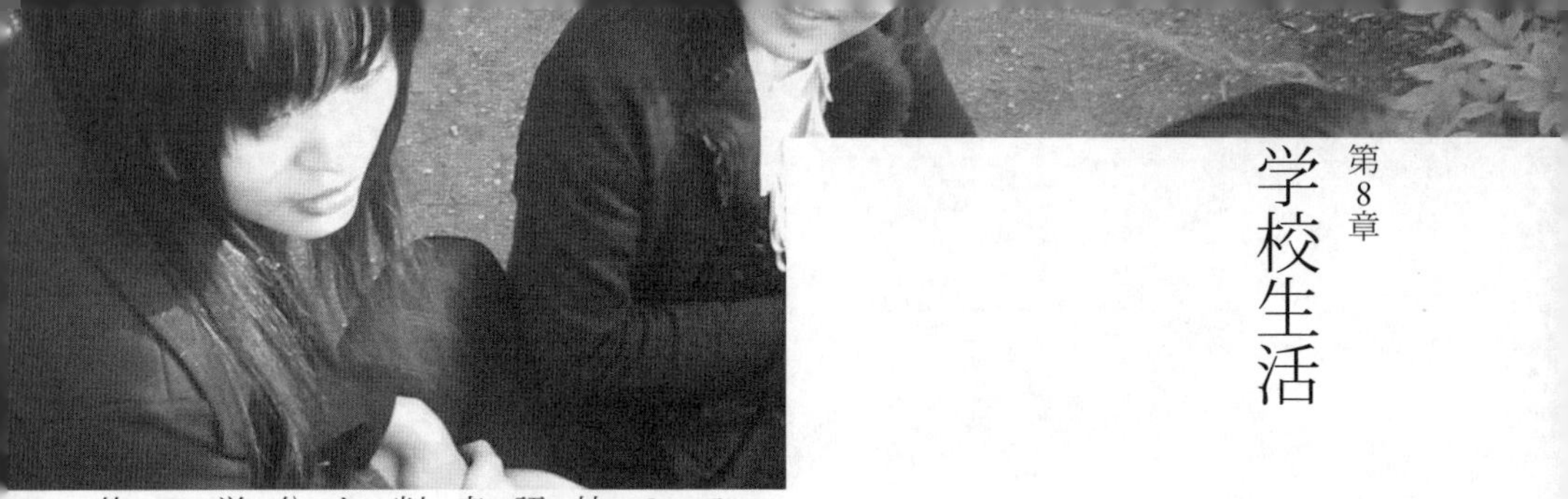

# 第8章 学校生活

中学生になる頃には、学校が子どもにとって主な生活の場になります。学校は、子どもの多面的な発達と将来の成功に必要不可欠な技術のすべてを磨くところです。これは、英語や数学、理科、社会といった、結果が成績表に出るものに限った話ではありません。批判する力、問題解決力、権威を敬い時にはそれに挑戦すること、人に質問をすること、自分を守ること、そして友達との付き合い方を学ぶことが含まれます。

本章では、10代の子どもが学習面でも情緒的にもうまくいくように、両親が手助けできる多くの方法を取り上げています。教育に関心を持つ家庭に育つ子どもは、成績やテストの点数が良く、学校を休むことが少なく、宿題にまじめに取り組み、良い行いを心がけ、学校生活を楽しみ、卒業後は大学に進学する傾向が見られます。ではまず子どもが小学校から中学校、高校へと進んでいく過程で乗り越えなければならない課題を見ていくことにしましょう。

## 小学校から中学校へ

次の文章は、中学校に初めて登校した日に子どもが感じる気持ちをたとえたものです。

想像してみてください。月曜日の朝、会社に着くと、自分の会社が他の二つの会社と合併したと聞かされます。あなたは新しいオフィスに移動しますが、四十五分ごとにチャイムが鳴っては追い出され、別のオフィスに避難しなければなりません。

会社のホールで何人か顔見知りを見かけま

したが、あとは廊下ですれちがう人は知らない人ばかりです。まず上司が通りすぎて、次には会ったこともない誰かです。そしてまた一人、また一人。これでは少々神経にこたえるでしょう。

それでもあなたは、コンピュータ・プログラマーであり頼れる技術者です。技術に堪能で功績を立て、どんな仕事でもこなせるという信頼も得ています。ところが、なぜか溶接用のトーチランプとゴーグルを持たされてしまいました。あなたは溶接の仕方も分からないのに……。なんと、どうやら溶接を学ばなければいけないようです。

どうしましたか。家に帰りたいのですか。でも昼休みもまだですよ。

小学校から中学校に進学すると、初めは戸惑います。すべてが急激に変化したように感じます。つまり、勉強の内容も、社会的にも、さらには一日の構造までもが変わってしまうのです。子どもは大きな負担を感じ、そして一時的に面食らってしまいます。一九八〇年代初期から続く調査を見ても、中学一年生の時期に平均して男子も女子も成績が急落しています。ほとんどの子どもは最終的には適応して成績も回復しますが、一方で這い上がれないほどの深みにはまり込んでしまう子どもも見受けられます。このような「中学校の成績の急落」を防ぐ第一歩は、中学校という新しい環境が以前とどう違うのか、どれほど多くのことを子どもに要求するのかを、父母がしっかりと理解することです。小学校と比べて中学校では、機械的に繰り返すだけの学習が多く、意思決定の機会もクラスでの議論の機会も少なくなります。学年が上がるごとに成績の重要度は増し、その結果、子どもはますます、誰だれの成績はA、誰だれはC、というように成績に取り憑かれます。

おそらく、もっともはっきりとした違いは与えられる宿題の量でしょう。小学四年生では、生徒の五人に一人が一日に一〜二時間、あるいはそれ以上の時間を宿題に費やしますが、およそ半分の生徒は一時間以内に片付けてしまいます。ところが八年生になると、三人に一人の生徒が一日に一〜二時間、あるいはそれ以上の時間を宿題につぎ込んでいます。中学校に入ると彼らは、適応性、動機づけ、そして集中力をこれまでになくテストに向けるようになります。

**適応性**　コールマン医師は言います。「小学校では子どもは、すべての教科を、一人か二人、せいぜい三人の先生にみてもらっていました。しかし中学校に入ると、突然教科ごとに別々の教師の指導を受けることになります。それは、五つか六つの、場合によっては七つの異なった指導スタイル、人格、クラスの運営法に直面することを意味しています」。「さらに子どもは素早く頭を切り換えることを要求されます。いわゆる認知の移行です。たとえばたったの数分で数学から地理へ頭を切り換えなければなりません。これらすべての状況に適応するのは大変なことです」。

**動機づけ**　小学校ではいろいろとサポートしてもらえましたが、中学校が始まると、生徒は宿題からロッカーの所持、放課後の課外活動に至るまで、自分で責任を持つことを期待されます。この時期から、学習の成果は子ども自身のやる気に大きく左右されるようになります。いくら両親や教師が外部から働きかけても、勉強に対する意欲が欠けていると意味がありません。

**集中力**　子どもは、混雑した騒がしい環境のなかで、新しい要求のすべてに首尾よく応えなければなりません。教科ごとのクラスは、それぞれ異なった仲間でいっぱいになります。学校の規模が大きくなり多様性が増した分だけ、新しい友人関係を作る機会は増えますが、回避することもできるようになります。そして、誰と誰が仲良くて、その結果として、誰と誰は口をきかないといったことが、もっぱら日々の話題になります。最初は、校舎のなかで迷わず道を見つけることさえ難しくて途方に暮れるものです。

中学校への移行期は、今まで見過ごされてきた注意欠陥障害や学習障害が表面化する時期です。こうした子どものなかには、知的な能力があるため、あるいは障害が軽微なため、三年生と四年生――もう一つの学習上のきわどい時期――を乗り越えて小学校を無事に卒業する生徒がいます。しかし中学校で要求される高い学習レベルが、諺にいう、「らくだの背を潰した、最後に載せた一本のワラ」になって破綻を招くのです（第10章「学習に関する問題」を参照）。

## 中学校から高等学校へ

「高等学校では、中学校のときよりもレベルの高い認知と達成を要求されます」と、元教師であるコールマン医師は言います。大学に入学するという目標――高校の卒業生の三分の二は進学します――は、もはや手の届かない夢ではなくなりました。子どもは自分の選んだ大学に入学するために、おそらく初めて勉強をしなければならないという重圧を感じるようになります。

　中学校の一年生のときのように、高等学校の一年目は、勉学を続けるうえでつまづきやすい時期です。米国教育省によれば、必死で努力していた若者が中途退学するのがこの時期だと言います。高校一年生でのこの不運な体験によって、卒業前に辞めてしまう者の割合が増えます。

## 学校で成功できるように手助けをする

　子どもの学校への準備を手助けすることは、どこかボクサーのトレーニングに似ています。九月から六月にかけて週に五回、ひと勝負するのです。親の仕事は、子どもの心の準備が整い頭がすっきりしているか、自分で身体の健康に気を配っているかを確かめることです。その次の作戦は、子どもがベストの状態で朝を迎えられるように手助けすることです。

### 身体的やすらぎ

子どもがぐっすり眠れているかを確認する

頭がふらふらしていると、情報を吸収して記憶する能力が落ちてしまいます。多くの親が思っているのとは逆で、年長の若者の方が年少の子どもよりたくさんの睡眠を必要とします。一晩中眠りこけていても、一、二時限目の授業ではこっくりこっくり船をこいでしまいます。

これは若者が持つ他の多くの目立った特徴と同じく、生物学的なものです。ロードアイランド州のプロヴィデンスにあるブラッドレイ病院睡眠研究所の研究者たちによって、10代後半の子どもの脳が10代前半の子どもの脳よりも、睡眠を誘導するホルモンであるメラトニンを一時間遅く分泌することが明らかにされています。これは睡眠の開始を妨げるだけでなく、一時間ばかりレム（急速眼球運動）睡眠を少なくしてしまうのです。レム睡眠は睡眠サイクルの最終段階であり、休息に結びつくものです。

もしあなたの子どもがきちんと前の晩に学校の準備を整えているなら、少しだけ寝坊を許すのが良いかも知れません。

## 家庭学習や勉強の習慣を身につける

小学校から中学校にかけて適応が困難だった子どもは、基本的な知能は変えられないのだと考えるようになります。生まれつき頭が良いか悪いか決まっていて、成功も失敗もほとんどが運命で決まり、努力の賜物ではないかのように見えます。

一方、たとえ自信に欠けていても、努力の大切さを知っている若者は、それを知らない若者よりもはるかに容易にこの時期を乗りこえ、困難な問題にも取り組もうとします。つまり両親は、勤勉な努力がどれほど成功に結びつくかを教えることで子どもを手助けできるのです。「幾何学のテストが八十九点？　その調子よ！　やればできるじゃない。あなたを本当に誇りに思うわ」。

家庭学習をするための環境を作る　若者には、寝室などのプライバシーを守ることのできる場所で、勉強のための常設の空間が必要です。小さな事務所のようなものをイメージすると良いでしょう。収納のための引き出しがついていて，思いきり勉強道具を広げられる勉強机を買ってください。単なる作業場にならないように，部屋を明るくすることはもちろん，あなたの子どもが心地よく座れる椅子を用意し，必要なものを全部そばに置きます。辞書，百科事典，その他の基本的な参考書もまた，手の届く範囲内に置きましょう。

テレビが勉強の妨げになるのであれば，子どもが宿題をやっている間はテレビをつけないというルールを作ると良いでしょう（勉強中のテレビの音は他の部屋から聞こえる音でさえ，記憶の妨げになることが分かっています）。もし，家族の誰かがテレビを見たいと言うのなら，番組を録画しておいてあとで見ることもできます。音楽を聴きながらでも勉強に集中できると主張する若者がいますが，成績の結果を見てその習慣の良し悪しを決めれば良いでしょう。プライベートルームを持つことは子どもの家庭学習にとって一番有効ですが，コンピュータが必要になるような勉強の場合は共有の場所で使わせるように気をつけてください。子どもがインターネットで何をしているかを確認できるからです。

家庭学習をする時間を十分にとる　高等学校に入ると，夕方は部活やアルバイトの時間に当てられます。そのため，宿題はほとんど毎日，夕食のあとにやることになります。年長の子どもの睡眠のリズムは変化して，夜遅くまで起きていられるので，たいていはうまくいきます。しかし，夜に宿題をする時間が十分にとれないのなら，学校に頼んで自習時間を設けてもらうか，部活やアルバイトの時間を減らすように言うべきです。

質問に答え，助けてあげる　しかし，本人の代わりに宿題をやらない　宿題の手助けを頼むことは怠けではなく，子どもの学習の一つの方法なのです。子どもはたくさんの課題を抱えていますが，そのことを必ずしも大人から理解されているわけではありません。

ミシガン州カラマズーの小児科医，リア・ガッギーノは子どもに同情して言います。

勉強中の目の疲れ，首のこり，脳の疲労を軽減するために，1時間に10分間ずつ，本を閉じて別のことをしましょう。休憩しているときは椅子から立ち上がり，手，腕，肩の筋肉をほぐします。それからまた机に向かうのです。

**休憩——勉強の合間に休憩を入れましょう**

「私たちは読み書き、数学、作文、記憶などすべてにおいて万能であるよう子どもに期待してしまいます。すべて自分でやるのではなく、親に手伝ってもらえると知れば子どもは安心できます。大人だって、誰の手も借りずに一日を過ごすなんて人はまずいませんよね」。

**家庭学習の時間が長くなり過ぎないように気をつける**　一時間で終わる宿題にダラダラと三時間かけてしまうこともあるでしょうが、毎晩夜なべをしているのであればそれは宿題の量が多すぎるということです。

家庭学習は、学校で学んだことを補強し、脳に情報を刷り込むことでその理解力を高める役割を果たします。学年が上がるごとに家庭学習を十分ずつ増やすというガイドラインがあります。つまり、六年生なら一時間、九年生なら一時間三十分、高校三年生なら二時間というふうになります。十年に渡る研究によると、あまり長時間の勉強をしたところで、テストの点数がぐんと伸びることはありません。

## 学習の価値を教える

子どもは幼いころから学校に対する否定的なメッセージを絶えず受け取ります。どれほど多くの映画やテレビ番組、コマーシャルが、教室を刑務所のような場所として描いていることでしょう。そこでは、退屈しきった生徒たちをサディスティックな教師がいじめて喜んでいます。

私たちは若者に、知識を愛するように伝える必要があります。学習はつらい仕事ではなく、私たちの人生を豊かにするための冒険なのです。母親と父親は、子どもの心を新しい考えや経験に導くチャンスを常につかんでいる人です。子どもがその日学んだことや、今までに考えもしなかったことを一生懸命に話し、親がそれを聞くことは子育ての喜びの一つなのです。

一生懸命勉強することの価値と、仕事をやり遂げることによって得られる誇りを子どもが享受できるように教えてください。それが化学でAをもらうことでも、地方のスーパー

・質問をして彼らを引き込みなさい。
・若物が興味を持っている場所や物に注意する習慣をつけなさい。
・彼らに意見を求めなさい。またはあなたが先に意見を述べて，彼らがどう思うか尋ねなさい。
・過去の出来事を現在に置き換えて説明することで，歴史に現実味を持たせることができます。あるいは逆に，過去の特定の時代と場所で生活することを子どもに想像させてください。

## 若者の考える力を刺激する

で商品を並べることでも構わないのです。雇用者や経営者がよく抱く不満は、若い人びとの多くが下積みからたたき上げられることを「品性を汚す」ことだと感じていることです。若者は、どんなにつまらない仕事であってもそれが社会のためになり、全力投球する価値のあるものだということを知る必要があります。勤労を善とする考えと技術を併せ持つ若者は、将来就職するときに有利になります。

**読書を勧める**　約三千五百人の子どもとその家族への調査によると、読書をする子どもは読書をしない子どもに比べ、言語と数学のテストの点が優秀でした。普通の男子・女子は毎週、テレビに十二時間、読書に七十五分を充てて過ごします。ミシガン大学社会学研究所の研究者は、読書の時間が週に一時間増えるごとに、テストの点数が〇・五点上がることを発見しました。逆に、テレビを見る時間が五時間増えると、数学と言語のテストの点数が〇・五点下がるのです。

**コンピュータを買うかレンタルする**　一九九三年から一九九七年の間に、家でコンピュータに触れる機会がある高校生の割合は二九パーセントから四九パーセントに上がっています。コンピュータは社会にとっても不可欠な道具になり、学校や職場など、どこでも見かけるようになりました。子どもが成長すると、コンピュータゲームで遊ぶことはほとんどなくなり、代わりに学習や言語処理の多くをコンピュータの技術に頼るようになります。もしコンピュータを買う余裕がなければ、学校や公共の図書館でほとんど毎日無料で使うこともできます（第14章「安全と傷害予防」参照）。

**アルバイトをさせるなら、働く時間に制限をつける**　高校生と大学生の約半数がアルバイトをしています。世間一般では、放課後のアルバイトは責任感を学ぶことができ、自己の形成に役立つと考えられています。たしかにそうなのでしょうが、働く時間が問題になってきます。ペンシルバニア州のテンプル大

・体育祭や授賞式などの学校行事に参加してください。
・ダンスパーティや社会見学など，学校行事の世話をしてください。ただし，事前にあなたが参加することを子どもに伝えておいてください。子どもが，母親や父親といっしょにいるところを人に見られるのを嫌がっているような場合はなおさらです。

**学校とかかわりを持つ方法**

学の心理学者ローレンス・シュタインバーグとエリザベス・カウフマンが、シュタインバーグ博士自身の研究も含めて多数の研究を分析した結果、一週間に二十時間が境界線でした。労働時間が二十時間を超えると、精神的苦痛、授業態度の悪化、アルコールや薬物の使用が見られるようになったのです。学校の成績にも影響が出てきます。長時間アルバイトに打ち込む学生は、成績が下がり、学校も休みがちになり、授業中の居眠りが多く、課外活動に参加しなくなり、全般的に学校生活がつまらなくて、満足感を得られなくなります。そしていまだに高校生の半数、全日制の大学生の三分の一が一週間に二十時間以上働いています。

私的な非営利組織である全国消費者連盟・児童労働組合は、労働時間と深夜時間帯、監督についてのガイドラインを示しています。

［十四歳から十五歳］
・授業期間中は、一日三時間以上、一週間に十五時間以上の労働を禁止
・夏の間は、一日八時間以上、一週間に四十時間以上の労働を禁止

［十六歳から十七歳］
・授業期間中は、一日四時間以上、一週間に二十時間以上の労働を禁止
・夏の間は、一日八時間以上、一週間に四十時間以上の労働を禁止
・午後十時から午前七時までの労働を禁止

十八歳未満の労働者の賃金や就労時間、不法就労に関する不満がある場合は、あなたの地域の賃金や労働時間を管轄する事務所に連絡することができます。電話帳の政府機関一覧のなかの「州の役所」にも、「労働局」の電話番号が載っています。州の労働局それぞれのウェブサイトもあります。米国州・郡・市職員同盟のウェブサイトから、その地方のいくつかの労働局にリンクできます。URLは、www.afscme.org/otherlnk/weblnk29.htm です。

学校との関わり　子どもが小学校を卒業する

と、親たちは、もう自分が関わる必要はないと考えがちです。しかし何も問題がないように見えても、保護者会や個人面談は小学校以降の方が重要になってきます。家族が学校での子どもの様子を知っていると、子どもは学校でうまくやれます。それに加えて両親は、子どもを励ますうえでとても重要な、子ども自身の長所を知ることができるのです。

今日の親と教師は、電話を通して協力し合っています。「電話で教師を捕まえるのは医者を捕まえるより難しい」とは、コールマン医師のジョークです。「なぜなら教師はポケットベルさえ持っていないのです！」。コールマン医師の提案は、急な用事で連絡を取りたいときは、夕方に家に電話をしてくださいという伝言を、失礼のないよう取り次いでもらうというものです。

ほとんどの教師は賛成してくれると思います。と言うのも、教師たちは、働く親が他に話し合う機会を持てないことを分かっているからです（ついでに言えば、教師という仕事の責任上、昼間に長い話し合いの時間をとることは難しいのです）。親たちは自分の都合だけでなく、教師も働く親であるという事実を忘れてはいけません。必要以上に時間をとらせないために、話し合いたい事柄をはっきりと要点を絞って伝えてください。

就学中の子どもの両親の約半数が、ＰＴＡや、より規模の小さいＰＴＯといった保護者会に参加しています。とても良いことだと思います。なぜなら、話し合いの場を持ったり、学校の方針を理解するために役にたつだけでなく、親は保護者会に参加することで、子どもの授業を担当している教師のことを知ることもできるからです。教師と顔見知りになることで協力的で熱心な親と見なされ、めったに顔を見せない親よりも子どもの学校での行動や態度について多くの情報を得ることができるでしょう。

**女子が教育上の性差を打開するための手助け**

青年期前期は、日々変化する外見や身体像

によって自己評価がなされる時期なので、しばしば女子は自信喪失に陥ります。五年生〜十二年生までの七千人の男女についての調査では、女子の不安は成長するに従って大きくなるということがわかっています。連邦基金の世論調査によると、「自分がとても好き」と答えた女子高生は五人に二人しかおらず、四人に一人は自分のことが「嫌い」、または「大嫌い」と答えています。

男子の自我も青年期になると傷つきやすくなりますが、女子の場合は自尊心が不安定だと、中学校になって成績が下落しやすいようです。九〜十五歳までの生徒を対象にした画期的な調査では、教育システムと国の文化が、無意識のうちに科学や数学など学術的な探求に対する女子の興味をそいでいることが分かっています。この調査は、米国大学女性協会によって行われています。

その翌年に公表された米国大学女性協会による二度目の調査では新たな発見がありました。「学校による女子の能力の抑止についての報告」において、幼稚園から十二年生までを通して、女子の受ける学校教育が男子のそれよりも低いものになっている、と告発しています。調査者は、女子は授業で当てられる回数が少なく、受ける質問も少なく、コンピュータ室と科学室の使用時間も少なく、そして全般的に教師からの注目度が低いと述べています。そのうえ学校のカリキュラムは、性への偏見に満ちた標準テストを実施することで、歴史上の女性の役割を過小に評価し、型にはまった女性像を世の中に広めています。

## あなたにできること

**娘には、興味や志望を性によって決めないように教える**　なぜ女子は男子の半分しかコンピュータを使わないのでしょうか。コンピュータを扱う能力が低いからではありません。差が生じる主な理由は、女子が男子ほど技術の習得を期待されていないからです。看護職が女性の守備範囲であるように、コンピュータ科学はまだ男性の仕事とされています。性差は、医学・法学・ビジネスの領域では小さくなってきていますが、非伝統的と見なされる職業に就いている女性は全体の六パーセントしかいません。

あなたの娘の可能性を広げるために、男女のステレオタイプを打破するような興味を育ててください。女子は容貌以外の面で賞賛を受けるべきですし、女子の知性や優れた運動能力は、男子と同じく称賛に値します。家庭での性差をなくすための方法をいくつか挙げておきましょう。

・お母さんはお兄ちゃんのアイスホッケーの試合の応援に行き、お父さんは妹のバンドのコンサートを聴きに行ってください。
・息子にも娘にも、同じようにコンピュータや技術に触れさせてください。
・娘や息子に、性差別に基づく侮辱的な言葉を浴びせてはいけません。たとえば「バーベルを貸して欲しいだって？　お前は女の子じゃないか！　お前に九キログラムのベンチプレスなんて挙げられるわけがない！」。
・あなたの結婚生活が男女平等のモデルになるようにしてください。たとえば、週末には父親が掃除や洗濯をし、その間は母親が屋外で草刈りをしても良いです。大切なのは、固定された夫や妻の役割に縛られていないところを子どもに見せることです。また、こうすることで真のパートナーシップのすてきな一例を見せてあげることもできます。
・同様に、もしあなたに10代の子どもがいるなら、性差に左右されない公平な家事を割り当てると良いでしょう。男の子が赤ちゃんの世話ができず、女の子がゴミ出しができないなどという話には根拠がありません。

## 娘の自立と自己主張を応援する

長年培われてきた性役割のステレオタイプは今でもしぶとく生き残っています。女性はありとあらゆるところで「自己主張・独立・知性は女性にふさわしくない」という、なかなか無くならない偏見と戦わなければなりません。自分に自信が持てない女子中学生や高校生は、一生懸命仲間に合わせようとするうちに、こうしたステレオタイプに染まっていきます。競争心や自分に対する自信を持っていた女子が、受け身な態度になり自分の意見を言うのをためらうようになるのを、両親や教師は不思議に思うことでしょう。

決断する、自分の意見を言う、車のタイヤ交換を自分で行う、などの機会を娘に与える。そうすることで本来備わった知性が抑圧されないように抵抗する手助けができます。

**女子に与えられた社会における女性の価値へのさまざまなメッセージに立ち向かう**

一九七〇年代に始まった女性解放運動は、女性の自分自身へ期待を高めました。しかしテレビや映画、そして雑誌には偏狭な女性イメージが氾濫し、その大半は不自然なほどやせている魅力的な女性イメージですが、女子に（そして男子に）それが当たり前だと思わせています。

「女子は、知性的で学力が重視されるような女性役割モデルに触れることが少ない」とウィリアム・コールマン医師は言います。

活躍する女性役割モデルについて調べてみてください――たとえばファーストレディ、女性宇宙飛行士やコメディアン、企業のトップのような人たちの伝記も役立つでしょう。同時に子どもが日常的に接している女性、たとえばあなたもモデルになることができます。あなたが直面した差別的な出来事について話し、どのようにそれを乗り越えたかを説明してあげましょう。もしあなたが10代のころに「あまり賢く見られないように」行動していたのなら、そのことも話してあげると良いでしょう。

最後になりますが、息子や娘には興味があることを追求するように勧めてください。いろいろなことに挑戦する機会を与え、ステレオタイプを基準にして特定の活動を押し付けることのないようにしてください。

## 学校における問題

### 子どもの頭が良すぎる

面白いことに、勉強のできる子どもは学習障害を持っている子どもと同じ類のストレスを感じることがあります。実際にＩＱが高い男女が薬物に手を出す危険性がきわめて高いという事実を見れば、他のグループの子どもよりも心配と憂うつを多く体験していることが分かるでしょう。

驚くことはありません。青年期においては、知性には後の人生におけるほどの価値はなく、逆に知性が高いために仲間との距離が広がることもあります。彼らの社会的スキルの発達が阻まれるのは単に、孤立していることが原因ではありません。つまり、特に賢い子どもは知性を養うためにとても大きなエネルギーを消費し、しばしば「心の知能指数・ＥＱ（Emotional Intelligence Quotient）」を放置してしまうからなのです。その結果、仲間の輪からはずれてしまうという現実的な困難が生じます。才能のある子どもは、平均して週に十三時間、個性を磨いて過ごします。仲間とよりも大人との関係作りがうまくいくような高度な社会的スキルを身につけている子どももいます。

優秀な子どもと学習障害を持つ生徒との類似点は、これだけではありません。知能テストで測定される能力は必ずしも学業成績に反映されず、しばしば親たちを失望させます。理由の一つとして、子どもが自分の好奇心や想像力を生かせずに退屈しているからだと考えられます。あるいは周りに適応することに絶望し、意図的に学校での成功を駄目にしていることもあります。子どもは自分を頭が悪いかのように演じ、教室で教師の質問に答えられないフリをするようになります。

もしあなたの子どもが似たような状態なら、当然心配になるでしょう。次に挙げるように、優秀な子どもを助ける手だては家でも学校でもたくさんあります。

- 高校では上級クラスへの飛び級を頼む　才能のある子どもを知的に刺激するために、また大学レベルの評価をもらって一歩先を行くために。
- 放課後や週末に情操教育をしてくれるところを探す　子どもの通う学校、またはその地方の大学にあるかもしれません。

・**家庭教師を探す**　子どもを手助けしてもらったり、学校の勉強の手助けをしてもらいます。

・**あなたの家の本棚に読み物をそろえる**　勉強に役立つ本や娯楽になる本を揃えます。

・**才能のある子どもを評価するために、テストを実施するよう学区に要請する**　優秀な子どもは、学習障害の生徒ほどには法律の保護を受けることはできませんが、現在は多くの州において、才能のある子どもを育てるための法律をいくつか制定しています。もしその学区が、優秀であることを評価しない場合や、親が授業の内容に満足できない場合は、学習障害児の両親が個別教育計画（IEP）に沿って決めてもらう場合と同じように、聴聞官に公平に評価してもらうことができます。

・**子どもの才能を誇りに思うのと同時に、子どもには友達が必要だということも決して忘れない**　そして、仲間に受け入れられることも軽視できません。同時に、学習意欲を刺激しましょう。大学が始まるときのことを連想させてください。そこでは頭が良いことはダサいことではありません。カッコイイことなのです！

## 成績不振

「どんなに勉強をがんばっても、幾何学がさっぱり分からない。僕は頭かどこか悪いに違いない」

　少なくとも五人に一人の生徒が、中学、高校の間のどこかで、このような学力的な問題を抱えることになります。学力不振によって修復不可能なほど自尊心が傷ついてしまわないうちに、また子どもが不登校になる前に応急処置が必要になります。

　問題の原因が学校に関係するものだけのこともありますが、成績の落ち込みは次に挙げる問題の前兆である可能性があります。

・**身体疾患**　睡眠障害、貧血、伝染性単核球症、甲状腺疾患、視覚障害や難聴などの病気が隠れている。

・**情緒障害**　うつ病、不安、摂食障害など。

・学習障害・発達障害　失読症、中枢性聴覚情報処理障害、注意欠陥／多動性障害（AD／HD）など。
・薬物乱用　急な成績低下は、アルコールや違法薬物を使用している警鐘のこともあります。

### あなたにできること

子どもと話し合う　結局のところ子ども自身が、自分の学力的な困難の原因が何かを一番よく知っているのです。話し合いはあくまで穏やかに進めるべきで、喧嘩腰にならないでください。子どもには、あなたが子どもの視点に立って、元通りになるよう援助をしたいのだと伝えてください。たとえばこういうふうに。

「CやDがついたのは、このテストで四回連続よ。今まではB＋の評価をもらっていたじゃない。学校か何かのことで悩みがあるんじゃない？　心配なの。あなたの助けになりたいと思っているのよ」。

教師と話し合う　子どもと仲が良い両親でさえ、子どもの学校での様子を正確には知りません。子どもは時として、家では隠している一面を学校で見せることがあります。また、その逆もしかりです。そのため、教師との話し合いから、子どもが抱える問題の原因の手がかりを掴むことができます。

教師との面談の前には、あなたが心配している事柄を紙に書いておきましょう。話し合いの場で教師から聴かされることは、あなたにとって心地よいものではないかもしれません。しかし、子どもの評価があまり芳しくなくても、それは子どもの個性やあなたの親としての能力を批判しているわけではないことを覚えておいてください（まれに例外がありますが）。家庭科の教師が、「子どもが減らず口をたたいてクラスを混乱させている」と言うのなら、少なくともそこに事実の一端があることは間違いないのです。

担任により詳しく説明してもらうようにお願いして、礼儀正しく話に耳を傾けましょう。たとえば、「先生がそうおっしゃる意味を具体的に教えていただけませんか。彼はいったい、学校で何をやらかしたのですか」。それから、教師と一緒に解決策を考えてください。「今度問題を起こしたら、車の使用は一週間禁止だ」と言うような警告をしても良いですし、「次にジャクソン先生の授業を邪魔したら、すぐ家に連絡をくれるように先生に言ってある」と付け加えても良いでしょう。

保護者へのメモ　面談のあとには必ず、教師に感謝の手紙を書きましょう。

**家庭教師をつける**　子どもに家庭教師をつけてマンツーマンの指導を受けることで、ほんの数週間前までは理解できなかった勉強が驚くほど進みます。プレッシャーを感じさせない環境で学習することが、マンツーマン指導の成功の鍵になります。家庭教師のもう一つの良いところは、コールマン医師の言う「親が子どもに干渉しない」点です。

家庭教師はたいていイエローページの「家庭教師」の欄に一覧が載っています。一般的に時給二十〜四十ドル（二千〜四千円）で雇うことができます。もし予算を越えるようなら、子どもの通う学校に頼むことができるかもしれません。コールマン医師は、「多くの高校が〈勉強仲間プログラム〉を持っていて、教師が子どもと同じ年代あるいは年長の学生に、家庭や学校で個人指導をするよう割り当てています」と言っています。料金も一時間に四〜五ドル（四〜五百円）とわずかで、無料のこともあります。また、地方の大学やＹＭＣＡのような組織も指導者を紹介してくれます。

家庭教師は、子どもが学校に行けないとき、たとえば、病気や家族旅行のときにも、勉強の遅れを取り戻すのに役立ちます。短期間とはいえ子どもにとって大事なこの時期に、勉強の遅れを挽回して教室に戻りやすくなるよう手助けできます。

**学校が退屈・つらいという不満**　「学校が退屈だ」、あるいは、「まごついて学校で何をすれば良いか分からない」、といつまでもぼやいている子どもがいたら、学習が間違った方向に向かっている合図です。授業中に大あくびをしてクラスメイトから呆れられているような子どもは、何か他に挑戦するものが見つかれば頑張るようになります。一方、学校に興味の対象を見出せず成績が年じゅうDの生徒には、職業訓練プログラムが最適です。

今まで、成績が悪い生徒たちは、落第する運命にあるのだと切り捨てられていました。しかし一九七〇年代以降、教育システムはこうした子どもを援助しようと力を入れ始めています。成績不振、無断欠席、非行の経歴を持つ新入生のために特別の対策を打ち出した高校もあります。高校の一年目はきわどい分かれ目です。彼らは、最初の学年が終わるまでの間に、学校を辞める危険性がきわめて高いのです。米国教育省によれば、次のような戦略が子どもの成功の手助けになるそうです。

・苦手科目があって、退学したくなるほど勉強する気をなくすようなら、その科目の履修を遅らせることを許可する。その代わりに、興味のある科目を履修させる。

・同じような生徒同士で小さなグループを作り、教室の移動時も一緒に行動し、お互いにサポートさせる。

・学校へ行くことができない生徒のために、校内や学校外に代替教室やミニスクールを設置する。従来の学校環境で能力を発揮できない子どもは、より制約が少なく負担も軽い、自分に合った環境を見つけて卒業することができる。

学校を子どもにとって楽しく満たされる環境にしたいと考えるならば、指導カウンセラーや学校長との面談を視野にいれても良いでしょう。子どもにとって一番良い教育計画のために何が必要かを見つけましょう。

## 教師との対立

「なぜそうするのか知らないけど、物理の先生が私に悪意を持っていて、いつも私をクラスのみんなの前でバカにするの。あの人の授業はもう受けたくないよ」

まず確認しておきたいのは、私たちが教師

の熱心な支持者であることです。教師の多くは子どもたちの教育に身を捧げたプロであり、保護者から尊敬と感謝の念を受けています。何年も後になって、子ども時代に自分を導いてくれた人を思い出すとき、当然お母さんやお父さんだけでなく、数人の先生の名前が思い浮かぶことでしょう。

**あなたができること**

多くの親が持つ疑問は、教師の行動に保護者が介入して良いのはどんなときかということです。特定の状況下では、特に中学生の間は、親が子どもの代わりに発言しても問題ありません。子どもの不満に筋が通っている場合とは、教師がみんなの前で子どもに恥をかかせることや、生徒の度重なる助けの求めに応じないことなどです。

このようなときは、まず教師にあなたの心配していることを話しましょう。あくまで問題を説明するのであって、非難や侮辱の言葉を浴びせてはいけません。次に、教師側の説明を聞きます。それは、あなたの子どもの話とかなり食い違うかもしれません。その場ですぐに問題が解決するのが理想ですが、それが無理であれば、あなたの不満を上層部に伝えましょう。指導カウンセラーや副校長に仲介役をお願いします。それで満足行く結果が得られなかったときは、さらに校長先生に掛け合ってみてください。ここまですればまず大丈夫でしょう。

高校生に対しては少し違う態度で臨んでください。この時期の子どもは、小さい災難には十分対処できる年齢になっています。アドバイスはもちろんして良いですが、すぐ助けたいと思う衝動には耐えてください。大人になるための大切な教訓の一つは、父親や母親が何でも解決してくれるわけではない、と知ることです。反対ばかりする人、権力をふりかざす人、小さな不公平にどう折り合いをつけるのかを学ばないといけません。「わが子よ、人生にようこそ」です。

**教師の成績のつけ方に不満があるとき**

「見て見て！」十七歳のミシェルは、チャールズ・ディケンズの作品に含まれる隠喩を分析したレポートを、誇らしげに父親に見せました。

父親はそれを読み終え、口笛を吹き、心から賞賛しました。「素晴らしい出来じゃないか！　評価はきっとAをもらえるよ。絶対だ」。しかし次の週、作文に赤の文字でBマイナスと書かれているのを見て、父もミシェルもあっけに取られてしまいました。

「お父さん！　Bマイナスよ、信じられる?!」。父は何も言えませんでした。

「もう国語でAをとれないかもしれない！」とミシェル。「国語は絶対Aじゃないとダメよ。州立大学の文学部に国語以外の科目でどうやって入れって言うの！」

### あなたにできること

こんなとき、親は評価を上げてもらいたくなるかも知れませんね。しかし、ペンや受話器を取る前に、親として忘れてはならないことがあります。私たちは子どもの課題を評価できる立場にはいないということです。親の欲目もあるでしょうし、そもそも宿題を評価する技能を持ち合わせていません。たとえば、前述のミシェルの例で父親が教師に説明を求めると、驚いたことに娘のディケンズに関する文章は上出来だという答えが返って来ました。

しかし教師の落ち着いた説明によると、娘の文章は主題がはっきりしていませんでした。課題は、ディケンズが同時代の重要なコメンテーターだったということを証拠立てて述べることでした。二週間以上をその作文に費やしたことも評価されません。ミシェルの努力は的外れだったのです。文章には必要な資料の八割しか言及されておらず、脚注もなく、誤字と文法ミスもいくつか見つかりました。そのため、彼女の評価はBマイナスだったわけです。

### 友達がいない

「私には友達がいないの。学校ではいつもみんな私をバカにするの」

子どもの口から聴くのには辛い言葉ですね。

青年期に周りから仲間はずれにされると、それは長く癒えない心の傷になります。社会的な立場を失った子どもは、非行に走り元気をなくして勉強もできなくなります。そのうえ、自尊心へのダメージは大人になってからもつきまとうのです。

子どもに友達ができないときは、子どもがその不満を口に出す出さないに関わらず、親は心配しなければなりません。

## あなたにできること

まずは話しかけることです。一人で過ごす時間が長いと気付いたこと。それが子どもに苦痛でないか聞いてみてください。同級生の多くが、同じような不安を抱えていることを教えてあげてください。あなたの過去や現在のことを話し、悩みを共有するのも効果的です。子どもは親が何の問題もなく青年期を過ごしてきたと思いがちです。この誤解が若者の叫びに繋がります、「私のことをちっともわかってくれないじゃない！」。とんでもない。子どもが想像する以上に私たちは理解しています。ヒーローになりたいんですって？どれほど理解しているかを子どもたちに教えてください。

「知ってると思うけど、会社では会議があるの。会議では知らない人と話をしなければならないのよ。簡単にいくときもあるけど、たいていは言うことがまったく思い浮かばなくて途方に暮れるの。緊張して気絶しそうになることもあるわ」

子どもは自分の孤独にあなたが気付いてくれたことで密かに気持ちが楽になります。その一方で、友達がいないことを恥じて、強情に何も問題ないと否定するかもしれません。ですが、ここであきらめてはいけません。担任の先生や他の大人に、彼女が他の子どもと関わる様子を率直に尋ねてください。あなたの子どもの長所と短所は何でしょうか。人見知りして、仲間に溶け込むのに時間がかかるのでしょうか。攻撃的で、威張り散らしていないでしょうか。敵対的あるいは防御的ではないでしょうか。あなた自身の観察に、これらの意見を加味して判断しましょう。

## 子どもといろいろなシナリオでロールプレイする

子どもが社会的にふさわしくない行動をしてしまう理由として、単にどう振る舞えば良いか分からない可能性があります。子どもとのロールプレイでは、場面設定をして社会的に受け入れられる模範を示しましょう。子どもが一番援助を必要としている領域に集中してください。グループ活動に入るのを避けて、脇に突っ立っていませんか。負け犬などとバカにされていないでしょうか。次の例のように、からかいを必要以上に真に受けていないでしょうか。

「たとえばきみがタッチフットボールでパスされたボールを落としてしまったとしよう。そこで、いつも君を悩ませているおしゃべりのケビンが、〈ナイスパス！〉と皮肉ったとする。君は怒って彼をののしる。あるいは殴りかかるかも知れないね。でもそうしたら、友達ができないばかりか、他の子はきみと試合をしたくなってしまうよ。ケビンにはユーモアで対抗しよう。〈だろう？　いつも試合の前はグリースを手に塗っているんでね〉と言い返してもいいし、あるいは笑って皮肉で答えてもいい。〈そりゃどうもご指摘ありがとう、ケビン。きみっていいやつだな〉。それでなければ、相手を無視することもできる。きみもクールでいたいだろう。試合に集中して、次に来るパスをうまく受ければいいんだ。それが一番良い仕返しだ。いじめに反応しなければ、それを楽しい方向に持っていくこともできる。これで君に必要以上につっかかる人もいなくなるよ」。

さらに場面を設定して、あなたはからかう役になり、子どもには自分自身を演じさせます。そして子どもがどう振る舞ったかを観察して、うまくできた点を褒めましょう。今度からかわれたら、練習した新しい振る舞い方を試すように言いましょう。このロールプレイから一週間か二週間後に、何か変化があったか尋ねてみましょう。

## 子どもが話し上手になるように手助けする

仲間とうまくやっていけない子どもの多くは、社会性に欠陥があるのではないかと神経をとがらせています。「何を話せばいいだろう。間抜けに思われたらどうしよう」と自分をとりつくろってばかりで、怖くて何も言えなくなってしまうのです。

生まれつき話し上手の人などごく少数ですし、コミュニケーションの方法はあとから学ぶことができます。話し上手になるには、好奇心と寛大さが鍵になります。他の人びとの生活と興味について尋ね、それに注意を払い続けるのです。誰よりもよく知っていて際限なく語ることのできるテーマが誰にでもあります。すなわち自分自身についてです。これは特に若者に当てはまります。

**目的がはっきりしていて、プレッシャーを感じさせない活動を企画する**　人間関係が不器用な子どもは、家のなかで友達と何もしないで過ごすことにストレスを感じます。子どもの不安をやわらげ、みんなが楽しい時間を過ごせるように、親は打ち解けやすい場を設定する必要があります。

あなたの子どもに、「週末の午後に友達を招待して何かしてみないか」、と尋ねてみてください。四人の子どもの父親であるジェリネック医師が提案するのは、映画やバレエ、サーカス、動物園、博物館、スポーツのイベントなど、「子どもと友達が一対一で向き合う時間が少なくなるような何か」を提案しています。イベントの間も終わってからも、観客として子どもの隣に腰かけ、子どもたちに何くれとなく語りかけます。もちろん、ずっとしゃべっている必要はありませんけど。

一緒に身体を動かして遊べる何かを探しているなら、子どもの力が発揮され、二人で一緒に助け合うことができるような、競争する必要のない遊びを選んでください。独りで行動したり、大きなグループを必要とするものは避けましょう。たとえば、自転車やアイススケート、ローラースケート、ボート漕ぎやカヌー、スケートボード、スノーボード、スキー、水泳、ゴルフ、武道などです。

活動のための時間はたっぷり、多めにとったほうが失敗が少なくなります。現在の目標は、子どもがリラックスして楽しめること、そして良好な人間関係作りのコツをつかむことです。「自由な時間を安心して過ごせるようになれば」とジェリネック医師は続けます。「だんだんに計画を立てる必要がなくなっていきます。たとえば、子どもが映画を見に行くのなら、あなたは友達と一～二時間（六時間などではなく）買い物を楽しめるぐらいのお金を子どもに渡せば良いのです。そして、友達と外食してくるよう勧めます。また、友達と過ごす時間を増やすことを勧めます」。

**教師や監督、キャンプカウンセラー、ボーイスカウトの隊長などの、グループ活動のリーダーの協力を得る**　あなたの子どもが社交性にどのような困難を抱えているのかを説明して、あなたの子どもに目を配る機会を少し多めに取ってもらうように頼んでみてください。みんなといるときに、子どもの手助けになりそうな方法をすでに見つけているなら、リーダーにそのことを知らせ、そして、子どもの様子を知らせてもらえるように頼んでください。

**子どもが興味を持ったクラブ活動やグループ活動への参加を勧める**　学校の活動でも、宗教団体や地域組織の活動でも、どちらでも構いません。子どもは興味や目的を分かち合える他の子どもに出会い、それが新しい友情が芽生える基盤となるのです。

しかし、目的はあくまで子どもが成功するための基礎作りですから、子どもが参加を嫌がるならそれを無理強いしてはいけません。

**専門家に援助を求める**　多くの児童心理学者や臨床心理士、カウンセラーが社会的スキルの発達を専門としていて、マンツーマンあるいは小さなグループにおける指導を行っています。アプローチは多少異なりますが、ほとんどのプログラムが本書で紹介されているロールプレイのような技法を取り入れています。グループを作るメリットは、子どもがお互い同士で学び合い、励まし合える点です。友情が育まれ、そのこと自体が治療になります。社会的スキルを学ぶグループが、子どもが生活のなかで十分に得ることができなかったサポートと承認を提供してくれる場合もあります。

これら専門家については、かかりつけの小児科医に相談すれば、紹介してもらえるでしょう。あるいは、地域の精神保健機関を探し、社会的スキルを指導しているか尋ねるのです。そのグループ内の子どもの年齢差が二歳の範囲内であることが理想です。

### 不登校

複数の理由から、学校に行くことを嫌がる子どもがいます（次頁の囲み記事を参照）。そういう子どもは、ときには病気を装ったり、頭痛、眩暈、吐き気、胸の痛みのような心が関係した身体の症状を訴えたりすることがあります。感情によって引き起こされたものですが、現実の症状です。緊張による疼きや痛みは、週末や休日には消える傾向にあり、これは不思議なことではありません。

### あなたにできること

**子どもと話し合う**　なぜ学校に行きたくないのか、その理由を尋ねてください。子どもは間違いなく傷ついていますので、共感してあげましょう。どんなことで困っていようとも、解決するために何でも手助けをすると保証してあげてください。

**校長先生、指導カウンセラー、スクールナースなどに連絡を取り、状況に気付いてもらう**　もし、子どもが学校でいじめや嫌がらせを受けている事実を知った場合、いじめをなくすように強く要求してください。

すべての生徒が、他の生徒からの悪口や暴力による脅しのない環境で教育を受けるべきです。では両親は、いじめの犯人に対して行動を起こすよう、学校に対して法的な強制力を持つことはできるでしょうか（詳しくは、第14章「安全と傷害予防」を参照）。

- 失敗することへの不安
- 成長にまつわる心配
- 別居，離婚，病気や死別のような，家庭の危機への心配
- 新しい学校への入学，転校
- 休日や夏休みや病気のための欠席の後，学校へ戻るとき
- 教師との衝突
- いじめ，ひやかし，性的嫌がらせ，身体的暴力
- 学校での身体的危害

**不登校の原因となりうる状況**

不安な子どもを登校させせないと決めたときは、**特別扱いしない** 平日なのに、休日だと勘違いさせてはいけません。友達を遊びに来させてもいけませんし、もし本当に具合が悪いのでなければ、ときどきは以前に学校で出された宿題もさせるべきです。

**混乱した状況を取り除く段階を踏んだあとで、子どもに早く学校に戻るように言う** 子どもに共感しつつも、毅然とした態度をとってください。家族全員がやるべき仕事を持っていて、子どもの仕事は学校に行くことであると説明してください。「まだ戻る準備ができていないの！ もう一日家に居させて」という抗議や嘆願に屈しないようにしてください。玄関の扉を出るときにパニック状態になる子どももいます。しかしたいていは、学校に着いてしまえば落ち着いてきます。

**学校に対する過度の恐怖がある場合は、少しずつ学校に慣れさせる** たとえば、

・一日目　好きな科目の授業に一時間か二時間、参加してから帰宅する
・二日目　一日の半分を学校で過ごす
・三日目　一日を学校で過ごしてみる

子どもがプレッシャーに圧倒されそうなときは、保健室や校長室に行けるよう許可をとっておくと良いでしょう。そして、保健室の先生や校長先生は、子どもを落ち着かせ、できれば子どもが次の授業に参加できるように励ますでしょう。

**不安による心因性の欠席が五日間続いた場合は、小児科医を訪ねる**　身体的な病気の可能性を除外し、必要ならば、精神保健の専門家を紹介してもらうことができます。

**ドロップアウトの危機**

「もう学校をやめたい。決して成績が良い方でもないし、医者や弁護士を目指しているわけでもないんだから。将来は技師になって自動車修理の店を持ちたいんだ」

自分の子どもが高校を辞めると言い出すとたいていの親が慌てます。今日の就職状況では、大学の学位を取得していないことが就職で不利に働きます。高校の卒業証書も持っていないとなれば、それはさらに多くの道が閉ざされることを意味します。だいたいの子どもが、高校中退が経済的な不利に繋がることを理解しています。一九六〇～一九九六年にかけて、十六～二十四歳の男女の高校中退者の比率は、約四分の一から十分の一へと確実に減っています。

法律では、子どもは十六歳までは学校に通わなければならないと決められています。十六歳以降は、親も学校の当局も、子どもの退学を防ぐために法的手段をとることはできなくなります。なかには、結婚や出産を理由に退学を申し出てくる者もいます。また、早く給料を稼ぎたい一心でやめたいという生徒もいます。しかし辞めたいと言う生徒の多くは高校時代を短くするために辞めたがっているというのが正確なところでしょう。彼らはやることもなく退屈し、社会的に孤立してい

たのです。彼らにとっては学校を去ることが、人生の方向を見つけるための第一歩になるのでしょう。正直になりましょう。皆が学者のように考えるわけでもなく、いわゆるホワイトカラーになりたいと思っているわけでもありません。他の可能性もあるのです。こうした若者のなかには、貿易を学び、芸術や運動競技、他の事業で才能を伸ばし、さらに、卒業証書をもらった仲間と同じように成功して満足する人もいます。

人生の分岐点に差しかかっている子どもの親は、子どもの長所と短所を正直に判断する必要があります。適切な教育プログラムや特別な援助があれば、彼の成績を許容範囲まで上げることができるでしょうか。それとも、在学を強要することは無駄で有害な時間を過ごさせるだけなのでしょうか。

### あなたにできること

**退学を考えている子どもへ**　高校中退者と高卒者とでは大きな所得格差があることを、また高卒者と大卒者のあいだにも違いがあることを教えてください。アメリカの商務省によれば、高校を中退した男性の平均年収は、一九九三年で一三九六一ドル(百五十三万円)、高卒者では、二〇八七〇ドル(二百三十万円)、大学中退者は二三四三五ドル(二百五十八万円)、大卒者は三二七〇八ドル(三百六十万円)です。また女性では、高校中退者と大卒者の収入の格差がさらに広がり、それぞれ七六七四ドル(八十四万円)、二六四三ドル(二百八十六万円)です。高卒女性は、大卒女性よりも五パーセント収入が低くなっています。さらに、大学に進学しなかった高卒者の五分の三が就職しているのに対し、高校中退者は五分の二しか就職できません。

**学校の教職員と協力する**　子どもの学校での体験を良いものにするためです。おそらく子どもは、職場体験学習に興味を持つようになります。それは、子どもが学校に通いながら興味のある現場で実際の経験を得ることができるからです。

メリーランドにある、国家安全保障局（NSA）の例を挙げると、この機関では、四つの領域のうちの一つで、週に十六時間から二十五時間、地元の高校三年生を、会計と事務の仕事に雇っています。生徒は、収入を受け取り、病気療養休暇をとることができ、NSAの健康保険と生命保険に入ることもできます。高校と協力して同様のプログラムを用意している企業もあります。指導カウンセラーのメンバーが、職場体験の計画を立てる人と連絡をとってくれます。子どもが学校を辞める前に、すべてのオプションを調べてみてください。

いったん子どもが学校を辞めることを決意したら、受け入れ態勢を整える。ただし、経済的な援助はしないこと！　もし子どもが自宅で生活するつもりなら、自身の自動車保険とその他の個人的な出費以外に、家賃と食費を支払わせてください。高校中退者は、平均して週に二七〇ドル（三万円）しか稼げませんが、自分で賄うことは大切です。

親が、成長した子どもに無償で部屋を与えると、自立して自分の力だけで生活しているかのような幻想を持たせてしまいます。これでは、引越は当然のことながら、自分を高める努力すらしなくなってしまうでしょう。親は子どもを現実の勘定書と向き合わせる必要があります。自分の収入はかろうじて必要なものを買える程度であること（お金を遊びや贅沢につかうなんて、とてもじゃないけれど無理）を認識すれば、中退した子どもが、一般教育修了資格（GED）を取得する毎年約七五万人の一人を目指す原動力になるかもしれません。まれな例外を除いて、雇用者は修了資格者を高卒者と同じ条件で雇います。実際に、高卒の学位を持つ男女の七人に一人は、GEDテストに合格して学位を手に入れているのです。GEDテストは、文章力や社会科、文芸や芸術、数学からなっています。

気落ちした父母に覚えておいて欲しい大切なことは、学校を中退することは必ずしも教育の終焉を意味しないということです。子どもが働くようになれば、自分が楽しめる仕事を見つけて、自分自身を高めるためにGEDと大学の学位を取ろうとすることもありえます。米国教育協議会によると、GEDテストを受ける三人に二人が、次の年には、専門学校や大学、職業学校や技術学校、または実務学校に入学する計画を立てているということです。

## 子どもが頑張りすぎていないか

アメリカの若者からみれば、大人は比較的暇なように見えるに違いありません。彼らは、昼間は私たちと同じ調子で過ごし、夜になれば宿題をやる一～二時間を乗り切る必要があります。子どもがあなたの子ども時代に比べて大きなプレッシャーに晒されているように見えるなら、それは気のせいなどではありません。実際、彼らは強力なプレッシャーのもとにあるのです。

「これは全国的な現象です」とコールマン医師は述べています。彼によれば原因は二つです。経済のハイテク化にともない、次世代の労働者にはより多くのことが要求されるようになりました。教師がいつもクラスで注意を促しているように、仕事にありつこうと思うなら、今より上級の技術を身につける必要があるのです。最近は人員削減がはやりですので、まだいくらかでも就職口が残っていればの話ですが。

「自分を高めたいというプレッシャーの一部は子ども自身の気持ちですが、そのほとんどは母親や父親から与えられています」とコールマン医師は言います。「私が受け持つ若い患者は、こう不満を漏らします。〈両親は、私を良い大学に行かせようとして強いプレッシャーをかけてきます。そのため私は高校二年のころから楽しいことをさせてもらえませんでした〉。この両親はテンポを早めすぎたのです。過去に、八歳の娘が字が上手に書けないという理由で私のところへ来診した両親がいました。なんとその両親は、娘が大学に入学できるか、独立してきちんと生活できるかどうかを心配していたのです」。

「彼らの心配の一部は妥当なのですが、一方で遠すぎる将来の目標に焦点を当てているために、現在の子どもの生活のバランスを保とうとしていないのです」。

## あなたにできること

無理をしていないかどうか注意深く観察する　課外活動をいくつやれば多すぎるか判断はつきません。そもそも女子のスケジュールは英国女王並の忙しさですが、もし彼女が幸せそうにうまくやっているようであれば、ことさら親が心配する必要はないと思われます（ちなみに放課後の活動に参加すると、学校への愛着がわいて落第や退学の可能性が低くなることが調査からわかっています）。

あまりにたくさんの重荷を負った子どもの場合、イライラしたり、気分がふさいで疲れやすく見えます。学業にも影響がでます。臨床心理士で五人の母親でもあるヘレン・プラット氏はこう言っています。「ストレスに継続的に晒《さら》されていることがわかったときには、子どもに歩み寄って、活動をいくつか辞めるように勧めましょう」。

自分の子どもにかける期待は現実的か　理科の成績が年じゅうDの生徒に、突然十一年生の化学でAを取ることを要求するのは無理な話というだけでなく、失敗や失望につながります。

進歩は少しずつすれば良いのです。最終的な目標が学期末にBをとることなら、短い期間に区切って段階的な目標を作ります。まず初めに、鍵になる概念を子どもが理解できるよう、手助けすることになるでしょう。最初に鍵になる概念を押さえてから次の目標に向かいます。すなわち実習のテストでBが取れるように励ましてください。こうして前進していき、もし子どもが目標に及ばなかった場合はその理由を調べましょう。努力不足が原因だったのか、それとも目標が高すぎたのか。後者なら目標を再検討する必要があります。

子どもが大学には進学しないと決めているなら、進学を強制しない　競争社会で優位に立てることを理由に大学進学を強制したところで、最終的に決めるのは子ども自身です。

進学したくないと決断した子は、おそらく勉強することに気持ちが向かなかったのです。もしくは、職場に直接飛び込みたいとか、軍隊に入りたい、あるいは芸能人や運動選手のように、教育よりも特別な能力を必要とする分野を追い求めたいのかも知れません。

子どもが自分の計画を持っている限り（たとえそれが短期間のものであったり、あなたが子どもに期待する夢ではなかったとしても）、子どもの意志に反して大学に行くことを強制しないようにしましょう。私たちは皆、自分のペースと自分のタイムテーブルに沿って人生を歩んでいます。子どものなかには、幼いころから自分のなりたい職業を分かっている子がいます。彼らの進路は、一直線に飛んでいく矢のようです。あるキャリアを手に入れようとしても、それがいったん成就した時点で、あるいはその途中で夢を捨ててしまう者もいます。おそらくそれは自分自身の夢ではなく他の誰かの夢だったのでしょう。人は他人の夢を生きようとしても、最終的に居心地が悪くなってしまうのです。

そして、年齢を経ても実力が発揮できない若者が大勢います。最初の数年間は働いて腕試しをしてから、その後に大学に進学します。本当にやりたいことを見つけて、そのための技術を磨きたくなるのです。もしくは、現場を経験したことで卒業証書のありがたみが分かったのかもしれません。大切なのは、学校に戻るのに遅すぎるということは決してないということです。これからの時代は、人生に二つ三つ、あるいはそれ以上のキャリアを持つことを期待され、多くの大人が学校に戻ることにためらいを感じなくなるでしょう。

学校で四年以上の年月を過ごすことに耐えられない高校生は、二年制の学校で準学士（AA）の資格の取得を検討してみても良いと思います。全く大学に行かないよりも、仕事を探すとき、またはもっと高収入の仕事を探すときに、準学士の資格を身につけていることによって就職活動が有利になります。時間を節約できるもう一つの選択肢は、雇用者が求める技巧や経験を身につけるための技術支援プログラムに参加することです。

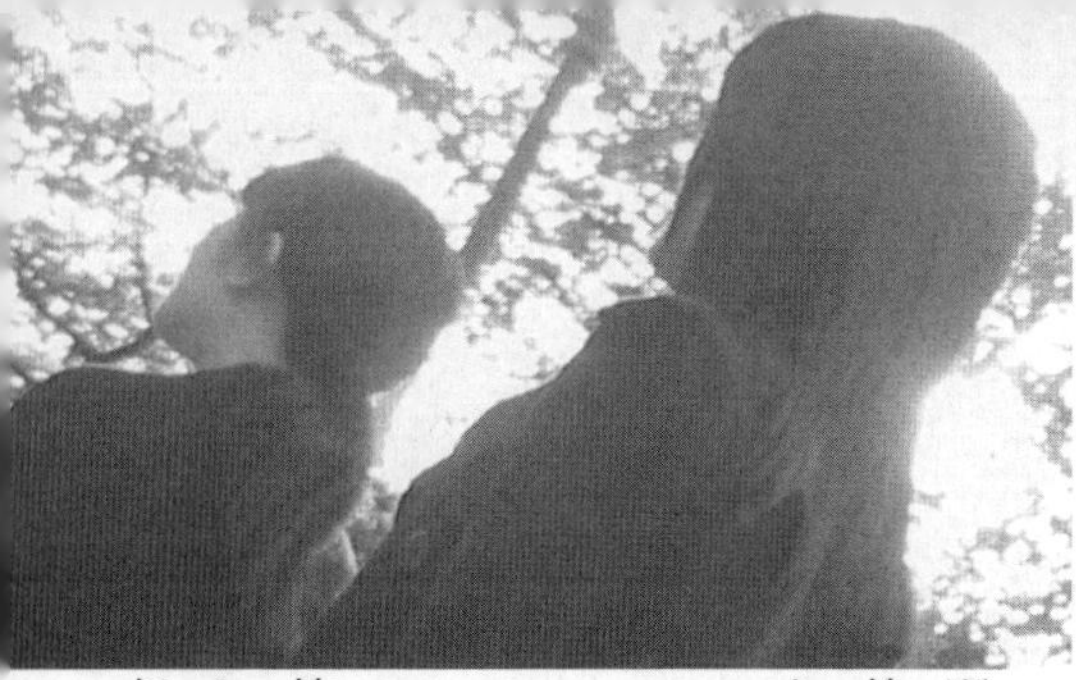

第9章
# 大学へ進学する

大学進学を志す若者は通常、大学選びと出願を、（以下に述べる）一連のテストが半ば終るまでは本気で始めません。こうしたテストは一年も前から始まることがあります。

**大学入学試験　PSAT、SAT、ACT、PLAN**

大学に入学できるか否かは、主に生徒の高校での成績平均点（GPA）で決まります。しかし合衆国中に何千とある高校の成績の評価基準は同じではありません。学力を共通の基準で測るために、また子どもが大学一年生にふさわしいかを見極めるために、成績評価テスト（SAT）や米国大学評価テスト（ACT）のような標準化されたテストが入学試験の代わりに利用されています。もっとも一般的に使用されているテストを次に述べます。

1　**PSAT**（成績評価模擬テスト）　十年生か十一年生の十月に実施されます。このテストは、次の項目で挙げるSATの予行演習として扱われています。試験時間は二時間超で（SATよりは短いです）、言語や数学、記述能力を測定します。大学進学にはこれらの点数は反映されませんが、PSATで良い点数を取れば、全国成績優秀者奨学生の六千五百人のうちの一人になる資格が与えられます。最長四年間に渡り学年度ごとに二万八千円～二十二万円の範囲の奨学金をもらえ、もしくは一度に二十二万円が授与されます。

2　**SAT**　標準化された大学入学試験としてもっとも広く実施されているテストです。

SATは、九月、二月、四月を除いて学期中に毎月行われ、結果は二週間ほどで出ます。大多数の子どもが十一年生の春か十二年生の秋に受験します。試験科目は数学、語彙と読解の知識と技能です。

3．ACT　SATに並ぶ標準化された大学入学試験で、これも十一年生か十二年生の間に受けます。ACTには、PSATやSATと大きく違うところがあります。それは試験科目が四つに分かれていて、英語、数学、読解、そして科学的思考の順に、三時間かけて多肢選択式で解いていくテストである点です。南部と中央西部の地域の大学の多数がACTの受験を必須に指定し、大学入学を申し込む際にACTの点数を提出することになります。ACTかSATのどちらかを選べる大学もあります。SATの利用者が百八十万人なのに比べ、ACTも最近は人気が出てきて、毎年約百七十万人が利用しています（十月、十二月、二月、四月、六月と、九月にも実施する州があります）。

4．PLANテスト　PLANテストとは、ACTの評価と同じ知識と技能を問うもので、生徒にACTの点数を予測させるために高校二年生の秋に実施するテストです。学校によっては、十年生にPLANとPSATの両方を受けることを許可しているところもあります。これは、生徒のコース選択を直接的に援助し、学習面や職業上の適性を測るテストとしての側面もあります。

5．SATⅡ・科目テスト　大学のなかには受験希望者に対して、SATⅡ・科目テスト（以前は学力検査と呼ばれていた）のなかから、一つもしくは複数の科目の受験を求める学校があります。このテストは、英語、数学、理科、歴史と外国語といった特定の科目の知識を問います。

多くの高校生が誤解していますが、これらのテストによって知能そのものが測れるわけではありません。もちろん子どもを励ましてあげて構いませんが、子どもがすでに感じているプレッシャーをさらに重くするようなことはしないでください。なかには、あたかも自分の将来がすべてかかっているかのようにテストに臨む子どももいますが、SATは生徒のプロフィールを構成する一側面に過ぎないのです。

## SATやACTへの準備

PSATやACTのようなテストの点数から、言語や数学の改善すべきところが分かります。多くの予備校が、統一テストへの準備コースを用意しており、たくさんの子どもが利用しています。予備校の教師は、テストの内容を見直す一方で、主に生徒に受験のテクニックと戦略を指導しています。たとえば、誤った答えを除外する方法や、一問解くのに使える時間を理解させます。もし、あなたと子どもが予備校のコースを選ぶなら、評判の良い確立されたプログラムであるかどうかを確認してください。多くは、子どもがつまずくことが予想される数学、語彙、読解など、特定の分野に焦点を当てています。

どのようなテスト勉強をするにせよ、それは実際のPSATやSATに合わせたものでなければいけません。これらの試験は、学校・大学の全国組織であるカレッジボード（大学入試委員会）によって行われています。子どもは指導カウンセラーに、「SATⅠ受験用」や「SATⅡ受験用」という小冊子を無料で頼むことができます。カレッジボードはまた、10 Real SATsというすべての科目の試験を掲載した重くて分厚いガイドを発行しています。あなたは、書店でそのガイドやSATⅡ関連の出版物（Real SAT Ⅱ: Subject Tests）を見つけるか、カレッジボードに直接注文することもできます。カレッジボードのウェブサイトには、PSATやSATのサンプルも含め、生徒に役立つたくさんの情報が掲載されています。

## テストの点以外で学生に求められること

成績平均点と標準化されたテストの点数だけで大学に入学できるなら、学校は入試課のスタッフの代わりに電卓を一つ用意しておけば良いことになります。単純に点数を合計してクラスの順位を見て、どんなに定員に空きがあっても、一番高い合計点を取った志願者だけ入学させれば良いのです。

しかし当然ながら、実際の採用のプロセスははるかに複雑です。大学は出願者の資質に重点を置き、若者が高校より自己責任を多く求められる環境で大学レベルの授業をどのようにうまくこなしていけるかを見極めます。

入学願書に成績証明書や小論文、推薦状などを添えることもまた、顔の見えない出願者の個性を印象づけることができます。大学はそれ自体が小さな社会であり、あるものは小さな都市くらいの規模があります。入試課は、何らかの形で大学生活をより良いものにできる新入生を探しています。放課後の過ごし方が、授業中の過ごし方と同じくらいよく学生について物語っています。したがって、必要なら高校の課外活動、推薦状、小論文が考慮に入れられます。

課外活動への参加は、それが芸術であれ、スポーツであれ、弁論部であれ、生徒が訓練を積み、優れた時間管理の技術を持ち、物事に打ち込むことができる証になります。入試課は、実務経験やボランティア活動にも注意を払います。

現在やこれまで受け持った教師、指導カウンセラー、高校の校長先生からの推薦状があると、入学見込みの大学には、出願者が仲間や地域のメンバーからどのように認められているかが分かります。

最後になりますが、小論文からは文筆力や分析力だけでなく、書き手の性格や創造性、価値観、エネルギー、ユーモアのセンスが垣間見えます。一般的には、出願者は自分自身のことと将来への抱負について書くよう求められます。その他の小論文の題材はもっと抽象的です（次頁の**表9-1**を参照）。多くのアマチュア作家と同じで、子どものキーボードを打つ手も滞りがちです。話せば魅力がでるのに、文章を書いたとたんに傲慢で堅苦しい文章になったり、点数を稼ぎたいがために上っ面だけの文章になったりします。いつもの自分を出して良いのだと、子どもを励ましてください。

| 典型的な記入欄 | 質問の例 |
|---|---|
| 1. 個人情報<br>名前，住所，両親・きょうだいの名前，その他<br>2. 学習面の情報<br>中等学校，スクールアドバイザー，カリキュラムの名前，学問領域に従事した年数，中等コースにおける成績評価<br>3. 活動，趣味，経験<br>部活，就労経験，社会活動，趣味，旅行<br>4. 高校での成績<br>高校４年間の成績の全部を要求しない大学もある<br>5. 書類<br>・新入生として申し込むのか，編入生として申し込むのか<br>・どの時期を選ぶか（秋，春，夏）<br>・入寮を希望するか<br>・奨学金を申し込むか<br>・経済的な援助を申し込むか<br>・以前本学に申し込んだか，所属したか，面接に来たことがあるか<br>・職業，学位，専攻は何を予定しているか<br>・家族のなかに本学に入学した者はいるか<br>・他に付け加えることがあれば記入 | 1.「あなたにとって特別に意味のあった経験や出来事を書いてください」<br>2.「あなたがかつて交わした会話で一番良かったものを記述してください」<br>3.「あなたが今までにもっとも打ち込んだものは何ですか」<br>4.「あなた自身のことを書いてください。あなたの長所と短所を教えてください。<br>5.「あなたがこの大学に申し込んだ理由と，入学してから成し遂げたいことは何ですか」<br>6.「あなたにとってのヒーローとは？ その理由も書いてください（歴史上の人物でもあなたの身の回りの人でもよい）」<br>7.「個人的，地域的，国家的，国際的な関心事などについて論じてください。また，あなたにとってなぜそれが大事なのか，理由を述べてください」<br>8.「小説，歌，詩などの芸術で，あなた自身の哲学と同じものを含んだ作品について論じてください」<br>9.「2010 年までに，世界はどのようになっていると考えますか」 |

保護者の方へ：入学見込みの大学や予定されている雇用主へ提出する書類を読み返すことをお勧めします。第一印象は長く印象に残るという言葉は事実です。

**表 9-1　入学願書に記入すること**

### 子どもが適切な大学を選ぶための手助け

「適切な」大学選びには、リサーチすることと同じくらい自己分析が必要です。概して大学選びは主観的に決めるからです。適切な大学というのは、子どもの専門的で個人的な目標をもっとも実現可能にしてくれる大学です。そしてまた、現実に入学が可能なレベルの学校でなくてはなりません。あなたが大学について調べるときは、成績の最低レベル、つまり足切りがあるなら大学入試の点数と成績平均点の足切りについて調べてください。

十一年生になるまでに（もっと早くても良いですが）、子どもと将来についての話し合いを定期的に持つことを勧めます。多くの子どもは、就職は言うに及ばず、大学以上の教育については気持ちが固まっていません。就職であれ進学であれ、子どもには私たちの助言と経験が必要になります。

問題から目を逸らす子どもがいても驚くことはありません。たとえ大学に入学する意志があったとしても、子どもにとってこの重大な変化が興奮と不安の渦に包まれていることを理解してあげてください。

Q　息子は高校二年生です。息子のミカエルは、何人かの友人がすでに大学で勉強する内容を決めていることを知って、焦っています。息子は、「何をすべきか分からない。手がかりが全然ない」と思っています。彼は頭がよく創造性があり、性格の良い子です。最初は小学校の先生になりたがっていましたが、いつか話をしたときにはテレビやラジオのニュースキャスターになりたいとも言っていました。最近ではマスコミ関係の仕事に気持ちが傾いています。彼の優柔不断は問題でしょうか。

A　多くの学生は、自分のなりたい職業がはっきりしないまま大学に入学します。大学の二年生・三年生になるまで、自分の研究や専攻が分からない者すらいるのです。それが分かるまで一般教養科目を勉強しています。あなたの息子にとって賢明な計画とは、教育とマスコミの両方の分野の専攻が可能な教養大学に入学することでしょう。一般教養のプログラムは科学や社会学、人文科学のコースを提供しています。

息子さんは大学時代に大きく成長するはずです。大学を卒業するかなり前に、人生の進路を見つけることができるでしょう。安心してください。

**優先順位をつけること**
**――子どもにとって何がもっとも大切か**

子どもが大学を選択する理由はたくさんあります。学校が学問的に優れているという評判だけではありません。選択を左右する理由は、学費、距離、立地、学校の規模など、一見すると二次的に見える理由である場合が多いのです。初めから子どもの好みを知っておけば、あなたのリサーチの的を絞るのにも役立つでしょう。

学費　学資援助を受けても私立大学に通わせる余裕がない家庭は、国公立大学に気持ちが向くと思います。なぜなら、それらの学校は主に州や地方自治体によって経営されているため、平均して私立大学の四分の一未満の授業料ですむからです。公立大学では、州に在住している学生は他の州から入学してくる学生に比べ、一年間の授業料の納付額がおよそ三三パーセントから五〇パーセント少なくて済みます。選ぶうえで、二つの大学の違いが奨学金の有無しかないのであれば、学費が決定要因になるでしょう。

お金を節約するための選択肢の一つとして、子どもが初めの二年間は地域短期大学に通い、それから四年制大学に編入するというものがあります。一九九六〜九七年の公立学校の学部生の費用に基づいて計算すると、公立学校に編入した場合には三十五万円、私立学校に編入した場合には二百四十二万円の授業料の節約になります。加えて、地域短期大学に入学する学生の多くは実家から通学することが出来るため、一、二年生の間にさらにお金を節約することができます。

**距離と立地**　子どもにとっては実家から自動車で数時間以内のところの大学に入学することが重要なのでしょう。その場合には、あなたの大学探しの範囲はかなり狭まります。子どもが遠くの学校を選んでも気に病むことはありません。多くの子どもにとって大学進学のために家を出ることは、生涯でもっとも大きな冒険です。またそれは、新しく手に入れた自立を試す機会にもなるのです。

もう一つの考慮すべき点は大学の立地です。子どもは都会の生活を経験したがっているでしょうか。少なくとも、さまざまな文化に接しながら娯楽や夜遊びが経験できる都市部を望んでいるでしょうか。それとも、小さな町のほうが個性や興味に合っていそうでしょうか。もしあなたの子どもが海洋生物学に興味があるなら、おそらく水がたくさんある場所を選ぶでしょう。

**学校の規模**　ここでも環境が問題になります。大きな大学には、小さな大学がしてくれるきめ細かな配慮は期待できませんが、大人数の学生を抱える学校は学習コースが豊富で、ハイレベルな図書館を備え、学内の施設も充実しています。生徒はそれぞれ、どの環境が自分にとってベストなのかを決定しなければなりません。大きな講義室が良いですか、それとも議論を交わすことのできる小さな教室の方が良いのでしょうか。授業形態がはっきりと決まっているところですか。それとも自由な形態のところですか。

## 大学のタイプ――二年制大学

**地域短期大学、短期大学、工科／専門大学**　地域短期大学と短期大学の唯一の違いは、短期大学は私立で全国から学生を募集できるのに対して、地域短期大学は州と地域の資金によって運営されているため、学生は主に地域住民で構成されています。学生は、文系準学士、理系準学士、そして応用科学系準学士などの学位を取得できます。

工科大学は、特定の専門分野を学ぼうとする学生に適合したプログラムを提供しています。たとえば、会計や空調・冷蔵、自動車とディーゼル機関、商業美術や写真撮影、設計製図、電子工学、健康管理、園芸、業務管理、小売商品化計画や溶接など多岐に渡ります。地域短期大学と短期大学では、一般教養科目に加えて、技術訓練もします。職業訓練を受けることで、学生は準学士や免許状を手に入れることができます。二年制の大学の課程はここで終了します。また、それまでの履修単位を四年制の大学へ移して、そこで学士号のための勉強を始めることもできます。しかし、二年制大学の単位には、他の大学に移行できないものがあることも覚えておいてください。受け入れ先の四年制大学をあらかじめ調べておく必要があります。

### 大学のタイプ――四年制大学

**単科大学と総合大学**　これらの大学では、生物学、化学、経済学、英語、外国語、歴史、文学、政治学、動物学など多くの領域で、文学学士号や理学学士号の資格が授与されます。総合大学は、文系や理系の単科大学をいくつか合わせたほどの規模があり、そこが単科大学と異なる点です。

規模の大きい学校は授業の数も多く、教授の代わりに大学院生が教鞭を取ることもあります。さらに大学院生は専攻分野で勉学を続け、上級の学位を取得することができます。修士号（大学卒業後一、二年間の勉学を終了することによって取得）、博士号（二、三年間で取得）、専門学位（一、三、六年間、あるいはそれ以上かけて取得。専門分野の種類によって、またパートなのかフルタイムなのかによって違います）があります。単科大学でも大学院課程を持っているところが相当数あります。

### 大学を選ぶ際に学生と親が知っておくべきこと

目的の大学にどのような教育プログラムがあるのか。各専門分野の学生の人数と大学院生の人数。学生と教官の割合はどうなっているか。指導者や他の大学職員はどう利用できるか。

次に学校の情報を集めるためのいくつかの方法を挙げてみました。

ステップその一　大学案内を読んで調べる　書店や図書館には、大学の資料がたくさん並んでいます。一九八頁の囲み記事に示す本はかなり参考になるはずです。学生相談室にも生徒に貸し出すためにこのタイプの本がいくつか置いてあるはずです。

ステップその二　質問をする　子どもの指導カウンセラーが大学の違いについて何らかの情報を教えてくれるかも知れません。もっともカウンセラーの経験にもいろいろありますから、参考程度にしておいたほうが良いでしょう。その他の情報源として、当の大学の卒業生がいます。ワールド・アラムナイ・ネット（同窓生ネットの意　www.alumni.net）と呼ばれるウェブサイトでは、同窓会や卒業生のEメールアドレスを載せています。気軽に大学にお願いして、在学生や最近の卒業生に連絡を取ってもらいましょう、大学についての質問をしてください。

今やほとんどの大学がウェブサイトを持ち、キャンパスの写真を載せたり文章を添えたりしています。さらに特色を出したものには、「バーチャルツアー」と題し、校舎を見学できるサイトもあります。それらは、地図や映像、音楽やウェブカメラなど、情報のやり取りができるようになっています。大学のウェブサイトを知りたいときには、www.campustours.com のアドレスへアクセスしてください。

ステップその三　大学を訪ねる　行きたい学校を知る一番良い方法は、実際にその学校を訪ねてみることです。子どもが二年生か三年生のうちに、地元のいくつかの大学、できれば、規模の大きいところと小さいところを、大学生活の雰囲気をつかむために見学に行ってください。数回見て回ったら、大学の事務所に連絡を入れて、学校案内をしてもらう計画を立てます。大学側はボランティアの学生による学校案内や、学校によっては学生

・大学ハンドブック；出版社：カレッジボード（大学入学試験委員会）
（*The College Handbook*；College Entrance Examination Board）

・大学のすべて；エドワード・T・カスタード編；出版社：プリンストン・レビュー
（*Complete Book of Colleges*；Edward T. Custard：Princeton Review）

・フィスクの大学案内； エドワード・R・フィスク著；出版社：タイムズ・ブックス
（*The Fiske Guide to Colleges*；Edward.R. Fiske：Times Books）

・ラブジョイの大学案内；チャールズ・T・シュトラウンⅡ世，バーバラ・ラブジョイ・シュトラウン著；出版社：アルク出版
（*Lovejoy's College Guide*；Charles T. Straughn Ⅱ and Barbarasue Lovejoy Straughn：（Arco Publishing））

・ピーターソンの4年制大学/ピーターソンの2年制大学，出版社：ピーターソン・ガイド
（*Peterson's 4−Year Colleges/Peterson's 2−Year Colleges*；Peterson's Guides）

・大学へのインサイダーガイド，エール・デイリー・ニュース；出版社：グリフ・トレード・ペイパーバック
（*The Insider's Guide to the Colleges*；Yale Daily News：Griff Trade Paperback）

・学習障害のためのK&Wガイド，メアリーベス・クラベ，アイミー・F・ワックス著；出版社，プリンストン・レビュー/ランダム・ハウス
（*K & W Guide to Colleges for the Learning Disabled*；Marybeth Kravets, M.A., and Imy F. Wax, M.S.：Princeton Review/Random House）

・ピーターソンの，「LD，ADHDの学生のためのプログラムがある大学」，チャールズ・T・マングラム，ステファン・S・ステリチャート，ジョン・ラティマー著；出版社：ピーターソン・ガイド
（*Peterson's Colleges with Programs for Students with Learning Disabilities or Attention Defecit Disorders*；Charles T. Mangrum, Stephen S. Strichart and Jon Latimer：Peterson's Guides）

・大学検索（*College Search*） カレッジボードの無料のオンラインサービスである大学検索は，3,200以上の2年制，4年制大学の情報を提供するデータベースです。大学の名前やあなたの好みのタイプによって特定の学校を調べることができ，サイトをあなたに合わせることができます。それぞれの学校の情報は，大学ハンドブックを参照してください。
www.collegeboard.org/csearchに入ってみてください。

**お勧めの大学案内**

寮で一泊することを許可してくれます。

## 学資計画を立てること

一九六〇年代と比較すると、合衆国の大学に通うための費用の合計は、公立の四年制大学で九倍、私立の四年制では十二倍に膨れ上がっています。しかし高額だからといって大学をあきらめることはありません。学資援助を受けることが出来れば、学費は手の届く範囲になるでしょう。大学生のほぼ半数が、いろいろな経済的な理由から助成金や奨学金、ローン、体験学習計画（大学生が学習内容と仕事の実務経験を組み合わせて学べる教育プログラム）などの形で金銭的な援助を受けています。合衆国の奨学・助成金の予算は毎年およそ五〇〇億ドル（五兆五千億円）で、その四分の三が連邦政府から出ています。大学自身やさまざまな奨学制度の組織や財団と同様に、州も資金提供します。大学の学資援助担当者の主な仕事の一つは、これら異なった機関からの基金を手に入れることと、その資金をふさわしい希望者に提供することです。

## 大学に願書を提出する時期

学期が変わる秋は、高校三年生が大学に願書を郵便（配達証明書付きで送ります）で、またはインターネット経由で提出する時期です。あなたの子どもが、ごく一般的な数、六つの大学に願書を出すと仮定すると、ふつう進路指導のカウンセラーは、そのなかに一つ二つの「高望み」（俗に言う大博打）と、確実に受かる「滑り止め」の学校を一つ二つ含めることを勧めます。他に選ぶとすると、平均的な在校生と成績が同じくらいの大学が良いでしょう。

九月始まりのクラスの願書締め切りは通常は年初です。通年募集をしている大学もあります。早期決定計画や早期行動計画のもとに、早くに申し込むことを選ぶ人たちもいます。おおよそ三百の大学が、どちらをも選べるように準備しています。

早期決定計画とは、十分な学資援助を受ける代わりに、合格者はその学校への入学が義務付けられる制度です。決定は迅速で、願書を十一月までに提出すれば、十二月には入学の書類を受け取ることになります。

早期行動計画の方は入学の義務が発生しません。通知は、通常の合格通知よりも早い、一月か二月ごろに届きます。

早くに申し込めば、もっとも魅力的な学資援助を勝ち取り、学生寮の部屋を先に選ぶ機会も手に入ります。また、忙しくなる九月までの残りの六ヵ月を楽しく過ごすことができます。しかし、この過程はすべての高校生に勧められる方法ではありません。もし、あなたの子どもに特定の大学に入学したいという考えがなければ意味のないものです。また、子どもが春の遅い時期に自由に遊びたい、もしくは複数の大学の経済的援助を比較してから選びたいのであれば、通常のスケジュールに沿って申し込みをすれば良いでしょう。

**高校から大学への移行**

勉強の面から言えば、高校から大学へのステップアップは、これまでの移行ほど急激なものではありません。生徒が自分で厳しい道を行くのでなければ、全く違った勉強の仕方を要求されるわけではありません。

一年生をつまづかせる、以前と違う点は、学習する場の雰囲気が今までとは違うことです。大学では学生が今まで経験したことのない、ある程度の自主性が必要になってきます。子どもが家を出て大学に入学すると、翌日の試験勉強をさせるために寝室のドアの前に陣取っていた両親を気にする必要もなくなります。たいていの学生が、大きな混乱もせずに自力で環境に適応するのですが、大学生活の社会的な入り乱れについていくことができない学生もいます。

「私たちはここノースカロライナ大学で、学生たちの生活の乱れを観察してきました」と、チャペルヒルのノースカロライナ大学医学部の小児科助教授であるウィリアム・ロード・コールマン医師は言います。「子どもがドロップアウトするのは、日曜の午後のビールパーティーのことを忘れて、予定どおり図書館に行くほど几帳面にはなれないからです」。

大学側も、初めて一人暮らしを経験する学生の陥りやすい危険を考慮して、通常は入学してから一年か二年の間は寮に住むことを勧めています。一九九八年のハーバード大学公衆衛生学教室の調べで、米国の大学生の間のアルコール乱用の実態が判明しました。四二パーセントの学生が泥酔を経験していま す。男性では一気に五杯、女性では四杯のお酒を飲んでしまうのです。

はるかに飲酒の割合が多いのは、学生の社交クラブのメンバーで、驚くことに八四パーセントが泥酔の経験者です。二番目に多いのは運動部の学生で五四パーセント、三番目は男女共用の寮生活の学生で五二パーセントです。面白いことにキャンパス外の住宅や男女どちらか一方だけの寮に住む学生の泥酔経験は全体の平均を下回り、それぞれ四〇パーセントと三八パーセントでした。

あなたは、人に影響されやすい子どもにはヘビーなパーティーで有名な大学は避けて欲しいと思うでしょう。嘘のような本当の話ですが、プリンストン・レビューでは毎年のように、数十万人の学生に選ばれたパーティーが盛んな大学のランクを発表しています。

## 大学生活をおくる子どもを遠くから見守る

寮の隣に家を借りて密かに監視するなどという方法以外に離れて暮らす子どもを見守る良い手だてはないものでしょうか。コールマン医師いわく「伝統的な方法が良いでしょう。定期的に連絡を入れ、できるだけ家に帰ってくるように促し、こちらからも出来るだけ頻繁に会いに行くのです。できればルームメイトやアパートの友達の両親と知り合えると良いですね。秘密の小さな情報網が作れます」。

もし子どもが大学生活に適応していないようなら（たとえば、一人暮らしが初めての学生がよくかかるホームシックなど）、学生健康相談のカウンセラーを訪ねるようアドバイスしてください。もし子どもの生活が本当に心配なようであれば、あなた自身が直接電話で専門のカウンセラーを呼び出し、子どもを診てもらってください。

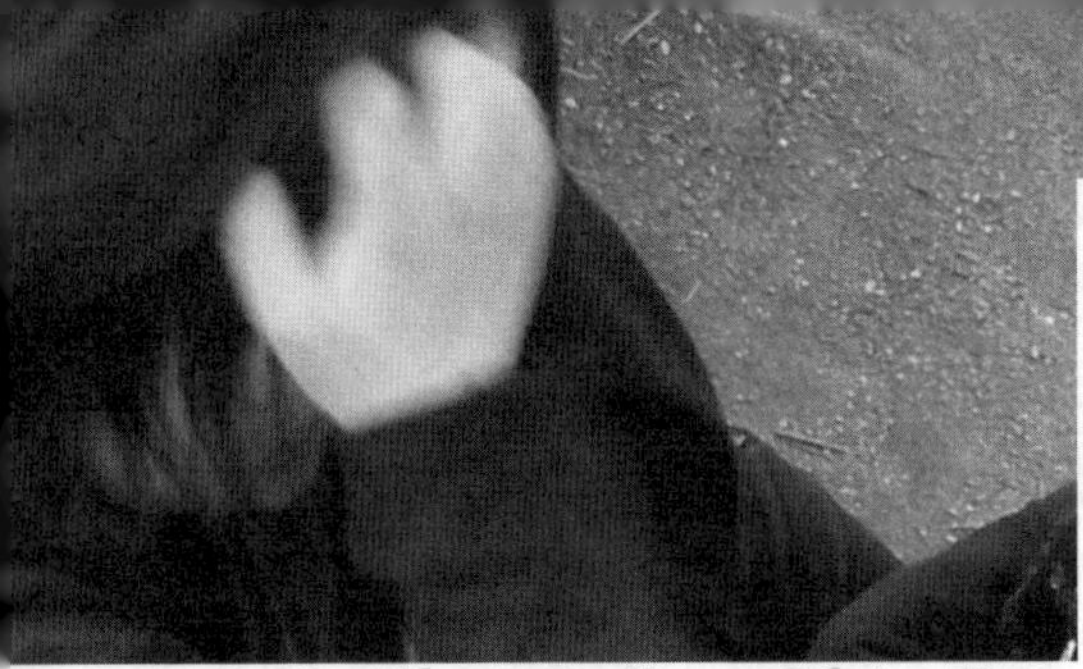

第10章
# 学習に関する問題

学習障害とはどういうものでしょうか。専門家でさえすべてを理解しているわけではありません。米国精神医学会の「精神疾患の分類と診断の手引」（DSM）に、主な定義が載っています。このマニュアルは医師が患者の状態を診断する際に主に参考にするものです。最新の版であるDSM-IVでは、学習障害を三つのタイプに分類しています。一つは読字障害。この障害は、字の読み書きができなくなります。視力が弱いからではありません。次に書字障害。これは適切な語が書けなくなる障害です。そして算数障害。数学的な計算ができなくなります。

連邦政府はさらに広い視野で問題をとらえています。障害者教育法（IDEA）は、学習障害と診断された三〜二十一歳の全員に対し、公立学校で無料で適切な特殊教育と関連したサービスを受けられるよう保証しています。障害者教育法は「学習障害」を次のように定義しています。

話し言葉や書き言葉を理解したり使用したりするうえでの基本的な精神過程の一つないしそれ以上の障害があり、それは思考、会話、作文、書字、数学的な計算における不完全な能力として現れる。また学習障害には、知覚障害、脳傷害、微細脳機能障害、読字障害、発達性言語障害などが含まれる。

障害者教育法では、先に述べた三つの障害だけでなく、注意欠陥／多動性障害（AD／HD）や自閉症・アスペルガー症候群などの広汎性発達障害もカバーしています。この法律には精神遅滞を含むとは書かれていません

AD/HD：注意欠陥/多動性障害 attention deficit/hyperactivity disorder
AS：アスペルガー症候群 Asperger's syndrome
ASD：自閉症スペクトラム障害 autism spectrum disorder
CAPD：中枢性聴覚処理障害 central auditory processing disorder
DD：発達障害 developmental disabilities
HFA：高機能自閉症 high-functioning autism
LD：学習障害 learning disability
MR：精神遅滞 mental retardation
OCD：強迫性障害 obsessive-compulsive disorder
PDD：広汎性発達障害 pervasive developmental disorder
PDD-NOS：特定不能の広汎性発達障害 pervasive developmental disorder not otherwise specified
SI：会話障害 speech impairment

**イニシャル，イニシャル，いろんなイニシャル……**

が、州と個々の校区で自由にガイドラインを改正することができます。精神遅滞を学習障害に分類した州もあります。また、学力テストで本来の能力以下に落ち込む生徒のために、特殊教育サービスを提供している州もあります。

さらに混乱してしまうのが、学習障害と同様の学習の問題をあらわす言葉として、発達障害などの用語があることです。結局これらの障害を分類することよりも、どの障害も子どもの学習能力の妨げになりうると知ることの方が大事です。

すべての学習上のつまづきに共通して見られるのは、脳の一ヵ所あるいはそれ以上の箇所における情報処理の偏りです。いくつかの研究が高度な脳画像技法を用いて、学習に問題のある脳の働きを観察してきました。たとえばエール大学医学部の例では、読字障害の患者にＭＲＩ（磁気共鳴断層撮影）を行いながら本を読ませました。研究者たちは、読む力を働かせる脳の部分に異常があることを確認しています。

同じようにAD／HDの子どもの脳は集中力を発揮する領域の機能が低下していることがわかっています。そして自閉症の子どもの脳スキャンでは、脳の構造に異常があることもわかっています。特にそれは、脳の底に横たわる貝殻型の、小脳と呼ばれる部分の異常です。また、脳の発達を阻害するさまざまな要因が精神遅滞の原因と思われます（ここに挙げられている画像技法は、もっぱら研究を目的として用いられており、一般的な診断の方法とはいえません）。学習上の困難は、男子に女子の四倍多くみられます。これは、学習上の問題を持った男子は、学校で破壊的な行動を起こしたり、読書や課題遂行に抵抗したりするからだと思われます。したがって男子のほうが専門家を受診して診断を下されるケースが多いのです。

これらの障害の多くは遺伝する可能性があり、国立精神衛生研究所によると、AD／HDの近親者に少なくとも一人のAD／HDがいることが分かっています。その人物は父親であることが多く、AD／HDの父親の少なくとも三人に一人は、その子どもにAD／HDが遺伝すると言われます。

通常、学習上の欠陥は早い段階で明らかになりますが、問題が軽い場合は別の能力でそのハンディを補ってしまいます。というのも、学習障害を持つ子どものなかにはとても賢い者がいるからです。彼らが本格的に苦労するのは、三、四年生あたりで学校の課題が複雑になり始めてからです。「この時期は〈読むことを学ぶ〉ことから〈学ぶために読む〉ことへと移行する時期です」、と学習障害のスペシャリストであるマーク・ウォルレイ医師は説明しています。米国の学校の二百四十万人以上の学習障害児の五分の四が、読書力と言語の問題に直面します。

似たような症状が出るために診断を誤ることもよくあります。たとえば、AD／HDの子どもの特徴は学校での集中力の欠如ですが、これはアスペルガー症候群や精神遅滞、うつ病の特徴でもあります。さらに、学習上の困難はたいていは二次的な問題を伴います。

AD／HDの例に戻って説明しましょう。

AD/HDの子どもの一部は、読字障害のようなもう一つの学習障害と診断されます。なかには行動障害である反抗挑戦性障害に発展することもあります。彼らの攻撃的態度と機嫌の悪さの原因を、学校やその他の環境での成功体験が少ないせいだと考えることもできます。ウォルレイ医師によると「しかし、いくつかの問題行動は二つの状態が同時に起こることによるものです」。多くはありませんが、AD/HDの青年や若年成人は、双極性障害（いわゆる躁うつ病）という深刻な気分障害を合併する、あるいは将来引き起こす可能性を持っています（第15章「感情および行動上の問題」の「双極性障害」四一八頁を参照）。

## 学習の問題とは？ 学習の問題のあれこれ

学習の問題の影響が教室だけにとどまることはめったにありません。それは日常生活の他の領域にも見られます。これらの若者の多くは友達を作ることがとりわけ困難です。言葉のニュアンスを理解したり、人の表情を読み取るための基本的な人づきあいのスキルが欠けていたりする者もいます。彼らは、ふざけて言われた冗談でも本気にしてしまいます。もちろん、学習障害を抱えた子どもの多くは、申し分のない友達づきあいをしますが、人づきあいの不器用な彼らにとって、青年期は痛みを伴う時期になります。学習の問題を持つ若者は、不安や抑うつに関するスクリーニング検査を受けても良いでしょう。

子どもの障害が診断されることで、親は擁護者としての役割を求められます。擁護者とは、教育上、心理的、リハビリテーションのサービスなど子どもが必要とすることなら何でも提供する人です。母親・父親はまた、絶え間ない愛情や勇気を与えることのできる擁護者です。自尊心を高め、ポジティブな自己像を促進させることと、勉強の面で手助けすることは、どちらも重要です。つまり子どもの一番のファンになることです。あなた以上に子どもを愛し支えることのできる人はいないということを覚えておいてください。

もしあなたが、自分の子どもが何らかの学

習の問題を持っているのではないかと疑いを持ったならば、小児科医に意見を聞いてみてください。小児科医はどうすれば良いかだいたいの計画を立ててくれるでしょう。ときどきあることですが、子どもにAD/HDや自閉症、その他の問題があることが分かると、一生子どもに汚名を着せるのではないかという恐れを抱く親がいます。しかし親としての直感に目をつぶらないでください。

子どもに汚名を着せるのですか。いったい誰が？　世間の意識が高まり、学校で毎年十二万の学習障害が新たに発見されるため、以前のように学習の問題が奇異の目で見られることは少なくなりました。しかし率直に言えば、学習障害の子どもを持つ親と他の人とでは、考えはまったく違います。母親・父親が子どもを守ろうという好意から（しかしそれは誤った判断ですが）、現実の事態に気付かないフリをするなら、親は障害を持ちながら生きるために必要な援助を子どもから奪ってしまうことになります。援助を与えなければ彼の学校生活は悩ましいものになり、失敗への破壊的なパターンを増幅することにもなるでしょう。そして、自分を孤立させるような行動をコントロールする方法を教える治療を受けなければ、子どもはもっと仲間はずれに悩むようになるでしょう。

AD/HDの子どもの五分の二は、中学校や高等学校に入るまで、ときには大学に入学するまでにAD/HDと診断されることがありません。学校でうまくやっていけない理由が理解されないまま何年も過ごすことは、どういうことだと思いますか。たくさんの子どもが、自分は「バカだから」うまくやっていけないに違いないと思っています。「怠け者だ」と頻繁に非難されています。学習することが難しい理由を説明されれば安心します。学習の問題を早期に発見することは好ましいのですが、物事がうまくいくように若者を援助することは今すぐにでもできます。

### 学習の問題のタイプ

#### 読字障害

読字障害は、〈読みの困難〉と定義されて

います。子どもが、幼稚園や小学一年生で読み書きを習うとき、bをd、6を9というように、間違って覚えることが誰にでもあります。重要な区別は視力の問題ではなく、脳が目から受け取った情報を左右や上下を逆さまにしたまま覚えてしまうということです。ほとんどの子どもが、こうした間違いを七歳ごろまでにしなくなります。しかし、読字障害の子どもは、読むことの困難さが残ってしまうのです。

もう一つの読字障害の形として、頭では「見た」言葉を正確に認識することができても、その意味を繋げることが遅いというケースもあります。このような子どもはことさらゆっくりと読み、そして何度も反芻してやっと理解します。他のコミュニケーション、たとえば話し言葉を理解し、喋ったり書いたりして自己表現することも、彼らにとっては困難です。

### 書字障害

書字障害は、読字障害や協調運動の不器用さ、空間認知の障害の結果としての、字を書くことの困難と定義されます。障害がどのように現れるかは原因によります。読字障害による書字障害がある若者が書いたレポートには、読めない文字や、綴りの間違いがたくさんあります。一方、運動の不器用さと視空間認知の欠陥では、綴りではなく手で書くことだけに影響が現れます。

### 算数障害

算数障害は〈数学的な計算をすることの困難〉と定義されます。数学は、多くの生徒にとっても難しいものですが、算数障害は、彼らが基本的な数学の概念を理解することすら妨げるのです。

### 聴覚記憶と処理の障害

聴覚記憶と処理の障害は、単語や音を理解したり思い出したりすることが困難な障害です。聴くことは正常にできますが、記憶力によって外からの情報を正確に蓄えたり解読したりすることができないため、思い出すことができません。すなわち、子どもは一語一語聞くことはできますが、それを繋げることができません。特に言葉が複雑で長かったり、早口で喋られたり、周りの騒音がうるさかったりするときはそうなります。中枢性聴覚処理障害の子どもにとっては、鼻歌や教室のざわめきが学習の妨げになるのです。

## 注意欠陥／多動性障害（AD／HD）

米国小児科学会（AAP）が、AD／HDの診断と治療の推奨ガイドラインを発表しました。そのガイドラインは、医学、精神保健、教育の専門家が作成したもので、もっとも普遍的な子どもの神経行動上の問題であるAD／HDの見分け方と治療法を、プライマリ・ケア医（一般医・家庭医）と子どもの親が理解することを目的としています。

学校に通う全児童の四パーセントから一二パーセントがAD／HDであり、その正確な診断は、子どもが六歳くらいに成長するまではできません。米国小児科学会は、次のような診断基準を設けています。

・AD／HDの評価は最初、プライマリ・ケア医によって下されるべきである。子どもは学校で問題を起こし、成績が悪く、教師や家族、仲間とのトラブルが多く、その他の行動にも問題を生じている。学校と行動の問題について、親に直接話を聞いたりアンケートを渡したりすることで、医師はAD／HDの可能性に気づく。

・AD／HDの診断には、米国精神医学会のDSM-Ⅳが使用される（症状には、不注意、多動性、衝動性が含まれる）。このガイドラインによると、AD／HDの症状が二つ以上見られることと、それらの症状が少なくとも6ヵ月間、子どもの学習的、社会的機能に悪影響を及ぼしていることが必要とされる。

・AD／HDであるかどうかは、学校の担任や養護教員だけでなく両親や保育者から直接得た情報をもとに判断する。さまざまな状況におけるAD／HDの中核症状、初発年齢、症状の持続期間や機能障害の程度などを考慮する。

・子どものAD/HDは、併存症によっても評価される。たとえば学習や言語の問題、攻撃性、破壊的な行動、抑うつや不安など。AD/HDだと診断された子どもの三分の一が併存症を持っている。

**治療のガイドラインは、次のようなことを勧めています。**

・AD/HDは慢性の経過を辿るので、プライマリ・ケア医は治療プログラムを作成すると良い。病状に関する教育を施し、治療と発達に伴う行動の変化を随時、継続的に観察する態勢を整える。

・治療医と親と子どもは、学校の職員と連携して、適切な指導目標を設定する。設定された目標は、学校の成績、課題を達成するうえで生じる障害の度合い、クラスメイトとの人間関係など、個々の子どもが抱える具体的な問題に関連したものでなければならない。

・医師が適切と考える場合は、AD/HDの子どもの特定の症状を改善するために、行動療法および精神刺激薬の服用を勧めるべきである。ガイドラインは、科学的根拠に基づいて推奨できる薬物療法と行動療法のレビューを載せている。

・AD/HDの子どもへの治療が思わしくないときは、学習の障害と精神状態を含めて、医師は最初の診断、すべての適切な治療、治療計画の遂行度、学習障害や精神疾患を含む併発症について見直す必要がある。

・医師はAD/HDの子どもに対し、定期的かつ計画的に経過観察を行う。親や教師、子どもからの情報をもとにして、子どもの個々の目標、治療の副作用について検査する。当ガイドラインは、治療の選択や、長期的な予後、AD/HDの子どもの治療に関する他の分野など、将来研究されるべき領域についても勧告を行う。

AD/HDはしばしば思春期の間に軽快するかに見えますが、「それは真実ではありません」とニューハンプシャー州コンコードのす。小児科医スザンナ・ボールターは述べています。「多動性は減少することがありますが、不注意や衝動性は残ります。子どもが、高校、大学へと進むにつれ、その問題は学習上の成功を妨げる大きな壁として彼らの前に立ちはだかるでしょう」。

## 自閉症スペクトラム障害／広汎性発達障害

自閉症は、軽度から重度にいたるまで、さまざまな症状が現れる障害です。典型的な自閉症、アスペルガー症候群、特定不能の広汎性発達障害といった分類は、分かりにくいものです。なぜなら、これらの障害は同じ特徴をたくさん持っているからです。たとえば、人づきあいのスキルが欠けているところや、視覚や聴覚に過敏なところ、変化への適応が困難で特異なものに興味を示すところなどです。ある子どもと他の子どもとの違いは、多くは障害の程度の問題です。そのために、それらの診断の結果はすべて自閉症スペクトラム障害に入ります。

アスペルガー症候群と自閉症は、スペクトラムの対極にあります。実際、アスペルガー症候群はときに「軽い」自閉症と診断されることがあります。アスペルガー症候群の子どもの大部分は標準かそれ以上の知能がありますが、自閉症の児童の五分の四はある程度の精神遅滞と診断されています。もう一つの重要な違いは会話です。自閉症の子どもは、しばしば話し始める時期が遅れますが、アスペルガー症候群の子どもは言語的に早熟です。そして彼らはいったん言語を使い始めると、まるでダムの水が溢れ出したように喋りはじめます。この障害を発見したオーストリアの小児科医ハンス・アスペルガーは、尊大な態度を示しがちなこの患者を、「小さな教授たち」と呼んでいます。

「彼らは自分の言語技術をとても頼りにして暮らしています」と、デューク大学メディカル・センターとノースカロライナ大学医学部のウィリアム・ロード・コールマン医師は、そう述べています。「そして彼らはそれを過度に使いこなし、そのことで人びとを圧倒するのです」。これは彼らが仲間と相互に関わり合う困難の大きな部分を占めています。アスペルガー症候群の若者は、10代の子どもでさえ、自分の世界にこもりっきりです。しかし彼らは、しばしば孤独で友達を欲しがっています。問題は、社会的な状況でどう行動すれば良いか分からないということです。そのことと突飛な行動のせいで、彼らはからかいやいじめの対象になります。アスペルガー症候群や他の障害を持つ子どもの親は、子どもの気分に波長を合わせるよう、全力を尽くさなければなりません。不安や抑うつ、自殺の割合は、このグループが異常に高いのです（次頁「学習の問題を持った子どもが成功するための手助け」を参照）。

典型的な自閉症とアスペルガー症候群を区別するために、小児科医や小児の専門家は、診断のためのガイドラインとして「精神疾患の診断と分類の手引」（DSM）を頼りにします。大多数の子どもは、自閉症スペクトラムのカテゴリーのどこかに分類されます。典型的な自閉症と診断される子どもは、わずか千人に一人ですが、アスペルガー症候群の発症率はその二倍から三倍にのぼります。

## 精神遅滞

合衆国には約五十万人の精神遅滞の子どもがいます。九割が軽い症状の人たちで、知的機能のレベル、すなわち知能指数（IQ）が五〇～六九の間、平均よりおよそ五五ポイント下の、軽度精神遅滞です（IQが三五～四九なら中等度精神遅滞、二〇～三四なら重度精神遅滞、二〇未満であれば、最重度精神遅滞です）。

多くの軽度精神遅滞の子どもの知的な能力は、遅滞のない同級生を遥かに下回るというわけではありません。彼らは、新しい情報と技術を取り入れることが他の人より遅いだけです。彼らの問題は、記憶、問題解決技法、論理的思考、知覚、そして注意を持続させられる時間の長さ、に関係しています。

精神遅滞児の母親、父親は、他の特別なニーズを持った子どもの親と同様に、子どもの学力だけでなく社会的発達にも関心を持っています。ご存じのように青年期は、他の人と異なっていることが、いじめやからかいの対象となる時期です。精神遅滞の子どもは、知的な限界だけでなく、それだけで目立つような身体疾患や精神疾患を持っていることもあります。彼らはしばしば、学習上の障害を持たない普通の子どもから距離があると感じます。彼らが挫折や抑うつを感じやすいことにも頷けるでしょう。

精神遅滞の診断は、IQと、さらに二つの基準をもとに行います。1. 日常生活を送るうえでの二つ以上の基本的なスキルが著しく低いこと（コミュニケーション、自己ケア、読み書き、その他）と、2. 十八歳までに症状が現れることです。

### 学習の問題を持った子どもが成功するための手助け

**子どもには、他の生徒からつらく当たられたときには、すぐにあなたに教えるように伝えておく**　それから、それを止めさせるための適切な行動をとってください（第14章「安全と傷害予防」の「いじめをなくす」四〇一頁を参照してください）。

**友達関係を円滑にする**　具体的に言うと、子どもと友達が、他の子の家よりもあなたの家で遊ぶようにしたり、あなたが車で子どもたちの送り迎えをしたりすることです。子どもが友達と一緒に楽しむ姿を見ることは、あなたの労力と走行距離に十分見合うはずです。

**教師に注意しておいてもらう**　子どもが壁にぶつかっているのを教師に気付いてもらうことができれば、子どもの社会的な問題を軽減することが容易になります。

**特別なニーズを持った子どもに、行事やレクリエーションに参加するよう勧める**　学習が困難な子どもや社会にとけ込むことが苦手な子どもを普通クラスに参加させることが有用であるのと同じように、彼らはもっと対等の土俵で競争する機会を必要としています。すなわち、彼らの障害が「特別な」ものではないと思えるような場所で、仲間と交流する機会が必要なのです。地域の教育のプログラムと運動プログラムに加えて、自閉症スペクトラム障害やAD/HD、言語聴覚障害、視覚障害、身体障害をもつ子どものための特別なサマーキャンプもあります（第19章「運動とスポーツ」表19-3：五五五頁を参照）。

**あなたが、子どもの学習障害を疑った場合**

**例** 十二歳のニコラスは決して目立った生徒ではありませんでしたが、中等学校になってからの前・後期の成績はだいたいがCとDで、Fもいくつか取るようになりました。彼は授業中ほとんど「迷子になった」ような気分になる、と愚痴を漏らしました。心配する母親の目から見ると、彼が自信を失くしていることは明らかで、母親はニコラスが学習障害ではないかと心配し、そのことを友人に相談しました。「ここ一、二年は目をつぶってきたのよ。ニックは学校の授業についていけるだろうと思っていたけれど、成績はどんどん悪くなっているの。結局、彼を検査する必要があることは理解できたけど、この先どうすれば良いのか見当もつかないわ」。

障害者教育法のもとでは、学区に対して、学習の問題が疑われる生徒に検査を受けさせることを義務付けています。これは、学区の経費で、学校職員によって行われるか、教育心理士や健康ケアの専門家などによって行われています。評価をしてもらうためには、学校長や地域の特殊教育事務所に手紙を書かなければなりません。ほとんどの州法で、その学区で何週間以内に検査を受けるかが決められています。願書は、受領書をもらえる配達証明郵便で送ることをおすすめします。

私的に実施される検査を選び、その結果を学校に送る親もいます。しかし、このサービスは保険が効いたり効かなかったりするため、学校に判定して欲しいと考える人もいるでしょう。「もし親がその結果に満足しなければ、両親は代金を支払わずに、別の評価を学校に求めることができます」、とウォルレイ医師は言います。学校に評価してもらうことの利点の一つは、彼らが従わなければならないルールと規則が明白なことです。また、検査で障害がはっきりとした場合に、学区が自分のところで得た所見を疑ったり無視したりする可能性が低くなると思われます。

使用される検査の数と種類はさまざまです。しかし一般的に、一連の心理的、教育的、社会的検査が行われ、子どものIQや言語機能、知覚と認知の能力、社交技術、学習のレベルが評価されます。問題を引き起こす、あるいは問題に関連した医学的な状態——視覚障害や聴覚障害、精神障害、行動障害——を除外するために他の検査が必要かも知れません。この評価は、少なくとも三年ごとに繰り返します。

学習の問題の本質を正確に評価するには、親の果たす役割が大きいのです（教師や部活の顧問など、子どもをよく知る人たちもそうです）。あなたは、子どもの既往歴と過去や現在の行動に関する多くの質問に答えなければならないでしょう。記憶を呼び起こすために、昔の通知票などの記録を探してください。親が子どもの幼少期を思い返すと、しばしば、当時は見落としていたひとすじの手がかりに気付くことがあります。

**学習の問題への対処**

学習の問題は、たとえそれが治らなくても、うまく対処することはできます。治療の最終目標は、子どもが障害とうまく付き合いながら可能な限り前向きに生きていけるように援助することです。治療は通常、次の四つの面から行っていきます。

1．心理社会行動療法　子どもに、弱点を補い、彼らの力を最大限に発揮するための戦略を教えます。

2．他の治療法　特別な訓練を受けた教師やセラピストによって考えられた専門の言語指導は、読字障害の子どもに読み書き綴りを教えるために使用されます。同様なプログラムが、書字障害や算数障害の子どものためにも用意されています。

3．薬物療法　薬を用いて、集中力の問題や抑うつなど他の状態を改善します。

4．特殊教育　学校の環境を、学習障害の子ども一人ひとりのニーズに合わせます。子どもにもはや特別な対応は必要ないと考えられるまで、一年に一度、学校と親が一緒に個別教育計画を次年度のために練り直します。

学習障害を持つ子どもは一人ひとりが非常に違っていて、それぞれに合わせた治療が必要になります。改善に向かう道すがらは、しょっちゅう車線変更することになります。たとえば、一つの薬を他のものに変えたり、期待していた行動療法が思ったほど効果をあげていなければ、途中で治療を切り替えたりします。

ここでは、たとえ専門家であってもすべての答えを持っている者はいないのです。高速自動車道のインターチェンジのように、役立つ助言と情報がいろいろな方角からバラバラにもたらされます。医師やセラピスト、特殊教育の教師や一般の父親・母親、サポートグループ、オンライン・チャットルームなどからです。あなたのチームのメンバーには、小児科医や個人開業の小児心理士、精神科医、スクールカウンセラー、ソーシャルワーカーが含まれています。誰に相談するにしても、彼らがあなたの子どもと同じ障害のある子どもを普段から治療しているかどうか確かめてください。あなたの子どもの現在進行形の歴史物語に、広い視野から長期の展望を与えてくれる人が、あなたには必要です。

**心理社会行動療法**

認知行動療法　子どもに、行動変容する技術を教えます。たとえば、心が乱れたときには、おなかに手を当てて緊張をほぐすように教え、また問題を解決するときは、よく考えながら作業を一歩一歩進めるように教えます。

行動修正　強化による行動修正の技法です。子どもには望ましい行動がとれたときと、指示に従ったときには小さなご褒美が与えられ、指示に応じなかったときには軽いペナルティが与えられることを説明します。第2章「親としての基本的スキル」で述べた規律を教える方法に似ていると思われるでしょうが、ただ、学習障害の子どもには、より頻繁に強化が必要となります。

**社交技術**　子どもに、他人と話をするときに相手の目を見たり、顔の表情を読み取ったりする、基本的な人づきあいの技術を指導します。一般的にはグループ療法で行われます。

**心理療法**　心理療法は、患者が敗北主義的態度を変えるのを助け、障害を理解し受け入れることを目的とする会話療法です。

**サポートグループ**　学習障害のある青年期の子どもやその親の集まりです。サポートグループでは、同じ境遇の人びとが集まって、支持的で非批判的な雰囲気のなかで自分たちの経験や気持ちを分かち合います。普通は患者を支える組織、病院、その他の医療機関がスポンサーになって開かれる集会は、ソーシャルワーカーや看護師、その他の医療者が指導することで、より生産的になります。また実際的な助言、専門家や地域サービスへの紹介、その他の価値ある情報も手に入ります。メンバーは一人ぼっちではないことを知らされます。それはいつも励みになります。

**家族カウンセリング**　破壊的な家族パターンが深く染み込んでいるので、学習障害の子どもが前進を始めてもなお、続きます。家族カウンセリングは、家族内の葛藤に風穴を開けるうえで有効です。第三者の目から問題を再評価し、不健康な悪循環を壊すための新しい解決方法を発見します。

### 薬物療法

精神刺激薬（二一九頁の**表10-1**参照。かかりつけの小児科医に、特定の商品名を尋ねてください）は、もっとも広く使用されているAD/HDのための薬物療法です。少なくとも百五十万の若者が、一日に三、四回刺激薬を服用します。「刺激薬は劇的な効果があ自分が仲間と違っている，と感じさせるような病気の診断を受けることに，不安を感じない子どもはいません。ときには薬物療法を拒む子どももいます。彼らは，薬が手助けにならないと主張し，また逆に，成績を上げるために飲むことは「詐欺」のように思えて苛立ちます。とくに後者の理由の場合，服用した結果成績が上がったとしても，満足感を得ることができません。

このようなときに，あなたはこう答えるとよいでしょう。「刺激薬は，あなたを誰か他の人に変えることとは違うよ。これは，あなた本来の力を引き出すために，不必要な雑音を消して集中させてくれるのよ。メガネをかけることが〈いんちき〉だなんて思わないでしょう？ それと同じことよ」。小児の精神薬理学者であるティモシー・ウィレンズは，ボストンのマサチューセッツ総合病院で，子どもの患者にこう教えたそうです。「私は今まで，刺激薬が誰かの代わりに宿題をするところなんて見たことがないよ」と。

もし子どもが，AD/HD の障害に薬物を続けたくないと主張しているなら，何週間かの間，薬なしでやっていけるかどうか医師に尋ねてみるとよいでしょう。集中力を高めるためにまだ薬が必要な子どもは，間違いなくその症状が再燃するのを経験し，その時点で自分から治療の再開を申し出ることになります。

**知恵**

り、ほとんどの子どもに有効です」とウォルレイ医師は結論づけています。

それではなぜ刺激薬は、一般の新聞や雑誌でときに汚名を着せられてきたのでしょうか。この薬はいろいろな批判を浴びています。やる気を起こすためにいい加減に処方されている。成功を強迫的に求める私たちの文化の副産物である。手助けになると思われる当の子どもを嗜癖に陥らせる。その結果、子どもの成長を止め、他の望ましくない長期に渡る副作用を生み出すかも知れない、などです。

しかし、これらの批判は真実ではありません。

米国医師会は公に、医師が処方箋を書きすぎているというクレームを退けました。一方、AD/HDを管理するために精神刺激薬を服用する子どもは、薬物乱用や他の危険な行動に陥りにくいという調査結果が出ています。「副作用については」とウォルレイ医師は言います。「私はたいてい両親に、精神刺激薬の副作用はアスピリンより少なく、長期の服用による深刻な影響も報告されていないと伝えます」。

## 特殊教育

学習の問題を抱えているからといって、特殊教育サービスを受けるのが適切とは限りません。子どもの学校での現在の成績と、知能テストで評価される学習上・知的な能力とのずれによって特殊教育を受けるのに適切かどうかが決まります。能力に大きな格差があれば、特殊教育を受ける理由となります。それでは問題は、どのサービスを受けるかということです。

障害者教育法のかなめの一つに、できるだけ障害のない子どもとともに教育を受けさせるということがあります。その基準に従うと、理想的な状況は統合教育です。普通の学校の普通学級に通い、しかし必要ならば追加のサービスが受けられます。ある子どものスケジュールには、週に一度の言語療法や資料室での時間が含まれますし、別の子どもは、スクールカウンセラーとの面談を必要とするかもしれません。

小学校では特殊教育がすべて完備された別個の教室で行われますが、中学生や高校生になると、一般的に選択肢が少なくなります。早くも幼稚園で子どもは一つか二つの授業を普通学級で過ごし、中等学校に行くまでには完全に普通学級で過ごせるように準備します。米国の公立学校では、学習障害の子どもの五人に四人、精神遅滞の男子・女子の五人に二人近くが、普通学級で教育を受けています。

中学校に上がるまでに、深刻な学習障害を抱えていると診断された子どもだけは、別の場所に移されます。そこではたいてい小さなクラス編成で、学習と職業訓練を混合させたカリキュラムになります。軽度から中等度の障害のある生徒は、ほとんどいつも普通学級に組み入れられます。しかし彼らは、教室の環境面での特別な便宜を図ってもらったり、学習を手助けするための指導を受けたりすることができます。次に挙げるのは、普通学級で行われる特殊教育の例です。

精神刺激薬
・メチルフェニデート
・デキストロアンフェタミン
・合成アンフェタミン
AD/HD の症状の治療に使用される。

抗うつ薬（選択的セロトニン再取込み阻害薬，SSRI）
・フルオキセチン
・シタロプラム
・セルトラリン
・フルボキサミン
・パロキセチン
抑うつや不安，強迫行動に使用される。もし AD/HD だけの症状ならば使用しない。

抗うつ薬（三環系）
・イミプラミン
・デシプラミン
・ノルトリプチン
注意力を改善し，抑うつや他の状態をコントロールする。

降圧薬
・クロニジン
・その他
クロニジンは落ち着かせ，欲求不満性を改善し，攻撃性を減少させる。

**表 10-1　AD/HD の一般的な治療薬**

・生徒は教師の机の近いところ、前方中央に座らせる。そして、窓やドア、クーラー、暖房、その他の気を逸らすものから遠ざける。
・指示を単純なものにして、一度に多くのことを伝えない。
・小さく静かな部屋でテストを受けさせる。
・テストやクラスでの課題を終わらせるための余分な時間をとる。
・テストについての指示や宿題の課題を黒板に書いて反復させる。
・聴覚処理に問題を抱えた子どもには、余分なノイズを遮断するために耳栓をつけさせる。あるいは、教師の声がイアピースに直接伝わる無線の装置を耳にかけさせ、環境のノイズを遮断する。
・よくあることだが、学校のロッカーに本を忘れてきたときのために、もう一セット教科書を注文し、家に置いておく。
・読字障害と書字障害があり、綴りが苦手で上手に字が書けない生徒のレポート評価では、正しい綴りや字の丁寧さよりも内容を重視する。
・学習障害の生徒に、ワープロ、電卓、オーディオブック、テープレコーダー、綴字教本、他の手助けになるような道具を使うことを許す。

**関係した法律はあるのでしょうか。あります！障害者教育法（IDEA）です。**

特殊教育や関連のあるサービスを受けている公立学校の子どもには、必ず個別教育計画（IEP）を持っています。どのような特殊教育や教室での設備サービスを受けることになっていても、その子どもの個別教育計画に沿ったものでなければなりません。障害者教育法は、初め公法九四-一四二として可決されたもので、一九九七年に公法一〇五-一七として改正され、義務的な法的文書である個別教育計画を効果的に作成するうえで、親が対等のパートナーとして参加する権利を有すると明記されています。

それは、次のようなステップを踏んで作成されます。

学校で行われる学習に対する手助けを，家でも行うことができれば，効果は更に高まります。

**堅実さこそ鍵になる**

学校が個別教育計画の必要性をあなたに提示するか、あるいはあなたの方からいつでも相談を持ちかけることができます。その後、学区があなたに日時やミーティングの場所を通知してくるでしょう。学区にはできるだけ早く、その日取りで良いかどうか返事をしてください。日取りの都合が悪い場合は、予定を組みなおしてもらうこともできます。

障害者教育法は、教師、学区の専門家、また特殊教育のスーパーバイザー、生徒の教育に関わりのある他の人物とともに、親も参加することを要請します。場合によっては、生徒も招かれます。両親の参加が基本です。その計画は両親の書いた同意書がなければ効果がないのですが、彼らが不在のときは学区に決定権が与えられます。私たちは両親が二人共行くことを薦めています。そのようなときも大事なことを決めるとき、子どもの擁護者としての責任を一方の親だけに押し付けてはいけません。

障害者教育法は、障害のレベルや重症度に関係なく、すべての子どもに自由で適切な公的教育を受けさせようとしています。しかしながら、適切であることが最善であるという保障はありません。プログラムの水準はその地区によってかなり変わってきます。あなたは学校が、連邦政府や州政府から、特殊教育のサービスを必要とする個々の生徒に対して、基金を受け取っているということを知っておくべきです。こうした理由から、特殊教育のプログラムの質を決定するうえで、地域の経済状態は、特殊教育の方針や優先度よりは小さいものの、影響を与えます。

とはいえ、あなたの子どもの個別教育計画は、彼の擁護者であるあなた次第です。

## 良い擁護者になるために

**1．法律を知る**　あなたは、政府出版局から、障害者教育法のコピーを手に入れることができます。

障害者教育法は、一般の人が買い求めることを念頭に置いていないので、読むのに苦労します。ウェブサイトには一般情報も載っていて、障害者教育法の歴史の概要やよくあるQ&Aなど役立つ情報を提供しています。もしあなたが教育上の権利について質問があるなら、特殊教育プログラム局や州の特殊教育長、あるいは親訓練情報センターに連絡してみてください。親のためのセンターは、特別なニーズのある子どもの両親を助けるために設立されました。質問に答えるかたわら、センターでは情報を提供するための研修会を開き、教育の法律の変更や効果的な擁護者のあり方、その他の関連のある情報を提供しています。

**2. 子どもの障害と彼らが利用できる有用なサービスについてできるだけ多くを学ぶ**　評価報告書を読んでください。そこには、子どもの長所と弱点、それが子どもの学校生活にどう影響するかが詳しく記述されています。もし報告の解説が必要なら、その報告書を書いた診断医に相談してみてください。

**3. 記録はすべて保管する**　手紙や電話のメモはすべてファイルしてください。学習障害児協会は、宿題、テスト、パズルや授業の課題も保存しておくことを勧めています。これは、あなたが子どもの発達や進歩をよく知るためだけでなく、あとあと資料として役立つからです。

**4. 妥協も必要です**　親が子どもを擁護するときに、自分とは異なる意見を自分に対する挑戦と勘違いしてしまうことがあります。しかしどのような場合も、敵対的になることが生産的であるはずがありません。もしあなたが、子どもが一番良いサービスを受けるためにすべてを捧げ、情報に通じ、丁寧で如才ない親として振る舞い、教育が学校と家庭の連携で成り立つと考えるなら、協力してもらえるようになるでしょう。「子どもの学習を上達させるために何ができるのか」。その答えを探し求める親であってください。

最後に、誰かが助けになってくれたときは必ず、教育者が久しく聞かなくなった言葉を伝えてください。「ありがとう」と。

**5. あなた自身のニーズを無視しない**　学習障害の子どもの成長を見守り育てることはやりがいがありますが、ときには精神的にとても疲れるものです。孤独も感じます。身体障害は外見から容易に判断できますが、学習障害の場合は母親と父親が何度も何度も子どもの状態を説明したり、他人には理解してもらえないような子どものコントロールを超えた行動を防いだりしなくてはなりません。

私たちは親をサポートする組織への参加を強く勧めます。学習障害の子どもを持つ親が必要とされる絶え間ない忍耐力を維持するために、理解者である他の親に打ち明けることが役立ちます。加えてあなたは、家庭生活を改善するための良いアドバイスや技術を得られるでしょう。

### 完全な個別教育計画を策定する

以下の論点が個別教育計画の会議で話し合われ、最終的に計画に組み込まれることを確認してください。

- 国語、コミュニケーション、社会、数学、その他の科目における現在の学力について
- 新学期の教育の目標について

目標は具体的なものにします。「ヴィックの読書力を伸ばす」という目標は、読み人によって解釈が分かれてしまうので、「ヴィックは九年生の読書レベルで読めるようになる」と書きます。

- どのような特殊教育・サービスが提供されるかについて
- これらのサービスの開始日と終了日について
- もし生徒が十六歳以上なら、大学進学や就職への移行計画の概要が含まれなければなりません。
- 学校がこれらの教育目標を、どのようにして生徒に達成させようとしているのか。また、生徒の成績をどう評価するか。
- 前年の目標が達成されたかどうかについての文言

障害者教育法が定めた規則の三〇〇-一六には、「障害を持つ生徒は〈関連するサービス〉を受ける権利を持つ」と記載されています。

その内容は、「交通手段、障害を持つ子どもが特殊教育の恩恵を受けるのに必要な、発達的・矯正的・その他のサポートサービス」です。あなたの生徒が必要としているのは次に挙げるようなものでしょうか。

・援助技術
・言語病理学や音声学
・作業療法
・理学療法
・心理療法
・治療的なレクリエーション
・社交技術のトレーニング
・学校保健サービス
・ソーシャルワーカーへの相談
・特別な教室環境
・教室での補助
・家庭教師
・移動、交通手段

**個別教育計画に不満がある場合**

提示された個別教育計画が納得のいくものであれば、それを新学期から開始することになります。しかし不満がある場合はサインをしてはいけません。法律は親に、こう着した状態を解決するためのいくつかのアプローチを提供しています。まず、個別教育計画の再検討を求めてください。この時点であなたは、ボランティアの代理人や弁護士の付き添いを希望するかも知れません。

代理人はあなたと同様にしろうとですが、州や地域の親訓練情報センターで訓練されています。その地域のガイドラインだけでなく、連邦政府や州の教育に関する法律を理解し、それをあなたに説明してくれます。代理人に試験はありません。しかしセンターのスタッフは、よりあなたに合った人を推薦し、電話での相談や、また、あなたの付き添いで個別教育計画の会議に同席することもできます。(ちなみにこの会議には親が自分で参加することもできます)。一般的に、代理人は料金を請求しません。

親訓練情報センターはまた、特殊教育の問題を専門にしている弁護士を紹介することもできます。当然、出費の増加を歓迎する両親はいないわけですが、弁護士を雇おうとすることは、はっきりとしたメッセージを送ることになります。たいてい、その場ですぐに衝突が解決し、不服申立ての段階、すなわち公明正大な審査官によって取り仕切られる法律上のヒアリングに進むことはありません。しかし、その段階にまで進み、審査官があなたに有利に裁定を下した場合には、学区はあなたが支払った法的な費用を返還しなくてはなりません。

## 子どもの将来について

学習の問題を持つ子どもの親にとって、子どもの青年期は、その子の行く末を思って心配と恐怖が渦巻く時期です。彼は大学に行くことができるのだろうか、また仕事を持つことができるのだろうか、という具合にです。たいていの場合、答えはイエスです。この先、乗り越えなければならないことが待ち受けていますが、それは誰にでもどの家庭にも言えることではないでしょうか。学習の問題を持つ子どもが十分に成長し適応技術を身につけるにつれて、彼らは社会的にも職業的にもうまく収まる場所を見つけます。たとえば、注意欠陥/多動性障害の人はさまざまな領域で活躍できるでしょう。ですから、親が楽観的に構えていてもよいのです。

高校卒業後どの方向に進もうとも、子どもは、学習の問題を持つ人たちが以前には得られなかった便宜と機会を楽しむことでしょう。障害者教育法のもと、高校の移行計画チーム(個別教育計画に携わっている同じ人たちです)が、子どもの力量、彼らの希望や興味を見極め、彼らに合う大学や職業を見つけるのを手助けしています。

### 進路――就職

障害を持つアメリカ人法は、精神遅滞や特定の学習の問題を持つ男女が職場において差別されることのないよう保護しています。一九九〇年に制定されたこの法律は、十五人以上の労働者を雇用する雇用主に対して適用マーク・ウォルレイ医師：AD/HD には，実際に各人の利益になりうるいくつかの側面があります。彼らは創造力がありエネルギーをたくさん持っています。例を挙げると，ある AD/HD 患者の父親は飛行機のパイロットをしていますが，彼もまた AD/HD です。その父親が言うには，パイロットという職業にとって AD/HD は資産だそうです。なぜなら簡単に注意がそれてしまうため，もし操縦席で何かが起こってもすぐそれに気づくことができます。

**小児科医の見解**

されます。その目指すところは、特別なニーズを持つ人の活躍の場を平等にすることです。当時批判されたように基準を下げるのではなく、労働環境を修正することによって、障害を持つ有能な人と健常者が均等な雇用機会を得ることのできる環境を作りあげることです。

このことを「適切な設備調整」と呼びます。たとえば、軽い聴覚障害と軽い失語症の事務員を雇う際の「適切な設備調整」とは、電話に点滅するランプをつける、スペルチェッカーを持たせるなど、言葉で伝える指示を視覚を通して伝えるようにすればよいだけです。

もしあなたの子どもが、学習障害を理由に雇用を認められなかった、あるいは不当に解雇されたと感じた場合には、連邦雇用均等委員会に不服を申立てすることができます。電話番号は八〇〇－六六九－三三六二です。どのように申立てすればよいか情報が得られます。もう一つの機関は、地方の人権委員会です。職場の差別をなくす手助けをしてくれます。電話帳の「政府機関一覧」で電話番号を調べましょう。

**進路――大学進学**

現在何百もの大学が、高校での特殊教育プログラムと同様のサービスを提供し、利用者の便宜を図っています。個別指導のサービス、試験時間の延長、ノートをとるサービス、履修科目の負担の軽減、技術面の援助などなど。中等学校以降の進学を検討しはじめる時期が来たら（Kravets. M., Wax. I. F., K & W *Guide to Colleges for the Learning Disabled*）（『K ＆ W学習障害者のための大学ガイド』）や Mangrum.C.T., Strichart.S.S., Latimer.J. *Peterson's Colleges with Programs for Students with Learning Disabilities or Attention Deficit Disorders*（『学習障害や注意欠陥障害を持つ学生のための大学』）を借りるか買ってください。どちらの本も、各大学の学習障害へのサービスや入学資格などを載せています。

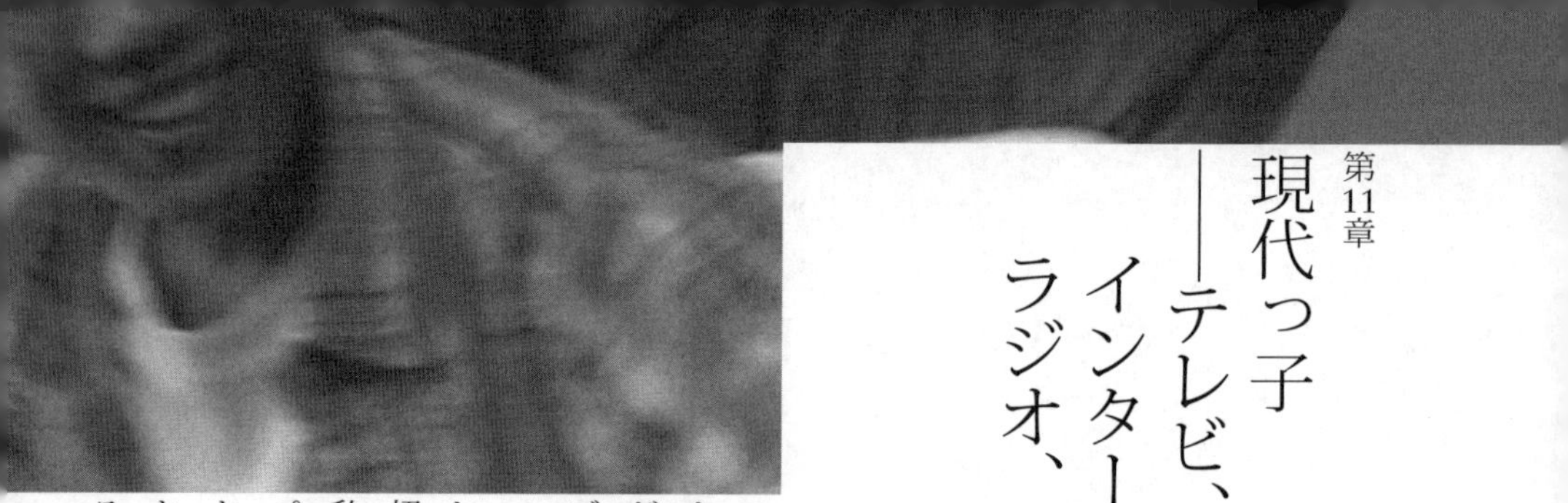

第11章

# 現代っ子——テレビ、映画、インターネット、テレビゲーム、ラジオ、ロック、ラップ

一九四〇年代後期から一九六〇年代中頃にかけて、アメリカの多くの家庭に新しい家族が迎え入れられました。それは戦後のベビー・ブームの結果ではありません。

箱型をしてウサギのような耳をしたその新しい家族は、生活のなかにすぐに入り込み、招かれざる客のごとく居座ってしまいました。私室や居間の一角に空間が作られ、ママ、パパ、子どもがそこで過ごす時間はだんだんと長くなっていきました。それは、テレビがとても話し上手で、いつでも相手をしてくれる友達だったからです。

それから長い年月を経た今でもテレビは健在です。どこにでもあります。一九四六年には、テレビは国全体でわずか六千台しかありませんでしたが、五年もたたないうちにその数は千二百万台にふくれ上がりました。一九六〇年代中頃には、アメリカの九三パーセントの家庭が少なくとも一台のテレビを持つようになり、今日では電話や水洗トイレのある家庭よりもテレビのある家庭の方が多くなっています。

テレビの画面は以前より広く大きくなり、人びとの興味を引きつけておくため、ケーブル・チャンネルが導入されました。五軒に三軒の家庭は、ケーブル・テレビや衛星放送のサービスに加入しています。なかには最近登場したテレビのライバルであるパソコンにテレビを接続する人もいます。テレビは今でも人びとを夢中にさせる物語を紡ぎ出していますが、一方では強烈な鋭さを持ち、大声で叫ぶようにもなりました。テレビがまだ若かった時代には、ジョークも下品なものではなく言い争いも避けていました。でも今のテ

今日のテレビ欄*

| チャンネル | 番組 |
|---|---|
| 1 | 暴力的な場面が 27 回。そのうちの四つに一つは銃撃戦。 |
| 2 | 性的な場面が 41 回。 |
| 3 | レイプと，殺人，暴行の場面が 3 回。 |
| 4 | ビールやワインのコマーシャルが 5 回。 |
| 5 | 別のコマーシャルが 55 回。 |
| 6 | 食べ物の広告が 27 回。そのほとんどがジャンクフードとファーストフードの広告。 |

*原注　平均 24 時間のテレビ視聴の間に見られた暴力行為，性的な話題，性行為，コマーシャルの回数。

**表 11–1　今テレビで何か放映されているのかですって？　聞かない方がいいですよ**

レビの長話は汚い言葉や未成熟で性的な卑猥雑言で溢れています。

テレビが何百万の人びとに受け入れられた当時でさえも、批評家たちはこのメディアが子どもに与える影響に警鐘を鳴らしていました。今やテレビはその境界線をどんどん押し広げ、自分の子どもがこの友人とあまり長く過ごしてほしくないと考える親の思いは日増しに強くなっています。10代の子どもにとって友人がいかに大きな影響力を持つことでしょう。テレビは、何がクールか、何がセクシーか、どんな行動が望ましく、何を買えば良いのかを子どもに教えこむ力を持った、いわば〈友達を超えた友達〉なのです。

### メディアが10代の子どもに及ぼす影響

**テレビ——家のなかの見知らぬ人**

一九六一年、まさにテレビの「黄金時代」と言われていたとき、連邦通信委員会のニュートン・マイノウ委員長は、このメディアを「広大な不毛地帯」と呼び捨てました。ケーブル・テレビと衛星放送が爆発的に普及テレビの見すぎは10代の子どもの肥満の原因の一つであり，学習の妨げになるとされています。1日に1,2時間以上テレビを見ている若者は，学業，特に読書能力に問題を持つという結果が多くの研究により明らかになっています。テレビの前で浪費する時間が長ければ長いほど，子どもの読書能力は低くなるのです。
テレビの視聴と体重増加の関係には二つの要素があります。まず身体を動かす時間が奪われます。さらに画面を見つめている間，カウチポテト*がしたがることと言えば何でしょうか。そう，間食です。甘ったるいシリアルや脂肪分の多いチップスの長々と続くコマーシャルを見て，彼らは急いでキッチンへ行き，ニンジンのスティックではない何かを探したくなるのです。そして不健康な，身体を動かさないライフスタイルが定着してしまいます。

*訳注　カウチポテト：運動をしないでソファーに寝そべり，スナックを食べながらテレビやビデオを見てばかりいる人（『ランダムハウス英和大辞典』第二版 小学館より）

**やっぱりママは正しかった。テレビの見すぎは良くない**

した今となっては、「より広大な不毛地帯」です。何百ものチャンネルが、細分化された視聴者と広告料をめぐって争奪戦を繰り広げています。視聴者を引きつけるために多くの局が性や暴力を大々的に取り上げ、そこではあなたが若いころに見ていた番組に比べてはるかに下品な言葉が使われています。たとえば今日の「ファミリー・アワー」（午後八時から午後九時）には、一九七六年の同じ時間帯と比べると四倍も多く性的な場面が出てきます。

テレビが10代の子どもの暴力、喫煙、薬物使用に影響を与えることについては、そのことを証明する十分な数の調査があります。一九五五年から行われている千以上の研究により、テレビの暴力シーンを頻繁に見ると過度に攻撃的な行動をとる若者が出てくることが証明されています。

家庭内暴力など、他の多くの要因もあるでしょうが、専門家はテレビの与える影響を平均五～一五パーセントと見積もっており、これはかなり大きな数字と言って良いでしょう。

心理学者のレオナード・イーロンとL・ローウェル・ヒュースマンは、男子が八歳から三十歳に成長するまで追跡調査を行いました。暴力が描写された番組に没頭していた三年生の子どもは、そういった場面をあまり見なかった男子と比べると、より攻撃的な性格に育つ傾向が見られました。また大人に成長してから犯罪を犯す率も高くなりました。

ヒュースマン博士による別の研究では、テレビの暴力場面が女子にはあまり影響を及ぼさないとする仮説が否定されています。一九七〇年代の後期、博士の研究チームは、一年生から五年生までの四百人近い女子から、テレビ視聴の習慣について聞き取り調査を行いました。およそ十五年後、彼らは二十代になった調査対象者を再調査しました。チャーリーズ・エンジェルやワンダー・ウーマンといった戦闘的なテレビのヒロイン（当時としては目新しい、女性の理想の姿）の熱心なファンだった対象者の五人に三人は、小中学校時代にそうした番組をあまり、あるいはまったく見なかった者に比べ、平均よりも高い確率で暴力的な対決、たとえば押し合い、首を絞める、ナイフで切り裂くなどの行為に関わっていました。

テレビの暴力場面は、攻撃性を美化し正当化するとともに、暴力に対する恐怖心をも失わせます。一九九〇年代には、事実に基づいたいわゆる「ショキュメンタリー」**がはやりました。視聴者は三十分の間ずっと、恐ろしい自動車事故や、警官の銃撃や、凶暴な動物の映像だけを見続けます。想像してみてください。居間のソファーに座った心地良い状態でそれを見物出来るのです。視聴者は、画面に映った場面が本物で予想できないものだと信じ込んでいるため、ビデオ映像を矢継ぎ早に出すこうした番組によって受ける衝撃は、他の多くの番組に比べ遥かに大きくなります。

### あなたにできること

**テレビを見る時間を制限する**　テレビを見る時間を、一日に一～二時間の質の高い番組に制限します（二歳以上の家族は全員そうする

**訳注　どぎつい内容を放映する記録作品

・10 代の子どものなかには，テレビを見たり，テレビ・ゲームをしたり，ビデオを見たりして過ごす時間が，週に 35 時間から 55 時間におよぶ子がいます。これは，睡眠時間を除けば，他のどんな活動よりも長い時間です。
・平均的な青年期の子どもはおよそ週に 23 時間テレビを見ています。
・テレビの見すぎの問題は，青年期の前期にもっとも頻繁に起こります。13 歳の子どもの 8 人に 1 人は，一日に 6 時間以上テレビを見ています。17 歳になると，こんな風にテレビを見過ぎる子どもは 14 人に 1 人だけです。
・ある調査によると，生徒は宿題をする 4 倍の時間，毎週テレビを見ていると報告されています。
・15 歳から 16 歳の子どもの半数以上は，ポピュラーな R 指定映画のほとんどを見たことがあります。
・平均的な10代の子どもは一日に2時間近くインターネットを使っています。
・たくさんのメディアが選べるのに，たった一つに絞れるでしょうか。ボリュームを消してテレビを見ながらインターネットでチャットをし，同時にヘッドホンで音楽を聴いている若者は，まるでマルチ・メディアの一人バンドのようです。

**テレビの見すぎは問題です**

こと)。そうすることで、家族はべつべつに過ごしても、一緒にいても、全員が建設的な時間の過ごし方を見つけられるでしょう。例を挙げると、読書、運動、野外活動への参加、そして何と言っても、家族同士で会話するというもっともすばらしい時間が持てるのです。

最初は抵抗に遭うでしょう。結局のところ、変化を起こすのは決して簡単なことではありません。もしあなたの家庭が一日に五時間や六時間、七時間も当たり前にテレビをつけているなら、徐々に家族をテレビから離れさせることです。一週間に一時間ずつ減らしていくか、あるいは思いきって完全にやめてしまうことです。ちなみに、最大二時間というのは、コンピュータやテレビゲームなども含む、画面の前にいる時間の合計を意味しています。

**番組は能動的に選択する**　新聞のテレビ欄を見て映画を選び、「七時半から○○を見よう」といった具合です。

**リモコンを隠しなさい!**　チャンネルをが

*訳注　13 歳未満は保護者の同伴が必要
**訳注　17 歳未満は保護者の同伴が必要

ちゃがちゃ変えるのは受動的な視聴を助長するのでやめましょう。立ち上がってチャンネルを変えなければならないようにしてしまえば、みんな番組をもっと選んで見るようになるでしょう。少なくとも、ちょっとした運動にはなります。

**番組を見終わったら、テレビのスイッチを切る**　もし選んだ番組がそれほど面白くなかったとしたら、テレビを付けっぱなしにして雑音を流すことにメリットはありません。

**子どもの寝室にテレビは置かない**　青年期の子どものプライバシーを守るのは当然のことですが、他の家族から離れて一人になる理由はテレビ以外ほとんどありません。子どもは自分の好きな番組を家の中心で見るべきです。そうすれば、たとえ親が一緒に座っていなくても、通りかかったときに会話できます。また、子どもが見ている内容をちゃんと監視できます。

**番組はできるだけビデオに撮り、あとで見る**　コマーシャルを早送りすれば視聴時間を一時間につき十分削ることができますので、子どもはより長く番組をみることができます。（普通にテレビを見る場合でも、コマーシャルの間は音を消すこと）。前もってテープに録画しておけば、なにかコメントをしたいとき、あるいは見たものについて家族で話し合いたいときに、一時停止ボタンを押すことができます。

**同じビデオを繰り返し見ることをやめさせる**　PG-13*、R指定**映画の露骨な言葉や暴力場面、セックス・シーンは、何度も繰り返し見ることによって影響が蓄積される可能性があります。

**テレビの力をうまく扱う**　テレビには欠点も多いですが、他方で子どもの学習や視野を広げるための良い道具にもなり得ます。次のような方法で、子どものテレビ視聴がもっと楽しくなるように手助けできます。

・暴力的な映像の多くはケーブル・テレビで放映されています。
・ケーブル・テレビやビデオデッキのある家の子どもは，そういった設備のない家の子どもよりも，R 指定の映画をたくさん見ています。

**知っていましたか**

・子どもが興味を持っている分野の、特別番組、ドキュメンタリー、その他の映像についてテレビの番組表を見て調べておきます。
・ニュースやフィクション番組の内容を、子どもとの話し合いのきっかけに使います。
・舞台が別の時代や場所であったり、異なった視点や哲学を与えたりする番組を見るようにして、子どもの視野が広がるように後押してください。

**番組や映画が子どもに適切かどうかを判断するために、格付けシステムを利用する**　全米放送協会、全米ケーブル・テレビ事業者連盟、全米映画協会は共同で、「親のためのテレビガイドライン」というシステムを開発しています。これは一九六六年に全米映画協会が採用した映画格付けシステムと同様のものです。

**テレビに反論しなさい！**　若者を対象にした番組の、果てしなく続く暴力やセックス・シーンに親が困惑するのは当然ですが、同時に、それらが見せていないことにも注意を払うべきです。すなわちそのような行為が現実になされた場合の結果のことです。たとえば、テレビの暴力シーンの七五パーセントは、加害者が後悔する場面や、その行為のために非難されて罰せられている場面を描いていません。同様に、ヘンリー・J・カイザー家族財団の調査によると、一週間に放映されたセックス・シーンのあるテレビ番組のおよそ九〇パーセントが、コンドームを使わない性交渉が妊娠や性感染症を招く危険性についてひと言も言及していません。

**この映像のどこが問題なのか？**
**子どもに指摘するポイント**
**メディアのなかの暴力**

・「テレビや映画では〈善玉〉がしばしば暴力的な行為をしているだろう。このようなキャラクターを魅力的に描くことで、暴力が美化されてはいないだろうか」
・テレビでは暴力事件の五件に二件が、人をエイズの時代においてさえも，テレビでは気軽なセックスが例外ではなく，一般的なこととして映されています。1999 年にカイザー家族財団によって行われた，「テレビにおけるセックス。その内容と状況」という研究では，恋愛関係にあるパートナー同士のセックスは，性交を描いたりほのめかしている場面のわずか半分しかありませんでした。

**知っていましたか**

引き付ける魅力的な人物によって引き起こされている。

・「現実には暴力の犠牲者は肉体的、精神的に何年にも渡ってその影響を受けるが、映画やテレビの世界では、暴力による後遺症がめったに出てこない」

・暴力によって引き起こされた長年の苦しみを描いたテレビ番組は八本中たったの一本である。

### メディアにおけるセックス

・「テレビ番組の半数以上にセックス・シーンやセックスを暗示する場面が収録されているにも関わらず、主要な放送網がたいがいはコンドームや他の避妊具のコマーシャルの放映を拒否しているのは偽善だと言えないか」

・さまざまなタイプのテレビ番組のなかでも連続メロドラマはもっともひどく、十本中八本以上に性的な場面が出てくる。

### メディアにおける身体像

・「多くの子ども、特に女の子が、メディアで見ている理想的な女性の身体像に近づこうとしてダイエットするのは恥ずべきことだ。テレビに映る女性の半数近くが痩せている、もしくはかなり痩せている。しかし現実には、平均的な女性は十四号サイズの服を着ているし、大人の女性の三分の一は太りすぎである。なかにはテレビの見すぎで太ってしまった人もいるだろう！」

・一九九六年の調査によると、10代の子どもは、連続メロドラマや映画、音楽ビデオを見れば見るほど自分の身体に不満を持ち始め、もっと痩せたいと思うようになるそうです。

さらにハーバード摂食障害センターの調査によると、テレビの影響力が明らかに文化を越えていることが示されました。一九九五年、フィジー諸島にテレビが入ってきました。

**知っていましたか**

メディアが売り込んでいる人間の魅力は男性と女性では異なっています。カイザー家族財団は，テレビ，テレビコマーシャル，映画，10代向けの雑誌，雑誌広告，ミュージック・ビデオの六つのメディアで女性がどのように描かれているかを調査・分析しました。それらを総合すると，女性の出演者やモデルのおよそ3人に1人は，やせているか，非常にやせていました。それと対照的に男性の出演者やモデルでやせている人は12人にたった1人でした。

フィジーでは、太っているのが普通であり健康的なことだと考える伝統がありました。実際フィジーの人びとの間では、体重が大きく減ることは、何か良くない病気の兆候とされていたほどです。

テレビが入ってきた当時、過食症（体重をコントロールするために、食事の後に嘔吐する）は、フィジーに住む女子のわずか三パーセントに過ぎませんでした。しかしアメリカ、オーストラリア、イギリスの番組を三年間たっぷりと視聴した後には、過食症の女子の数は五倍に増えていたのです。少女たちは西欧文化の美の基準（あるいは、誤った美の基準、とでも言うべきでしょうか）を見習おうとしたのです。

### メディアにおける男性と女性の固定観念

・「女性の身体的な外見があまりにも強調されすぎているのはなぜか。映画やテレビ、テレビコマーシャルで、女子と女性の外見は、男性の登場人物の外見に対して二倍から三倍も頻繁に批評されているが、これは公平なことだろうか。役割が入れ替わった場合を想像してみよう」

・カイザー家族財団の研究「内容分析――メディアにおける女子の姿」によると、事実は次のようになっています。

1. 10代の女子に向けたテレビ・コマーシャルの五六パーセントは、商品を売るために、「使えばもっと美しくなる」と約束しています。同じ戦略を用いた10代の男子向けのコマーシャルは、わずか三パーセントです。
2. 女優は男優と比べて頻繁に下着姿で登場します。テレビでは三対一、映画ではほぼ四対一の比率です。

### メディアにおける人種的、民族的な固定観念

・「メディアにおける、特定の人種や民族に対する否定的な固定観念は、二つの点で有害です。特定の集団に対する偏見を抱かせ

**知っていましたか**

現在の多くのメディアを見ていると，かつて女性解放運動があったなどとは到底思えません。10代の女の子は，男の子につきまとう買い物中毒という，薄っぺらな描かれ方をされています。女の子が学問的な関心や目標とするキャリアについて議論するのをメディアで見ることはめったにありません。たとえば，映画で仕事をしている姿が描かれた男性の登場人物の数は，女性の登場人物のおよそ2倍です。ところが1997年には，男性の就労者は7300万人であるのに対して，女性の就労者は6300万人もいます。この差は21世紀の最初の10年の間にもっと縮まると予想されています。

るだけでなく、固定観念にとらわれた集団は結局、型にはまった態度や行動をとるようになるからです」

・「メディアは以前に比べ、少数民族を侮辱するような描写を避ける注意をするようになりました。しかしテレビのゴールデンアワーの時間帯には、少数民族は依然としてひどく不公平に描かれています。それに多くの警察ドラマで、犯罪者のほとんどが少数民族で占められているのはなぜなのでしょうか。

少数民族に属する親は、メディアの差別的な描写に対抗したいと思うでしょう。それには、自分の人種や民族の功績に注意を向けるような本や映画を探し出すべきです。たとえばアフリカ系アメリカ人の親ならば、最高裁判事のサーグッド・マーシャルや野球殿堂入りしたジャッキー・ロビンソン、市民権運動の指導者だったマーティン・ルーサー・キング牧師やマルコムX、伝説的なジャズ奏者マイルズ・デイヴィス（名前を挙げればきりがありません）などの偉

**知っていましたか**

1950年代の有名な調査では，否定的な通念の被害を受けた者が，いかに自分でその通念を内在化するようになるかを明らかにしました。黒人の子どもたちに，皮膚の色が白か黒であること以外は全部同じの，二つの人形を見せたのです。子どもたちに，どちらの人形が「かわいい」か，「きれい」か，「感じがよい」か，「かしこそう」かを尋ねたところ，ほとんどの子どもが皮膚が白い人形を指差しました。また否定的な特徴 ──「醜い」「愚か」「汚い」「感じが悪い」── については，もっぱら皮膚の色が黒い人形と結びつけました。

人について書かれた本を読むよう、子どもに勧めると良いでしょう。

異なる人種、民族的背景の偉人について学ぶことは、すべての若者にとって有益です。自分がステレオタイプとして見られる立場になった場合どのように感じるかを知っておくことも、とても重要です。親が青年期の子どもと練習できる二つの課題をここに挙げます。

1. 子どもに、テレビが流している人種／民族／身体的・精神的ハンディキャップを負った人びと／老人などの人物像と、現実の世界で出会った人びとを比較してください。テレビが流す人物像はどのくらい正確でしょうか。
2. 子どもが白人の場合を例にとります。犯罪ドラマでは、強盗や麻薬の売人などはほとんどがアフリカ系アメリカ人の俳優が演じていて、逆に被害者の多くは白人です。子どもに、もしこの役割が反対だったらどう感じるかを聞いてください。「この番組を見ると、白人はみんな暴力的な犯罪者みたい！」。それは不公平なことではありませんか。このように、自分のことを日々好ましくないイメージで描かれることの意味を、子どもに想像させてください。

## メディアにおけるタバコ、アルコール、違法薬物

・「タバコ、アルコールの会社は、未成年者を対象とした広告活動をしていないと主張しています。しかし明らかに子どもに向けられた広告キャンペーンが存在しています。企業は、法律上喫煙や飲酒ができない年齢の人が大人になったときのために、今のうちに種を撒いておきたいのです」

それらの企業は自分たちが作成した広告が若者に届くことを知っています。たとえば、10代の子どもにもっともよく知っているタバコの銘柄は、偶然にも10代の子どもが読む雑誌に一番たくさん広告を載せた銘柄なのです。また、お気に入りのコマーシャルにアルコールの広告を挙げる十六歳の子

・ハリウッドは，大きなスクリーンに映ったスターが，魅力的にタバコをふかして煙をたなびかせていないと台詞の一行も言えなかった時代に戻りたいと願っているようです。1964年に米国公衆衛生局医務長官が，喫煙が何種類かのがんの発症と関係があると報告して以来，アメリカ人の半数近くはタバコを吸うのをやめました。しかしそんな今日でも，映画では女優，俳優たちは，まるで手に糊付けされたかのように，タバコを持って現れます。ある研究によれば，映画の主役は，それを見ている観客より喫煙率が65%も高いということがわかりました。
・10代の喫煙者がタバコの広告から受ける影響は，仲間からの影響の2倍に相当します。
・音楽ビデオでは，歌手がアルコールについて歌ったり，アルコールを飲むところを15分おきに見せています。タバコを吸うシーンは30分おきに出てきます。

**知っていましたか**

どもが数多くいます。
・「タバコとアルコールの広告が、喫煙と飲酒に関して伝えようとしているイメージについて考えてみましょう。どのくらい正直に伝えているでしょうか。製品について私たちに伝えていないことは何でしょうか」

**映画――さらに過激な……**

映画におけるセックス・シーン、暴力、薬物使用の場面は、テレビ番組の何倍も強烈です。銀幕がテレビ画面より大きいことだけが理由ではありません。映画における描写はとてもリアルです。たっぷり楽しみたいなら、ポップコーンでも買って席についてしまえばいいのです。映画が始まります！

若者にもっとも人気のあるジャンル（ホラー映画、アクション／アドベンチャー、SF、サスペンス・スリラー）には流血シーンが多いというお決まりの特徴があります。殺戮シーンを数えるのに計算機が必要なほどです。平均的なSF映画では五十五回の殺人が起き、ホラー映画では三十七回、アクショ

「性的搾取から子どもを保護する法律」（1998 年）は，16 歳以下の子どもにわいせつ画像を見せるために，または「違法な性的行為に従事させようと誘惑，奨励，提案，勧誘する意図で」16 歳以下の子どもの名前，住所，電話番号，社会保障番号または E メールアドレスを伝えるために，インターネットを使用すること（合衆国内・国外を問わず）を連邦犯罪に処しました。この法案では，違法な行為に従事させるため未成年者を誘惑，強制する目的でインターネットを使用した場合の刑罰も強化されました。加えて，コンピュータを使って未成年者を違法な性行為に誘いこむことを禁止した独自の法律を制定した州もあります。

**10 代の子ども，インターネット，法律**

ン／アドベンチャー映画では三十六回、そして、サスペンス・スリラーでは三十二回です*。

映画はまた、薬物使用の描写においても他のすべてのメディアを凌いでいます。ペンシルバニアのテンプル大学、コミュニケーション学の教授ジョージ・ガーブナー博士は、一九九四年と一九九五年のテレビ番組、ミュージック・ビデオと興行収益トップ二十の米国映画を比較してみました。四十本の映画で一時間に平均六・三回の喫煙、飲酒、違法薬物使用シーンがありました。MTV**のミュージックビデオでは五・六回、BET***のミュージックビデオでは四・七回、ゴールデンタイムのドラマでは四・四回、昼間の連続ドラマでは二・五回でした。

テレビの場合と同様に、親は全米映画協会の格付けシステムを利用する必要があります。映画の批評記事なども読んでください。現在では多くの新聞、雑誌に映画に関する親向けの情報が掲載されており、子どもが映画を見に行ったり、ビデオを借りたりする許可を与

*原注　死者数に基づいて映画を格付けするウェブサイトによる。1996 年から 1999 年までの SF 映画 107 作品，ホラー映画 147 作品，アクション/アドベンチャー映画 102 作品，サスペンススリラー映画 66 作品に基づく。

**訳注　音楽番組専門のケーブルテレビ放送。

***訳注　Black Entertainment Television の略。

もし子どもが何も映っていないスクリーンの前に座っているのを見かけたら，見てはいけないサイトにアクセスしていて，あなたの足音を聞いてあわてて画面のスイッチを切ったか，コンピュータのリセットボタンを押した可能性があります。

**知恵**

える前に、その内容を知っておきたいと考える親に利用されています。

**インターネット──波が押し寄せます**

インターネット人気の波が押し寄せ、数百万人の若者たちが自分のボード（この場合、キーボード）でネットサーフィンをしたがっています。一九九六年には、サイバースペースにアクセスする青年期の若者は六人に一人でした。それが一九九八年には三人に一人となり、二〇〇二年には四人に三人の若者がネットに接続するようになりました。これは他のどの年齢のグループよりも高い割合です。既に大学一年生の五人に四人以上が、研究や宿題にインターネットを利用しています。

**クモの巣**
**──10代の子どもがインターネットのトラブルに巻き込まれないように手助けする**

あなたがコンピュータの達人なのか、それともエッチ－アースケッチ（お絵かきおもちゃ）さえ使ったことのないテクノロジー恐怖症なのかに関係なく、若者が安全に生産的かつ楽しくサイバースペースを体験するには、親の関わりと指導が必要になります。

**あなたにできること**

**コンピュータは家の中心に置いておく**　子どもが部屋のドアを閉めてこもっているときに比べて、こうしておけば子どものオンライン活動を監視しやすいでしょう。また子どもは親が禁止したサイトに、見つかることを恐れて入ろうとしないでしょう。

**一日当たりのネットに接続する時間を制限する**　青年期の若者も大人も同じように、すぐにインターネット中毒に陥る可能性があります。どちらの場合も健康的とは言えませんが、特に10代の子どもの場合は、一人で過ごす時間は社交技術を磨いたり運動したりする方が良いでしょう。

テレビゲームの内容を知る最も良い方法は，買うと約束する前に借りて，子どもと一緒にプレーすることです。

**知恵**

子どもが見ても良いサイトと良くないサイトの種類を決めておく

子どもと一緒にインターネット安全指針を見直す　決まりが出来たら、それをコンピュータの近くに貼っておきましょう。

ウェブ・フィルタリング・プログラムをインストールする　ウェブ・フィルタリング・プログラムは親が規制できる機能のツールで、子どもに不適当だと思われるサイトや映像（監視されていないチャットルーム、ニュースグループ、個人的なメッセージ、ウェブページ広告）、あからさまな性的表現や、猥褻で有害な映像、暴力的な場面のあるアドレスを割り出して遮断します。

コンピュータ販売店の多くはウェブ・フィルタリング・ソフトウェアを置いています。サーフ・ウォッチ、サイバー・パトロール、サイバーシッター、ネット・ガーディアン、ネット・ナニー、ネット・シェパードなどが有名です。付け加えると、インターネット・プロバイダーやアメリカ・オンラインのような商業サービスは、ウェブ閲覧ソフトと同じように、独自のコントロール機能（その多くは無料）を提供しています。

しかしながら、アダルト・サイトの数は何万もあるうえにインターネットのサイトは全部で四千万以上もあるため、好ましくないいくつかのサイトがコントロール機能をすり抜けてくることがあります。サイバースペースのタイムズ・スクエアでは、毎週数百ものポルノの売人が新しく店を開いており、すでに存在するアダルトサイトは、ウェブ・フィルターの裏をかこうとして定期的にアドレスを変更しています。フィルター装置をコンシューマー・レポート*が評価したところ、もっとも高い評価を受けた製品でも、遮断にできたのはアダルトサイトの三分の二に過ぎませんでした。また、全く遮断できない製品もありました。

さらにマージョリー・ホーガン医師（米国小児科学会通信委員会、元委員長）によると、「10代の子どもは、遮断装置を解除する方法を簡単に見つけ出してしまいます」と述べています。ウェブ・フィルターは、有害なものから子どもを守る強い味方ですが、オンラインで冒険する若者を監視する責任から、私たちを解放してくれるわけではないのです。

**メールやオンライン中のインスタントメッセージで、迷惑行為や脅しを受けたときの対処法を子どもに教える**　もっとも効果的なのは無視することです。情報を特定するためにハンドル・ネームやEメールアドレスを書きとめ、ネットの接続を切ってあなたか他の信用できる大人に何があったかを話すようにします。

次に、あなたが加入しているプロバイダーにすぐ連絡します。プロバイダーのほとんどは、オンライン・ハラスメントの相談を真剣に行っています。被害者が子どもの場合は、特にそうです。この場合、加害者はインターネット・アカウントを抹消され、もし犯罪が行われた可能性があれば、親はプロバイダーに警察当局との協力を期待できます。

二番目に連絡するのは、全米行方不明・被搾取児童センターのサイバー・ティップライン**です。ここではすべてのレポートを適切な司法当局に転送してくれます。全米行方不明・被搾取児童センターは連邦捜査局（FBI）、米国税関局、および米国郵便物検査局と協力して活動しています。第一の目的は行方不明の子どもの居場所を探し出し連れ戻すことですが、この非営利団体はオンライン上で子どもが性行為へ誘惑された情報を報告する役割も担っています。

## テレビゲーム
### ――極端な暴力が繰り広げられています

一九七〇年代初期に登場した最初の地味なテレビゲーム〈ポン〉は、今となっては村の草地で行われるローン・ボウリングのように古風な趣のある遊びに思えます。ポンは、二人の対戦相手がコントローラーを使って、小さな白いボールを卓球のように打ち合い、相手の背後にボールを通過させるのを画面上

*訳注　アメリカの消費者向け月刊誌
**訳注　児童搾取を通報するためのホームページ

で競うゲームです。ボールがプレイヤーが操るラケットに当たる度にピッ……ピッ……ピッ……という穏やかな電子音が鳴り、まるで部屋が病院の集中治療室になったかのようでした。

今日のゲームは非常にリアルな映像と音響効果を取り入れ、ゲーム中のプレーヤーを展開の速いアクションの世界にいざないます。ゲームの内容も技術と同じくらい劇的に進歩していてくれたら良かったのですが……。若者にとっては楽しそうで魅力的なタイトルですが、人気のあるテレビゲームの五本に四本は暴力や攻撃性を特徴としていて、それらは女性に向けられることが多いのです。たとえばあるゲームでは、プレーヤーはストリッパーの服を脱がせるためにポイントを得て、彼女を殺すとボーナスポイントを獲得できるようになっています。流血シーンは、高度な最新の技術のおかげでしばしばぞっとするほどリアルになりました。

一九九〇年代後半に各州の学校で銃撃事件が起こると、テレビゲームやコンピュータ・ゲームはその行き過ぎた暴力性、そして発砲した少年たちに影響を与えた可能性があるとして、全国から注目を浴びるようになりました。比較的新しいメディアなので研究の数は少ないのですが、テレビゲームで暴力をふるうことが攻撃性の発散になり、現実の破壊衝動を緩和するという初期の主張はすでに否定されています。現在までの研究によると、10代前の幼い子どもは暴力的なテーマのゲームで遊んだ、もしくは単に見た直後に攻撃的になるようです。事実、多くの精神保健の専門家は、対戦形式のゲームがプレーヤーの手に武器を持たせるため、同じ内容を受け身でテレビで見るときよりも、攻撃的な行動を強く促すと考えています。

青年期の子どもに対するゲームの影響はそれほど明らかになっていません。こうしたゲームをする若者たちは、私たち大人がいつものようにいらない心配をしている、と言うでしょう。彼らは、自分たちが空想の世界と現実を区別できると主張します。想像上の武器を想像上のターゲットに撃ったからといって、それが実生活の暴力的な行為の引き金になるわけではない、と。年間六十億ドル以上を売り上げるゲーム産業は、行き過ぎた暴力的なテーマや映像のことが問題になると決まってこの理屈を持ち出してきます。しかし、暴力的なテレビや映画が子どもを鈍感にさせるというのなら、対戦形式のテレビゲームも同じであると考える方が論理的ではないでしょうか?

## あなたにできること

**子どもがテレビゲームを買ったり、インターネットからダウンロードするのを許す前に、ゲームの内容をよく知っておく**　全米メディア家族研究所によると、母親と父親の大多数はゲームの内容がどれほど攻撃的かを理解していません。五百人の親を調査したところ、有名なゲームの名前を知っている親は二十人に一人しかおらず、その内容について知っている親の数はもっと少なかったのです。一方、中学生の五人に四人はゲームについて知っていました。

何千本ものゲームが市販されている状況では、一つひとつの内容を知ることは不可能です。幸いなことに、親と子どもが賢明な選択ができるよう、三つの大きな格付けシステムが考案されています。製品を規制するという議会の脅しもあって大手のゲームメーカーは、独立した機関であるエンターテインメント・ソフトウェア格付け委員会を通して、自発的に格付けのラベルを製品に貼るようになりました。

**ゲームをする時間を制限する**　一日当たり最大一時間です。

**二人でできるゲームを薦める**　テレビゲームは一人で遊ぶゲームが主流となっています。その典型的なシナリオは、若い英雄が敵の集団に立ち向かうというものです。あまりにも多くの時間を空想的な暴力に没頭して過ごすと、社会的な孤立を強めることになりかねません。

・「男の子をゲットする究極の方法」
・「ビキニの似合うお尻をゲットする」
・「永遠の愛を得るための６人の有名人カップルの秘密」

「T」指定（十三歳未満禁止）、または「M」指定（十七歳未満禁止）のビデオを規定年齢以下の子どもに販売・レンタルしない方針を徹底するように、店に頼む　全米メディア家族研究所の調査によれば、ビデオショップの五軒に四軒以上が「T」指定、「M」指定の基準を守っておらず、規定の年齢に満たない子どもにビデオを販売またはレンタルしていました。

家庭の価値観に反するテレビゲームを家に置かない　親であるあなたがその製品に目を通して適当かどうか判断するまでは新しいテレビゲームで遊んではいけない、と子どもに説明してください。あなたがそのゲームを適当でないと判断すれば、ゲームをその場で棚へ戻すか、もしくは店に返します。友達の家や隣の家でどのようなゲームが許されていようと、家庭で独自の評価基準を子どもに守らせることが親の特権であり責任でもあります。

## 10代向けの雑誌の世界

「彼を振り向かせよう！」
「スリムになりましょう！」
「スリムになれば、彼が振り向いてくれる！」

「10代向けの雑誌」と言えば「少女雑誌」のことです。これに匹敵する少年向けの雑誌はありません。「少女雑誌」の内容はあなたとあなたの姉妹が読んでいたころと比べ、驚くほど変わっていません。概して「少女雑誌」というものは、自分がどう見えるかばかり気にして男の子を意識した服装をする青年期の少女の平面的な印象を伝え続けているのです。カイザー家族財団が少女雑誌の上位四位までを分析したところ、記事の四四パーセントがデートやセックスについて書かれ、三七パーセントは外見に関することでした。学校や進路のアドバイスに関する記事はわずか一二パーセントに過ぎませんでした。

広告も外見を重視するもので溢れ、五件に

人気の少女雑誌のサンプル記事
- 「あの人をものにするためにすべきこと，してはいけないこと」
- 「愛の手がかり――彼を夢中にさせる五つの方法」
- 「ゴージャスになろう――ティーンズ 1000 人に聞いた，75 のお気に入りの化粧品」
- 「ホンモノの愛を見つけよう――片思いの相手を夢中にさせる 24 の凄い方法」

**豊満な女の子？**

四件が服と化粧品の広告です。広告や写真入りの記事ではモデルが一番目立ちます。わずかな例外を除けば、モデルの顔はみな際立って美しく、身体は均整がとれています。そうしたモデルを繰り返し目にすることが果たしてどれほど少女たちに影響を与えるのだろうかと、あなたは疑問に思うかもしれませんが、その影響力は驚くべき強さです。

10代の子どもは大人のファッション雑誌も読みます。そこには、服の広告と恋愛やセックスについての記事が同じように載っています。米国小児科学会の公的機関誌「Pediatrics」の一九九九年版に、五年生から十二年生までのおよそ五百五十人の女子に対するアンケート調査が掲載されています。回答者の半数近くは、雑誌に載っている写真を見て、自分は痩せるべきだと感じたと答えています。憂慮すべきことは、全体の六六パーセントがダイエットしたいと答えましたが、その半数の女子はまったく太っていなかったことです。マサチューセッツ州とヴァージニア州の医療機関の研究者によると、頻繁にファッション雑誌を読む女子は、ときどき雑誌を読む読者よりも二倍から三倍ダイエットをする確率が上がります。

**あなたにできること**

毎号にざっと目を通して、その記事を話し合いのきっかけにすると、10代の子どものものの見方や価値観の一端が理解できるかも知れません。

**例**「最新号のゴー・ガールの記事を読んでみたんだけど、大学の友愛会の歓迎式で危うく殺されそうになったかわいそうな男の子の話があったわね。つい最後まで読んでしまったわ。私が大学生だったころは友愛会や女子学生クラブはダサいって言われてたの。今はかなり復活したのね。友愛クラブに入りたいと思う？　新入生が恥をかかされたり、殴られたり、意識不明になるまで飲まされたりする歓迎式をどう思う？」

美と名声ばかり強調する雑誌に対抗する娘が興味を持ちそうな記事や本で、ファッション・モデルやMTVのビデオ・ジョッキー以外の功績で有名になった女性について書いてあるものを与えるのが良いでしょう（第3章「子どもの身体の成長」の六三頁「自己受容を励ます」を参照）。

## ロック――若者の音楽から企業国家アメリカの音楽へ

一昔前のロックンロールは、社会に反抗する者のための音楽であり、文化の主流に迎合することなど拒否していました。ところが今日では、エレキギターの金属音とドラムの爆音が、プロスポーツからカーレースに至るまで、あらゆるテレビコマーシャルの効果音として使われています。一方で過去のロックから生まれたすばらしい歌はBGMにされてしまい、ビール、ハンバーガー、そして他の無数の製品の販売促進に利用されています。

ちょうどテレビと映画が〈質の良い鑑賞〉という壁を何度も打ち壊してきたように、いかがわしい言葉が含まれた歌詞も、比較的パーセンテージは低いものの、ネットワーク検閲を受けたローリング・ストーンズがテレビのエドサリバンショーで「今夜は一緒に過ごそう」を「ひとときを一緒に過ごそう」と歌わざるをえなかった昔と比べると、もっと生々しくなっています。暴力的なイメージや明らかに性的な歌詞、薬物指向の音楽を聴くことが、青年期の子どもの行動に悪影響を及ぼすという研究結果はまだありません。

詩のように、言葉自体に意味を持たせようとは思っていない、と音楽を擁護する人たちは言います。大人は下品な歌詞を聞くと心配でたまらなくなりますが、CDを買う若者は大概気にもとめていません。お気に入りの曲の言葉を覚えている子どもは三人に一人しかいませんでした。子どもの気持ちをつかむのは、一つの要素ではなく、メロディー、リズム、歌手の声にこめられた感情、歌詞がいかに組み合わさってある種の音色、感覚、精神を生み出すか、つまり全体としての音なのです。

「子どもが歌詞を知っていても、その歌詞の意味を理解する知識や経験が不足している場合もあります」と、ビクター・シュトラスブルガー博士は述べています。このような理由から博士は、一九八五年に米国上院のロック・ミュージックのヒアリングで提案された、すべてのCDに歌詞カードを入れるというのは逆効果ではないか、と指摘しています。

このヒアリングは、全米レコード協会（RIAA）に、ののしるような言葉や暴力、セックス、薬物乱用の描写がある録音すべてに「親の監督を要する不適切な内容」というラベルを貼るよう圧力をかけ、ロック・ミュージックは下品な表現に満ちた音楽であるという印象を与えてしまいました。しかし全米レコード協会によれば、評価基準に照らして白黒の警告ラベルを貼るCDは二百個に一個に過ぎません。それらの多くは、暴力や女性差別をテーマとし、薬物使用を称賛することで悪名高い「ギャングスター・ラップ」というジャンルに属しています。

## ミュージック・ビデオ入門

映画に音楽を付けることは、一九二七年の映画「ジャズ・シンガー」に始まり、独自のメディアを創り上げてきました。ミュージックビデオに関する同様の主張はほとんどありません。ミュージック・ビデオは、一九八一年のMTVの誕生と共に音楽市場のツールとして表立って来ました。

初期のビデオクリップは、歌手が最新シングルの歌を口だけ動かして歌っているように見せ、それをカメラで撮っていただけでした。ところが時代の流れはすぐに手間のかかった高価な「コンセプト・ビデオ」（歌詞の内容と、ほとんどあるいはまったく関係のないことの多い映像）へと向かいました。初期のミュージック・ビデオの監督はテレビや広告業界の出身者だったため、過激な暴力やセックス、性的な描写がミュージック・ビデオにも持ち込まれてしまいました。ロック・ミュージックのビデオの四本に一本には武器を持った場面が含まれ、一五パーセントには暴力シーンが含まれ、四本に一本はタバコ、アルコールまたは違法薬物を扱う場面が含まれています。

### あなたにできること

**常に聞き耳を立てておく** 10代の子どもの音楽の趣味が、その子の心の状態の一端をあらわしていることがあります。たしかに、あまり科学的とは言えませんが、人は自分の心の奥底にあるものを映し出す音楽を聴くことがあるのです。また気分を変えようとして、音楽を聴く場合もあります。

ヘビーメタル、ハードコア、ゴス、パンクやギャングスター・ラップのようなジャンルは、ジャズ、カントリー、ミュージカル音楽などよりも、反社会的行動、薬物乱用、自傷行為、自殺願望に結びつく傾向があるようです。ステージ下のモッシュ・ピットで押し合いをしている若者のなかには模範的な子どもはいなくて、健全なアイドルのファンならみんな上品で純粋である、などと言うつもりはありません。しかし若者が好む音楽に注意を払うことは、子どもが学校で属している社会的グループへの理解に繋がるのです。特定のスタイルの音楽が好きで集まっている集団もいて、その場合その歌は彼らの国歌のようなものになります。一つひとつのジャンルには独自の服装の規則や態度があり、青年期の子どもはそれを自分のアイデンティティとして採用するのです。「ロックンロールが若者に、彼ら独自の芸術形式を与えたのはそういうことだったのだ」、とワシントンDCの小児科医フランシス・パルンボ氏は述べています。

「私が10代だった一九六〇年代には、フォーク・ミュージックを聞く子どもとロックンロールを聞く子どものどちらかでした。彼らの違いははっきりとしたものでした。もし子どもが落ち込んで、孤立していて、死と絶望をテーマにした音楽以外ほとんど聴かないなら、それは話を聞いてあげる必要のある状態であることを示す危険信号です」。音楽はほかでもない、子どもの心の状態を示しているのです。

しかし、その歌詞がいかに暗く不安なものであっても、ロックンロールと10代の自殺に関係があるという証拠はありません。パルンボ医師によると「自殺は何もない状況では起こり得ません。歌詞やビデオで子どもが自殺へ追いやられるというのなら、他の出来事の方がもっと確実に自殺へ向かわせているでしょう。私は、若者の自殺の責任がアーティストにあるとは考えていません。音楽の歌詞などは全体の一部分であって、どんな要素もそれだけで子どもの自殺に重大な役割を演じることはないでしょう」。

子どもが聴いている音楽に、あなたが不適当だと感じる考えや単語が含まれている場合「それを検閲するのは常に親の役目です」とパルンボ医師は述べています。「とはいっても、やさしく思いやりのあるやり方でしてください。まず下調べをしてください。そうすればあなたが何に反対しているのかが見えてくるでしょう」。

ひどく大きい音で音楽を聴くのをやめさせる　特にイヤホーンやヘッドホンの使用に注意してください。国立衛生研究所によれば、聴力障害の三件に一件はロックミュージックのような音楽を含む、日常の騒音によって引き起こされています。

八〇デシベル以上の大きな音は、聴力の恒久的な障害の原因となる可能性があります。音が大きければ大きいほど、より早く聴力が損われます。ロックコンサートやステレオを最大音量で聴く場合――およそ一一〇デシベル――たった三十分で若者の耳に障害を与えます（第20章「10代によくみられる病気」の六〇四頁「騒音とデシベルの段階」の囲み記事を参照）。

# 第Ⅲ部 青年期の関門——あなたの子どもを守る

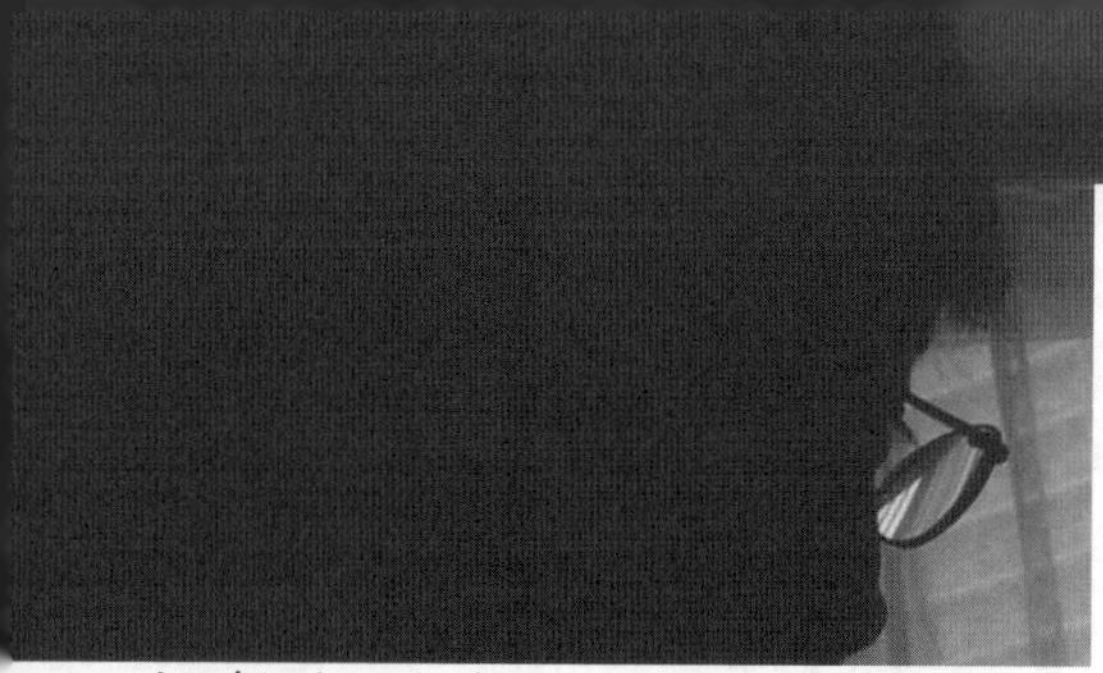

# 第12章 性

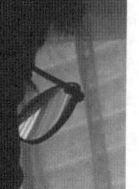

それは10代の若者が自由奔放な性を謳歌した時代でした。二十世紀のなかで若者の妊娠率がもっとも高かった十年間であり、10代の男女の半数以上にセックス歴があり、養子としてもらわれていく非嫡出子は急増しました。その時代とは一九五〇年代です。

一九五〇年代の若者は、ひざ下までの擦り切れたプリーツスカートとサドルシューズをはき、文房具をしのばせておけるほど深い折り返しのついたブルージーンズを身につけ、気ままに振る舞っていました。出産をコントロールするためのピルもなかったため、一九五七年には十五歳から十九歳のアメリカ人女性千人中九十六人が出産を経験していました。その割合は、一九九七年における同年代の出産率の約二倍です。

現代の若者がセックスのことばかり考えていると思っているのであれば、右の事実を知っておくことも良いと思います。あなたが10代のころも恐らく異性に（もしくは同性に）心を奪われていたのではないでしょうか。この年代の若者に、親しい交わり、愛、そしてセックスに対する欲望があるのは当然で、それが健全な状態なのです。

だからといって、ただ放っておくのは良くありません。むしろ関心を持つべきです。私たち大人は、たった一回の無責任なセックスが、取り返しのつかない事態を招くことを知っています。望んでいない妊娠や性感染症、命に関わる病気に罹患する危険性があります。また身体だけでなく、その際に傷つく心のことも忘れるべきではないでしょう。子どもの性欲の芽生えが、親にとって心配の種にならないわけがないのです。

母親や父親のなかには賛成できない方もいるかも知れませんが、性教育の目的は彼らの性欲を抑えることではありません。青年期はセックスをしてみたい時期です。したがって現実的なのは、少なくとも妊娠や病気から身を守れるだけの責任感と、初めてのロマンチックな経験によって引き起こされる強烈な感情に対処できるだけの心の成熟が得られるまでは、セックスをしないでおくためのやむを得ない事情がたくさんあることを子どもに説明して、納得してもらうことです。

さらに自分の息子や娘には、愛情に基づいたセックスをしてほしいと、多くの親が望んでいると思います。10代の若者のセックスや妊娠率が下がっていることから判断すると、これは自分自身を守りたいと思う若者が増加しているからです。その証拠に一九九一年と一九九九年を比較すると、十五歳から十九歳までの女性千人当たりの出産率は六十二人から五十一人に低下しました。流産率、二回目の出産率、そして婚外出産の割合も低下しています。

これらの数字の低下は、若者の避妊具の使用率が劇的に増加したことによります。疾病予防センター（CDC）によると、一九八三年におけるコンドームの使用率は一一パーセントでしたが、一九九九年には五八パーセントにまで増加しました。成人するまでセックスを待つ若者も年々増えています。一九九一年から一九九九年にかけて、セックスを経験した高校生は五九パーセントから五〇パーセントに減少しました。これらの励みになる数字には、家や学校で行われている性教育の価値観が反映されています。しかし、まだまだ親や教師は性に関するメッセージを口をすっぱくして発し続けなければなりません。西洋諸国のなかでは、10代の妊娠率が未だにアメリカが一番高く、その数は、カナダやイギリスの二倍、日本やオランダの九倍にのぼります。

## セックスについて
## あなたの子どもと話をしましょう

10代の若者に対して、性、セックス、デート、そして愛情について最初に情報を与え、指導するのは両親です。今は前の世代のころよりも性について比較的抵抗なく話せる時代になっていますが、まだ多くの親が性の話題に抵抗を示し、子どもと話したがりません。もしあなたもそのような親の一人なら、次に書いてあることを読めば、少しは不安が和らぐのではないでしょうか。

**性に関する話題が苦手だということを、子どもに伝える**　「セックスについて話をするのは苦手なの。でも私はあなたを愛しているし、性について私から話を聴くことは大切なことだと思うの」というように切り出すこともできます。そのとき、子どももあなたと同じくらい困惑していることを忘れないでください。もし、あなたがその話題について不快感を示せば、男女がセックスをすることが何か「汚らわしいこと」「間違っていること」という印象を子どもに与えてしまいます。そうならないように注意してください。

**「ペニス」「ヴァギナ」「勃起」「オルガスム」のような単語を口にすることができなければ、自然に話せるまで何度も口に出して練習する**　それらの単語が示しているのは、単なる身体の一部分、もしくは自然な生物学的機能に過ぎないことを思い出せば、抵抗感を乗りこえることができると思います。

青年期の若者とセックスについて話をするときには、俗語や幼児言葉で説明するのではなく、常にきちんとした大人の言葉を使って話してください。「ペニス」は医学用語のような響きがある、と変に感じるかも知れませんが、単なる言葉です。

**前もって練習しておく**　あなたがこんなにどきどきするのは、小学校の学芸会で役を演じたとき以来かも知れません。あなたの伴侶か誰か他の人を呼んで、話す内容をあらかじめ確認しておくと良いでしょう。

**生命がどのようにして生まれるかを上手く**
話せないようであれば、若者の性に関する本

・若者が初めてセックスを体験する年齢の平均は 16 歳です。
・12 人に 1 人の若者は，13 歳になる前にすでにセックスの経験があります（アフリカ系アメリカ人の若者の間では 5 人に 1 人の割合です）。
・6 人に 1 人の女子高生が，今までに 4 人以上の人とセックスを経験しています。

出典：1999 年度アメリカ合衆国の若者の危険行動調査より

**性に関する統計**

**を子どもと一緒に読むのが良い**　「そのような本を買っても、親が困難から解放されることにはなりません」とワシントンDCのハワード大学付属病院に勤務しているレネ・ジェンキンス医師は強調しています。「本は、あくまで若者とセックスについて話すのを促すためのものであって、本が会話の肩代わりをしてくれるわけではありません」。

**息子や娘とセックスについての会話をすることが全くできないのであれば、かかりつけの小児科医に役を替わってもらうように頼む**　「子どもの親には、健康診断のときなどに月経などの性的な問題について子どもと話しあって欲しいという要望があれば、いつでも私に依頼するように言ってあります」とホイル医師は言います。信頼している医者とセックスについて話をすることには、青年期の若者の多くが抵抗を感じません。

セックスについて子どもを教育することは、いたずらに性行動を助長するのでして欲しくないと考えている親もいます。しかし、「そうではありません。むしろその逆です」とサンフランシスコのカリフォルニア大学国際青年期健康情報センターで常任理事をしているクレア・ブリンディス医師は述べています。「調査によると、性を話題にする家庭で育った子どもはセックスを経験する年齢が遅く、セックスするときには、避妊具を使う者が多いと報告されています」。性についての「話し合い」を始める時期は、早ければ早いほど良いのです。

子どもが十二歳のときでは、比較的遅いでしょう。思春期が始まると全身をホルモンがめぐり始めます。そうなると性的なことに対する興味と好奇心を抑えられなくなります。

ある研究によると、十人中九人の若者が自分の知っている性知識や性行動について、その一部しか親に話していません。

ちなみに、ある若者がセックスに興味を持っていたとしても、それは必ずしもセックスしている、もしくは計画していることを意味しません。反対に、セックスについて質問をしないからといって、そのことをセックスの経験がない「証拠」と考えるべきではありません。

**「話し合う」用意ができた後**

**何について話し合うのか**

「話し合い」はお説教とは違います。それは、あなたの子どもが性に関する疑問を持ったときや教えてもらいたいことがあるときにはいつでも可能な、一連の継続した話し合いを指しています。ヴァージニア大学医学部青年期医学科長であるリチャード・ブルックマン医師は次のように述べています。「親は、一回やそこらで子どもに性教育を施すことはできません。一回だけ「話し合い」をして、〈やれやれ、やっと終わった！〉というわけにはいかないのです。その会話は何回となく繰り返される必要があり、機会があるごとに補強されなければなりません」。たとえば男女の生殖器の名前やその機能、思春期の間に起こる身体の変化、性交から受胎、妊娠、出産に至る生殖過程についての基本的な内容に関する会話がいったん終わったとしても、話し合わなければいけないことはまだたくさんあります。あなたの子どもと何について、そしていつ話し合うかについて、以下に指針を示します。ただし息子や娘の成熟が早い場合は、スケジュールを早める必要があります。

## 十二歳から十四歳まで

## 10代前半の子どもにとって重要な話題

マスターベーション（自慰）〈マスターベーション〉は、若者が性に目覚めた証拠です。男子は、マスターベーションについて知る前に夢精を経験するかもしれませんが、周知のとおりそれは寝ている間に不意に起こるものです。それに引き換え、マスターベーションは自ら意識的に性的喜びを得ようとする行為です。

マスターベーションは有害な作用を持つという何世紀も前の神話を信じる人が少なくなって随分経ちます。しかしいまだに、精神障害から盲目に至るまで、あらゆる原因がマスターベーションにあるかのような卑猥な冗談が語られています。あなたの息子が自分で性的な欲求を満たす方法を知っているかどうか、どうすれば分かるでしょうか。それが密かに分かる二つの証拠とは、汚れたパジャマとシーツです。やけに長い時間、トイレに閉じこもる場合もそうです。

十五歳と十六歳を対象にしたある研究によると、男子の四分の三と女子の半数以上がマスターベーションをしていることが分かっています。シアトルで小児科医をしているマーク・スコット・スミス医師は、実質的な数は（特に男子では）もっと多いと見積もっており、次のように述べています。「10代男子の九九パーセントがマスターベーションをしていて、していないと答える残りの一パーセントは嘘をついている、という古い冗談がありますが、これは真実に近いと思います」。

にも関わらず、若者はマスターベーションに葛藤を感じるかもしれません。一方で、それは気持ち良いことではありますが、他方で、男子は射精して精液を目にしたとき、特に初期の射精において、精液に血液が混じっていると驚いてしまうことがあります。マスターベーションを未だに悪いこととみなしている宗教や文化で育った子どもは、それを楽しんで行うことに罪の意識を持つ場合もあるでしょう。親は、マスターベーションを話題にすることで子どもが抱く不必要な不安を解消させることができます。しかし、慎重に、かつ婉曲的に話しましょう。

「あなたはベッドで横になり、手やシーツでペニスをこすることで〈女子の場合なら、指でクリトリスを撫でることで、もしくは膣に自分の指や物体を挿入することによって〉、快感が得られることに気付く年齢になったのよ。みんなそうなの」

子どもが狼狽しないように、マスターベーションを習慣的に行っているのを知っていても、そのことにあまり触れないようにしてあげてください。ただし子どもには次に述べることを伝えておいてください。

「あなたがマスターベーションをしているかどうかは分からないけれど、それをすることは正常なことで恥ずかしがることは何もないのよ。ついでに言えば、マスターベーションをしなくても、それは正常なことよ」

性的な緊張やその他の緊張からの解放を目的とする他に、性器を自分で刺激する興奮がもたらす喜びを知ることで、自分の身体の性的な部分と調和できるようになります。問題になるとすればそれは、マスターベーションが強迫行動に変化したり、恋愛の代替手段になったりした場合でしょう。それよりも親は子どもに対して、マスターベーションが恐ろしい結果を招くという話がまったくのでたらめであることを、しっかりと教えるべきです。

## 十五歳以上
### 10代後半の子どもにとって重要な話題

この年ごろの若者との会話の内容は、性や生殖機能の仕組みから、性と人間関係についての社会的ならびに情緒的観点へと移ってきます。このため、息子や娘から投げかけられる多くの複雑な質問に答えるには助けが必要です。たとえば、

- 私はいつからデートしたら良いの？
- いつボーイフレンド（あるいはガールフレンド）とキスしたらいいの？
- どんな人をボーイフレンド（あるいはガールフレンド）に選ぶべきなの？
- おとうさん（お母さん）は誰かのことが好きってどうやって分かったの？
- どこからが「やりすぎ」なの？
- いつからセックスしても良いの？

これらの質問に対する答えは、たとえそれが今日の基準より古かったとしても、あなた自身の倫理観に基づいてなされるべきです。「親は、自分の持つ考え方を変えずにセックスについて話し合うべきです。たとえば、もし親が婚前交渉は間違っていると考えているなら、そのように言うべきです」とホイル医師は言っています。しかし「最終的に結論を導き出し、決定を下すのは若者自身であることを覚えておく必要があります」と付け加えています。

結婚までの禁欲生活は、長い間性的モラル

を測るうえでの物差しとなってきました。以前の世代のほうが倫理観が強かったという意見もありますが、これは、現代のアメリカでは歴史上かつてないほど晩婚化が進んでいるという事実を考慮していません。最近の平均的な初婚年齢は、花嫁が二十六歳、花婿が二十七歳です。結婚式を挙げる平均年齢は、一九五〇年代、一九六〇年代では、花嫁が二十一歳、花婿が二十三歳でした。新婚者の多くが10代か、それより少しだけ年上の人たちでした。

もし息子や娘の成熟が早ければ、ここに挙げた話題は、もっと早い時期に話し合う必要があると思われます。

## 子どもがデートし始めるとき

デートの様式は、親であるあなたの10代のころと比べると随分変わってきています。一番はっきりした違いは若者がデートし始める年齢です。女子の平均年齢が十二歳半、男子では十三歳半です。

しかし、あなたにはそれがデートだとは思えないかもしれません。10代前半の最近のデートの傾向は、男女のグループ交際とも言うべきものです。彼らは集団で商店街や映画館に繰り出し、ビーチでフリスビーを投げ合っています。

グループ交際は、付き合っている男女のカップルが共に行動するダブルデートやトリプルデートとは違います。グループ交際しているメンバーのなかで恋愛関係に発展するカップルもありますが、多くの場合、男女は一対一では付き合わず、異性の友人と同じくらいの時間を同性の友人と関わり合いながら過ごします。

デンバー健康医療センターの小児科医ロン・イーガー医師は、気軽に参加できるグループ交際は、いきなり進んだデートをするよりも健全であると考えています。「一番の利点は安全性が保たれていることです」と二人の成人した子どもを持つ父親でもあるこの医師は話しています。グループ交際で出かけた場合は、一対一のデートのときのようなぎこちなさや性的な緊張感がなく、他の子どもとの交流を楽しむこともできます。

### 一対一のデート

子どもは何歳になったら「自分の判断」でデートしてもよいのでしょうか。

それは三十五歳を過ぎてから！ いや四十歳になってから！

自分の子どもが若い女性や若い男性と腕を組んで闇のなかに消える姿を想像すると、多くの親がそう答えたい気持ちに駆られるでしょう。

一般的な指針としてイーガー医師は、十六歳までは一対一のデートを許可しないよう親に忠告しています。「人生経験という点から言えば、十四、十五歳と十六、十七歳では大きなひらきがあります」と彼は言います。あなたの子どもの成熟度と、責任感の強さを目安にして、年齢を多少ずらしてもよいでしょう。また地域社会の道徳的規範も考慮に入れる必要があります。あなたの周囲の親は自身の子にデートを許しているでしょうか。

### 愛と交際

親子の間で、ホルモン、体内動態、愛や魅力に関する生物学的観点について話すことも重要ですが、それと同じくらいの時間を、人間の感情のなかでもっとも力強く心のこもった感情である愛についての会話に使うべきです。

愛は青年期の若者にとって、終わりのない魅力的な話題です。彼らの多くは「どうやって他の誰かのことを好きだと気付いたの？」という質問をします。彼らは両親の求婚や結婚についても強い興味を持っています。たとえばそれは、「お母さんはお父さんに一目惚れしたの？」という質問からも分かります。親が離婚した場合も同じように、「お父さん、どうして何十年間もお互いを愛し続けた二人が、愛することを急に止めてしまうの？」という質問を投げかけます。

あなた自身が不完全な恋愛しかしていなかったとしても、このような会話をする資格がないことにはなりません。「わたしは恋愛に関していつも正しい決断をしてきたわけではないけれど、自分の心に誓ったことがあるの。それは次に誰か特別な人と恋愛したとき、健全で偽りのない関係にまさるものはない、ということ。あなたが大人になってデートし始めたときも、同じ考えを持って付き合って欲しい。私もあなたも、一番いい恋愛をするのにふさわしい人なんだから。そうでしょ？」。

**ヒヨッコの恋愛であっても恋愛は恋愛**

大人は一般的に10代の若者の恋愛を、まるで体内の生化学的バランスが崩れて修正を必要としているかのように、軽蔑してこう言います。「セックスのことばかりじゃないか。彼らの体内のホルモンが猛威を振るい始めたらどうなるか知ってるかい？」と。通りで手をつないでうろうろしている少年と少女は、大人の目には、テストステロンとエストロゲンがデートしているように見えるのです。

若者の恋愛を的確に表現している言葉をみてみましょう。「心酔」「のぼせ上り」「ヒヨッコの恋愛」。当の二人が恋愛していると信じているのですから、恋愛なのでしょう。繰り返しますが、多くのカップルが10代で結婚していた時代はそれほど昔ではありません。

トゥーソンで小児科医をしているジョージ・コマーシー医師はこう述べています。「親は決して子どもの初めての恋愛を見くびったりあざ笑ったりしてはいけません。若者にとってそれはとても重要な交際であり、家族以外の人と親密な関係を結ぶ第一段階という意味でも重要です」。

「異性と出歩く」が「異性と交際する」に発展したとき、あまりにも早く重大な局面になりつつあるのではないかと心配になるのは自然なことです。もし学業や友人関係に支障が出ているようであれば、学期の間はロミオとジュリエットのランデブーの回数を制限したほうがよいでしょう。高校生の恋愛は短期間で終わる傾向にあります。卒業まで付き合いが続いたとしても卒業後はほとんどが別れてしまいます。卒業後にカップルのどちらか、もしくは両者とも家から出てしまうと、物理的な距離が二人の心の距離まで広げてしまうこともあります。そうなると二人の関係は徐々に終わっていきます。

## 最初の失恋——子どもがうまく乗り切れるように援助する

失恋は人生のどの時期に起きてもつらいものです。大人の交際がひどい終わり方をしたときには、少なくとも傷ついた側は、過去の失望を切り抜けた経験から、虚しさと抑うつ的な気分は誰もが経験するものであり必ず消えゆくものであることを知っています。

しかし10代の若者は、心がいかに立ち直りが早いかをまだ知りません。初めて失恋を経験した子どもには、その悲しみは底なしに思えるでしょう。親は、失恋したわが子の気持ちを真剣に受け止めてあげる必要があります。

「失恋は若者にとって、自殺の素振りをみせる主な原因の一つです」とイーガー医師は言います。しかし大多数の若者は、心の傷を乗り越えて元気を取り戻します。乗り越えるまでに時間がかかるため、両親はその間辛抱強く、時には抱きしめたりしながらその心を癒してあげてください。また、少し勘を働かせて失恋について触れずに黙っておくことは、正しい言葉を投げかけるのと同じくらい大事なことです。

**子どもの心の痛みを理解しつつも、また幸せになれる日が必ず来る、と伝える**　「あなたが動揺しているのは分かるわ。この悲しみがこれからずっと続くような気がすることも。でも、たぶんあなたが思っている以上に早く悲しみから抜け出すことができると思う」。

**「そもそも初めからあの人のことは気に入らなかった」など、子どもの恋人をなじらない**　あなたの息子は自分をふった女性に対して怒りをぶちまけるかもしれませんが、騙されてはいけません。「別れた彼女が自分の間違いを認めて戻ってきてくれるのではないか」、という希望を彼があきらめるまで少しばかり時間がかかります。また、10代の若者の場合、一度落ち目になった人間関係でもよりが戻ることがよくある、ということを知っておいたほうが良いでしょう。

子どもには十分悲しませてあげる　気が動転している人に「ほら元気を出して！　そう大したことではないよ！」というような意味の言葉をかけると、潜在的に、その人が気持ちを表すのを禁止することになってしまいます。もっとも、二、三週間以上もふさぎ込んでいる場合には専門的なカウンセリングが必要でしょう。

子どもに「友達に会いに行ったら」と声をかけてみる――ただし、しつこく言わないように　以前のように社交的に振る舞える状態になれば、すぐに自分で行動を起こすはずです。

あなたが若かったときの経験を話してあげる　「大学一年のころ、エリーゼという名前の女性を頭がおかしくなるほど好きになったんだ。そのころはいつも彼女と一緒に過ごしていて、他の誰かと一緒にいようなんて考えたこともなかったし、てっきり彼女も自分と同じ気持ちだと思っていた。ところが彼女はある日突然に、自分たちの関係は真剣になり過ぎているので他の人と付き合いたい、と言ったんだ。私は打ちひしがれて何週間も泣いていたよ。そしてよく大学のキャンパスで彼女を付け回していた。誰かと歩いている場面を目撃しようと、夜中に彼女の寄宿舎の近くで待ち伏せしたこともあった。友人たちは私から離れていったけどそれも無理はない。そのときの私はむっつりと陰気で、いつもエリーゼ、エリーゼ、エリーゼとなっていたんだ。今では彼女にふられて良かったと思ってるよ。もし彼女がそうしていなかったら、お母さんとは決してめぐり合っていなかったからね！」

### セックスをしたい気持ちを扱うには
### 禁欲――それは前向きなアプローチ

子どもに性について教えるときは、将来起こる可能性がある好ましくない結果をくどくど話すより、セックスを遅らせることの利点について話し合ってみてはいかがでしょうか。同じメッセージですが、観点がより前向きになります。相思相愛の大人同士が持つ性関係は美しくまた喜びに溢れていますが、あまりにも早い時期にそういう関係を結ぶと危険である、という説明から入ってはいかがでしょう。

「若い二人が心の準備の整わないうちにセックスすると、あとで後悔の念に苛まれる結果に終わることが多い。そういうことがあなたに起こらないように祈っている」というふうに。ただしそう述べたのち、おのおのの考えで禁欲生活をしている若いカップルが多いということ、またそうする理由についても引き続き話してあげてください。

なぜ待つべきなのか　それが、無計画な妊娠を防ぐ、誰にでもできる唯一の避妊法だからです。セックスをしなければ妊娠するはずがありません。

なぜ待つべきなのか　性感染症を防ぐ最善の方法だからです（第20章「10代によくみられる病気」のなかの「性感染症」六五八頁を参照のこと）。

なぜ待つべきなのか　あとになってセックスしなければ良かったと後悔する女の子がいるからです。

ニュージーランドで約千人の若者（すべて二十代半ば）を対象に、最初のセックスについてのアンケートを行った研究があります。それによると平均的に男性は十七歳、女性は十六歳になればセックスを経験しているという結果が出ました。振り返って考えてもらうと、その女性の半数以上がそのときセックスをしなければ良かったと後悔しています。最初のセックスの年齢が十五歳以下の女性では、実にその七〇パーセントがそう思っていることが分かりました。

以下の場合，10 代にセックスを経験する可能性が高くなるでしょう。
・思春期発来が早い。
・セックスを承認し奨励する考えを持っている若者と付き合っている。
・教育を軽視している。
・両親，特に父親とのふれあいがあまりない。
・宗教教育や礼拝にめったに参加しない。

## セックスのプレッシャーに打ち勝つための手助け

デンバーで小児科医をしているロン・イーガー医師は次のように述べています。「10代の若者にとってセックスのプレッシャーは相当なものです。まるで万力に挟まれているような気分になります」。このように若者は、デートの相手やボーイフレンド・ガールフレンドから受ける「セックスする」プレッシャーだけでなく、「経験したかどうか」をしきりに知りたがり、肘でつついたりウインクしてくる友達からのプレッシャーも受けることになります。また、早く童貞や処女を失う競争をしているかのように、友達に遅れをとりたくないと思う気持ちもプレッシャーになります。このようなさまざまなプレッシャーにうまく対処する一つの方法は、プレッシャーになる場面を予測し、それらについて話し合うことです。

あなたに男性と付き合い始めた娘がいる場合、次のようなストーリーについて話し合ってみてください。

十六歳の娘は、あるパーティーでお酒をたくさん飲み興奮したボーイフレンドが父親の車のフロントシートでキスをしながらぎこちなくブラジャーのなかに手を入れてくるのを、できるだけかわそうとしています。娘は彼のことが好きで何年も前から彼のことを知っています。しかし娘にとってこの夜の出来事はあまり気持ちのいいものではなく、事がこれ以上進んでほしくないと思っています。かと言って、不必要に彼の気持ちを傷つけたくはありません。

そこであなたの娘に次のように尋ねてみてください。「その娘はこの場面にどう対処すれば良いのだろうか。どう言えば良いのだろうか。彼女は臆病すぎるのだろうか。もっと積極的になるべきだろうか」と。

また別の方法としては、まるで映画のスクリーンに映っている自分自身を一コマ一コマ見ているかのように、与えられた状況下で娘が自分自身に当てはめ想像しながら答えてもらうのも良いでしょう。そしてどのように自分自身が対処すべきかについて答えてもらうのです。たとえば「もし自分が男の子の家に招かれ、そこに着いたとき初めて、彼の両親が出かけていると分かったらどうする」など。運動選手や役者は、最初に遭遇する場面も含めこれから起こることを思い浮かべ、視覚化して挑戦に備えます。

子どもには、起こり得るトラブルを予期したり警告サインを見逃さないようにするため、常に先を考えるようにと諭してください。前述の例の娘は、彼がパーティーで二杯ビールを飲んだのをすでに目撃しています。彼はふらついたり呂律が回らないほど酔っ払ってはいませんでしたが、彼女は今後起こり得るトラブルの警告サインとしてこのことをあらかじめ心に留めておくべきでした。そうすれば彼女は危険を避けようと思えば、パーティーが終わった後車で家に送ってもらう場合でも、何人かの仲間と同乗することで車のなかの危険な状況を避けることができたはずです。

## デートレイプ

中学生や高校生、大学生であろうと、あるいは独立していようが、女子であれば〈デートレイプ〉または〈知人によるレイプ〉から自分自身を守る方法について、いつも考えておかなくてはいけません。警察に通報される子への性的暴行の件数は低く見積もられていますが、デートレイプでは男性が女性を犯すパターンの方が圧倒的に多いため、この項目は10代の娘を持った親に向けて書かれています。

カイザー・パアマナンテ健康維持機構が行った世論調査によると、十四歳から十七歳までの女子の七人に一人が、デートのとき強引にセックスを迫られたことがあると答えています。また五人に二人が、ボーイフレンドに叩かれたり殴られた女子を少なくとも一人は知っていると答えています。レイプは性的欲望ではなく暴力行為です。

知人によるレイプは法廷で証明することが難しいため、さらに深い傷を負うことになり望まないセックスに発展しないようにする返答法を挙げています。

| ・引っ掛けの決まり文句 | ・撃退法 |
|---|---|
| 「ねぇ，早く！ みんなそういうことしているよ！」 | 「私は全然気にしないわ。私はみんなと同じじゃないの。それに，口でそう言っていても実際にみんながそういうことをしているわけじゃないもの」 |
| 「もし僕のことを愛しているなら一緒に寝よう！」 | 「もし私のことを愛しているなら，むりやり私が嫌がることをしないで欲しい」 |
| 「もし僕とセックスしないのなら君と別れるよ！」 | 「もしあなたとセックスしなければあなたの彼女になれないというなら，あなたの彼女でいたいとは思わない」 |
| 「なぜ僕とセックスしたくないの」 | 「理由は私がしたくないからよ」（この場合それ以上の説明は不要） |
| 「僕達は以前セックスしたことがあるじゃない。なぜ今になって僕を拒絶するの」 | 「私にも考えを変える権利があります。それが私自身であり私の人生そのものなの。再度セックスするのはもっと年を重ねてからにしたいの」 |
| 「ねぇ，しようよ。君もしたいんでしょ！」 | 「イヤ，絶対にイヤよ！ 嫌と言っているのが分からないの！」 |
| 「君の両親は一晩中外出しているよね。君の家に行こうよ！」 | この場合は家族の責任にしてしまう，とっておきの決まり文句を使ってください。「私の家に行くの？ それはできないわ。親が，自分たちがいない間に男の子を家に入れちゃいけないって言うんだもん」 |

**表 12-1　引っ掛けの決まり文句と撃退法**

レイプ：合意に基づかないセックスを指す法律用語で，暴力，脅迫，または詐欺による場合も含まれます。
法定強姦：合意に基づこうが基づくまいが未成年者とのセックスを指す用語。
両者とも性犯罪であり法律で罰せられます。

**知っておいたほうが良い言葉**

ます。性的暴行はほとんどいつも人目につかない所で行われ、目撃者がいません。そして多くの場合、無理やり力ずくで行われたという痕跡も残っていません。むしろ強姦者は、女性を服従させようと、自分の身体的優位性を利用し脅迫めいたことを言ってレイプします。裁判沙汰に至る例は稀ですが、犠牲者が告発した場合は告発した側とされた側とで言葉の応酬になります。女性は「自分の意に反してレイプされた」と言い、男性は「違う。合意の上でのセックスだった」と反論します。

　悪夢のような話ですが、予想しておくべきことです。もし親が子どもを守りたいという本能のままに行動したら、おそらくすべてのデートに付き添うか、少なくとも目立たないレンタカーで二人のあとをつけ回すことになるでしょう。でも残念ながらそうはいかないのです。今、私たちは子どもを自由に外出させる練習をしているのです。思い出しましたか。

　親が娘の安全を確保する一番良い方法は、自分ではどうすることもできないまま、雪だるま式に悪化していく可能性が高いデートについて、娘と話し合うことです。そうすることでそのような状況を未然に避けることができます。あなたの娘がデートする際に、デートする相手、デートする場所、そしてどのように行動すれば良いかということに関して賢明な決断が自ら下せるよう、次に挙げているような事柄について一緒に話し合ってください。

## デートの相手を選ぶときは賢明に

**よく知らない男性とは、二人きりで出かけない**　百人以上ものレイプ犠牲者に対して調査をしたところ、彼女たちの話には似通った部分がありました。彼女たちは愚かにも、知り合ってからまだ一日もたってない若い男の家へ行ったり、その男の車に乗り込んだりしていたのです。性的暴行はまさにそのような状況で起こったのです。

　あなたの娘には「新たにお付き合いする人とどこかへ行く前に、必ず家に連れて来ておジム・ホーリー医師：「ほとんど話題にのぼりませんが，性に積極的な女子が男子を誘惑することがあります。最近の調査では，7% の男子がそのような迷惑行為の被害者となっていることが分かりました。これは，女子の生物学的年齢が男子よりずっと高い，中学校でもっともよく見られます。中学のころは，特に年上の男女が年下の男子に興味を示す時期であるということを両親は知っておいてください」。

## ジェンダーをねじ曲げる者

父さん、お母さんに会わせるように」言い聞かせてください。そして彼が来たときには両親の名前、住所や電話番号を尋ねるようにしてください。もし彼が携帯電話やポケットベルを持っていたら、その番号も控えておくようにしてください。そう尋ねられたときに彼がきまり悪そうな顔をしたら、「何か緊急事態が起きたときのために教えてほしい」と答えてください。そうすることで、デートで適切な行動を取ってくれるものと期待して、あなたがた親が心配しているというメッセージを彼に送っていることにもなるのです。

**自分よりかなり年上の人とデートするときは注意が必要**　アラン・グットマッシャー財団の研究によると、セックスを経験した女子の十人中三人が、相手の男性は三歳から五歳年上と答えています。二人の年齢の違いはそれほど大きくないように思われるかもしれませんが、十九歳の男子（この年齢は大人の男性と言って良い年齢です）と十四歳の女子が腕を組んでデートしている場面を想像してみてください。「その二人の認知能力や人生経験にはかなりの差があり、両者は違う次元にいるのです」とイーガー医師は述べています。

当然のことながら、両者の関係では年上の男性の方が主導権を握り、「女子が犠牲となる機会が増えます」。このことは、自分よりかなり年上（六歳以上）の男性と付き合っている女子が十四人に一人しかいないのにも関わらず、その五人に一人が10代で妊娠しているという統計が如実に物語っています。

**支配的・虐待的な人格が示す、些細な徴候を見逃さない**　たとえば、独占欲が強くて嫉妬深い、不意に何度も気性が荒くなる、怒って壁を殴る、物を壊す、虐待的な発言をする、暴力を振るった過去のある男性、などです。ここに挙げたうちの一つでも当てはまるのなら、すぐに関係を解消する理由になります。

### 自分が置かれている状況を見極める賢さを

**危険な状況を避ける**　女子はもっと自分の

直感に従うべきです。相手がセックス目的で一人だけにしようとしていることに感付き、それが嫌であった場合は、駐車している車や大人がいない家など人目につかない所へ行こうという誘いをきっぱりと断るべきです。最初にセックスした場所は、四分の三以上が10代の若者の家、普通は男子の家です。

いつも脱出法を考えておく　この点に関しては親が手助けできます。そこにボーイフレンドがいたとしても、娘には、デートの途中で、夕方に一度家に電話をするように、またデートの予定が変わるときにはいつでも家に電話をかけてくるように指導しておいてください。公衆電話用の小銭も持たせておいてください。あなたが携帯電話を持っているならば、夜の間はそれを子どもに貸すのが良いでしょう。

困ったときには、いつ、どこにいようとも、親が迎えに行き、次の日まで何も訊かないことを子どもに伝えておくべきです。

「割り勘」を心掛ける　若者の調査で、非常に保守的な意見がいくつか明らかになりました。たとえば、男子が女子におごってあげた場合、彼がデートでセックスを強要してもしかたないと答えた男子と女子が非常に多くいたのです。自分の分を自分で支払うことで、二人の心理的な力関係のバランスをいくらか取り戻すことができます。

酒・薬物に手を出さない。飲酒する人・薬物を使用している人とデートをしない　薬物や酒は判断能力を狂わせたり自己制止力を失わせたりするため、デートレイプが起きやすくなります。残念なことに、酒に酔ったり薬物で恍惚状態となった若い女性が格好のレイプの標的になります。しかし、高校生の調査によると男子の三九パーセント、さらに信じられないことに女子の一八パーセントしか、そのように考えていませんでした。こうして10代の子どもは、アルコールと薬物によって危険に身を置くことになるのです（第13章「タバコ、アルコール、その他の薬物乱用」

三〇八頁を参照のこと）。

**賢いコミュニケーションを思ったことをそのまま喋る**　デートの相手の行動が嫌なのであれば、本人にはっきりとそう言ってください。たとえば「あなたがしていることが嫌なの。いますぐ止めてほしい」というふうに。抵抗しないでいると、相手は暗黙の了解と受け止めてしまいます。

**自分が無意識に送っているメッセージに気をつける**　私たちは身体言語（ボディーランゲージ）や、声の調子の変化などで、直接言葉に出すことなく大量の情報を発信しています。男性がこうした無言の信号を誤解するかどうかについての責任が女性の側にあるのは不公平ですが、そういうものだと受け入れるほかありません。

マーガレット・ブライス医師は次のように述べています。「女子が特別な服装で着飾ると、彼女が〈誘っている〉〈それを望んでいる〉ととられる可能性があります。親は、性的嫌がらせや性的虐待から自らを守る方法として、娘にはあまり刺激的な服装をしないように言ってください。外出の準備ができたときには、自分の格好が他人の目にどう映るのか、常に意識するべきです。

**危険への賢い対処法**

火事の対処法について子どもに教えるのと同様に、デートのときボーイフレンドやガールフレンドからの身体的あるいは性的な恐怖に晒された場合に、どう行動するべきかについて話し合っておく必要があります。

- 自分の勘を信じる。デート相手の挙動が怖いと感じたら、思った通りに行動する。
- 声を出して拒否する。自分に気付いてほしいと、近くの誰かにためらわずに助けを求める。
- すぐに逃げる。すぐに車から降りる。すぐに家を出る。
- 人を呼び止めるか、警察に電話して助けを求める。

・危険な目に遭ったことを親に知らせる。そうすれば警察・法律関係の人に連絡してくれます。

・逃げ出せそうにないなら、危険の大きさを判断する。抵抗するのは安全でしょうか。相手は武器を持っているでしょうか。一般的には、叫び声をあげて反撃する人の方が、相手に嘆願したり説得しようしたりする人よりもレイプから逃れる見込みが高くなります。

**レイプされた若い犠牲者に援助の手を差し伸べる**

安全なデートについて親子間で話し合うに際して、娘には性的暴行を受けたら直ぐに親に知らせるよう言ってください。そして、決してそのことで彼女を責めないと固く約束してください。そのような場所に行くべきではなかった、ということが問題ではありません。親は一刻も早く娘を援助してあげたいと思うでしょう。妊娠を防ぐため、そして強姦者を有罪に導く証拠を消さないためにも、レイプが起きたあとの七十二時間以内に、次に挙げた事柄を順次行うようにしてください。

1．女子は排尿したりシャワーを浴びたり服を着替えたりしてはいけません。また性的暴行が起きた場所をそのままにしておかなくてはいけません。

2．あなたの地域の強姦救援センターにすぐに電話するようにしてください。その番号はホワイトページの地域サービス電話番号の項目に載っているので、そこを見るか番号案内に電話して尋ねることもできます。救急病院を受診するように促されます。そこで、あなたと子どもを援助するために、救援センターから派遣されたカウンセラーと会うことができます。

3．レイプ後検査を受けるため近くにある救急病院を受診してください。一般的には検査の手順は以下の通りです。

・切り傷、打撲傷、外傷、ならびに内臓損傷がないかどうか、まず身体所見をとります。

・性感染症の検査も含めて、犯罪捜査に必要な法医学的証拠を集めるためレイプキットを使って検査します。

・特定の性感染症に罹患してないかどうか血液を取って調べます。

・性的暴行によって感染した性感染症の実数は不明です。しかし予防的に抗菌薬を投与することが標準的な方法となりつつあります。六週間後に再び病院に来て、HIV（ヒト免疫不全ウイルス）、B型肝炎や梅毒の検査をするように言われるでしょう。HIVの検査は三〜六カ月後にも行う必要があります。

・妊娠について尿検査します。その検査は二、三週後にも行う必要があります。

・レイプで妊娠する危険性は二〜四パーセントです。もしレイプされた女性がそのとき避妊具を使っていなかったのなら、緊急避妊薬が処方されます。

4．かかりつけの小児科医に電話して何が起こったか説明するようにしてください。そうすればその小児科医は今受診している救急病院であなたがた両親と会いたいと申し出るかもしれません。また今後の娘のフォローアップ検査も行ってくれるでしょう。

5．その犯罪行為を警察に通報してください。起訴するかどうかについて今すぐ決める必要はありません。もしレイプが、ある大学のキャンパスで起きたり大学生によって引き起こされたりしたのなら、その大学の上層部にその犯罪行為を通告するようにしてください。

6．レイプを受けた女性が感情的に立ち直っているように見えても、彼女は心理カウンセリングを受ける必要があります。起こった出来事の深刻さを否認するのは、よくある反応です。その女性が完全に回復するのには何カ月も何年も掛かる場合があります。

## なぜ男子は紳士になれないのか

親が娘に対して男子の前でどういう服装をすべきか、どう振る舞えば良いかということを考えることの大切さについてアドバイスし

1999 年最高裁判所は，もしある生徒が他の生徒から「耐えがたく陰湿なセクシャルハラスメント」の被害を受けた場合，その学区はそれを防止できなかったことで訴えられる可能性がある，という裁定を下しました。

**10 代の若者と法律**

ているとき、男子の多くが使っているような性的な話やふさわしくない口説き文句はできるだけその会話のなかで使わないようにしてください。青年期に関する調査では、女子の二九パーセントがすでにセクシュアル・ハラスメント（性的嫌がらせ）を受けており、特にアルバイトをしている女子では三六パーセントでした。

人気のあるテレビ番組のなかには、そのような性的な場面が頻繁に出てくるものがあります。音楽ビデオが放映される時間帯には、半裸の女性がカメラに向かって腰をくねらせている姿が何度も目に飛び込んできます。これは演出にすぎませんが、男性の役者に従順である場合が一般的です。「ふしだらな女」や「売春婦」といった軽蔑的な言葉をたびたび使うラップミュージックもまた、女性軽視につながっています。

私たちはこのような悪い影響をなくすようにしなければいけません。「男子の腕白は仕方がない」といった、性差別的な発言を聞き逃してはいけません。もし自分の息子やその友人が、ある女子について侮辱的なことをいうのを耳にしたときには、「もし他の集団の男の子が自分の妹や自分の母親に同じようなことを言ったら、君はどう思うだろうか」と諭しましょう。

息子へのメッセージとして断固言っておかなければならないことは、セックスのことで若い女性が「嫌！」と言えばそれは明らかに嫌との意思表示であるということです。声のトーンからはいろいろな合図を意味しているかのようであっても、不意に女子が「やめて！」と言えばそのときはすぐにブレーキをかけるべきです。

## 避妊について教育する

若者に避妊について教育することと、禁欲をすすめることとは矛盾しているように見えます。親は避妊を教えることで、白旗を振っているのでしょうか。若者はそもそもセックスをするようになるものだ、という考えを受け容れたとき、状況を変えるために大人が発しょうか。

言できること、やれることは何もないので

そうではありません。避妊を教えるのは現実的な戦略です。青年期の若者十人中九人までが二十歳になるまでにはすでにセックスを経験しています。

無計画なセックスは、結果としてとても重大な代償をもたらすだけでなく、本人の人生にも影響を及ぼします。ただしその本人は禁欲以外の避妊法について教えられていません。今の学校でなされている性教育プログラムでは不十分です。一九九六年連邦議会は、性教育クラスで避妊や性感染症予防について触れることを故意に省略している州に対し、資金を与える連邦受給プログラムを作成しました。二億五千万ドルの連邦資金を受け取るために、各州は「その相容れない目的」のために結婚まで禁欲を守らせるカリキュラムを実行しなければいけませんでした。

禁欲だけでなく避妊具の使用法についても説明を行う包括的な性教育を受けたアメリカの生徒は、十人に一人にも満たなかったと報告されています。そのような教育を行えば若者は知識を得、すぐに実行したがるのではないかと批判する向きも多いと思います。

しかし、そうではないとの研究結果が出ています。米国疾病予防センター・HIV／AIDS予防部門からは次のような陳述書が提出されています。「一番有効なプログラムとは、セックスを遅らせることにのみ焦点を置くのではなく、セックスをしている若者がいかに自分自身を守れば良いか、ということについても盛り込まれている包括的なプログラムである。私たちの希望は、このような教育を通して若者のセックスを遅らせることにある。このためには早期にセックスする危険性について率直に話し合う方が、むしろ禁欲を強く印象づけることになるのである」。

他のヨーロッパの国々と同じように、オランダでも性教育はいつも議論の的になっています。しかし10代の若者の出産率はアメリカの十三分の一で流産率は七分の一です。それに加えて、オランダの若者がセックスをし始める年齢は平均的に男女ともアメリカより一歳以上遅いのです。

### セックスに関する「神話」

うわべだけ世慣れしている現代の若者たちは、セックスに関してもびっくりするほど不正確な考えを持っていることがあります。これらの誤った考えは彼らの仲間にも伝わっていきます。子どもにとって最初の性教育者であるあなたがた両親がまずしなければいけないことは、セックスについて子どもに教育することではなく、子どもを混乱させている可能性がある情報すべてについて「それは正しくない」と教えることです。

**神話その一**　女性は最初のセックスでは妊娠しない。

**真実**　いいえ、妊娠します。実際は初経前でも妊娠する可能性があります。

**神話その二**　女性は月経のときには妊娠しない。

**真実**　それは間違いです。女性が一番妊娠する可能性があるのは約七、八日間（それは排卵前の五日間、排卵日、そして排卵後一、二日間）ですが、避妊しないでも絶対安全という日はありません。

**神話その三**　避妊具を使わないで妊娠を避ける方法の一つに、男子が射精する前に膣からペニスを抜く方法がある。ちなみにこの戦略的行為を医学用語で〈性交中断〉と言う。

**真実**　その避妊法は確実ではありません。性快感の絶頂（オルガスム）の前にはペニスからすでに何千もの精子を含んだ精液が幾滴か漏れています。たった一つの精子でも、子宮を上り卵管に入り、卵子と受精します。

**神話その四**　オーラルセックス（口と生殖器との接触による）はセックスに含まれない。

**真実**　これは一九九一年にキンゼー研究所が調査した大学生十人中六人の意見です。当時この研究はほとんど注目されませんでした。キンゼー研究所によって行われたその他の調査でも気がかりな結果が出ています。なかでも注目すべき結果として、大学生の男女の八五パーセントが手での愛撫をセックスと見なしていないと答えており、意外にも二〇パーセントが肛門性交をセックスだと考えていませんでした。それではそれらの行為をするときとセックスをするときでは彼らの心構えにいくらか違いがあるのでしょうか。

正式には、セックスとは二人の親密な身体的行為であり、単にペニスを膣に挿入することではありません。その意味で言うと、オーラルセックス、手での愛撫、そして肛門性交も明らかにセックスに含めなければいけません。

**神話その五**　最近の10代の若者はみんなセックスをしている。

**真実**　特に、テレビで見た内容をそのまま鵜呑みにしてしまう傾向がある人なら、そう思い込むかもしれません。しかし実際には、高校生の過半数は、卒業するときはまだ童貞または処女のままです。

### 避妊の方法

**禁欲**　避妊の方法について議論する場合、まず話題に上るのが禁欲です。セックスしなければ、確実に妊娠や性感染症を防げます。

**「アウターコース」**　若者とセックスについて話をすると、彼らは冗談半分に性交（インターコース）しないセックスとして「アウターコース」というものを引き合いに出してきます。ニューヨーク・モンテフィオーレ医療センター青年期AIDSプログラム委員長であるドンナ・フッターマン医師は、「親は子どもとこのような他のタイプのセックスについても話し合うほうが良い」と述べています。また彼女は、「子どもたちには、必ずしも性交まで行わなくてもよいことを知るべきです」とも言っています。

ペニスを膣や肛門に挿入しなくても性的喜びを得る安全な方法はたくさんあります。これまでにキス、抱擁、あるいは愛撫で妊娠したという報告はありません。

### 性的に活発な若者のための避妊法

**表12-2**には、処方箋がなくても手に入れることができる避妊法と処方が必要な避妊法についての情報を挙げています。ただし唐突に自分の子どもと性的な会話を始めたり、避妊について話し合ったりするのに、いささか抵抗を感じる親も多いでしょう。もしあなたさえよければ、かかりつけの小児科医に相談してみてください。小児科医は、セックス、避妊法、ならびに性感染症を予防する方法について、定期的に若い患者の相談に乗ってくれます。多くの場合、かかりつけ医はその場で適切な避妊法を提案し、処方します。もしくは地域の適切な施設を紹介してくれる場合もあるでしょう。

### いろいろある避妊法のなかで、若者に一番好ましいのはどれか

「若者が一番よく守ってくれる方法こそがもっとも良い避妊法なのです」と、リチャード・ブルックマン医師はさらりと述べています。そして「もし私たちの病院に来たある女子が、私はリズム法しかしないと言ったら、そのときはできる限り確実な方法を教えます。しかし同時に妊娠の可能性についても必ず説明します」とも言っています。

### 若者にコンドームの正しい使い方を教える

ラテックス製コンドームは唯一、避妊と性感染症の両方に有効な避妊具です。絶対確実ではないにしろ、それを正しく使えば使わないよりはずっと避妊効果があります。つまり男性にとって禁欲以外でもっとも有効な避妊法はコンドームをつけることです。一方女性は、ピル、デポ・プロベラ、またはノルプラントという三種類のホルモン療法のどれかを使えば良いでしょう。

「若者の性に関してもっとも喜ばしいことの一つに、男子も避妊の意識を持つようになってきたということが挙げられます」とクレア・ブリンディス医師は言っています。医師はこのことを「振り子が振れてきた」とい

アメリカのどの州でも，若者は親への届け出や許可がなくても内密に家族計画サービスを受けることができます。しかし必要なときに医者が親と接触するのを禁止する法律はありません。
ロバート・ブラウン医師：「たとえば若者が自分自身を傷つける行為をしていると医者が感じたときは，医者は若者の権限を無視して親に報告することができます」。
ブラウン医師はオハイオ州コロンバス小児病院で思春期保健部門長をしており，「自由に家族計画サービスへ連絡できるシステムは，若者の性に拍車をかける原因になりはしないかと心配をされる向きもあるかも知れませんが，その心配は無用です。無料で利用できて，秘密を守ってくれる避妊サービスが行われている他の国ぐにでは，若者の性交率はアメリカと比較しても少しも高くないですし，10代の妊娠率はずっと低いのです」と指摘しています。

**10代の若者と法律　避妊法について知る：彼らの権利，親の権利**

う言葉で表現しています。「避妊がもはや若い女性だけの問題ではなくなってきた証拠です」。

ただしそれでもかなりの数の男子はセックスの前に避妊具をつけようとしません。それは一般的に次のような理由（言い訳）が多いのです。

「雰囲気がまずくなる」

「気持ちよくない」

一般的には身体的な喜びが得られないというより、避妊具を使うことでひどく傷つけられ恥辱を感じるという理由からコンドームを嫌悪する女子もいます。たとえば、コンドームを使うことはセックスにおいてしっかり責任を全うしていると喜んで良いことですが、それをすることで決まり悪く感じてしまう女子もいます。また女性が自分の財布やバックに数個のコンドームを念のため入れておくと、場合によっては自分は誰とでもベッドを共にする女性であるとか、誘惑されるのはすべて予定どおりであるかのような誤解を招く可能性もあります。実際のところコンドームを持

| | | | |
|---|---|---|---|
| | いくつかの銘柄ではすでにノノキシノール-9(nonoxynol-9)という殺精子薬を含んだ潤滑剤が塗られている。 | | |
| ・女性用コンドーム<br>堅実に行った場合の有効率：94〜95%<br>10代の場合一般的な有効率は不明。 | 男性用コンドームのようにあらかじめ潤滑剤が塗られたポリウレタン製の薄い膜。これが膣に入れられた時の状態は，一方の閉鎖された端が子宮頸部を，筒の部分は膣壁を覆うようになる。そしてもう一方のリング状に開いた端は陰唇を覆うために膣から外に出しておく。避妊効果を最大限にするためには殺精子薬と共に用いるべきである。 | ・医師の処方箋なしでも入手可能。<br>・女性用の避妊具で唯一性感染症を予防できる | ・挿入が難しい。<br>・性交渉のとき外のリングが膣の中に入り込んでしまう可能性がある。<br>・性感が低下する。<br>・男性用コンドームより値段が高い。 |
| ・ダイアフラム(ペッサリー)<br>堅実に行った場合の有効率：94%<br>10代の場合一般的な有効率：82%<br>・子宮頸キャップ<br>堅実に行った場合の有効率：子どもがいない女性では94%<br>子どもがいる女性では74% | ダイアフラムとは，ドーム型の軟らかいゴム製の膜で膣内部に装着し精子がそれ以上入り込んでくるのを防ぐ役割をする。性交渉の6時間前までに女性は膣の中にその軟膜を入れ奥へ押し込む。子宮頸キャップとは，ちょうど洋裁道具のシンブルに似た形をしているのだが子宮の入り口をぴったりと塞いでくれる。そのどちらの避妊具も殺精子薬が含まれたゼリーやクリームと | ・副作用がない。<br>・安い。 | ・どちらの方法も若者には一般的ではない。多くの少女は性交渉の間，もしくはその後も異物が内部に入っているという感覚から使用を止めてしまう。<br>・子宮頸キャップはたった4タイプしかないためそれが上手く合わない場合が多い。<br>・尿路感染症，カンジダ膣炎や細菌性膣炎の頻度を増すおそれがある。<br>・どちらも装着は医者がしなければいけない。 |

**（表12-2　285頁につづく）**

*訳注　日本では未認可
**訳注　いくつかあるが日本では銅付加IUDのみ承認されている。

| 方法と有効率 | 説　明 | 利　点 | 欠　点 |
|---|---|---|---|
| 一般的な方法 | | | |
| ・リズム法（受精期禁欲法）<br>堅実に行った場合の有効率：80～90％<br>10代の場合一般的には無効 | 女性は排卵する約5日前から排卵後1，2日までが最も妊娠しやすい。この間の性交渉を禁止する。リズム法では次に挙げた三つの方法で排卵日を予測する。<br>**1.** 月経周期がいつから始まったか日にちを記録する。<br>**2.** 朝，布団から出る前に体温を測る。<br>**3.** 自分の子宮頚管粘液の色や性質を毎朝，調べる。 | ・副作用がない。<br>・特別な器具がいらない。<br>・無料である。 | ・10代の若者や多くの大人にとっては困難なくらいの不断の努力が必要である。加えて10代の女性は月経周期の予測が難しい。<br>・失敗率が高いため10代には勧められない。 |
| ・膣外射精<br>堅実に行った場合の有効率：81～96％<br>10代の場合一般的には無効 | 射精の直前に膣からペニスを抜く方法。 | ・男子がペニスを抜くタイミングに不安はあるが，それを除けば副作用はない。<br>・特別器具はいらない。<br>・無料である。 | ・ペニスを抜くタイミングが遅れる。男性がオルガズムに達する前にペニスを抜いても，何千もの精子やバクテリア，ウイルス，その他の微生物を含む精液がすでに膣内に漏れて出している。<br>・失敗率が高い。 |
| バリア法（障害式避妊法 | | | |
| ・ラテックス製コンドーム<br>堅実に行った場合の有効率：88～98％<br>10代の場合一般的には有効率：65％ | 薄い生ゴムでできており，先端に精液をためるため乳首のような小さいリザーバーがある。コンドームは，ポリウレタンや子羊のなめし皮のようにいくつかの素材で作られているがラテックス製だけが性感染症の予防にも効果があると言われている。コンドームの有効率は殺精子薬と併用することによって上がる。 | ・医師の処方箋がなくても入手可能。<br>・使いやすい。<br>・値段が安い。<br>・性感染症に対しても有効である。 | ・性交渉の際には毎回使う必要がある。<br>・性交渉のとき破れたり外れたりする。<br>・ラテックスにアレルギー反応を起こす人がいる。<br>・適切に使う必要がある。 |

| | | | |
|---|---|---|---|
| | プロゲスチンだけから作られているピル（通称ミニピル）：若者にはほとんど用いられていない。プロゲステロンだけからなるタイプ。これら二つは異なる作用機序で，生殖過程の異なる時期に作用し，妊娠を防ぐ。複合ピルは現在“貼り薬”*もある。ピルを処方した医師は，もし患者が量を間違って内服してしまったらどうすべきかを説明しなければいけない。 | | |
| ・デポ・プロベラ*<br>堅実に行った場合の有効率: 99.7%<br>10 代の場合一般的には有効率：62～80% | 若者は必ずしも毎日正しく経口避妊薬を内服できないため，プロゲステロン類似薬（メドロキシプロゲステロン medroxyprogesterone）を使った長時間作用型の注射薬がピルに迫る勢いで普及してきた。腕や臀部にデポ・プロベラを 1 回注射するだけで約 3 カ月間避妊効果が持続する。エストロゲンとプロゲスチンを含んだ月 1 回の注射薬も使われている。 | ・注射のために，12 週間に 1 回女性は医者を受診すればよいだけである。その注射は子宮内膜がんや鉄欠乏性貧血にも予防効果がある。 | ・体重増加や月経不順がある。<br>・その注射を中止しても再度妊娠可能になるまでに 2 年かかる場合がある（普通は 1 年以内に妊娠できる）。 |
| ・ノルプラント*<br>堅実に行った場合の有効率：99.7% | 現在までの一番有効なそして最も長時間作用型で可逆的な避妊法。ノルプラントはマッチ棒大の，柔軟性がある棒状のカプセル 6 個から成る。それぞれのカプセルは合成プロゲステロンであるレボノル | ・5 年間何の心配もなく避妊できる。そして子宮内膜がんや鉄欠乏性貧血にも予防効果がある。 | ・ノルプラントはいつでも取り外すことができるが，それを使う前にきちんとこの先しばらくは子どもはいらないという決意を女性に確認すべきである。 |

（表 12–2　286 頁につづく）

（表 12–2 のつづき）

| 方法と有効率 | 説　明 | 利　点 | 欠　点 |
|---|---|---|---|
| 10 代の場合一般的有効率：子どもがいない少女では 82％<br>子どもがいる少女では 64％ | 共に使用される必要があり，性交後少なくとも 8 時間は内部につけたままの状態にしておかなければいけない。 | | |
| ・殺精子薬<br>堅実に行った場合の有効率：94％<br>10 代の場合一般的には有効率：70％ | 殺精子薬は避妊用のフォーム，ゼリー，ジェル，クリーム，座薬，そしてフィルム剤の形で市販され，精子の動きを止めたり精子を殺す。性交渉の少し前に膣深部にそれを入れる。その後，体温で溶かされ膣内部を覆い精子の侵入を防ぐ。 | ・処方箋はいらない。 | ・いい加減に使用すると他の方法より効果が劣る。<br>・コンドームが破れたり外れたりした時のために予めコンドームと合わせて使うこともできる。 |
| ・避妊スポンジ<br>堅実に行った場合の有効率：94％<br>一般的な有効率（成人例）：75％ | 丸い形のスポンジで殺精子薬を含んでいる。一旦膣の中に入れると 24 時間精子の侵入を防いでくれる。 | ・簡単で使いやすい。<br>・医者の処方箋はいらない。 | ・10 代の若者がそのスポンジをきちんと挿入するのは難しい。また時折，性交渉の間にそれが移動してしまうことがある。 |
| ホルモン療法 | | | |
| ・ピル<br>堅実に行った場合の有効率：97〜99.9％<br>10 代の場合一般的には有効率：64〜75％ | 唯一の経口避妊薬であり，女性に一番広く使われている避妊法である。ピルには二つのタイプがある。<br>複合ピル（一般的なピル）：エストロゲン，プロゲステロンという女性の月経周期をコントロールする 2 つの女性ホルモンから成るタイプ。 | ・簡単で避妊率が高い。<br>・ピルは卵巣がん，子宮内膜がん，良性乳房腫瘍，卵巣のう腫，骨盤内炎症性疾患，卵管妊娠（子宮外妊娠），そして鉄欠乏性貧血の発症を低下させる。また痤瘡（にきび），月経不順，月経痛やその他の疾患の治療にも用いられている。 | ・内服後 2, 3 ヵ月は不正出血がある。ただしこれは体がこの薬に順応している段階に起こるため心配はいらない。<br>・重大な副作用は少ないが血栓，脳卒中，高血圧，片頭痛が起こる可能性がある。<br>・医師の診察が必要であるが内診は不必要。<br>・毎日続けて内服しなくてはいけない。 |

（284 頁からつづく）

| 方法と有効率 | 説　明 | 利　点 | 欠　点 |
|---|---|---|---|
| | ゲステル（levonorgestel）を含んでいる。皮下にそれを埋め込むのだが，病院で簡単に受けることができる。一度埋め込むと5年間持続的に体の中にホルモンを放出し続ける。その後は外科的処置によりそれを取り出さなくてはいけない。 | | ・副作用としては月経不順，頭痛，体重増加，痤瘡（にきび），抑うつ，脱毛の可能性がある。<br>・埋め込みや取り出しは医者にしてもらう必要がある。 |
| その他の避妊具 | | | |
| ・子宮内避妊器具（IUD）**<br>堅実に行った場合の有効率：97.4%〜99.2% | 医師がこの小さく軟らかいプラスチック製の避妊具を子宮の中に挿入する。タイプにもよるが1年から数年間そのまま入れておくことができる。 | ・安全で効果があり値段も安い。しかも長期間避妊効果がある。 | ・この避妊具を使うとかつては性感染症の危険が増加すると言われていた。このことの真偽は定かではないがやはり安全性への心配はつきまとう。特に若者は性感染症の危険性が大きいのでこのような避妊具はあまり勧められない。<br>・副作用としては月経，月経困難症 |

**表 12–2　知っておかなければいけない避妊法**

*原注　男子と同様に女子にも説明する必要があります。というのも，男性とほぼ同じ数の女性がコンドームを購入しているからです。
**原注　コンドームは絶対確実な方法ではありません。禁欲のみが妊娠や性感染症を避ける唯一の方法です。

ち歩いている若者は、それを避妊のためにセックスのときに使う割合がおよそ三割多いとも言われています。

避妊について話し合うとき、娘や息子に関係なく次のようなメッセージを伝えるようにしてください。「避妊しないで一回でもセックスをすると自分たちのこれからの人生を狂わせ自分たちの人生さえも犠牲にする可能性がある」。またセックスの相手には例外なくまた言い訳もさせず、「コンドームをつけずにセックスはしない」と告げることが大切であるということも話してください。

「若者は、自分はＨＩＶに感染している人とそうでない人の見分けがつくと未だに信じ切っています。男子女子から伝え聞いたところによると〈自分は人の目をのぞくとそれが分かる〉と思っているらしいのです」とドンナ・フッターマン医師は言います。しかし現実的には、自分自身を除いた誰も、複数の相手とセックスしているかどうか分かりません。私たちは自分達の愛すべきパートナーは誠実で嘘はつかないものと信じています。しかし、ニューイングランド病院でＨＩＶ陽性患者約二百人にアンケートをした結果、感染者十人中四人までが、自分が感染していることを相手に伝えたことが一度もない、と答えています。そのうえその患者の約三分の二が、必ずしもコンドームを使用してはいませんでした。

息子や娘にこのような情報を伝えれば、コンドームなしでセックスをすること、いや、セックスすること自体への精神的な抑制となるでしょう。もし避妊具なしでセックスを嘆願されたり、丸め込まれそうになったり、強く言ってこられたり、強制されそうになったら、**表12-3**に挙げている当意即妙の答えのなかからどれかを使って言い返すようにと話してください。

## コンドームの購入と正しい使い方について若者が知っておくべきこと*, **

コンドームを買う前に箱に書いてある有効期限を確認する　期限切れのコンドームや期限切れ間際のコンドームは絶対買わないよう

| ・こう言われたら | ・このように答えるとよいでしょう |
|---|---|
| 「僕のことを信じられないの？」 | 「信じる信じないの問題じゃないわ。性感染症に感染してる人は自覚症状がない場合もあるのよ」 |
| 「大丈夫だよ。今回だけだよ」 | 「嫌よ。一回でも妊娠するし，性感染症に感染する危険があるわ」 |
| 「僕があちこちでセックスしてると思ってるの？ それ傷つくよ」 | 「そんなことは言ってないわ。コンドームを着けたほうが安心できるの」 |
| 「コンドームは嫌だよ。セックスを中断しなくちゃならないし」 | 「手元に用意しておけば大丈夫よ」 |
| 「僕は未経験だよ」 | 「でも私は違うわ。コンドームを使えば二人とも安全よ」 |
| 「コンドームを持ってこなかったよ」 | 「持ってるわ」または「セックスしないで楽しみましょう」 |
| 「コンドームを着けると気持ちよくないな」 | 「でも多分長く持続するから，セックスが長く楽しめるわ」 |
| 「コンドームを着けるのがうんざりするなぁ」 | 「私が手伝ってあげれば，そうでもないかも」 |
| 「でも君のことが好きなんだ！」 | 「私も好きよ。お互いを好きな人は，互いを守るものよ」 |
| 「コンドームは絶対に使わない。これを言うのも最後だ」 | 「コンドームを使うか，全くセックスをしないかのどちらにして」 |
| **かろうじて返事をするに値する決まり文句**<br>「僕のペニスは大きすぎてコンドームに入らない」<br>「僕は無精子症だよ」<br>「僕のことが好きじゃないんだね」<br>「もし子どもができたら，ちゃんと僕が面倒みるよ」（そして手紙と共に，現金小切手だけが送られてくる） | **いろいろな場面で使える返事**<br><br>「ねぇ，コンドームを使わないでセックスする人たちのことを何て呼ぶか知ってる？」<br>「知らない。何ていうの？」<br>「親。性感染症の患者」 |

**表 12-3　コンドームがないなら，セックスもナシ**

にしてください。

**コンドームは熱に弱いので、涼しくて乾燥した場所で保管する**　コンドームを財布などに長時間入れておかないようにしてください。寿命が短くなります。

**コンドームを包んでいるアルミホイルやプラスチックの包装を開けるときの注意**　コンドームを傷つけないように注意してください。コンドームはリング状に巻かれて入れられています。

**相手にラテックスアレルギーがある場合は、必ずポリウレタン製のコンドームを使うようにする。**

**付け心地を良くするために、コンドームの縁の内側に一、二滴潤滑剤をつける**　ラテックス製コンドームにペトロラタム（ワセリン）、スキンローション、植物油などの油製品を決して使用してはいけません。そのような油はコンドームを駄目にしてしまうためです。ラテックス製より薄く頑丈なポリウレタン製のものは油を使っても問題ありません。

**コンドームのつけ方**　勃起したとき、巻かれてあるコンドームをペニスの先につけます。そのとき必ずコンドームの先端に一センチ前後余裕を持たせるようにしてください。

・一方の手でその先端を持ち、溜まっている空気を抜いてください。コンドーム破損の多くは気泡の摩擦で起こります。
・もう一方の手で巻かれているコンドームを解きながらペニス全体に巻きつけます。
・もし可能なら気泡を取り除きます。
・最後にコンドームの外側に潤滑剤を塗ってください。

以上のような手技は男子ではなく女子も知っておくべきです。というのも女子が知っていれば、コンドームを装着することがセックスの中断にならず、その流れの一部になるからです。

コンドームの外し方

・ペニスがまだ勃起している状態のまま、ペニスの根元のコンドームを手でつかみ、膣から抜いてください。

・そしてコンドームを捨てます。避妊具は必ず使い捨てです。

・セックスのあとに抱き合う前に、必ずペニスを石鹸で洗ってください。

コンドームがセックスの最中に破れてしまった場合　すぐにペニスを膣から抜いてください。

・もし精液がコンドームから漏れ出ていれば精液が付いた所を石鹸で洗い流してください。

・もし精液が膣のなかで漏れているようなら、小児科医か産婦人科医に連絡し緊急避妊法について教えてもらってください。

### 緊急避妊法

避妊具を使用せずにセックスしたり、コンドーム使用中にそれが破損した場合でも、セックスのあとに妊娠を防ぐことができるわずかな時間があります。しかし驚くことに、このことを知っている親や若者はほとんどいません。この方法は一九六〇年代から行われていますが、その当時はレイプの犠牲者に使われたぐらいでした。カイザー家族財団の調査によると、医療者の十人に一人しかそのような「事後」避妊法について患者に教えていませんでした。アメリカにおける意図しない妊娠は毎年約三百万件とも言われていますが、もっとこのような方法を公にすべきです。

もっとも一般的な緊急避妊法は、高用量ピルを二回使う方法です。まずセックスの七十二時間以内に一回内服し、その十二時間後に二回目を内服するのです。

一九九九年に食品医薬品局（ＦＤＡ）は、緊急避妊薬として最初に作られた合成プロゲステロンを特別に承認しました。それはレボノルゲストレル〈商品名は〈プランB〉〉のことですが、この薬を十二時間空けて二回内服します。

もちろん内服後も引き続き、医者にかかる必要があります。それは緊急避妊薬が有効であったかどうか確かめるためと、その他の避妊法についても話し合うためです。

このような薬を用いれば避妊をしなかった場合でもその後起こり得る妊娠をある程度は防ぐことができる、ということを知らされればひとまず安心するでしょう。しかし一般的に使われている避妊具と比較すると緊急避妊法は避妊効果が落ちます。このため責任ある性行動を取ることなく安易にこのような方法に頼るべきでないということを、若者は肝に銘じておくべきです。

### 緊急避妊薬が手に入る場所

かかりつけの小児科医が緊急避妊薬を処方してくれます。また女性健康センター、救急病院、ならびに地域の他の施設でも相談に乗ってくれます。無料の緊急避妊ホットラインン（年中無休）に問い合わせると、あなたの近くで緊急避妊薬を処方してくれる医師の名前と電話番号を教えてくれます。

### 10代の妊娠

10代の若者の出産率は徐々に減少してはいますが、この年代の女子の五人に一人が二十歳になるまでに妊娠を経験し、その妊娠の五件に四件が意図しない妊娠です。ただしこの妊娠の約半数はすでに結婚している女子の妊娠です。

事情がどうであれ、その年代の妊娠は衝撃的で、ときには受け入れ難い場合もあるでしょう。

本人が予期していない妊娠は、一時的にとはいえ人生を大混乱に陥れます。10代の妊婦の半数が選択しているように、満期まで妊娠を継続するのか、それとも妊娠を中絶するのか。これは一生の間で一番辛い決断になるでしょう。

この選択をする際、妊娠した女子が両親の

青年期の妊娠の約14％が自然流産しています。それは一般的に，最終月経後6週から12週の間に起こっています。ごく初期の流産は時折，ただ生理が遅れただけと思われて，気づかれずに過ぎてしまいます。

**10代の流産**

指導や支援を頼れることが望まれます。両親に拒絶されたり罵倒されるのではという恐れを持っている若者は、できるだけ妊娠を隠そうとします。その結果、胎児の発達にとって重要な妊娠初期に十分なケアやカウンセリングが受けられないという事態もしばしば起こっています。

十五歳から十九歳の妊婦の三分の一ならびに十五歳未満の妊婦の半数は、妊娠初期の三ヵ月間、全く出産前ケアを受けていません。そのとき必要な検診を受けていないことが原因で、その後問題が生じてくる可能性もあります。もしそのような状態で妊娠を継続すれば胎児だけでなく母体の危険が増します。中絶の決断は、早ければ早いほど安全です。

女子が自分の妊娠を隠すのは、両親の反応に対する不安だけではありません。「若い女性は考え方が否定的になりやすいものです。つまり今の状況を単に受け入れられなくなっているのです」とクレア・ブリンディス医師は説明しています。心理学者はこれを〈解離〉と呼んでいます。今日、ダブダブの服を着るというファッションが流行しているため、妊娠していることが外見からは分かりにくくなっており、下手をすると大きくなったおなかに誰も気付くことなく出産を迎えてしまう可能性もあります。もしあなたの娘が妊娠していて、それを隠そうとしているのではないかという疑いを持ったら、あなた自身の直感に従って、ただし、同時にきちんとした気配りも忘れずに行動すれば良いのです。そのときは次のような言葉かけをするのが良いでしょう。「ねえ、先週頃から疲れやすいとか気持ち悪くなるというようなことを言っては何回もトイレに行っているね。大丈夫？　あなたを見ていると、自分が妊娠したときも同じような症状があったことを思い出すのよ」。

### よくある両親の反応

涙ながらに「私、妊娠してしまったの！」と言う娘を見るのは親にとってつらいものです。心配、失望、怒り、そのすべてが予想され得る親の反応です。このような反応は何も娘を持つ親だけに限ったことではありません。

これとそっくりの光景が息子を持つ家でも繰り広げられていることでしょう（ただし息子が親に話せばですが）。

そういうことを娘から聞かされれば、一、二日間、両親が動揺するのも無理はありません。しかし、その後は一緒に話し合う必要があります。もしあなたがた両親がうっかり「いったい全体お前は何を考えているんだ！」とか「どうしてそんな無責任なことをしたんだ！」と怒鳴ってしまったとしても、親も人間ですから仕方ありません。そのときはそのときです。しかし怒りに任せてドアを閉め、鍵をかけて引きこもってしまうのは……。そのように子どもを責め続けても何も解決しません。こういうときこそ家族で膝を交え、穏やかに今後どうするかについて話し合うことが大切です。

「親の一番大切な役割は、娘もしくは若い二人が今後とるべき道を選ぶ間、二人の話をきちんと聞いてあげることです。自分たち自身が決断し、それを家族が支持してくれている、ということが心のなかに刻まれている限り、どのような決断をしても、ゆくゆくは二人ともそうして良かったと思えるようになります」とデンバーで小児科医をしているロバータ・ビーチ医師は述べています。

**優先順位一——まず、診察結果を確かめる**

月経が止まり家庭用妊娠反応検査で陽性の反応が出れば、若い女性は普通妊娠していると即座に思うでしょう。家庭用の検査は正確といえますが、病院の妊娠検査ほどの信頼性はありません。このため、まずはかかりつけの小児科医か産婦人科医を受診してください。

**優先順位二——決断を下す**

病院で妊娠反応陽性と結果が出た場合、以後どうすれば良いのでしょうか。この時点では三つの選択肢があります。それは、中絶する、産んで育てる、産んで養子に出す、です。この場合、両親はしっかりと自分たちの意見を言う権利があります。もし状況が許せば、相手の男性とその家族も含めて今後どのようにするか話し合いを持つべきです。ただし法妊娠した未成年者が出産前に医療を受ける際，どの州法も親への通告を義務づけてはいません。半数以上の州とコロンビア特別区の法律は，親への告知や同意がなくても未成年者が周産期医療を受ける権利を保障しています。

**10代の若者と法律**

律上、最終的な判断は妊婦にゆだねられています。

今後の方針に全く迷いのない妊婦もいます。たぶんそのような女性は中絶反対論者です。また、心の奥底で、「こんなに早い時期に子どもができてしまったが、まだ子どもを産む心の準備ができてない。だから中絶したい」、と思っている人もいるでしょう。

これらを選択する際、女子は非常に悩むのですが、さらに状況を複雑にしているのは、中絶が政治的・感情的な議論を呼び起こす、現代のもっとも大きな問題の一つであるということです。

住んでいる場所によっては、中絶を受けられる病院を見つけるために、一・六キロもしくは十六キロも旅をしなければいけないという痛々しい現実に直面する可能性もありますし、その間に中絶反対論者からのあざけりや脅しを受ける可能性もあります。

もしあなたが他の人の意見を聞きたいと思ったら、かかりつけの小児科医に相談するのも良いでしょう。そうすれば個人的意見を避け、それぞれの選択肢について、あなたがたがメリットやデメリットを評価するのを助けてくれるでしょう。最終的に娘が決断すれば、小児科医は中絶を行っている医療者、産婦人科医、もしくは出産前ケアを始められるように産科医や青年期診療科に紹介してくれるでしょう。

### 満期まで妊娠を続けるという選択

子どもを産むと決断した女子は、すぐに産科医（青年期の患者を扱った経験がある医師が望ましい）にかかるべきです。三十三週目までは二～四週ごとの通院、その後出産まで一～二週ごとに通院する予定が組まれます。

リチャード・ブルックマン医師によると、10代の妊婦にとって必要な健康管理とは、医学的なケアと栄養カウンセリング、そして心理社会的ケアを結びつけたものです。どれも若い妊婦のさまざまなニーズに応じるために必要なことです。かかりつけの小児科医に、あなたが住む地域に青年期を対象とした包括的出産前プログラム、あるいは学際的な産科医療がないか尋ねてみると良いでしょう。

医療スタッフにとっての最優先事項の一つは、潜在する医学的問題に対して注意することだけではなく、若い女性に健康を保つことの重要性を自覚させることです。「医学的には10代の妊婦のほとんどは成人の場合と同様です。喫煙や薬物乱用のような行動要因があれば、10代の妊娠における合併症の危険性は増します。また妊娠が判った時点で性感染症にかかっている場合もそうです。さらに妊娠後のケアが遅ければ遅いほど、合併症の危険性が増します」とブルックマン医師は述べています。

胎児に対するタバコの影響としては、自然流産、胎児死亡、低出生体重、発達遅滞の危険性を高めることが明らかになっています。早産児の七人に一人は母親がタバコを吸っていたためです。一九九〇年代の半ばごろ、妊娠期間全体に渡ってタバコを吸う10代の妊婦の割合がついに六人に一人にまで増加しました。このため生まれてくる子どもの健康を守る重要な役割を担うのは、若い妊婦の親です。タバコを吸ったり飲酒したり薬物を使用したり無責任な性行動に走らないように、周りの大人は十分注意して見守る必要があります。もし娘が生まれてくる子どもに対して無責任な行動を取っていると感じたときは、かかりつけの産科医に知らせてください。

受診のたびに、娘は妊娠以外の面（たとえば避妊、赤ちゃんのケアや食事など）についてカウンセリングを受けることになります。一般的に言われていることとは反対に、10代の妊婦が二人分食べることは難しいことではありません。しかし成人の妊婦の場合と違い、鉄分などの栄養素が不足しがちです。妊娠中このような栄養素は選択的に胎児に供給されます。このため出産前のビタミンや鉄分補給がとても大切になってきます。

## 親になる準備をする

10代の妊婦に限らず新米の母親は、将来への不安をみんな持っています。出産前でさえ仲間から疎外感を感じ、妊娠による多くの制限によってストレスは増すばかりです。病院の検診台で横になったりこのような検査が行われます。

- 骨盤内診察とパパニコロ塗沫標本検査
- 血算
- 尿検査
- 血液型
- HIV，クラジミア，淋病，梅毒を含む性感染症に罹患してないかどうかの血液検査
- 鎌状赤血球性貧血や風疹に罹患してないかどうかの血液検査

**妊娠して最初の受診時に…**

ラマーズ法教室に参加している間に、友人は外でパーティーを楽しんでいるのです。「極めて強い羨望と憤りがしばしば湧き出してきます」とブリンディス医師は述べています。

親が身体の症状を伝えるのとほぼ同時に、内面の葛藤はいち早く産科医の目にも留まらなければなりません。包括的な医療の実践とは、このようなとき精神保健カウンセラーに相談できるシステムを指します。もしそれが叶わないのなら、不安で抑うつ的な妊婦は適切な専門医に紹介されるべきです。

これから親となる若いカップルや、子どもをもつ片親が地域でどのような支援サービスが利用できるのかを、子どもが生まれるまでに家族の誰かが調べておくと良いでしょう。住んでいる地域にもよりますが、普通そういうプログラムはさまざまなものが用意されています。一昔前に比べるとこんなに多くのありがたいサービスがあるのかと驚くことでしょう。

スタッフにソーシャルワーカーが加わっていれば幸運です。ソーシャルワーカーはケー

スマネージャーとして動いてくれます。つまり、患者が適切な支援サービスを受けられるよう、やりくりしてくれるのです。しかし、一般的にはそのサービスを探すのは妊婦の親もしくは家族の誰かの役目になります。探し始めるのに一番適した場所は娘の学校です。10代の妊娠が急激に増加するのに伴い、多くの学区では10代の親とその子どものQOL（生活の質）を改善すべく幾つかプログラムを作っています。次に、プログラムの例を挙げています。

・子どもの親が学校に通い続けるための保育プログラム
・育児や子どもの発達を学ぶクラス
・子どもの健康管理
・問題解決、意思決断、人付き合いなど生活技能に関するカウンセリング
・職業訓練プログラム
・仕事を見つける援助
・バスによる学校への送り迎え
・サマースクール期間中の子どもの世話や保育
・個人指導
・ベビーシッターサービス

これらすべてのプログラムがそろっている学校はほとんどなく、全くプログラムがない学区も多くあります。結局いろいろな政府機関や私的組織が提供しているプログラムから、幾つか組み合わせて利用することになります。たとえば、次のようなものです。

・あなたの州、地域、市の社会福祉局
・米国健康福祉省
・米国カトリック慈善事業（アメリカで一番大きい私的な社会奉仕団体のネットワーク
・ユナイテッドウェイ（地域にある慈善団体の国家的ネットワーク）

**未来の父親の参加**　これまで全く触れられていない人物がいることに気づかれたでしょうか。そう、すなわち、新しい命をこの世にもたらしたことに責任を負っている若い男性

未婚の10代のカップルが，連邦政府による貧困家庭に対する援助（FANF）を受けるには，法的な責任能力のある大人と同居するか，もしくはその監視下にいる必要があります。さらに，教育や就業訓練プログラムを受ける義務があります。

**知っておくべきこと**

のことです。

赤ん坊が非嫡出子で、両親が結婚する意志のないことがはっきりしている場合、父親は即座に母親と子どもの両方に対する責務から解放されます。父親が子育てに関わりたいと思っても脇に追いやられることもあります。積極的に訴え続けなければ招かれることはありません。どちらの場合も父親排除は現実のものとなってきます。

こういう事態になった場合、若い父親はあまりにも驚愕し罪の意識を深く感じて、赤ん坊への興味や関心を表に出すことができなくなってしまうことがあります。若い妊婦だけでなく、未来の父親にとってもこのことがトラウマになり得ることが時に見逃されています。彼もまた、この危機的状況を克服するのに親の愛情とサポートを必要としています。

10代の父親は不必要、とばかりに関わりを絶とうとしたがるのは、母親ではなくむしろ生まれてくる子どもの祖父母である場合が多いのです。「祖父母は、自分の娘を妊娠させたことへの強い憤りと恨みを持っている場合があります。しかし生まれてくる子どもにとっては、祖父母両方からの関わりだけでなく両親の関わりが不可欠との認識を持つべきです」とブリンディス医師は述べています。

これから親になる若い二人の将来がはっきり暗いと分かっているのであれば、結婚を勧める人は誰もいません。そのような状況で結婚しても単に間違いを重ねるだけです。「しかしたとえ若い父親に生まれてくる子どもを養えるだけの経済力がなくても、オムツを替えたり子どもの面倒を見たりというような精神的サポートや身体的サポートには関わらせるべきです。このことは極めて重要な意味を持ちます」とブリンディス医師は述べています。

## どのような将来が待ちかまえているのか

ここまでの何ページかを読んで落胆したり統計上の数字を知って不吉な思いに駆られた読者も多いでしょう。しかしサクセスストーリーもたくさんあるという事実を知れば、気を取り直してもらえると思います。学校を卒

養子縁組という選択肢：彼らの権利，親の権利

ほとんどの州では，未成年者は自分の両親の同意がなくとも自分の子どもを養子に出せます。

**10 代の若者と法律**

業後、立派な業績をあげて幸せな人生を歩んでいる10代のシングルマザーもいます。また、ハンディキャップをものともせず二人で切り抜け、成功している若い夫婦もいます。

親は若者が陥りやすい落とし穴から子どもを守ることができます。まず第一に守らせることは、結婚後安定した収入が得られるようになるまでは二人目の子どもを作らないようにすることです。息子や娘が高校を卒業できるように励まし、その後大学に進学するように勧めてください。一番大変なときには、これまでに記したような支援サービスを受けさせ、負担を軽くしてあげてください。親の後ろ盾があれば、同じような窮地に立たされている多くの若者よりも、あなたの子どもと孫の未来はずっと明るいはずです。幸運にもあなたがいるからです。

### 養子縁組という選択肢

若い未婚の母親が自分の子どもを養子に出すことは少なくなりました。それは主に最近は、以前ほど非嫡出子が社会的な汚名ではなくなったことが原因です。一九五〇年ごろは非嫡出子の約十二人に一人は養子に出されていました。しかし二十世紀末には百人に一人にまで減少しています。これから生まれてくる子を養育していく自信はないが中絶は考えていない若者にとって、養子縁組はうってつけの選択肢です。

ただし、あなたの娘が養子縁組を考えているなら次に挙げているようなことを知っておかなければいけません。

まず第一に、養子に出せばそれは永続的な措置であるということです。ほとんどの州では、子どもが生まれた後、心変わりするといけないので、産みの親には数日から数ヵ月間程度の猶予が与えられています。しかし取り消しのできる期限が過ぎると、合意は法的な拘束力を持ちます。

公的な養子縁組の場合、州で運営している斡旋組織、もしくは州で契約している組織によって、子どもは家庭に配置されます。

私的な養子縁組の場合、非営利的、または私的な斡旋組織によって配置されます。

個別養子縁組は、次に挙げているような人によってとり行われます。実の親、弁護士、医師、聖職者、免許を取得した世話人または無免許の世話人。

個別養子縁組の場合、実の母親が最初に希望すれば養子先の両親を選ぶことができたり、その親に会ったり、連絡を取り続けることも可能です。これは開放的養子縁組と呼ばれています。閉鎖的養子縁組では、実の母親の名前や養父母の名前はお互い知らされません。

### 中絶という選択肢

中絶は妊娠の第一三半期のうちに行われるべきです。第一三半期とは妊娠十二週以内のことをさし、中絶の九〇パーセントはこの時期に行われます。早期の中絶は通常、生殖医療クリニック、個人病院、または総合病院の外来手術部門で行われます。

医学的な例外を除けば、第三三半期（妊娠二十四週以後）の中絶は違法*です。

**中絶の余波**　中絶の後、初めは安堵する女子もいますが、その後は一時的でも悲しみ、怒り、後悔、悲嘆が生じてきて苦しみます。思いがけず妊娠して数週間後に流産した若者も、同じような感情を味わうことがあります。

周りに愛する人がいても若い女性の気持ちに敏感であるとは限りません。彼女たちが何故悲しんだり狼狽したりするのか、周囲の人たちはなかなか理解してくれません。「結局この中絶は彼女自身の判断だったのだ」「妊娠していることが分かったのは一週間後で、何も妊娠九カ月目に分かったわけではない」などと思われます。

中絶した女子に対しては共感が必要ですが、とりわけ必要なのは忍耐です。中絶による体内の急激なホルモン変化が移ろいやすい感情を引き起こしている可能性もあります。しかしこの憂うつ感はそれほど長引きしません。実際のところ重症で長引く感情的な問題は、むしろ子どもを産んだあとに「産後うつ病」という形で生じてくるのが一般的です。

*訳注　日本においては刑法および母体保護法にて規定。

未成年者が中絶する際に，親への報告や親の許可が不要の州はほんの一握りしかありません。ほとんどの州法が中絶する前に，両親もしくは片親への告知と同意を義務付けています。

中絶しようとする若者のほとんどは自発的に親に知らせています。しかし自衛のために告げないと心に決めている女子もしばしば見受けられます。平均するとそうした女子の三人に一人は，家族から暴力を振るわれた経験があります。本当の事を言った場合に，家から追い出されたり，暴力を振るわれたりするのを怖れるのです。

親への告知と同意が法的に義務付けられている州に住む若者には，そのような場合に備えて二つの選択肢が用意されています。あまり法律に縛られていない州へ移動するか，もしくは裁判所の承認を得るため申請書を提出する（裁判所による迂回路〈judicial bypass〉と呼ばれている）方法のどちらかです。両方とも若者にとって簡単にできる事ではありません。ましてや不安や恐怖を感じている場合はなおさらです。裁判所に申請をする方法についてはかかりつけの小児科医に訊ねればアドバイスしてくれるでしょう。

中絶の申請をした場合，それを途中で取り下げる女子はほとんどいません。しかし法的手続きには時間がかかります。アメリカ市民自由連合によると，裁判所の法的手続きによって中絶は1週間か，ときには3週間も遅れることがあります。その結果，危険が高くお金も余計にかかる処置が必要となります。ミネソタ州が親への通知を義務付ける法律を定めてからというもの，妊娠の第二–三半期に中絶する若者の割合が18％も上昇しました。

**10代の若者と法律　自ら中絶を選べる権利，そして親の知る権利**

## ゲイ（男性同性愛者）とレズビアン（女性同性愛者）の若者

青年期は自分の性を探求する時期です。それはお互いにおしゃべりをしたり、ふざけ合ったりすることから始まります。九年生のスペイン語の授業では、ある男子と女子が、先生が注意するまで朝から一緒に話したり笑ったりしています。授業の間もお互いにはにかみながら笑いかけ、その授業が終われば次の授業に出るために廊下で別れます。お互いの相性は当事者だけでなく友達にとっても明白です。

ゲイやレズビアンの若者も同じような感情を持っているのでしょうが、たとえ比較的寛容な社会に住んでいたとしても、彼らはその感情をおおっぴらに出しません。若い同性愛者のほとんどは、友人や自分の家族に内緒で性を求めなければいけません。公立高校生を調査したところ、九七パーセントの生徒は、他の生徒が、自分がアンチゲイ（同性愛嫌悪者）であることをいつもはっきりと表明している、と答えています。疎外や身体的暴力を恐れるあまり、多くのゲイとレズビアンは、自分たちの性的志向を秘密に、あるいはそれを完全に押し殺したまま生きていこうとします。

**性的志向を決める要素は何か**

若者の約二〜五パーセントは同性愛者であり、成人と同様です。科学者によると幾つかの要素が集まって性的志向が決まってくるようです。しかし人間はすでに遺伝的に同性愛者かどうか決まっているという報告が増えつつあります。同性愛者の傾向があるかどうかはちょうど性別、髪の色、肌の色がすべてあらかじめ決められているように、生まれる前から決まっているのかもしれません。一部の人が信じているのとは異なり、人は自ら選択して同性愛者になる訳ではありません。青年期になると、人は自然と男女どちらかの性に引き寄せられるのです。

若者の求める性は青年期前期や中期には流転しやすいものです。十三歳から十九歳の若者に行った調査によると、男子の約十人に一人、女子の約十七人に一人は、少なくとも一度は同性を好きになった経験があることを自ら認めています。しかしそう答えた若者がすべて同性愛者ではありません。この年代にはそのようなことが普通に起こり得るからです。自分が同性愛者ではないことが、しばらくしてから分かってくる者もいます。同じように、ゲイの若者も異性とセックスするかもしれません。あるいは自分が同性愛者であることを否定しようとして、同性との付き合いは単に「ある時期の出来事」と自分に信じ込ませようとするかもしれません。

**自分が同性愛者であることを告白するまでに経験する四つの段階**

**第一段階――「自分は他の子と違う気がする……」** その人生を振り返ってもらうと、多くのゲイやレズビアンは、人生の早い段階、ときには五歳時に、自分が他の人と「何か違同性愛は，かつてはそう信じられていたようですが精神の病気ではありません。1973 年に米国精神医学会はそれを正常な性的志向の一つの形として再分類しています。

ゲイとレズビアンは子ども時代に受けた性的虐待が原因でなるのではなさそうです。

同性愛者は若者にゲイのライフスタイルを吹き込んではいません。ゲイやレズビアンの近くにいるだけで人の性的志向に何か影響が及んでくるという証拠はありません。

**同性愛者に対する誤解を解く**

う」ことを感じていたようです。ある男子は外でスポーツするより家のなかで遊ぶのを好んでいたようですし、ある女子は反対に家のなかで遊ぶより外でスポーツをする方が好きだったようです。仲間外れになり孤立する傾向がここから始まります。

**第二段階――「確信はないけど自分はゲイかもしれない。でもそうなりたいのかどうかわからない……」** 思春期は多くの同性愛者が、まず最初に同じ性の人にひきつけられるのを感じる時期です。しかし一般的には、このような感情を持ってもそれを否定しようとします。「ゲイの若者は、自分はきっと両性に対し性的欲求を持っているのだと思い込もうとします。つまり今の自分にはいくつか志向があるというふうに考えようとします」とドンナ・フッターマン医師は述べています。

　自分の性が混乱しているこの時期に、自分は同性愛者であると公言するゲイの若者は比較的少数です。彼らは暴かれたり公になることを恐れ、同年代の友人から離れて孤立していくことがあります。特に同性愛をサブカルチャーとして受け入れていない地域に住む若者は、いつも寂しさを感じながら生きています。みなさんも、自分の両親に秘密を打ち明けられず、相談すらできずに成長していき、友人といるときでも本当の自分が出せずに大人になっていく人生を想像してみてください。

第三段階――「自分はゲイだと思う。でも親はこのことをどう思うだろう」　男女の同性愛者についての研究によると、10代後半もしくは20代になるまで、自分の性的志向を受け入れることができなかったという人が大半でした。しかしゲイやレズビアンに対する社会の偏見は少しずつではありますが減ってきているため、今後この年齢はいくらか早まるでしょう。

第四段階――「自分がゲイであることを親に伝えた」　二十五歳以下のゲイならびに両性愛者二千人に対するインターネットのオンライン調査によると、誰かに自分の性について初めて明らかにした年齢は平均すると十六歳でした。同性愛者の若者は、高校を卒業するまで、あるいはゲイがかなり多い都市で独立するまでは、熱心にデートし始めないことが多いようです。たぶん自分自身の性について自由に探求できるようになって初めて、彼らは多くの人と恋に落ちるようになるのでしょう。同性愛の若者の青年期は遅く始まりますが、普通の子どもが性発達のもっと早い段階で遭遇するようなことも経験します。

**親も子どもと同じ段階を経験する**

子どもから、自分は同性愛者であると告げられた親は、最初ある種のショックを受けます。実際は両親もしくは片方の親が、ある時期からかなり疑いの目で見ていた可能性もありますが、その子が自ら同性愛者であると告げるはるか前から、そして告白の後も、家族はその明白な事実を否定するのが普通です。

モンテフィオーレ医療センターのフッターマン医師によると、若いゲイが自分の性について混乱している状況を、単にある発達段階を経ているにすぎないというようにしか理解していない親もいるとのことです。また「もし望むならあなたが変わるのを手伝うよ」と、わが子に言う親もいるようです。ある宗教団体は、いわゆる「転換療法」という同性愛者を異性愛者に変える治療法のキャンペーン広告に融資しています。「同性愛とは病気でもなければイデオロギーでもないため、このような方法がうまくいったという主張は疑わしいと思います。むしろ、そのプログラムを受けた人はひどい被害を受けている、という証拠があります」とフッターマン医師は述べています。自分の性についてよく分からなかったり、自分の性をどう表現したら良いか悩んでいる人には、専門的なカウンセリングが役立ちます。しかし目標は、その人の性的志向を変えることではなく自己受容を促すことです。専門的なカウンセリングは、親や家族が子どもの性的志向を理解し認められるようになることにも役立ちます。

悲しいことに、高校生のゲイやレズビアンについてのある研究によると、自分は同性愛者だと告げたあと、その半数は親から拒絶されたと言っています。また他の研究では、ゲイの四人に一人が自分達の性的志向が原因で家族との摩擦が強まり、家を出なければならなくなったと報告しています。子どもと親との距離が決して縮まらない場合もあります。ただし「これは10代の子どもを持つすべての親について言えることですが、自分の子どもを愛し援助の手を差しのべるために、何も子どものすることすべてを受け容れる必要はないのです」とフッターマン医師は述べています。

たぶんゲイやレズビアンの子どもを持つ父親や母親が一番しなければいけないことは、息子や娘へ託している夢や希望をいくらか修正することでしょう。両親の心を最初によぎるもののなかに、〈もう自分たちは決して孫の顔を見ることはない〉という思いがあります。しかし必ずしもそうとは限りません。フッターマン医師も指摘しているように、自分の子どもを持つゲイが徐々に増えているからです。ただ、期待していることのうちのいくつかは実現しないだろうことを、受け容れなければなりません。

興味深いことに子どもがゲイであることを告白したとたん、父親と母親は子どもと立場が入れ替わることがあります。つまり親は、親戚や友人や同僚がどのような反応を示すか分からずに、社会から引きこもってしまいます。しかし、そのまま秘密を隠し続けることは、心身を疲労させるうえに、子どもに対して誠実ではありません。親はできるだけ多くの人に本当のことを話すべきです。驚くべきことに案外その人たちから支援を受けることがあります。告白以前は子どものことを誇りに思っていたのなら、告白後もそう思い続けるべきです。

**親にできる援助——教育と擁護**

「すべての若者に必要なものは、親の愛情と親との関わりあいです。しかしゲイやレズビアンの若者にとって、親から受ける指導や援助は文字通り命を救う源となってきます」とフッターマン医師は述べています。異性愛者と比べると同性愛の若者におけるエイズ、薬物乱用、ならびに自殺企図の割合は極めて高くなっています。そのような若者の安全を守るためには教育と擁護が必要です。すなわち、若者に自分の健康を維持する方法を教え、同性愛に対する差別をなくす闘いに関わって擁護するのです。

**セックス時の自己責任についてゲイの若者と話し合う場合**　まず、避妊具を装着せずに肛門性交をする危険性が分かっているかどうか確かめましょう。ＨＩＶで多くのゲイが命を落としていた一昔前と違い、今の若い同性愛者はエイズに罹っているゲイを誰も知らないでしょうし、たとえ知人のなかにエイズの人がいても気付かないでしょう。現代は薬が進歩したため、エイズに罹った人は何年も生存できるようになったからです。ゲイにとってエイズは今や抽象的な病気であり、身近な恐怖ではなくなってきています。

コンドームを始めとした避妊具を使う重要性は、レズビアンであろうとなかろうと青年期の女子にしっかり教え込む必要があります。ミネアポリスのミネソタ大学の研究によると、ゲイや両性愛者の女性の五人に一人はよく異性とセックスしており、そのときにＨＩＶや他の性感染症の病原体に曝露している可能性があると報告しています。

### ゲイの若者たちと交流できる機会を作る

地域によっては、ゲイやレズビアンの若者が集まって気ままに時間を過ごす社会イベントや、討論会への参加などのサービスを提供するユースセンターがあります。州の健康局は、もっぱらゲイの若者のために電話緊急相談センターならびに直通電話サービスを設置しています。そのようなサービスは、イエローページの「社会サービス・福祉サービス」で、またホワイトページのビジネス欄の「ゲイ」で、あるいはコンピュータ上で検索しても見つけることができます。

### 同性愛者に対する偏見、差別、そして暴力に立ち向かう

アメリカで憎悪犯罪の被害をもっとも多く被っているのはゲイやレズビアンの人たちです。憎悪犯罪とは性的志向、人種、宗教などに決定的な特徴の違いがあることが原因で犯される犯罪のことです。あなたがたは子どもがもっと安全に暮らせるよう世の中を変える手助けができます。たとえば、次のような方法があります。

・同性愛者を嫌う発言や冗談を許さない
・ある調査によると、若者の半数以上が自分たちの学校の先生が同性愛を否定的に考えていると答えています。もしあなたの子どもの学校でもそのような発言をする先生がいたら、ゲイ反対者の嫌がらせや暴力について生徒たちに教えるために、地域の教育集会を開くように、学校当局に提案しましょう。ゲイやレズビアンのためのコミュニティセンターや電話緊急相談センターには、学校や若者の組織で講演してくれる人がいるはずです。

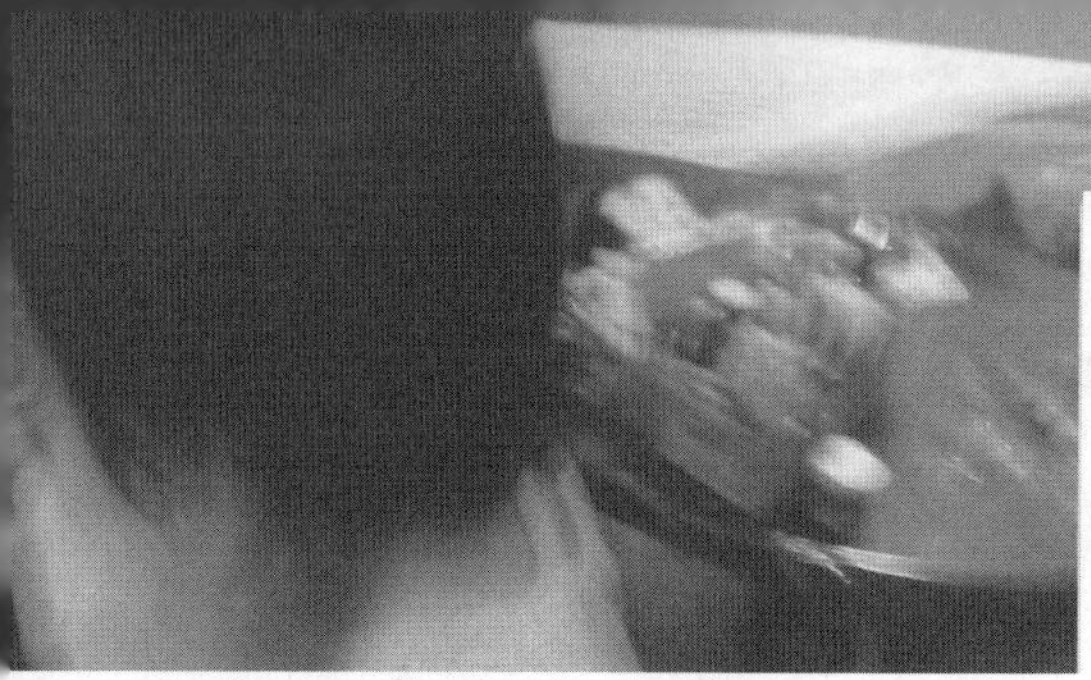

第13章

# タバコ、アルコール、その他の薬物乱用

若者がはまりやすい罠のうち、この世で親が一番心配に思うことは、子どもが薬物乱用に陥ってしまうことでしょう。幸運にも一九八〇～九〇年代にかけて、若者の薬物乱用者はかなり減少しました。それはその年代に起こった反タバコならびに反アルコールのキャンペーンが、若者に影響力を及ぼしたからです。十二～十七歳までの違法な薬物使用者は一九七〇年代の終わりにピークを迎えましたが、以後五〇パーセント近く減少しています*。ディスコ・ミュージックが給油中の車のあちこちからまだ聞こえていた一九七七年、10代の薬物使用者は六人に一人弱でしたが、一九九八年には約十人に一人にまで減少しました。その間、若者の飲酒者は二人に一人から五人に一人へと半数以上減少しました。また一九九八年には、過去一ヵ月以内の若者の喫煙率が五人に一人以下となり、もっとも少ない割合を記録しました。

しかし、未だ薬物乱用は国民の主要な問題に変わりありません。一九九〇年初頭、若者の薬物使用者は最低を記録しましたが、その年代の後半には誰もが不安を抱くほど増加しました。つまり一九九二年から九八年にかけて、十二～十七歳までの定期的な使用者は、五・三パーセントから九・九パーセントへと約二倍に増加したのです。そしてもっとも憂慮すべき傾向は、最近の若者が薬物使用を開始する年齢が、薬物革命の最高潮に達した時代より低いことです。この点は、時折少し喫煙したり少し飲酒したりする程度のことは、若者の通過儀式のようなもので特に騒ぎ立てるようなことではない、と考える親にはぜひとも知っておいて欲しい重要な事柄です。

*原注　この章のなかで引用されている薬物乱用に関する全国世帯調査のなかで,「違法薬物」とはマリファナ／ハシッシュ，コカイン／クラック，吸入薬，幻覚薬，ヘロイン，および治療以外の目的で用いられる向精神薬などを指します。紙巻タバコ，嗅ぎタバコやアルコールは，違法薬物には含まれません。

「私は大学時代、酒や薬物で酔っぱらったことはあったが、薬物依存にはならなかった。そして当時のことを思い出しても私が知っている限りにおいて、ほとんどの人はそうなっていないはずだ」と言う親もいるかもしれません。しかし、一九六〇年代半ばは、マリファナを吸い始める年齢はふつう二十歳で、一九九〇年代半ばのように十四歳ではなかったのです。

男女の薬物使用を防止する一つの策として、青年期以前に薬物教育を始めることが挙げられています。コロンビア大学の国立薬物嗜癖・乱用センターが行った一九九九年の調査によると、十二歳と十三歳の間で薬物への意識が急激に高まります。薬物の買い方やいわゆる「中毒性の強い薬物」を使っている生徒を知っている割合は、十三歳で十二歳の約三倍にも達します。中学生の時期はちょうど薬物への態度が形づくられる時期でもあります。千人の若者を対象にしたコロンビア大学での調査によると、薬物を扱っている所を目撃してもそのことを報告しないであろうと答えた若者は、十三歳では三倍以上多かったという結果が出ています。

私たちは、その年齢が来るまでにタバコやアルコールを始めとする薬物の危険性を伝えることが重要と考えています。もし青年期に薬物の使用を強く思いとどまらせることができれば、成人しても薬物を使用しない傾向にあるという研究結果がはっきり出ています。また薬物を使用する年齢が早ければ早いほど重大な乱用の問題に発展する可能性が増大します。

### 予防戦略

### 子どもと薬物について話し合い、それを継続する

「ちゃんと私の話を聞いてる?」。若者はあたかも湖面をはねて飛んでいる石のように注意が切れ切れなため、親の話の半分しか頭に残っていないような場合が多々あります。しかし薬物について話し合っているときは、いつもと違いかしこまった態度で話をきかせるべきです。アメリカでもっとも広く薬物に関

する動向を調査した、薬物から自由な米国人組合の年報「組合員の姿勢調査」によると、九〜十八歳までの約九千人を対象にアンケートして分かったことは、四年生の子どもの四分の三が、自分たちの親からもっと薬物に関する情報を聞きたがっているということでした。

親の言葉には影響力があります。一九九八年の調査によれば、家庭で薬物を禁じたメッセージを強く、頻繁に送れば送るほど、その子どもが薬物を使用する頻度は低下する傾向にあることが報告されています。親から薬物の危険性についてたくさんの情報を与えられてきた若者のなかで、マリファナを吸っていたのはたった二六パーセントでした。しかし両親から「少ししか」もしくは「全く」薬物について教えられてこなかった若者のマリファナ乱用率は、それぞれ三三パーセント、四五パーセントにも上りました。このような傾向は他の薬物にも一致して見られます。結局のところ、親がその問題を無視した家庭で育った男女は、「多く」を教えてきた家庭に育った子どもに比べて約二倍、薬物使用率が高いことが判明しました。

現在、親から十分な教育を受けていると感じている10代の若者はたった四人に一人しかいません。はっきり言えることは、より多くの大人が、自分たちの子どもとその話題についてしっかりと、定期的に話し合わなくてはいけないということです。そこで次のページからは何を話せば良いかいくつか案を出しています。

## 薬物使用について子どもと話し合う秘訣

あなたの考えをはっきり述べる　「どんな状況であろうとも、君はタバコやアルコールを含めたどんな薬物も使用すべきではない」と言って、次にその理由を述べてください。

- なぜなら私たちはあなたを愛しているから。
- なぜなら薬物は危険であり、私たちはあなたが自分自身を傷つけるようなことをして欲しくないから。

| 「薬物の危険性についてどの程度家庭で教育を受けてきましたか？」 | 薬物を使用したことのある若者の割合 | | |
|---|---|---|---|
| | 吸入薬 | LSD | コカイン／クラック |
| たくさん受けた | 14% | 7% | 7% |
| 少しだけ受けた | 22% | 11% | 9% |
| まったく受けていない | 28% | 20% | 16% |

出典：1998 年の Partnership Attitude Tracking Study より

**表 13–1　親の関与と薬物使用率**

・なぜなら法律違反だから。

**法律で年齢制限が設定されている場合、その法律を破ればどういった結果になるのか、はっきり説明する**　罰則にはどういうものがあり、どのようにそれが実行されるかについても話してください。この章の終わりに、子どもがタバコを吸っている場面、飲酒している場面、もしくは違法な薬物を使用している場面を親が目撃した場合の対応の仕方について、いくつか提案しています（第 2 章「親としての基本的なスキル」のなかの「しつけをするには」も参照のこと）。

**ぜひとも感情に訴える**　もしここで交わした約束を破るようなことがあれば、両親は深く失望するであろうことを子どもに言っておいてください。子どもが薬物に耽るかどうかの分かれ目は、〈自分の親がそのことをどう思うかについて子どもが考えられるかどうか〉にかかっている、という研究結果が出ています。

**薬物の危険性について話し合うとき、すぐに現れる結果を強調する**　「親は子どもがまだ発達途上にあることを心に留めておかなくてはいけません」と、シンシナティ出身の小児科医で、米国小児科学会の薬物乱用委員会の前委員長であるリチャード・ヘイマン医師は述べています。

さらに「10代の子どもは年齢が若いほど、今日、明日あるいは明後日のことしか考えていません。青年期のずっと後になって初めて、今の行為がいかに将来の自分の人生に影響を及ぼすかということを考え出します」と彼は引き続き述べています。また彼らは怖いものは何もないと考えがちな段階にいます。したがって十三歳の若者に、喫煙者は非喫煙者に比べて約十倍以上肺がんの死亡率が高いと警告しても、たぶん多少肩をすくめる程度にしか反応しないと思います。それについては二十歳の若者も同じ反応をするでしょう。

その代わり、喫煙は口臭、嗄声、空咳の原因となること、喫煙によって歯が黄色く染まったり運動能力が落ちたりすることを強調して話してください。そして何より喫煙者には誰も近寄ってこなくなることも。米国がん協会の調査では、十二～十七歳までの男子十人中八人、女子十人中七人が喫煙している人とデートをしたくないと答えています。

**喫煙、飲酒、薬物使用は健康を害するだけでなくお金がかかるものだ、と子どもに話す** 一日一箱タバコを吸う習慣のある若者は、一年で千ドル近くをタバコに使うことになります。それだけのお金があればもっと有効な使い道があります。たとえばＣＤや洋服を買ったり、車の購入や大学進学のために貯金したりなどというように。

**薬物を使用しないという決意を褒めて、子どもの自然な独立心に訴える** 「あなたが薬物を使用しないという自分の主義を貫き通してきたことはすばらしいことです。周りの人に流れず生きていくのは勇気がいります。私はあなたを誇りに思っています」。

**いったん薬物を使用し始めるとなかなか止められないと話す** 薬物乱用者だけでなく彼らを心配する人たちさえも、嗜癖についてはあまり理解できていない場合があります。嗜癖のある若者は、自分はいつでも止めることができると自分自身や周りの人たちに言い聞かせています。

しかし使用が長引けば、薬物によっては脳に長期間続く生化学的変化を引き起こします。そうなると強迫的な行動を直すために専門的な治療が必要となります。治療を受けてもなお多くの喫煙者、アルコール依存者、ならびに薬物乱用者はまた手を出してしまい、以前のような状態に逆戻りしてしまいます。

### どのような若者がもっとも薬物乱用に陥りやすいのか

十二～十七歳までの違法な薬物使用者の四人に一人が、ほかの年齢層よりもかなり高い割合で依存症に陥ります。タバコ、アルコールならびに〈規制薬物〉（連邦法で規制されている薬物）について子どもと話をする際、薬物を使い始めた当初自分が薬物依存になるなどと思っていた人は誰もいないという点を強調してください。なぜ薬物に対する身体の反応が人それぞれで違うのか、なぜある若者がアルコールやマリファナに手を出してもやがてきっぱり断つことができるのに、一方では犯罪に直行する者がいるのか、その理由はまだはっきりとは分かっていません。

薬物の感受性については遺伝子が重要な役割を担っていることが分かってきました。たとえばアルコール依存の親を持つ息子がアルコール依存者になる割合は、アルコールを飲まない親を持つ息子より四～五倍高いことが分かっています。もし家庭の誰かに薬物乱用歴があれば、そのことを子どもに話してください。自分自身嗜癖に陥りやすい体質を受け継いでいるのだということを知れば、その後の人生において抑止効果をもたらす可能性があります。

そのような遺伝的素因に、ある特定の社会的ならびに環境的要因が加われば、さらにアルコールや規制薬物の乱用に陥る危険性が高くなります。あなたの子どもには、次に挙げる特徴が幾つ当てはまりますか。このような危険因子が多ければ多いほど嗜癖に陥る可能性が高まります。

- うつ病、不安障害、行為障害、反抗挑戦性障害あるいは人格障害のような精神障害があり、治療を受けていない場合。このような若者は、注意欠陥／多動性障害（AD／HD）や、学習の問題が未治療のために、勉学や社会的成功に支障をきたしている若者の場合と同様、違法な薬物を使うことで自己治療を行っている可能性があります。
- スリルを求めて行動しやすい気質。欲求があればすぐ満たしたいと思ってしまうような気質。
- 摂食障害
- 薬物使用者と接触している。
- 親の管理下にない、または一貫した限界が設けられていない。

・薬物使用が容認されている家庭に住んでいる。
・もめごとが多く、言語的虐待や身体的虐待の傷跡の残る家庭に住んでいる。

**事実を知る**　このような会話をするに当たり十分な情報を与えることができれば、親子の信頼関係を強めることにつながるでしょう。また、対処しやすい初期の段階にこのような問題をうまく発見できると思います。米国教育省は親が最低限知っておかなければいけないこととして次の四点を挙げています。

・薬物の種類やそれらの通称
・それぞれの薬物ならびに薬物を使用するのに必要な物品の外見
・薬物乱用者の身体的もしくは行動上の特徴
・もし子どもに薬物乱用の疑いがあった場合、子どもを救う方法について（三二〇頁の「若者が使用する薬物の種類」を参照のこと）

**子どもが薬物を使用しないように援助する**

仲間から受ける薬物使用へのプレッシャーは、かなり多くの若者が性に関して仲間からもたらされている圧力と同様、強烈です。親は、トラブルになることが容易に想像できるあらゆる状況を想定して、どのようにしたら仲間から疎遠になることなくアルコールや薬物使用を拒否できるかについて、子どもと話し合っておく必要があります。ときには仲間と疎遠になる場合もあるでしょうが。以下に挙げる戦略は、第12章の「性」のなかに提示した、性行動を進展させないようにするための戦略とよく似ています。

**仲間からの誘惑を断る言葉を教える**　「ただ嫌だって言えばいいの？」。そう最初に答えるところから始まるのでしょうが、仲間を薬物に誘おうとしている若者がそこで終わらせるはずがありません。というのも、薬物乱用者は「まじめな」子どもを変えることに魅力を感じ、まるで市民の義務と言わんばかりに狙ってきます。そして彼らは腹立たしいほどしつこい場合があります。

「なぁ！　こいつは本当に素敵だぞ。絶対気に入るって！」

子どもとこのような状況を想定して話し合ってみてください。以下に子どもへの助言をいくつか挙げます。

・断固としてではあるが穏やかに「悪いけどいらない！」と答える。「酔っているの？そういう人を駄目なやつって言うんだ」と独りよがりなことを言う必要はありません。子どもには行動のみで良い人、悪い人と決め付けてはいけないと言ってください。薬物を使うことは間違ってはいますが、薬物乱用者が必ずしも悪人だとは言えません。

・話題を変える。「悪いけどいらない。ところで昨日の社会科のテストどうだった？」

・計画を変えるよう提案してみる。「学校でバスケットボールをしようと君たちを誘おうと思っていたんだ。どうかな？」

・何回も、いいえ、を繰り返して言う。

「僕たちとパーティーしない？　ほら、マリファナだよ！」

「いいや、遠慮しておくよ」

「おいおい！　これ本当に凄いんだぜ！」

「悪いけど興味ないな」

「ほんの一服ふかすのもダメ？」

「ほんの一服もダメなんだ」

・自分の身体に気を配るように言う。「いいえ結構よ。飲まないわ。それに明日は水泳チームの競技会があるの。それに向けて最高の状態を維持しなくてはいけないの」。

・そして、いつもいざというとき頼りになるのがこのせりふです。「ハイになってるところを親に見られたりしたら、ただじゃすまないよ。しかもいつも目をひからせているんだから！」。

「デートレイプ」に使われる薬物が持つ危険性について子どもに警告する　特別匂いもなく色もないベンゾジアゼピン系薬物であるフルニトラゼパム（ロヒプノール）をデート中に怪しまれないよう密かに飲み物、アルコールなどに入れ、眠らせることによって何千件ものレイプが引き起こされています。その薬物を飲むと急速に意識が薄れフラフラし、その間の記憶がなくなるのです。

次に挙げている内容について娘と話し合ってください。それらを読むだけでも、娘の人生における心的外傷体験から守ることが、さらには命を救うことすらできるかもわかりません。

・パーティー、ダンスクラブ、レストラン、もしくはその他の集まりにおいて、あなたの飲み物をそのまま放置してはいません。トイレに行かなければならないときは、それを持って行くか、もしくは信頼できる友人にあなたが帰ってくるまで見てもらうよう頼みなさい。

・飲食物を配る人やバーテンダーを除いて、あまり見覚えのない人から口が開いた状態の飲み物を差し出されても受け取ってはいけません。

・飲み物のなかに、これらの薬物が入っているかどうか見定めるのは難しいですが、味、舌触り、そして外観を常に意識して飲むように心がけてください。たとえば、γ−ヒドロキシ酪酸（GHB）はしょっぱい味が、ロヒプノールはアルコールと混ぜると少し苦味が出ます。明るい色の液体に鮮やかな緑色の錠剤を入れると青みを帯び、暗い色の液体に入れると濁ります。

・困ったとき頼りになるのが友人というものです。もしある女子が何らかの薬物（もっとも乱用されている精神抑制物質のアルコールを含みます）を飲まされ、抵抗できない状態になってレイプされる危険が生じたなら、すぐ彼女をそこから連れ出すように！

自分は薬物を飲まされてレイプされたかもしれないと思う女性は、すぐにレイプ緊急相談センターもしくは病院へ行き、そこのスタッフに事の真相を告げるべきです。いろいろな検査のなかで尿検査はいくつかの薬物を検出するのに用いられています。薬物は通常約三日間は検出できます（二七四頁、第12章のなかの「レイプされた若い犠牲者に援助の手を差し伸べる」を参照のこと)。

### タバコ、アルコールならびにその他の薬物に対する親としての態度や行動を検証する

まず父親、母親が自ら態度や行動に示せば、薬物乱用に対する一番強烈なメッセージとなって発せられます。親がタバコ、アルコール、もしくは違法薬物を使用していれば、子どももその習慣を真似るようになるでしょう。しかしタバコを吸い、酒を飲む親であってもなお若者にとっての模範となりえます。

**「～したい」という言葉を使わない**　仕事づけで疲れきった日に「酒が飲みたい！」(もしくはタバコを吸いたいとか鎮痛薬が飲みたい)と呻けば、それは薬を飲めば問題が解決したりつらい状況が改善したりするのだと言っているようなものです。

**お酒は自覚を持ってほどほどに**　もし息子や娘になぜお酒を飲むのかと聞かれたら、ある特定のアルコール飲料の味を楽しんでいるという点を強調してください。それはたとえばおいしい肉料理の味を引き立たせるためにグラス一杯のワインを添えているというように。それと決して故意に気分を変えるために飲んでいるのではないことも言ってください。もし度を越して飲んでしまったら、翌日、子どもには次のように説明してください。「今まで長くお酒をたしなんできた人でさえも、飲みすぎたと自覚できないときがある」と。

**あなたの喫煙や飲酒に子どもを巻き込まない**　子どもにタバコに火をつけさせたり、冷蔵庫からビールを取ってこさせたり、カクテル作りを手伝わせたりしてはいけません。

**次の祝日やお祝いの場で、お酒を飲まないようにする**　お酒がなくても楽しい時を過ごせることを、子どもに示しましょう。

**冗談にでも「お酒に強い」ことを褒めない**　無責任な飲酒をした場合どうなるかにつ

*原注　これらの数字はいくらか重複して計算されており，誤差があります。というのは薬物乱用者はよくアルコールや違法薬物を同時に使用しているからです。

いて説明してください。楽しい時間を過ごしたいのなら、夕方テレビを見たり、映画を見に外出してもよいでしょう。

**もしこれまでにタバコを止めようと思ってもうまくいかなかった経験があなたにあるなら、**いかにそれが習慣性が強いか、この機会に言い聞かせてください。「タバコを吸い始めた10代の頃はいつでも止められると思っていた。しかしタバコはニコチンという常習性を強くもたらせる化学物質が含まれていて、それなしでは脳や身体がうまく働かなくなるんだ。私のようにいったんタバコ依存になると、止めるのはとても難しい。君には当時の自分よりもっと賢い人であって欲しい。だから決してタバコを吸ってはいけないよ」。

**アルコールや規制薬物を乱用している人は親になるべきではない**　アメリカ国内では、約千二百八十万人にも上る十八歳以下の若者が、過去一年間に違法薬物を使用したことのある親と一緒に住んでいます。これは男女の六人に一人の割合です。そして約六百六十万人の子どもが、両方もしくは片方がアルコール依存症である親と一緒に暮らしています。* ちなみに国立薬物乱用研究所によると、これらの数字はいくぶん控え目に発表されているとのことです。

過度に飲酒する親や違法薬物を使用する親を持つ子どもは、安全であるという感覚や安定しているという感覚が損なわれていきます。混乱している親を見ることほど、若者に不安を感じさせるものはありません。さらに、親のする違法行為は、子どもにとって一番の模範となるべき人への信頼性をも損ないます。これらのことが発達段階にある若者の価値観の下地をつくるのです。

もしあなたやパートナーに薬物乱用の問題があるなら、ピアサポートグループ（互助組織）や薬物治療施設に今すぐ助けを求めてください。薬物を乱用している子どもたちもまた、専門的カウンセリングや特別に結成されたサポート・グループに参加すれば思いもよらない収穫が得られるでしょう。

- 学校に対して課外プログラムを設けるよう提案する。若者がアルコールや他の薬物をもっとも経験しやすい時間帯は，学校が終わってから夕食までの間です。学術や芸術，レクリエーションなどの課外活動があれば，生徒達は遅くまで学校で過ごすようになるはずです。その結果，誰もいない家に帰る生徒はほとんどいなくなるでしょう。
- 近隣の親同士で，若者が集まるパーティーには監督者がつくことと、薬物使用の禁止を徹底する。
- 学生のパーティー，学校行事，課外活動に親がボランティアとして付き添う。
- 地元に，未成年者に対してアルコールを売っている店がある場合は，親同士で情報を交換し，警察に連絡する（10 代の飲酒者の約 3 分の 2 は思い通りにお酒が買えたと答えています）。事態が改善されるまで，あらゆる場所でそれを実行する。

**若者の薬物使用を減らすために，地域であなたにできる四つのこと**

**薬物使用を予防するために、学校や地域の協力を得る**

アメリカ政府の研究報告によると、インタビューを受けた10代の若者六千五百人のなかで、約三人に一人が学校でアルコールやマリファナを簡単に手に入れることができると答えており、五人に一人が他の薬物の入手も難しくないと言っています。また六年生から十二年生までの生徒の約三〇パーセントが「明らかにアルコールや薬物を使用している生徒を学校内で目撃したことがある」と答えています。

自分たちの学校に薬物が浸透してきていることに対してあなたの子どもはどういう反応を示すでしょうか。そして親たちはどう思っているのでしょうか。学校やその周辺は安全なのでしょうか。何が起こっているか知る一つの良い方法は、PTAに参加することです。もし多くの親が生徒の安全に対して不満を持っているようなら、学校長に直接言うべきです。学校で起きている薬物問題の大きさ如何によっては、多くの生徒を守るためになされなければいけないことがたくさんあります。

学校の職員は少なくとも玄関やグラウンドの監視を強化し、生徒たちには必ず生徒証を携帯するように言ってください。しかし自由奔放な薬物使用に悩む学校では、校内を厳重に監視し、侵入者が校内に入ってこないようにするために警備員を学校長が雇うこともあります。また薬物ディーラーを監視するために周辺地域のパトロールを警察に依頼する場合もあります。

### 若者が使用する薬物の種類

### タバコ――最初の入り口として

結局、三十年以上もかかりましたが、一九九〇年代にタバコ産業は、ルーサー・テリー氏の言葉が正しかったことを認めました。テリー氏は一九六四年に、喫煙は肺がん、慢性気管支炎などの重大な病気を引き起こす一因であると正式に認めた政府報告書を最初に公表した公衆衛生局医務長官です。

仮に当時タバコ業界が、地球は丸いと公に発表していたとしても、遅ればせながら業界がそれを容認したことは、まさに驚くべきことでした。今やほとんどの若者は喫煙が肺がんの一番の原因であることを知っています。ただ、それを知っているからといって喫煙を止められるかというと、それは別問題です。なぜなら若者は依存の怖さを知らないからです。

タバコの成分で一番やっかいなのは〈ニコチン〉です。それは喫煙者にもっと吸いたいと思わせる働きのある依存性精神変容薬です。若者はたった二、三箱吸っただけでもタバコの虜になってしまいます。若い喫煙者に五年後タバコを吸っていると思うかどうかについて尋ねている国家レベルの研究があります。そこでいいえと答えた人たちに五年後に連絡を取りました。その四人に三人はまだ喫煙しており、依存状態にありました。また10代の喫煙者の七〇パーセントは、最初の段階で喫煙の習慣をつけなければよかったと言っています。

アメリカの全五十州とコロンビア特別区で

は、未成年者にタバコを売ることを法律によって禁じています。しかし毎年十八歳未満の子どもたちが九億四千七百万箱以上のタバコを購入しています。その違法な商売による利益は、毎年二億二千百万ドル（約二百四十三億円）にものぼります。

幸いなことにアメリカの若者は、タバコ産業の提案に対してかなり抵抗感を示してきています。その証拠に一九八五～九八年にかけて、十二～十七歳までの喫煙者は三分の一以上減少しました。一つ注意しておかなければいけないことは若い女性の喫煙者が増えつつあるということです。今や女子の喫煙者数は男子の喫煙者数を上回っています。リチャード・ヘイマン医師によると、執拗にスリムな体型を求める女性に喫煙者が多いようです。「女性は友達から、ニコチンには食欲を強力に抑える作用があるという情報を得ます。そのうえタバコの広告では、タバコを吸う女性はセクシーで力強く独立心旺盛であると宣伝されています」と医師は述べています。

### 喫煙について親と子が知っておかなければいけないこと

#### 喫煙者の症状

- めまい
- 目、鼻、のどのヒリヒリ感
- 口臭
- 歯や指先の汚れ
- 声がれ
- 息切れ
- 喫煙者独特の咳。タバコによって気道に炎症が起きるために生じる空咳。
- 震え
- 食欲低下
- 髪や服からタバコの臭いがする。

#### 長期間の喫煙によって起こり得ること

- 肺、喉頭、口腔、食道、腎臓、膀胱、膵臓のがん
- 心疾患
- 気管支喘息、慢性気管支炎、肺気腫、その

若いヘビースモーカーたちのほとんどは，10代の頃，少なくとも1度は禁煙を試みています。しかし，禁煙に成功するのは8人中たったの1人です。若者に関して言えば，急に禁煙しようとしたり，いきなりタバコを止めようとしても，まず成功しません。ニコチンの離脱症状（禁断症状）（頻度の高い順に，易刺激性，眠気，不安感，フラフラ感，頭痛，倦怠感）が出れば，またタバコを吸ってしまいます。

成功する可能性の高いのは〈行動療法〉と〈ニコチン置換療法〉を組み合わせた治療法です。行動療法は，小児科医や看護師から短期間のカウンセリングを受けたり，禁煙のためのサポートグループに参加したりする方法で，そこで喫煙者はタバコなしで暮らしてゆく方法を学びます。ニコチン置換療法は，喫煙者が少しずつタバコを減らしている間，少量の決められた量のニコチン代用物を使用することで離脱症状を軽くする方法です。

リチャード・ヘイマン医師によると若い喫煙者は，ニコチンガム，スプレーや吸入薬よりも皮膚に貼るニコチンパッチを好むようです。というのもそれを貼っても目立たないからです。「彼らはそのパッチを服で隠して使っています」と医師は説明してくれました。また，抗うつ薬であるブプロピオン*を内服すると離脱症状が軽くなり喫煙の衝動が抑えられると報告されていますが，その理由は分かっていません。

*訳注　日本では未発売。

**現在試みられている禁煙戦略**

他の呼吸器疾患
・タバコの副流煙が空気中を対流することによって他の人の健康を害します。環境保護局（EPA）は間接喫煙を、人体でがんを生じさせる可能性がある、Aクラスの発がん性物質に位置づけています。

### タバコ――それは薬物依存への入り口

若者が喫煙する際いちばん重大でしかも直結してくる問題は、他の薬物も乱用し始める可能性があるということです。もっとも、すべての喫煙者が嗜癖に陥るという訳ではありませんが、疾病予防センター（CDC）によると、喫煙している若者は飲酒率が約三倍、マリファナの喫煙率が約八倍、コカイン使用率にいたっては約二十二倍高いことが報告されています。このため喫煙は薬物使用の入口となる「入り口物質」と呼ばれています。

ヘイマン医師はタバコの喫煙は、他の薬物を使用するのに必要な知識や悪知恵を身につける実地訓練のようだと述べています。「喫煙を通して若者は、飲酒、マリファナ、その

| 薬物 | 過去30日以内の使用 | 過去1年以内の使用 | 生涯における使用 |
|---|---|---|---|
| 1. アルコール | 19.1% | 31.8% | 37.3% |
| 2. タバコ | 18.2% | 23.8% | 35.8% |
| 3. マリファナ／ハシッシュ | 8.3% | 14.1% | 17.0% |
| 4. 幻覚薬 | 1.8% | 3.8% | 5.3% |
| 5. 鎮痛薬 | 1.3% | 3.1% | 4.6% |
| 6. 嗅ぎタバコ | 1.2% | 3.7% | 8.9% |
| 7. 吸入薬 | 1.1% | 2.9% | 6.1% |
| 8. コカイン／クラック | 1.0% | 2.2% | 2.9% |
| 9. 興奮薬 | 0.6% | 1.2% | 1.7% |
| 10. 抑制薬 | 0.5% | 1.7% | 2.7% |
| 11. ヘロイン | 0.2% | 0.3% | 0.4% |

出典：1998年のNational Drug Household Survey, U.S，米国保健省，薬物乱用精神衛生局より

**表13-2　12歳から17歳までの薬物選択**

他の薬物を常用するのに必要な多くのスキルを身につけます。まず違法な薬物を手に入れる方法、それを隠す方法、そして自分たちは吸っていないと親をだます方法です。さらに精神変容薬を吸ったり使ったりする方法を学びます。効き目の強さや用量、そして〈自分なりの調節の仕方〉も覚えます。以上のことから、タバコを吸い始めることは、まさにパンドラの箱を開けるようなものです」。

## 紙巻きタバコ以外の種類

### 無煙タバコ

〈噛みタバコ〉と〈嗅ぎタバコ〉は毎年十八歳以下の若者に対して二千四百万箱が違法に販売されています。買っていく人のほぼ全員が男子で、自分の好きなメジャーリーグ選手の真似か、荒々しく力強いカウボーイのように見せたくて買うのでしょう。

おそらくほとんどの人は「煙が出ない」ことを「無害である」と考えているでしょうが、実際は全く違います。噛みタバコや嗅ぎタバ

コの常用者は、非利用者に比べてがんの発生率がかなり高いことが分かっています。最初に噛みタバコを使用してから三年以内に、その半数以上が白斑症になります。口のなかの粘膜が厚く白く変化し、それはまさに前がん状態を意味します。外科的に取り除かなければその病変は大きくなり強い痛みを伴ってきます。そして約二十人に一人が口腔がんにまで進行します。

すぐ出る影響として、噛みタバコが社会的な成功を妨げることを、若者に話しておきましょう。紙巻タバコは、その危険性が広く知られているとはいえ、なぜか未だに洗練、官能的というイメージがあります。しかし無煙タバコは違います。いったん歯が赤茶色に染まるとそれは永続的で、匂いや味の感覚は麻痺し、さらに虫歯や歯肉炎を起こし、強い口臭を放つようになります。

多くの若者が信じているのとは逆に、無煙タバコは紙巻タバコより依存性が強く、特に噛みタバコはそうです。アルコール・薬物情報センターによると、平均的な量の噛みタバコを三十分間だけ口のなかに入れておくと、紙巻タバコ二〜三本分ものニコチンが放出されます。紙巻タバコと無煙タバコの両方を止めた元喫煙者たちは、紙巻タバコを止めるほうが無煙タバコを止めるのより簡単だったとよく言っています。

## 葉巻

葉巻は最近、大きくイメージが変わってきたものの一つで、再び一般に受け入られるようになってきました。古くさい物あるいは資本主義社会の象徴としていったんは拒絶されていましたが、葉巻を吸うことが成功や富、ステータスの象徴として再度脚光を浴びるようになりました。その証拠に一九九三〜九八年にかけて、アメリカにおける葉巻の売り上げは倍増しています。

不幸なことに若者にもそれが浸透してきており、高校生の四人に一人が葉巻を吸っています。紙巻タバコと違って葉巻の箱には公衆衛生局医務長官による警告が書かれていないため、葉巻は健康にそれほど害がないと若者は信じているようです。しかし実際には、葉巻を吸っている人は非喫煙者より呼吸器のがんが二倍も多いのです。タバコによって茶色になった唾液を飲み込むと、それが消化管を流れていき、食道、胃、その他の消化器官にがんを引き起こします。そのうえ葉巻は紙巻タバコより多くのニコチンを含んでいます。

**父親・母親へのメッセージ**　ときに葉巻は葉巻として使われていないときがあります。さまざまな裏の手を考える薬物使用者は、〈マリファナを詰めた葉巻〉を作るために、短くて太い銘柄の葉巻を買います。彼らはなかに詰まっているタバコのほとんどを削り落とし、そこにマリファナの葉やマリファナが入った包み紙を入れます。その結果、一見合法の葉巻のように見える立派なマリファナ・タバコができます。

**ビーディ（糸で縛った手巻きタバコ）**

これはインドで作られたタバコです。外見は異国風の、緑がかった茶色をしたフィルターのないタバコで、最近若者に人気が出てきました。このタバコの一番の魅力はその値段にあり、一般的に売られている紙巻タバコの半値で買うことができます。また、見た目がマリファナ・タバコに似ている点もその魅力となっています。

ビーディはしばしば健康食品店で売られていて、健康被害に関する警告が書かれていないため、子どもは薬草を吸っているものだと勘違いするようです。しかし、実際は本物のタバコの葉が含まれています。ビーディはチョコレート、バニラ、グレープの香りがついていて、このような甘い香りはタバコ自体が持つ刺激性の強い香りを隠してしまいます。一九九九年に疾病予防センターによって行われた国家的研究によると、ビーディは紙巻タバコの五倍のタールを、さらに三倍以上の一酸化炭素とニコチンを出すと報告されています。

**アルコール――もっともポピュラーな選択**

ぜひ、以下の内容を子どもに話してあげて

*原注　この数字を算出した研究報告では「アルコール乱用者」を，過去一年間に少なくとも一度はアルコール乱用によってそこそこ重大なもしくはかなり重大な出来事（たとえば失業したり逮捕されたり病気になったりなど）を起こした人と定義しています。また「アルコール依存者」とは，過去一年間にアルコール依存症の症状（たとえば自己制御できない状態になったり，アルコールの離脱症状が出るなど）が一つ以上認められた人を指しています。
**原注　タバコは含まれていません。

ください。

アルコールはアメリカでもっとも広く使用されている精神に作用する物質です。十二歳以上の男女五人に四人がそれを飲んだことがあると答えていますが、その数字はマリファナを経験した若者の実に二・五倍です。アメリカにはアルコール乱用者とアルコール依存者が約千八百三十万人いますが*、十二歳以上の若者に関しては、毎年三百四十万人がアルコール依存やアルコールに関連した諸問題で治療を受けています。アルコール絡みの死亡者数は毎年十万人と報告されていますが、その約五分の二は交通事故死です。その他、アルコール乱用者による溺死、船遊び中の死亡、焼死、ならびに労働中の死亡がそれぞれ同じ割合で起こっています。アルコール乱用による、薬物治療、リハビリテーション、失業、自動車事故などの社会的経済損失は一年間で一六六五億ドル（約十八兆円）にも及びます。その数字はアルコール以外の薬物**による経済損失より五五〇億ドル（六兆円）多い計算になります。

所有したり使用したり売ったりすることが法律違反となる薬物もありますが、アルコールは二十一歳以上であればそれらはすべて合法的となります。

「私たちアメリカ人は、二重基準（ダブル・スタンダート）というものを持っています。〈私たちの子どもはアルコールを飲んでいるかもしれないが、少なくとも薬物は使っていない〉親はそう思っているでしょう」と、オハイオ州のコロンバス小児病院の小児科医で嗜癖医学の専門家でもあるピーター・ロジャーズ医師は述べています。

若者は飲酒の許可を得ようと同じような理論を展開するかもしれません。「お父さん、アンディーの家でテレビでプレーオフを見ていて、友達と三人で六パック開けただけさ。お父さんが友達とやってることなのに、どうして僕たちだとやっちゃいけないの？　それに僕はマリファナを吸っていたのでもヘロインを打っていたのでもなくて、ただビールを飲んでいただけだよ」。

10代の若者と飲酒について語り合うとき、

飲酒に関する社会の考え方には明らかな矛盾がある、とはっきり言ってください。このように率直に言えば、分かってもらえます。返答の一例を示します。

「たしかに私たち大人がマリファナを吸うのは許されていなくて、飲酒するのは許されているというのは、偽善のように感じるかもしれないね。たぶん誰も飲酒すべきではないのだろうけど、それは今や私たちの文化の一部になっているので、近い将来かつての禁酒法時代に戻るとは思えないんだ。アルコールに関する規則は単純だ。君が二十一歳になるまでは絶対お酒を飲んではいけない。それは法律違反だからだ。晴れて二十一歳になれば、そのときは、お酒を飲むかどうかは君次第だ。ただし違法な薬物は絶対使ってはいけない。君が何歳であろうとも」。

## アルコールに関して、すべての親子が知っておくべきこと

普通青年期の若者が最初に飲むアルコールと言えば、ビール、ワイン、あるいはワインクーラー（ワインと炭酸入りのフルーツジュースを混ぜて作った甘い飲み物）です。彼らの多くはそれらをソーダ水のようにガブ飲みします。このようなアルコールは蒸留酒よりも「安全だ」と若者の多くは間違って信じているようですが、問題は、どういう種類のアルコールを飲むかではなく、どれだけの量のアルコールを飲むかということです。実際は、十三オンス（約三五〇CC）のビール一缶と四オンス（約一二〇CC）のワイン一杯は強度八〇のウイスキーひと口（二分の一オンス）と同じ量のアルコールを含んでいます。ワインクーラーは一般的なビールと同じアルコール度数です。アルコール飲料の強度とは、アルコール含量の単位であり〈エタノール〉を含む割合（パーセント）の二倍で表示されています。このため、強度八〇のアルコールは四〇パーセントのエタノールを含んでいることになります。

どれだけのアルコールを飲めば酔うかについては一般的には言えません。アルコールの代謝能力には個人差があり、一般的には女性

は男性より代謝能力が落ちます。酔いの度合いには法的定義があり、〈血中アルコール濃度〉によって数値化されます。血中アルコール濃度は、酒気検査器または血液検査で測定でき、呼気中もしくは血液中のアルコール濃度をパーセントで表示します。各州では、運転することが許される血中アルコール濃度が設定されています。

法的な規制濃度は各州で異なり、〇・〇五～〇・〇九までの間です（呼気中では二一〇リットル当たり〇・〇五～〇・〇九グラム、血液中では一〇〇ミリリットル当たり〇・〇五～〇・〇九グラム）。次のページに挙げている**表13－3**にアルコール血中濃度を計算していますが、それを見ればいかに少ない量で人は酔い、運転に適さなくなってしまうかお分かりになるでしょう。一九九八年、十六～二十歳までの飲酒者による自動車事故は七千七百五十五件でした。ただしこの数字は、十年前の三分の一に減少しています（第**14**章のなかの三八七頁「安全な自動車の運転」を参照のこと）。

**アルコールに酔った場合の徴候**

- ろれつが回らない
- 判断能力や運動能力の低下
- 協調運動障害
- 混乱状態
- 震え
- うとうと眠くなる
- 興奮状態
- 闘争的態度
- 吐き気や嘔吐
- 憂うつな気分
- 体重増加
- 違う人のIDカードを誤って持っている
- 息がアルコール臭い

**長期間使用した場合の影響**

- 失神や記憶障害
- ビタミン欠乏症
- 栄養失調
- 免疫機能が低下することで肺炎や結核のような感染症にかかりやすくなる
- ホルモン欠乏、性的機能不全、不妊症

多量のアルコールを含んでいるパーティーパンチでも，フルーツジュースが入っているため，味はマイルドに感じるかもしれません。あなたの子どもが仲間のパーティーに参加するときは，一杯目のパンチを飲む前に，アルコールが入っているかどうか必ず確認するように言ってください。

**そのパーティーパンチを飲むのはやめたほうが……**

| | 男性 | 女性 |
|---|---|---|
| 体重 | 72 kg | 54 kg |
| 飲みもの | 240 cc のグラスに入ったアルコール度数 10 % のワイン | |
| 飲んだ量 | 3 杯 | 3 杯 |
| 飲酒開始からの時間 | 2 時間 | 2 時間 |
| 推定されるアルコール血中濃度 | 0.08 | 0.13 |

**表 13-3　アルコール血中濃度を計算する**

・膵炎
・アルコール性肝炎
・アルコール性肝硬変
・虚血性心疾患や脳卒中
・アルコール離脱せん妄、もしくは〈振戦せん妄〉（症状としては軽い興奮や不眠を示す人から驚くような幻覚や妄想を訴える人までいる）

ここで挙げたような重い身体的影響が出てくるまでに一般的にアルコールを飲み始めてから多くの年月を要しますが、アルコールを乱用すると、青年期にも大きな代償を強いられることがあります。

飲酒運転した場合の自動車事故はそのもっとも顕著な例です。国立アルコール薬物依存症協議会の統計によると、デートレイプを含めて、青年期の若者や大学生が巻き込まれた性的暴行事件の約半数が、飲酒者によって引き起こされています。また驚くことに、10代の六人に一人という高い割合でアルコールによるブラックアウト（前の晩のことが思い出せない）を経験しています。

性交渉の機会が多い若者もまた、飲酒時は妊娠や性感染症から自らを守ることができなくなる場合が多くなります。それは単に性交渉をする前にあまりにも酔い、頭がボーっとしているため、そのとき必要な避妊を怠るという意味です。またかなりアルコールを飲めば免疫機能が低下してきます。このことも性感染症（STD）に罹りやすくなるもう一つの理由です。

子どもたちに言いたいことは、何もアルコール依存者だけがアルコールの乱用によって悲惨な結果を被っているのではないということです。たった一回の泥酔が悲惨な結果に終わるときがあるのです。たとえば、少年が酔ったまま車のハンドルを握るとか、酔っぱらった若い女性がバーで知り合ったばかりの男性から、自分のアパートに帰って引き続きパーティーをしよう、という誘いを受けてしまう場合などです。

### 決して未成年者はアルコールを飲んではいけません！　それについて何か質問がありますか

誠実に子育てをしている親のなかには、自宅で飲む限りにおいて子どもに飲酒を認めているだけでなく、それを奨励している人がいます。しかし、はたしてそれは正しいことでしょうか。「子どもが、友人の家や誰も知らない所で飲酒し逮捕されたり自動車事故にあったりするよりは、目の届きやすい自宅で飲酒する方がまだましだと私は思っています」とその親は言います。たしかに理論上はそのような考え方は間違っていません。

しかし現実的にその考え方は正しくありません。「家なら飲酒しても良いと言えば、それはアルコールを飲んでも全然問題ないというメッセージを送っているのと同じことです。そのような態度で接している家庭で育った若者の大多数は、アルコールを飲むようになる可能性がかなり高くなります」とロジャーズ医師は述べています。医師は最後に、「若者が酒を飲む場所は自宅とは限らない」と付け加えています。

前述のような考えを持つ親子は、いわば取り返しのつかない状況になって初めてアルコールを飲んだ（アルコールを許可した）ことを後悔するでしょう。成人の場合は、飲酒の開始からおよそ八年から十二年の間にアルコール依存になりますが、若者の場合は数ヵ月間で同じ状態になることがあります。それは、子どもの心と身体がまだ十分に成熟していないためです。

「私は十五歳でアルコール依存症になった大勢の若者たちと一緒に過ごしてきました。彼らは何年もアルコールを乱用してきたもっと年上のアルコール中毒者と比べると、脳も身体もそれほどダメージを受けているというわけではありません。しかし彼らは依存症独特の特徴を示しました。彼らは、悪い方向に向かっているにもかかわらず飲酒を止めようとしないのです。たとえ争いに巻き込まれたり法廷で裁判になったりブラックアウトを起こしても飲酒を止めようとしません。それがアルコール依存症なのです。それは十三歳であっても、三十歳であっても同じです」とロジャーズ医師は述べています。

## 大酒飲み
## ——キャンパスでの流行の悲しい結末

若者のアルコール消費を削減しようとする最重要項目として法的に許される飲酒年齢を十八歳から二十一歳に引き上げた、一九八四年の最低飲酒年齢法は印象深い結果をもたらしました。こうした明るく晴れわたる空に残る一つのあらし雲は、十八歳から二十五歳までの過度の飲酒が増加していることです。一九八〇年代初頭、大学生の七五パーセントが飲酒していました。それが一九九〇年の終わりには六〇パーセントにまで落ち込んだのです。もっとも、大酒を飲む人の割合はあまり変わらず、三〇パーセントを少し越えた位で現在もずっと推移しています。この数字が意味するところは、この年代の約三人に一人は過去一カ月間に一席につき五杯以上（女性の場合四杯以上）の大酒を飲んでいるということ、さらに約七人に一人が過去一ヵ月間に五回も大酒を飲んでいることを意味しています（明るい材料として、もっと若い世代の大酒飲みはかなり減ってきています。一九八五年には五人に一人だったのが一九九八年には十三人に一人になっています）。

大学のキャンパスで大酒を飲むことはそれほどめずらしいことではなくなってきており、各大学は寮の入り口に身分証明書をチェックする用心棒を立たせておかなくて良いのかと心配になるほどです。ハーバード大学公衆衛生学教室が大学生を対象に行った調査によると、男子学生の五〇パーセント、女子学生の三九パーセントが定期的に大酒を飲んでいることが分かりました。しかし一般的な学生の四倍も飲む男子学生サークルや女子学生クラブの入部者に比べると、そのような学生は絶対的禁酒者のようなものです。

アルコールの許容量は人それぞれで違います。そのため、これだけ飲酒すれば〈アルコール中毒〉になるとか、これだけ飲めば命に関わる重大な結果になるということを簡単に断定することはできません。しかしアルコールの血中濃度が〇・二〇パーセント～〇・二九パーセントになれば、若者の協調運動に障害が出てきて吐き気を感じます。アルコール血中濃度が〇・三〇パーセント～〇・三九パーセントになれば意識を失い記憶障害が出てきます。約十六杯のアルコールを飲めば〇・四〇パーセントを超えますが、そこまでいくと脳の呼吸をつかさどる部位が抑制されます。そうなると即治療が開始されなければ昏睡状態となるか死亡し、生存の可能性は五分五分です。

当然、各大学は大酒飲みの学生の増加に頭を痛めています。キャンパス内でアルコールを制限したり、アルコール・フリー・ロックコンサートなどお酒の出ないイベントを奨励したりする大学もあります。もしあなたの子どもが過去に何らかの依存症と闘った経験があるなら、「パーティー大学」と皮肉られるような大学に入学してもらいたくはないはずです。もしくは入学後の一年間はサークルに入らないように説得するかもしれません。それは、薬物乱用後の回復過程の人と同じように、誘惑をできるだけ少なくすることが目的です。きわめて誘惑に弱い若者は、最初は地元の大学に入学して、自宅から通学するとよいでしょう。地方の大学なら、もう大丈夫だと太鼓判を押せるようになるまで、両親は子どもを見守り続けることができます（第9章「大学へ進学する」を参照のこと）。

### 規制薬物――自己制御ができなくなる

一九七〇年に制定された包括的薬物乱用予防管理法の一部である規制薬物法は、薬物乱用に対する政府の戦略が示されている法律です。米国麻薬取締局はこのような薬物を五つのカテゴリーに分け、それぞれの〈級〉を指定しています。指定薬物は、1. 乱用の可能性、2. 安全性、3. 嗜癖性、4. 合法的な医療への使用の有無に基づいて分けられています。

一級指定にはマリファナ、ヘロインのような麻薬、ならびにLSDやサイロシビンのような幻覚薬が含まれます。このような薬物はすべて不正使用のストリート・ドラッグであり、医療用薬物ではありません。しかしみなさんのご自宅にある薬箱にも他のカテゴリーに含まれている恍惚感が得られる薬物が一つ、いやそれ以上入っているかもしれません。たとえば最近家族の誰かが大きな手術を受けたことがあるなら強力な麻薬性鎮痛薬であるデメロール（二級指定）がデンタル・フロスの横にあってもまったく不思議ではありません。一般的に注意欠陥／多動性障害（AD／HD）の子どもや大人の治療薬として使われているメチルフェニデート（商品名はリタリン）は、アデロールやデキセドリンと同じく二級指定です。

鎮静、筋弛緩などの効果があるベンゾジアゼピン系薬物は四級指定です。この薬物は国内で治療薬として一番広く使われている薬物であり、また一番乱用されている薬物でもあります。さらに、浴室の流しの下あたりに一瓶の咳止めシロップがあったりしませんか。そのような商品には、麻薬性鎮痛・鎮咳薬であるコデインが加えられている場合が多いのです。若者がその薬一瓶をガブ飲みすれば、気分が良くなったり悪くなったりという状態になるだけでなく酔いつぶれるのにも十分な量です。若者の実に四人に一人が薬液を吸入したことがあると答えていますが（普通の家庭で使われているような接着剤、除光液、あるいは洗浄剤などを吸っています）、自分の意識状態を変えるために若者たちはこのようなことをするのです。

### 大麻（マリファナ）

マリファナの精神活性作用の強さは、主にそれに含まれるデルタ-9-テトラヒドロカンナビノール（THC）の含有量によって違ってきます。かつてアメリカ国内のマリファナは、平均してちょうど一パーセントのTHCが含まれていました。しかし、大麻の選定、栽培方法の改良によって、その効果は五倍にもなりました。そしてシンセミーリア（非受精雌株のつぼみならびに花の先端から作られています）は一七パーセントものTHCを含んでいる可能性があります。そのため現在のマリファナは、一九七〇年代や八〇年代のマ

**アルコールと薬物――組み合わせるのは危険**

アルコールと一緒に抑制薬やマリファナなどの薬物を使用すると〈相乗効果〉を起こし，その効果が強くなります。そうなると当然，過量の恐れが出てきます。

脳にはアルコールをある程度以上飲めないように嘔吐をもたらす部位があります。若者が集会でアルコールを何杯も続けてグイグイ飲む間にマリファナを吸うと，マリファナはこの「嘔吐調節部位」（普段の状態だったら消化管にそれ以上入っていかないように胃底部の弁を閉じ食べ物を入らせなくします）の機能を停止させてしまい，中毒を引き起こしうるアルコールを小腸，肝臓へと送り込みやすくさせます。このため若者は自分の体の異変に気づかないまま，命に危険が及ぶまでアルコールを飲み続けてしまいます。

リファナより少なくとも五倍の効力があるだけでなく、「この効果が強いマリファナの少なくとも四割は、今や国内で育てることができ、手に入れるのもきわめて簡単になりました」とリチャード・シュワルツ医師は述べています。

このためマリファナを過量に使用しなくても、ふだん使用しているだけで十分依存症になり得るのです。さらに長期間マリファナを喫煙すると、いわゆる無気力症候群となります。つまり活気がなく無感情になり、自分の外見や自分がかつて楽しんでいた活動、自分の将来に対して無関心となります。大学生の協力を得た研究では、マリファナを大量に使用すればそれを止めたあとでも少なくとも二十四時間は注意や記憶、学習に関わる重要な能力に障害が出てくることが証明されています。

さらに研究者たちは学生を二群に分けて比較検討しました。つまりある群は過去三十日のうちで二十九日間マリファナを吸い続けた群で、もう一方の群はたった一日しか吸わなかった群です。マリファナだけでなく他の違法薬物やアルコールについても中止した翌日に、被験者の注意力、記憶力、ならびに学習能力を測定するためいくつか標準化されたテストを受けてもらいました。少ししかマリファナを吸わなかった群と比べると、長期間マリファナを吸った群では間違いが多く、また注意力の維持、新たな作業への切り換え、書きとめる能力、さらには情報処理能力に難がありました。

マリファナ使用に必要な物

- 紙巻タバコに使われる巻紙
- 木製、金属製、ガラス製のパイプ
- 水パイプ
- ワニ口クリップ（マリファナタバコの端をつまんで持つのに使う）
- はかり
- カミソリの刃
- 繰り返し開閉できる、ジッパー付きのビニール袋
- ブタン・ライター

- マッチ
- ホイルに包んだハシッシュの塊

### 合法か違法か

違法です。THCを含む薬物は、さまざまな理由で体重が減少した人に対して食欲増強薬として使用されるマリノール以外は、医療用として承認されていません。

### マリファナの使用者の徴候

- 服、息、ベッドルームで甘く焦げたような匂いがする
- 気分にムラがある
- 多幸感
- めまいや不適切な笑い
- 集中力低下
- 短期記憶障害
- 反応が鈍く協調運動が障害される
- うつろで充血した目
- 食欲増進（空腹感）
- 口内乾燥
- 心悸亢進
- 妄想
- 幻覚
- 不安感
- 易刺激性
- 闘争心が強い
- 傾眠

### 長期使用で起こり得る症状

- 無気力症候群
- 体重増加
- がん（特に肺、頭頸部のがん）の発症率が増加する
- 大量使用により性成熟が遅れたり止まったりする
- 男性で精子数が減少したり血中テストステロンが低下したりする。一方、女性では不妊率が増加する
- 月経不順

## 吸入薬

多くの子どもたちは気分を高揚させるために、まず化学物質のガスを吸入することから

経験し始めます。「スニッフィング」（くんくん嗅ぐ）と呼ばれるこの行為は着実に若者の間で広がり続けています。十四歳までに男女の五人に一人は、少なくとも一回は吸入薬を使用しています。ただしその割合は八年生のころを過ぎると減少していきます。

吸入薬は値段が安く簡単に買え、しかもそれを持っていたからといって疑いの目で見られることはあまりありません。冷蔵庫に半分使いさしのデザート・トッピング用スプレー缶を入れてあり、それを何に使うのか母親に尋ねられたとしましょう。子どもは「僕はその缶に入っているホイップクリームをかけて食べるのがとても好きなんだ」と母親に嘘をつくことができます。実はその容器には、人を酔わせる亜酸化窒素高圧ガスが入っていて、子どもは鼻の前でノズルを押し〈密かに〉吸入を楽しんでいました。吸入したガスの効果は通常数分しか持続しません。

亜硝酸アミルと亜硝酸ブチルを除き、一般的な吸入薬は合法です。しかしほとんどの州では、未成年者が乱用する可能性が高い吸入薬の販売を禁じる法律が制定されています。それでも、どのような家庭でも子どもが探せば、囲み（三三八頁参照）に示すような合法的な精神刺激薬が少なくとも一つは見つかるでしょう。みなさんの家に〈千種類〉はあると言われている吸入薬のすべてをなくす、もしくは、使用しないときは必ず全部押し入れにしまって鍵をかけるようにと言われても、それは非現実的な話です。

吸入薬を鼻から吸うだけでも、脳細胞が永久に破壊される可能性があるということを、子どもたちは知っておく必要があります。さらに吸入された化学物質が心停止を引き起こし、即死に至る可能性もあります。これは急性吸入死と呼ばれており、吸入薬乱用者の半数以上がこのような形で死亡しています。過量吸入によって引き起こされるその他の死亡原因としては窒息があります。残念ながらどれぐらいの量を吸入すれば命にかかわるかは人によって違ってくるため、予測できません。

台所にある物：クッキングスプレー，害虫駆除剤，撥水スプレー，フェルトペン，家財用の光沢剤やワックス，オーブンクリーナー，野菜用クッキングスプレー，スプレー式の缶に入ったホイップクリーム，しみ落とし

バスルームにある物：空気清浄スプレー，脱臭剤スプレー，ヘアースプレー，マニキュア除去液

ガレージ／仕事場にある物：加圧式スプレー缶，ブタンガス，ガソリン，接着剤や粘着剤，ライター液，ペンキ，ペンキ用希釈剤，ペンキ除去剤，プロパンガス，冷却剤（フロンガス），錆除去剤，スプレー式ペンキ

雑貨類：靴墨，ゴムセメント，喘息治療用スプレー，タイプライター修正液

**合法的精神刺激薬——どこにでもあるものばかり**

吸入薬使用に必要な物

・吸入薬がついたハンカチや紙バッグ
・スプレー式の缶
・パイプや風船がついた小さい金属製の筒。これは、亜酸化窒素を吸うためのもので〈バズ爆弾〉と呼ばれる。

合法か違法か

ここに挙げた物のほとんどはどんな店でも簡単に手に入ります。ただし処方箋が必要な亜硝酸アミルと違法薬物である亜硝酸ブチルは例外です。亜酸化窒素は麻酔薬として医療用に使われています。

吸入薬の使用者の徴候

・ゴミ箱に大量のスプレー缶が捨てられている。
・息、服、ならびに皮膚から化学薬品のような臭いを発している。
・接着剤吸入性湿疹と呼ばれ、鼻や口の周りに痛みが生じたり湿疹ができたりする。
・皮膚や服に、色がついたり、汚れがつい

たりする。
・酔っぱらったようにボーっとした生気のない表情
・吐き気
・食欲低下
・不安、興奮、易刺激性
・不明瞭な話し方
・運動失調
・呼吸抑制
・喘鳴
・手足のしびれ、ヒリヒリ感
・頭痛

長期使用で起こり得る症状
・脳障害
・胸痛、筋肉痛、関節痛
・心臓病
・重症のうつ病
・中毒精神病
・末梢神経障害
・疲労
・食欲低下
・嗅覚の異常
・難聴
・不整脈
・気管支れん縮、喘息様の発作
・鼻出血
・下痢
・吐き気
・風変わりで無責任な行為、あるいは暴力的な行為
・窒息
・骨髄抑制、肝障害、腎障害
・脳障害
・月経不順

### 幻覚薬

青年期の幻覚薬使用者数は、一九八〇年代減少していましたが、一九九〇年代には一転増加に転じました。そして一九九〇年の終わりごろには、高校高学年のＬＳＤ（リセルグ酸ジエチルアミド）の年間使用率は十二人中一人となり、かつてないほどの高率となりました。

ほとんどの幻覚薬はその効果を予測することはできません。なぜなら使用した量、使用者の人格、気分や期待度、さらには使用された環境によってその効果は異なってくるからです。普通10代の若者が使用すると、三十分から九十分以内に最初の効果があらわれてきます。幻覚薬は身体症状の他に、急速に変化する気分の揺れ、妄想、幻視、時間のゆがみ、そして「音を味わい」、「色を聴く」かのような、共感覚と呼ばれる現象をもたらします。

幻覚薬がもたらす「トリップ」は、DMTでは一時間以内に消えますが、サイロシビンでは六時間、LSDやペヨーテでは十二時間も持続します。バッドトリップ（初めて薬を使用したときでも起こる可能性があり、使用し続けている場合にはいつでも起こり得ます）では、恐ろしい考えや感情、パニック、気が狂うのではないか死んでしまうのではないかという恐怖心に囚われます。そして薬物使用者は、このような状態から永久に抜け出せないのではないかと絶望感にさいなまれるようになります。それはあたかも遊園地のお化け屋敷のなかで迷ってしまい、そこから永遠に出て来られないような感じ、とでも言いましょうか。

米国麻薬取締局による発表では、今日のLSDは、一九六〇年代後半の全盛期のLSDと比較すると、その効果は約三分の一になっているということです。最小限の量もしくは〈錠剤〉を使用しただけでは効果は穏やかで、恐ろしいバッドトリップもほとんど認められません。LSD使用者の多くは、いわゆるフラッシュバックを経験する場合があります。それは、以前に薬物使用中に経験した幻視が短時間蘇ってくる現象を指します。フラッシュバックは特に予兆なく起こり、最後の薬物使用のあと数日間、もしくは何カ月にも渡ってくり返すこともあります。かといって一度経験すれば、それっきり体験しない人もいます。なぜそのような違いが生じてくるのか分かっていませんが、ストレス、疲れ、薬物乱用などは、すべてその現象を引き起こし得る原因と考えられています。

幻覚薬使用に必要な物

・薬ビン
・繰り返し開閉できる、ジッパー付きのビニール袋と錠剤用、散剤用、水薬用のボトル
・注射器
・点眼器

合法か違法か

違法です。医薬品としては使用されていません。

幻覚薬の使用者の徴候

・妄想
・幻覚
・音が「見え」たり、色が「聞こえ」たりする
・恍惚感
・興奮
・多幸感
・感情の揺れや同時に幾つかの感情が現れる
・時間、空間、自己像の歪み
・心悸亢進、高血圧、高体温
・不眠
・瞳孔散大
・震え
・食欲低下
・発汗過多
・口内乾燥
・不明瞭な発音
・風変わりな行動、不適応行動、妄想的行動、闘争的行動
・人付き合いを止めてしまう

PCP（フェンシクリジン）を中等量以下使用した場合の症状

・浅く速い呼吸
・高血圧、心悸亢進、皮膚の紅潮
・発汗過多
・手足のしびれ
・協調運動障害
・離人体験（見た物や聞いた話などに現実感がなくなる）

PCP（フェンシクリジン）を高用量使用した場合の症状

・血圧低下、心拍数低下、呼吸抑制
・吐き気、嘔吐
・かすみ目
・不随意の速い眼球運動
・よだれ
・事実と違う支離滅裂な会話
・めまい、ふらつき
・けいれん
・昏睡
・幻覚
・幻聴
・歪曲した考え
・健忘
・妄想
・妄想的行為、暴力行為
・筋緊張亢進、知覚麻痺（この二つの症状が同時にあらわれると緊急を要します）
・錯乱
・時間の流れや、身体の動きがスローモーションのように感じる

長期使用で起こり得る症状

・以前起こった「トリップ」の予兆ないフラッシュバック
・統合失調症
・重いうつ病
・記憶喪失
・言語障害
・体重減少
・月経不順

若者が長期間PCPを使用すると、身体の成長や発達に関連するホルモンが阻害され、学習能力も障害されます。

## ヘロインなどの麻薬性鎮痛薬

割合はまだかなり低いのですが、若者のヘロイン使用率は、本格的に増加の兆しがあらわれてきました。若者の百人に一人が、きわめて強い嗜癖性を持つ麻薬を使用したことがあると答えています。ヘロインはアヘンの主要な活性成分で、鎮痛作用を持つモルヒネから精製されます。何世紀もの間、アジアケシ

の苦味のある抽出液を乾燥させたものが鎮痛薬として使われてきました。近年は、デメロールやメタドンのような麻薬性鎮痛薬が人工的に合成されています。

今日、街で売買されているヘロインは、一九八〇年代の純度四パーセントであったころのヘロインとは違います。「今は純度四〇パーセント、さらには純度六六パーセントのヘロインでさえ買うことができます」とシュワルツ医師は述べています。ただしいくら純度が上がっても、それを作っている国は他にもたくさんあるため、競争が激化して値段は下がってきています。

ヘロインの純度が上がれば上がるほどそれだけ大量のヘロインを使用することになり、それに伴う問題も増えてきています。何よりもその作用が強力なために、皮膚や静脈に注射をしなくても、パウダーを鼻から吸ったり喫煙したりするだけで十分気分が高揚します。

このため、麻薬常用者というと、よくごみが散乱している地下室で静脈に注射している姿が連想されますが、ヘロインを使用する若者は必ずしもそうとは限りません。若者たちが純度の高いパウダーを使用するのは、コカインを吸うのと同じように魅力的なのでしょうが、彼らはその本当の恐ろしさを分かっていません。

ヘロインは脳の快楽中枢を活性化させることで、きわめて強い精神賦活作用をもたらします。使用者は「身体全体が多幸感の波に洗われるようだ」と表現しています。それが最初の快感です。そしてその波は、ゆっくりと意識がはっきりしたり遠のいたり、代わる代わる繰り返される状態へと誘います。定期的に使い続けた場合、同じような効果を得るのに必要な量が次第に多くなり、やがては身体依存や嗜癖につながっていきます。麻薬を減量したり「いきなり止めたり」すると離脱症状が起こり、身を切られるようなつらい日々を送らなくてはいけなくなります。結局のところ、嗜癖者は快感を得るためではなく、離脱症状というつらい思いを避けるためにヘロインを使い続けるのです。

バッグ（Bag）：200 mg から 400 mg のヘロインが入ったグラシン紙の袋のこと。ニッケル・バッグ（Nickel Bag）が 5 ドル相当の麻薬が入った袋，ダイム・バッグ（Dime Bag）が 10 ドル相当の麻薬が入った袋を指す。
スプーン：バッグ四つ分を指す。

**知っておいた方がよい言葉**

麻薬性鎮痛薬の使用に必要な物

- 薬ビン
- 焼きスプーン
- ボトルキャップなど、その薬を調合するため必要な器具
- ガラス製パイプ
- カミソリの刃
- 綿球
- 止血帯
- パラフィン紙の袋
- 繰り返し開閉できる、ジッパー付きのビニール袋
- 点眼器
- ビン
- アルミホイルの束
- 紙幣を巻いたものやストロー（吸うために必要）
- パイプ
- ブタン・ライター
- マッチ

合法か違法か

コデインを始めとするいくつかの薬物は医師の処方箋が必要な薬物です。一方、ヘロインは違法薬物です。

麻薬使用者の徴候

- 針刺しの跡、皮膚感染症、皮膚膿瘍
- 無気力
- うつろ（ぼんやりしている）
- 多幸感
- 咳と鼻汁
- 吐き気
- 便秘
- 縮瞳
- 瞳孔が対光反射に反応しない
- 呼吸抑制
- 不明瞭な発音
- ゆっくりした歩行
- 眼瞼下垂
- 皮膚の乾燥、かゆみ
- 発汗過多
- 筋肉のひきつり

・食欲低下

長期使用で起こり得る症状

・心臓や呼吸器系の障害
・気分の揺れ
・震え
・慢性の便秘
・中毒精神病
・食欲低下
・繰り返される注射による静脈の虚脱
・汚染された注射針を使うことで生じる感染症。たとえばＨＩＶ・エイズ、肝炎など
・繰り返し注射をした痕跡
・月経不順

## 精神刺激薬

### コカインとクラック

一九八〇年代に入ってコカインの使用は最盛期を迎えましたが、一九八〇年代の終わり頃には目立って衰退し、乱用者が激減しました。精神刺激薬は最初ベビーブーム世代に支持されていましたが、皮肉なことに当時は害もなく依存性もないものだと思われていました。つまり単なる嗜好品として用いられていたのです。

しかし事実は全く違っていました。今やコカインの使用量はかつての半分以下にまで減少しましたが、その嗜癖から抜け出せず、アルコール依存を除く他のどんな薬物乱用者よりも多くのコカイン中毒者が公的施設のリハビリテーション・プログラムを受けています。

一九八〇年代半ばにはコカイン乱用者が急増しましたが、その当時高校高学年のコカイン使用経験者は約八人中一人でした。喫煙できるよう新たに加工したクラック（それは粉末状の「結晶化された」コカインと引火性の高い危険な化学物質を混ぜ合わせ、喫煙用に「フリーベース」にしたもの）を使用したことがあると答えた生徒は、二十五人中一人でした。固まったペースト状のクラックを少し喫煙しただけで、すぐに強い恍惚感が得られます（クラックという名前の由来は、フリーベースが燃えるときパチパチ音をたてるため

です）。クラックは粉末状コカインより嗜癖性が強くまた値段も手ごろです。しかし効果の持続時間は短く、コカインが十五分から三十分持続するのに対して、それは五分から十分程度です。このためクラックに依存している若者はかなり頻繁に使用しています。

たぶんコカインとクラックの危険性が国民に広く伝えられたことで、かなりの若い薬物乱用者が恐れをなしたのでしょう。その後、薬物使用者は両者とも激減しました。

他の精神刺激薬の使用も一九八一年にはピークを迎え、第十二学年の生徒においては四人中一人がそれを使用していました。しかしその後はかなり減少し、一九九八年にはわずか十人中一人となりました。

## MDMA（エクスタシー）

時折薬物には、その国の文化的事象に関連した呼び名が付けられることがあります。たとえばエクスタシーを街では「アダム」とか「XTC」と呼ぶことがあります。このアンフェタミン系薬物はレイヴと呼ばれる夜中の大きなダンスパーティーに参加する前によく使用されていますが、おそらく喜びを高めるために使われるのでしょう。エクスタシーは類似化合物つまりアナログであり、規制薬物法をかわすため地下組織で化学合成されている「デザイナー・ドラッグ」の一つです。

類似化合物は、ある化学物質ときわめて構造が似てはいても、秘密の実験室で合成法を変えることによって構造を変え、違法性がないよう作られます。麻薬取締局は一九八四年より、そのような合成法を変えて作られた薬物を規制薬物リストに加え始めました。しかし街では、また新たなアナログが出現し続けています。

幻覚薬様の特性を持ち合成アンフェタミン系薬物であるエクスタシーを好んで使用している人びとは、かつてLSDを使用していた人たちと同じく、エクスタシーはコミュニケーションの壁をなくし、音楽の能力を高め、さらには温かみのある落ち着いた雰囲気をかもしだしてくれると主張しています。

エクスタシーは危険な薬物（三四九頁「エ

クスタシーの効果」を参照のこと）であり使用するべきではありません。しかし一九九九年の未来を見据えた研究（アメリカの若者たちがどういう種類の薬物を使用しているかについて調べた国家的調査）から分かったことは、高校高学年の十二人に一人がＭＤＭＡの使用経験があるということでした。この数字は、一年前の調査より約四〇パーセント増加していました。

ハーブ系エクスタシーの虜になっている若者もいます。それは別個に「自然の」代用品として、ほとんどの州の店頭で購入できます。しかし「ハーブ系エクスタシーの多くはクズ物です。全然効果はありません」とシュワルツ医師は投げやりに話してくれました。

「ただし、エフェドラや〈麻黄〉と呼ばれる古代の中国製ハーブが含まれている商品もあります。エフェドラの主要な化学物質は精神刺激薬であるエフェドリンです。それは血圧を上げ、汗や唾液の分泌を抑えます。このため熱中症を起こしやすいなど、多くの問題点が指摘されています」と医師は付け加えています。エフェドリン入りのサプリメントでこれまで十七人が死亡し、何百人もがさまざまな副作用を訴えています。このためいくつかの州ではその使用が法律で禁じられています。

## メタンフェタミン

メタンフェタミンは、エクスタシー以外で若者に広く支持されている唯一の精神刺激薬です。手に入れることが難しい場合もありますが、小児のＡＤ／ＨＤの治療薬としてこれまで承認されてきました。その場合、医者は粉末状のメタンフェタミンを少な目に処方します。なぜならメタンフェタミンは、俗に「スピード」とも呼ばれているように、きわめて嗜癖性が強い薬物だからです。

違法ですが、コカインの場合と同様に喫煙できるよう、透き通った水晶状の塊に加工し、街で「アイス」という名で売買されています。そのどちらのタイプも使用すれば二時間～二十四時間強い恍惚感が持続します。しかしいったんその効果が切れると重苦しいほど気持ちがふさぎ込んでしまい、数日間そのような状態が持続することもあります。慢性的にメタンフェタミンを使用すれば重い精神病である統合失調症と見分けがつかないような、幻覚や情緒障害が出てくる可能性もあります。

### 精神刺激薬の使用に必要な物

・薬ビン
・繰り返し開閉できる、ジッパー付きのビニール袋
・注射器
・綿球
・マッチ
・ブタン・ライター
・スプーン、ボトルキャップなど、火にかけてその薬を「調合」するための器具
・紙幣を巻いたもの、ストロー（吸うために必要）

### コカイン／クラックの使用に必要な物

・鏡
・カミソリの刃
・ストロー、小さいプラスチック製のチューブ、紙幣を巻いたもの（吸うために必要）
・はかり
・「スノーシール」と呼ばれていますが、折りたたまれた白い紙と一片のアルミホイル（吸うために必要）
・小さいプラスチック製のバッグ
・注射器
・マッチ
・ブタン・ライター
・ガラス製の薬ビン
・ガラス製のパイプ
・エーテル、重炭酸ナトリウム、アンモニアが入ったビン（フリーベースを吸入する際に必要）
・セラミック製のすり鉢とすりこぎ（コカインの塊を砕くために必要）

### 合法か違法か

コカイン、アンフェタミンならびにメタンフェタミンは処方箋がある場合に限り、使用できます。

### 精神刺激薬使用者の徴候

・興奮
・覚醒水準の上昇（頭がはっきりする）
・多幸感
・多弁
・落ち着きのなさ
・攻撃性
・恍惚感ののち、易刺激性、不安、妄想、興奮を伴う「虚脱感」や抑うつ感が生じる
・瞳孔散大
・幻視や幻聴
・心悸亢進や不整脈
・高血圧
・発熱
・けいれん
・鼻腔や口腔の乾燥
・コカインを吸うことによる鼻づまりや鼻汁の症状

### エクスタシーの効果

・錯乱
・抑うつ
・睡眠障害
・薬物への渇望
・MDMAを使用したのち何週間も継続的もしくは間歇的にひどい不安感や妄想に苛まれる（精神病症状が出ると報告されている）
・筋強直
・歯ぎしり
・吐き気
・かすみ目
・速い眼球運動
・失神
・悪寒、発汗過多
・心悸亢進、血圧上昇

### 長期使用で起こり得る症状

・暴力行為や奇行
・幻覚
・薬剤性精神病
・食欲低下
・不眠
・性機能障害
・慢性呼吸器疾患

・コカインを吸うことによって、鼻出血や鼻中隔穿孔を起こしたり、鼻の粘膜に潰瘍ができたりする。
・コカインを吸うことで涙管がつまり、眼に重症の感染症を引き起こす。そして最終的には眼窩の骨が破壊される。
・心肺停止
・月経不順

## 抑制薬

抑制薬とは中枢神経系を抑制する薬物すべてを指しますが、そのなかでもいくつかの系統に分かれています。少量では脳の意識や自発的な運動をつかさどる部位に影響を及ぼしますが、大量に使用すると呼吸や心臓などの自動的に機能を統制している部位をも抑制します。

睡眠薬は、睡眠補助薬として処方されています。

トランキライザーは二つのカテゴリーに分けることができます。メジャー・トランキライザーは精神病の治療薬として使われています。このためそれは神経遮断薬とか抗精神病薬とも呼ばれています。マイナー・トランキライザーは抗不安薬とも呼ばれているように、身体の機能を落とさずに不安を軽くする薬です。

鎮静薬は心と身体を鎮める働きがあります。量が多くなればなるほど眠気をもたらします。鎮静薬のなかにはけいれんを抑える抗けいれん薬の作用や、筋弛緩薬の作用を併せ持つものもあります。

抑制薬を乱用する10代の若者は、一九八〇年代には減少し、一九九〇年代は比較的落ち着いていました。このような薬は各家庭の薬箱にも入っていましたが、実際使用していた若者は約十八人に一人程度でした。トランキライザーは毎年約四百万人分が処方されています。しかしその数字は鎮静薬の出現でかなり少なくなってきました。鎮静薬の一つであるベンゾジアゼピンはアメリカの医者が処方する薬の三〇パーセントを占めています。

抑制薬は嗜癖を生じやすい薬物です。ベンゾジアゼピン系薬物よりも前に用いられていたバルビツール酸誘導体では、早くから耐性が現れます。耐性が生じたときには、有効量と致死量との境界が狭まり危険です。そういう状況での薬物の使用は、足場の不安定な山の尾根を車で運転している場面に似ています。つまり眼下に広がる絶壁の急斜面を目の当たりにしてハラハラドキドキしながら恐る恐る運転している感じです。薬物に耽っている若者はかなり鎮静されているので薬をどれぐらい飲んだか分からなくなり、うっかりすると大量に飲んでいたという状況にもなり得るのです。

バルビツール酸誘導体は未だに処方される抑制薬の五分の一を占めています。しかしその重大な副作用や高い致死率のため、一九六〇年代にはベンゾジアゼピンが開発されました。ベンゾジアゼピン系薬物の方が安全ですが、長期使用すれば依存の問題も生じてきますし、アルコールと共に内服すれば死亡する危険性もあります。

ベンゾジアゼピン系であるフルニトラゼパム（商品名はロヒプノール）が、一九九〇年代からアメリカのダンスクラブで使われ始めました。アメリカでは違法薬物に分類されていますが、「ルーフィー」*を重い不眠症や精神疾患の治療薬として日常的に使用している外国の国々からたくさん密輸されています。値段が安い割には効果が強いのが特徴です。その白い錠剤を一錠飲んだだけでちょうどビール一ダース分と同じくらいの酩酊状態となり、また別の鎮静薬であるヴァリウムの十倍の鎮静力があります。ロヒプノールをアルコールと一緒に飲めば効果はより増強されます。

このような問題が大きくなりつつあるため、議会は一九九六年に薬物使用によるレイプの防止と処罰に関する法律を制定しました。今やロヒプノールなどの薬物を使って性的暴行を犯せば、最高二十年間の刑に処せられる可能性もあります。さらにフルニトラゼパムは四級指定の規制薬物ですが、製造、密輸、配布をした場合の処罰は一級指定の抑制薬と同等にまで引き上げられました。

製薬会社もさまざまな工夫をしています。

*訳注　フルニトラゼパムの別名。

飲み物にその薬物が混入していることを今まで以上に察知しやすくすることによって、強姦魔の犯行を防止しました。まず、錠剤の色をグリーンにしたり、溶けるのに時間がもっと長くかかるように再調合したりしています。次に、新しいタイプのロヒプノールを導入しました。これは、すでに製造中止されたロヒプノールの半量です。しかし、現在販売されている多くの国々で、効果の弱い新しいロヒプノールが認可されるには、まだ当分時間がかかるでしょう。

さらにロヒプノールはいわゆる「デートレイプ薬」の一つに挙げられています。その他GHB（γ《ガンマ》・ヒドロキシブチレート）、GBL（γ《ガンマ》・ブチルラクトン――GHBの前駆体）や幻覚薬であるケタミン（動物用のトランキライザー）も、これまで性的暴行をねらって女性が飲んでいる飲み物にそっと入れられてきました。若い女性が過量に服薬すると約一時間から八時間ほど、深昏睡に近い状態に陥ることがあります。

### 抑制薬使用者の徴候

- 不明瞭な発音
- 会話困難
- 呼吸抑制や心拍数低下
- 動作緩慢、傾眠
- 瞳孔散大
- めまい、錯乱、見当識障害
- 集中力低下
- 協調運動障害
- 記憶
- 過眠
- 健忘
- 吐き気、嘔吐
- 皮疹
- 注射部位の広範囲な腫脹、ときに傷が開いたままになる
- 震え
- けいれん
- 脱抑制
- 妄想
- 幻覚（特にアルコールと一緒に飲んだとき）

長期使用で起こり得る症状
・暴力行為
・重症のうつ病
・月経不順

## アナボリック・ステロイド（蛋白同化ステロイド）

アナボリックという言葉には、成長するとか築き上げるという意味があります。男性ホルモンであるテストステロンの合成物、つまりアナボリック・ステロイドは筋肉、骨および皮膚の発育を促します。このためステロイドを使用しながら運動したり高タンパク食を食べたりしている人は筋肉の容量がかなり増してきます。

一九七五年に国際オリンピック委員会はオリンピックの参加者全員に対してステロイドの使用を禁止しました。ナショナル・フットボールリーグなどの他のプロスポーツ組織も、すぐにこれに倣いました。しかしすでにステロイドは、ジムのロッカールームだけでなく、高校生にまで浸透し始めていました。メディアの影響を強く受ける若者たちは、男子では筋肉隆々の身体を、女子なら完璧な身体のプロポーションを理想として追い求めています。このため、単に美容上の理由でステロイドを使う若者がどんどん増えていったのです。

「彼らのほとんどは運動選手ではありません。彼らは単に外見を良く見せたいから、それを使っているだけです。つまり、筋肉隆々の身体でビーチを気取って歩きたいからなのです。その代償の大きさを彼らが自覚するまでは、ステロイドの使用を止めないでしょう」とジーン・ラックステッド医師は述べています。

このような薬物の使用による望ましくない副作用（たとえば男子に精巣萎縮や乳房腫大〈女性化乳房〉、女子に顔ひげや太く男性的な声）があるため、子どもはその使用を止めるのでは、とお思いになるでしょうが、現在ステロイド使用者の四分の三は10代の若者です。この若者の身体はまだ発達段階にあります。このため合成ホルモンによって永続的な発育障害を被る可能性があります。

多くの利益を生んでいる闇取引を通して、若者は違法のステロイドを簡単に入手できます。たとえばインターネット上でメールを通じて売買したり、ジムで友人から、さらには「自分たちのコーチから入手している人もいます」とラックステッド医師は非難しています。現在、経口もしくは注射で利用できるステロイドの商品は約十二種類あります。「スタッキング」と呼ばれる方法ではステロイド乱用者は、一般的に何種類ものステロイドを組み合わせ、六週間から十四週間使い続けます。そしてその後は一時的にステロイドの量を減らしたり完全に中止したのち、また別のステロイド使用サイクルに入ります。一方、「ピラミッド方式」とは、まず使用する薬物の種類、もしくは一種類以上のステロイドの量と使用回数を漸増していき最高の量に達したあと徐々に減量していく方法です。ピラミッド方式は筋肉を最大限まで増強でき、しかも副作用を最小限に抑えることができると支持者は訴えています。しかしその意見に科学的な裏づけはなされていません。たぶんスタッキングやピラミッド方式を行えば、薬物検査をうまくすり抜けることができるということが重要な動機になっているのでしょう。

アナボリック・ステロイドは、喘息を始めとするさまざまな疾患の治療薬としてよく用いられている、合成ホルモン薬の一種であるコルチコステロイドとは別物です。

## 他の競技能力向上薬

アナボリック・ステロイドが使用禁止になったことで、それと同等の効果をもたらすだけでなく、望ましくない副作用がなく、わずかな費用で手に入る薬物が利用されてきました。クレアチンやアンドロステンジオンのような製品は、サプリメントとして分類されていますので食品医薬品局（FDA）の監視下に置かれていません。このため子どもが購入する場合でも、処方箋や親の許可はいりません。

クレアチン一水和物は筋肉を収縮させる作用を持ち、体内に自然に存在する物質を合成したものです。そのパウダー状のサプリメントを毎日五グラムから二十グラム摂取し、成人競技者が強度の高い運動をくり返せば、短時間に筋力と活力が増すようです。しかしその薬物を青年期の子どもが使用した場合その利点や欠点についてはそれほど分かっていません。また長期的に使用した場合の身体への影響についても不明です。

アンドロステンジオンを飲むと、それは体内に備わった酵素によってテストステロンに変わります。このサプリメントは競技者の運動能力を向上させはしますが人体に悪影響を及ぼし得るということが実証されています。このためナショナルフットボールリーグ、国際オリンピック委員会そして全米学生スポーツ協会はこの使用を禁止しています。ただしプロ野球では使用を認めています。

### 競技能力向上薬使用に必要な物

- 薬ビン
- 繰り返し開閉できる、ジッパー付きのビニール袋
- 皮下注射用の針（筋肉注射をするために必要）

### 合法か違法か

多くのステロイドには、人や動物への正当な医療上の使用方法があります。医師の処方箋がなければ、それらは手に入りません。

### ステロイド使用者の徴候

- ひどい痤瘡（にきび）
- 気分の揺れがひどく、怒りっぽい。「ステロイド性激怒」と呼ばれる粗暴な行動
- 妄想
- 無敵感

### 10代の若者では

- 身体の成長の早期停止

### 男性では

- 精巣萎縮
- 脱毛
- 乳房腫大（女性化乳房）
- 勃起障害

・精子減少
・排尿痛あるいは排尿困難

女性では
・顔ひげが生える
・月経不順
・月経が止まる
・クリトリス肥大
・乳房萎縮
・太い声

長期使用で起こり得る症状
・肝障害
・若年の肝臓がん
・黄疸
・水分貯留
・高血圧
・震え
・ひどい口臭
・足もしくは足首の腫脹
・関節痛
・筋肉、腱、靭帯に損傷が起きやすくなる
・男性では精子数の減少や不妊

**治療的介入**

アルコールや薬物を乱用している若者は、まるで秘密捜査員であるかのごとく密かに行動を起こし、表裏のある二重生活をするようになります。それは、米国ドラッグ解放共同体が一九九八年にメンバーに対して行った調査結果からもうかがい知ることができます。つまり自分の子どもはマリファナを経験したことがあるかもしれないと答えた親は、たった一四パーセントしかいなかったのに対して、その子どもに対する調査では、その三倍に当たる四十二パーセントがマリファナを吸ったことがあると答えたのです。

**子どもが薬物を使用しているかもしれないと思ったとき**

薬物治療中の若者に関する研究結果から、親に知られることなく二年以上もアルコールや薬物を乱用していた若者もいることが分かりました。こういう場合、親の方が知りたくないと思い避けてきたのではないか、という疑いを持たれても何ら不思議ではありません。というのは、子どもが薬物に走っているときは、それ以外の問題、たとえばコミュニケーション障害などによって家族が悩まされている場合が多いからです。

子どもへの対応がまずくて自分に責任があると認識している親にとって、息子や娘の薬物乱用事実を素直に認めるのは非常につらいはずです。その場合ぜひとも父母には現在の家庭状況を率直に見直してもらい、改善が必要な部分は改めるようにして欲しいのです。薬物乱用に対して無頓着な家庭で育った若者は、法律に違反した薬物を乱用していても平然としていますが、大多数の「好ましい環境で育った子どもたち」にとっては、薬物使用中に、誠実で愛情豊かな両親がひどく狼狽している姿を想像しただけで、頭のなかが混乱するものです。

どのような問題があるにせよ、まず最初にしなければいけないことは、その問題を知るということです。子どもが薬物を乱用しているかもしれないということに今まで気づいていて、何か言いたいという思いを持ちながらこれまでやり過ごしてきたのであれば、もうこれ以上見て見ぬふりをしないでください。あなたがたの子どもと、その件についてぜひとも話し合って欲しいのです。もし子どもの身体に起こっている異変がはっきりしているなら、子どもの部屋を物色するのは倫理的に許される行為だろうか、などと言ってはいられません。

もし薬物を乱用している徴候がいくつか出ているなら、「子どものプライバシーを無視してでも、薬物があるかないかを調べる権利が親にはあります。しかしそのことを習慣的に行うことには反対です。10代の若者は両親に養ってもらっているため自立した成人ではありません。彼らを守るためにも、ときにはこのようなことが必要なのです」とアデレ・ホフマン医師は述べています。

## 真相をつかむ

薬物乱用が疑われる子どもを叱りつけても、なかなか本当のことを打ち明けません。たとえ子どもが自白したとしても、その後どうしますか。親は自分たちの行動を起こす際に、その理由を子どもに言う必要があります。そうすることで子どもは親が自分に罰を与えようとしているのではなく、薬物を止める手助けをしてくれているのだと理解するのです。同様に、酔った状態の子どもに立ち向かってもいけません。酔いがさめるまで待つようにしてください。

子どもと話し合う前にはしっかりと戦略を練りましょう。次にどうしたら良いか全然見当もつかないときには、かかりつけの小児科医にアドバイスを求めてください。次に、あまり邪魔の入らない時間帯を選びましょう。電話の受話器を外しておき、他の子どもたちには映画でも見に行ってもらい、その場を外してもらってください。そして、これらのフェアプレーのルールを守りましょう。

事実がすべて明らかになるまでは薬物使用に関して本人を非難しない　親の早とちりである場合があるからです。感情の平板化やよそよそしい振る舞いは、薬物使用の徴候ですが、うつ病のときにも認められます。あるいは学校で何か悩み事があり、それを誰かに相談できないでいるのかもしれません。

「おい！　こんなことを今後も続けて、やがて父親を殺すのか！」などと言い、子どもをけなしたり罪の意識を植え付けたりしない。薬物乱用者は普通十分自己嫌悪を感じていますし、自分が招いた事態に対してすでに自責の念に駆られています。日々強まる自己の無価値感や恥の思いは薬物使用をくい止める動機付けにはならないのです。むしろそのことで生じる心の痛みをなくそうと薬物に頼ってしまうのです。

会話のきっかけ　「近頃君にいくつか変化が起きていると思うんだけど」と始め、こう言葉を続けます。「お父さんとお母さんはきみを愛している。だから分かるのだけど、きみに何か問題が出てきているように思う。試しにお酒を飲んだり薬物を使ったりしただけなのに、やがて深みにはまっていると気付いて、行動に変化が現れてくることがあるんだよ。薬物を使用しているのではないかと心配しているのかって？　もしそうなら正直に話して欲しい。君が薬物を止められるよう手助けするから。未成年者にとって薬物はとても深刻な問題なのだから。自分ですべて解決しようなんて考える必要はないんだよ」。

### 想定される反応

すぐその場で子どもが事実をすべて認める場合もあるかもしれませんが，ほとんどの場合そうはなりません。薬物乱用者の多くは優秀なペテン師です。いいえ，そうでなければ生き延びられないのです。糸を紡ぐように出てくる嘘によって彼らは，虚像と現実との二つの世界をうまく行き来しているのです。行動に疑いを持たれるまでは何回も父親，母親を騙し続けますから，この次も必ずうまくいくという思いが生じても何ら不思議ではありません。

よくある返答として，「薬物？　一度も使ったことはないよ。神に誓うよ。決して一度たりとも今まで使ったことはない！」（そのペテン師は，あなたの目をじっと見て無実のふりをします）。

「私のことをそんなに疑うなんて信じられない！」（そのペテン師は，実の親にそんな行為を疑われてひどく傷ついているように思わせます）。

「はい，その通り。何人かの友達とときどきアルコールを飲んだことは認めるよ。でも自分には飲酒の問題なんてないよ。そうでしょ？　そんなたいした量じゃないよ。でももう止めるよ。約束するよ」（そのペテン師は，あなたが知りたいと思っていることをすべて話しますと言い，介入をさせようとしません）。

### 適切な行動をとる

若者の薬物乱用に対してどう対処したら良

ピーター・ロジャース医師の話：ある両親が私のところへ相談に来ました。子どもが飲酒問題についての話し合いに応じてくれないのでとても困っているという内容でした。幸いにも私はこのような相談を以前にも何度か経験していましたので，両親には子どもと一緒に私の所に来てもらうことにしました。暫く四人で話をした後，子どもと二人だけで話をするために両親に退室してもらいましたが，私と男子との話はすべて秘密にすることを全員に説明しました。ただし「生死に関わるような内容である場合は別で，そのときはあなた方にお話します」と私は両親に言いました。
私はこの若者と話を始め，彼は私を信頼してくれました。彼は両親が知っていた量よりもずっとたくさんお酒を飲んでいました。コカインを使用していたことも話してくれました。コカインとお酒を一緒に使用することは命に関わるので，このことは両親が知っておく権利があることを彼に伝え，彼は結局，了承しました。家族が診察室から出ていく前に，彼は両親に真実を告げたのです。

**小児科医の見解**

いか、決断を下せる親はほとんどいません。そこでぜひ、この分野を得意としている精神保健の専門家に相談してください。かかりつけの小児科医は自ら介入を始め、さらには、経験豊かな地域の専門家に紹介してくれるはずです。次に相談施設を挙げておきます。

・それぞれの地域にある病院の精神科もしくは心理科
・あなたの州もしくは地域にある精神衛生局
・各州や各地域にある、米国精神医学会、米国心理学会、全米ソーシャルワーカー学会の支部
・米国医師会
・次に挙げる三つの電話相談サービス

1. ドラッグヘルプ・米国薬物教育会議のサービス
2. 全米アルコール中毒・薬物依存症協議会
3. 物質乱用治療センターの米国薬物・アルコール治療紹介サービス

治療方針は若者が薬物にどれだけ関わっているかで違ってきます。一般的に薬物の問題は親が思っているよりも、子どもが認めるよりも、ずっと深刻でかなり以前からのものです。シュワルツ医師によると、薬物や一緒に使った器具のタイプで、若者がどの程度薬物に依存しているかが分かるのだそうです。

「子どもの部屋でマリファナが入った袋を見つけたと仮定しましょう。そうするともしかしたら他人の袋を〈ただ持っているだけ〉と言い張るかもしれませんが、たいてい子どものものです。こういう場合、一度や二度パーティーでマリファナを無理やり押し付けられたというより、積極的に自らそれを購入したと考えて良いでしょう。あるいは家で見つかる危険性を冒してまでも、薬物がとても欲しかったという考え方もできます」と医師は述べています。

さらに「もしかなり大きいサイズの水パイプを見つけたら、純度の高いマリファナを使用していると考えて良いでしょう。なぜなら大きい水パイプを使うのは、それでマリファナを吸えばいかに効果が強いか知っているからです」と医師は引き続き述べています。このような状況にある若者は、のちに記してある四段階のうち第二段階として取り扱わなければいけません。

普段の行動も、どのような治療が一番適しているかを決める判断材料になります。「たとえば学校もしくは家で協調性がありますか」と、シュワルツ医師は弁舌巧みに話してくれました。「あなたの子どもは、そこそこ正直で責任感がありますか。それとも反抗的で信頼できず、家庭をめちゃくちゃにするような子どもでしょうか。もし後者なら、たぶん治療法はかなり限定されてくるでしょう」。つまりそれは、外来治療ではなく病院に入院して治療を受けることになるかもしれない、という意味です。特に感受性の強い妹や弟がいれば、一時的に家から離して施設へ入院させるのが、家族のためにも一番良い方法である場合があります。家族の一人が嗜癖に陥ると、その問題は家族全員に降りかかるということを決して忘れないでください。それは家族の他のメンバーの要求にも気を配る必要があるからです。

次からは薬物乱用者を更生させるためのさまざまな治療方針について、あらましを挙げています。これらは秘策というのではなく、一般的なガイドラインと考えてください。若者それぞれで問題点が異なりますので一人ひとり治療法を考えていく必要があります。

## 初回違反者に対する治療——第一段階（時折タバコ、アルコールおよびマリファナを使用する程度の場合）

**家庭で厳しい制限を設ける**　第一段階とは、まだ薬物が若者の人生を蝕んでいない、人間としての価値を堕落させてない段階です。親がもっと厳しく教育するだけで薬物の使用を止める可能性が高いのです。次に挙げたような約束事は、罰を与えるというよりむしろ、薬物が入手できるような状況を避けることが目的です。

親子間での取り決めは、きちんと書面に記したほうが良いでしょう。アルコールや規制薬物を決して使用しないという約束を二回破れば、そのときはすぐに薬物乱用治療プログラムを受けさせるということを最初に言っておくのです。

子どもがその「取り決め」をきちんと守ることができたら、一ヵ月ごとに取り決めを緩和しても良いでしょう。たとえば週末の門限時刻を一時間ほど延長していく、あるいは小遣いを元の額に戻すというように。ただし約束を破った場合はその制限をもっと厳しくすべきです。違反した場合に罰を与えるのは、各自に責任感を持たせるためです。

六ヵ月から一年後の適切と思われる時期に、この取り決めが守られているかどうか、子どもと話し合ってください。もし子どもが親との信頼を回復すべく一生懸命努力しているようでしたら、なんてすばらしい子どもでしょう！　一般の家庭でなされているような約束事に戻してあげても良いと思います。その場合は、契約書を子どもにずたずたに破か

○○○○（子どもの名前が入る）は次の約束を守ります。

1．アルコールや規制薬物を使用しません。
2．タバコを吸いません。
3．薬物を使用している仲間や，過去に私をトラブルに巻き込んだ仲間とは，一切交際しません。
4．きちんと学校へ行きます。
5．授業もしくは課外活動が終わったあとは，まっすぐ家に帰ってきます。
6．翌日学校のある前の晩は外出しません（ただしお父さんやお母さんが許可した活動や行事がある場合は別）。
7．大人が同席しないパーティーには参加しません。
8．電話をかけてきた人は全員，お父さんお母さんに名前を名のるようにします。でなければ電話をとりついでもらえません。
9．友人が家に来たときは部屋のドアはいつも開けっ放しにしておきます。
10．週末の門限を守ります。
11．以前のように家事を責任を持って手伝います。ただし，10代の子どもが必要なものを買える程度の少ない小遣いで。
12．車の使用は，認められている範囲内だけにとどめます。
13．お父さんお母さんは，タバコ，アルコールおよび他の薬物がないかどうか調べるために，いつでも自分の部屋へ入ってきて構いません。

日付　　　年　　月　　日

サイン

子どもの名前
父親の名前
母親の名前

**親子間の取り決めの一例**

*訳注　アノニマス（anonymous）とは匿名という意味。ここでは匿名で集まっている依存症患者の回復自助グループのことを指す。

せてもよいでしょう。

**初回違反者に対する治療——第二段階（アルコール、マリファナ、吸入薬、刺激薬、ならびに抑制薬などの薬物を購入し、頻繁に〈週に四、五回〉使用している場合）**

家庭でより厳しい制限を設ける。

ピアサポートが行っている十二段階からなる治療プログラムを受けさせる。

ピアサポート・グループ（仲間支援グループ）　コカイン・アノニマス、マリファナ・アノニマス*、ナルコティクス（麻薬）・アノニマスのようなピアサポート・グループはアルコール・アノニマス以後に作られた団体です。アルコール・アノニマスとは、一九三五年に二人のアルコール依存症者によって設立された団体です。生涯において彼らは「ビル・W」「ドクターボブ・S」としか名乗りませんでした。というのも基本的に匿名でというのが「自助」組織の根本的な考えであり、そのなかで薬物乱用者がお互い助け合いながら断薬を続けていくシステムなのです。

「グループのメンバー」は週に一回もしくはそれ以上の割合で集まります。普通は公共の図書館や礼拝所あるいはコミュニティセンターに集合します。希望があれば他のグループ・ミーティングにも自由に参加できます。平均的なアルコール・アノニマスのメンバーは、週に二回ミーティングに参加しています。なかには毎日ミーティングに行く人もいます。参加者はそこから何を得るのでしょうか。主には、苦しんでいるのは一人じゃないということを知る良い機会になりますし、以前薬物を乱用していた人がいかに嗜癖と戦ってきたかについての話を聴くことで精神的に強くなれるという面もあります。次回のミーティングまで乱用者が決意を維持できるよう、それぞれに一人ずつ「スポンサー」をつけます。スポンサーというのは、禁酒している同性のベテランメンバーのことです。その人には二十四時間いつでも電話をかけることがで

**家庭におけるドラッグテスト——お勧めしません**

嗜癖の専門家のなかには，青年期の若者が家庭で薬物を使用しているかどうか適時調べるように提唱する人がいます。一般的には家庭で行える妊娠テストに似た尿検査キットが利用できます。

しかし，米国小児科学会は親が子どもの尿を検査することに反対しています。家族が関係を修復して前進することに集中すべきときに，家庭のなかが険悪な雰囲気になってしまうからです。

さらに言えば，検査キットの結果は必ずしもあてになりません。このため薬物に陽性の結果が出た場合には，必ず専門機関で再検査をしてもらう必要があります。本当にずるがしこい若者は，混和剤，解毒剤さらには粉末状の尿さえも購入して使用することがあり，それらを使えば検査結果は陰性になってしまいます。

き、電話をすればその人が励ましてくれたり共感してくれたりしながら話を聴いてくれます。

アルコール・アノニマスによれば、メンバーの約半数は五年以上禁酒し続けているとのことです。あらゆる団体が若者にも門戸を開いていますが、二十一歳以下のメンバーは、その組織全体の二パーセント程度にしかすぎません（ちなみにナルコティクス・アノニマスにおける二十歳未満のメンバーは一一パーセントです）。自分たちの経験を大人が大勢いるなかでは話しづらい若者は、若者だけのグループを探しましょう。

まず親はメンバーでない人も気軽に参加できるミーティングに初めの数回傍聴者として一緒に参加し、その後徐々に子どもを一人で参加させるようにしてはいかがでしょうか。もしこうすることに抵抗があるなら、子どもを一人でミーティングに参加させ、親は部屋の外もしくは車のなかで待っていても良いでしょう。

初回違反者に対する治療――第三段階（前述の薬物ならびにコカインや幻覚薬を毎日使用し、薬物販売にも関わっている場合）

初回違反者に対する治療――第四段階（薬物依存になっている、つまり期待する効果が出るまで、または離脱症状を防ぐため、より多くの薬物を使用している場合）

初回違反者に対する治療――第五段階（嗜癖に陥っている、つまり普段の状態を維持するため、または離脱症状を防ぐために薬物を使用している場合）

二度目の違反者――段階は問わない

・家庭ではさらに厳しい制限を設ける。
・薬物乱用治療プログラムを受けさせる。

**薬物乱用リハビリテーション・プログラム**

薬物乱用は治る可能性があります。どんなリハビリテーション療法にも言えることですが、その治療法の強さや設定がうまく乱用者の問題と適合すれば、回復の見通しは明るくなります。

一般に、まだ嗜癖に陥っていない薬物使用者には行動療法が主に行われます。それは個人心理療法やカウンセリング、もしくはグループ療法、先ほど述べたようなピアサポート・グループです。目標は若者が薬物に頼らない新たな人生を送れるようにすることです。コンティンジェンシー・マネージメントというやり方もあります。それは薬物乱用よりも禁欲のほうが魅力的に見えるように、報酬と罰を系統的に与える方法です。家族療法もまた欠かせない治療法です。家族の誰かが薬物を使用している場合に、避けられない家族の被害を修復します。

麻薬や鎮静薬に耽っている若者を治療する場合、しばしば行動療法だけでなく薬物療法も並行して行われます。メタドンやレボメサジルは生理学的渇望を抑え離脱症状を少なくする効果があるため、ヘロインや他のオピオイドから離脱させるときに使われます。これらの薬物には二種類の使用方法があります。解毒、すなわち医療として離脱させる場合には、きわめて重い離脱症状を少なくするために、必要な量だけ代用薬を使用します。メタドンは毎日内服し、レボメサジルは一週間に三回内服しなくてはいけません。二日から二週間かけて、医者による厳重な監視の元で減量していきます。鎮静薬からの離脱の場合も同様に、長時間作用型鎮静薬をしばらく使用し、その後、漸減していきます。

**維持療法**も、同じ効果を狙って行われますが、何ヵ月間もの間、解毒の場合の使用量よりも高用量で使用します。この場合、離脱症状をなくして麻薬への思いを断ち切らせるだけでなく、患者が以前の行動様式に戻って薬物を使用しても、もう以前のようには高揚しなくなります。第三の、あまり用いられない薬、ナルトレキソン（リヴァイア ReVia）は、麻薬がもたらす高揚感を抑制します。渇望をなくすことはできませんが、アルコールへの欲望を低下させることができるため、アルコール依存症に対する治療として使われています。

維持療法の際に使われる薬物は、それまで耽っていた薬物の単なる代用物にすぎないという批判もあります。それに対して維持療法の提案者は、この療法は麻薬嗜癖の治療という意味だけでなく過量服薬をしている人を減らし、また注射針によるエイズ汚染の広がりを防ぐ効果もあると反論しています。国立薬物乱用研究所の研究者は、維持療法はそのどちらに関しても効果を挙げてきたと述べています。

## 治療プログラムのタイプについて

**短期外来療法**

毎年、薬物乱用治療プログラムに参加している若者は約七万五千人いますが、その五人に四人は外来で治療を行っています。彼らは日中学校へ通い、学校が終わってから薬物リハビリテーション・クリニックに顔を出します。そのクリニックとは私立の施設、もしくは病院や精神保健センター内に設けられたクリニックのことです。

この治療プログラムは、一般的に親の保護下にある若者用プログラムで、薬物乱用を治すのに薬物治療を要しない人に対して行われています。治療法としてはあらゆる行動療法が行われます。約四ヵ月から六ヵ月後にその施設のスタッフは若者を再評価します。もし回復しているという判断が下されれば、そのときはアフター・ケア期間に入ります。週に一度のペースで六ヵ月から一年間、若者はクリニックでカウンセリングを受けるかピアサポート・グループに参加することになります。

## 短期居住型療法

このようなプログラムの多くはしばしば薬物依存型ユニットと呼ばれ、世界に名高いミネソタのハゼルデン・リハビリテーションセンターのプログラムを手本にして作られています。平均四週間入院したのち、六ヵ月から十二ヵ月、アフター・ケアのため外来通院します。必要なときにはその施設もしくは関連病院やクリニックで、前もって解毒が行われます。

## 長期外来維持療法

外来でメタドンやレボメサジルによる治療を受けます。その後は引き続き外来でカウンセリングを受けるようになります。

## 長期居住型療法（治療共同体）

長期間薬物を使用していた若者は、薬物乱用を治療するだけでなく、新たなライフスタイルが送れるように修正する必要があります。しかし毎日以前と同じ生活環境に戻るのであれば、このような望みはほぼ絶望的となります。

治療共同体とは薬物乱用者を回復させるための居住型共同体のことです。このような共同体は窮屈な都市のビル街にある場合も、広々とした私有地に存在する場合もあります。どのような場所にあろうとも、通常毎日の生活は勉強、治療セッション、運動、ソーシャル・スキル訓練、日々の仕事から成り立っており、高度に構造化されています。基礎訓練キャンプに似たようなものを想像される方がいらっしゃるかもしれませんが、まさにその通りです。ただしそこの教官の多くは社会福祉や心理学の学位を持っています。

六ヵ月から九ヵ月すれば若者は中間施設と呼ばれる違う施設へ移されます。その施設で過ごす期間は社会に復帰するための準備段階に当たります。三ヵ月から六ヵ月間の復帰段階では学校に通ったり仕事をしたりします。最終段階として外来でアフターケアをします。その期間は特に決まっていません。結局、全治療期間は約九ヵ月から二年間になります。

米国小児科学会では、次に挙げる項目のなかのどれか一つでもあれば入院治療を勧めています。

・今までの禁酒や断薬の試みがすべて失敗に終わった場合
・自分自身あるいは他人を傷つけるおそれのある子ども
・家出している子どもや自殺しそうな子ども
・身体的ならびに情緒的健康状態が危機的状況にまで悪化した子ども

一般に、治療を長く受ければ受けるほど予後は良くなります。三ヵ月以上治療を受けた若者はそれに満たなかった若者より予後が良いという研究報告があります。同様に入院プログラムを受けた若者は、外来プログラムを受けた若者よりうまくいく割合が高い傾向にあります。治療共同体から卒業した若者の一、二年後を調査すると、その六〇パーセントはかなり改善しており、三三パーセント以上が成功への道を歩んでいます。

## 薬物治療プログラムの見つけ方

今後薬物治療が予想された場合、それができる施設へ電話して問い合わせたり、自ら訪ねる方もいらっしゃるかと思います。その場合は躊躇せずそこのスタッフやサービスについてできる限り多く質問をしてください。次に挙げているガイドラインに見合ったプログラムを設けている施設は、ケアの質に信頼を寄せても良いでしょう。

1．そのプログラムは薬物を止めさせることが目的であること。治療用に承認されている薬のみ使用していること。

2．関連するすべての身体的、情緒的あるいは行動上の問題も含めて、経験のある医師が包括的な判断のもと診断を下し治療を行っていること。

3．スタッフに青年期の行動、発達や薬物依存に関する専門的知識を持った精神科医もしくは臨床心理士が加わっていること。

4．スタッフ一人当たりの患者数が少ないこと。

5．専門的ファシリテーター（促進者）や自助グループ主導の支援グループが治療に統合されていること。

6．もしその施設が未成年者と成人の両方を治療しているなら、未成年者の入院病棟は成人の病棟と離れていること。

7．プログラムに家族療法が含まれていること。

8．プログラムにアフター・ケアが含まれていること。一般的に、一年間程度外来でカウンセリングを受けたり、ピアサポート・グループに参加したりします。

9．再度社会参加を目指す若者の要求に応じたプログラムが含まれていること。それはつまり、勉強、就職のための訓練、ソーシャル・スキル訓練、運動など。

10．プログラムの管理者は経済的な面で融通を利かせることができる。

11．入院プログラムと病院基盤の外来プログラムは、その分野でもっとも大きい評価認定団体である医療施設認定合同委員会によって承認されていること。治療センターが認定を受けているかどうかの問い合わせは、六三〇―七九二―五〇〇〇*へ。

### 余波――治療が終了したとき

薬物乱用に対する治療が終了すると、若者の危機的状況はもう過ぎ去ったものと家族が勘違いしている場合があります。何度も薬物に手を出してきたこれまでの流れを断ち切る

*訳注　この番号は米国の連絡先です。

ために、薬物乱用者であった子どもは今現在その回復過程のなかで一番つらい時期にいるということを家族全員が理解する必要があります。

断酒を続けることができた最後の頼みの綱であるアフター・ケア期間が終了すると、元薬物乱用者は誰かに監視されているかのように感じ（本当に監視されている可能性もありますが）、しばしば非常に重いプレッシャーを感じることがあります。元薬物乱用者がもっとも心配していることは、誰かに「お酒を飲もう」とか「マリファナを一緒に吸おう」などと最初に誘われたとき、どう反応すれば良いかということです。

この時期は、社会復帰段階と呼ばれていて、実際それまでとは全く違った世界に足を踏み入れようとしている段階です。元薬物乱用者は、薬物の助けを借りず、またそれまでの生活スタイルを繰り返すことなく、うまくやっていく方法を学ばなくてはいけません。そのためには自分自身について新たな面を見つけ新たな日々を送っていく必要があります。さらにこれからの人生のなかで心にすき間ができたとしても、友人からの助けをそれほど借りることなく自ら埋め合わせていける方法も学習する必要があります。「元乱用者は、今なお薬物をやっているかつての仲間と付き合うことは禁止されてる一方、他のグループにも受け入れてもらえないのです」とシュワルツ医師は述べています。さらに「長期間薬物を使用していた若者は、成長の段階で身につけておかなければいけないことが身についていません」とも述べています。つまり彼らには対人関係を円滑に進める術に欠けているということです。そして「元乱用者は、未だにまるで世界が自分中心に回っているかのような行動をとります。このように、元乱用者にとって課題はたくさんあります」と医師は締めくくっています。

もしかすると、元薬物乱用者の親は心身共に疲れきっているかもしれませんが、子どもを薬物から立ち直らせるためには今まで以上に親の力が必要になります。次に挙げているのは、これから真っ当な人生を生きていくことを約束してくれた子どもを支援していくために、両親ができることとです。

1．うまくできたときには褒めてあげる。

2．どんなことであろうとも、新たに興味を持ったことは応援する。

3．リラクゼーション運動のような、ストレスをうまく対処できる方法がいくつか学べるよう援助する。

4．子どもが自分の個性を表現できる新たな手段を見つけ出せるまで、辛抱強く待つ。

5．子どもが上手に拒否する方法を習得するまで付き合う。

6．自助グループへ参加する、あるいはミーティングへ続けて出席するよう促す。元薬物乱用者がこのようなグループへ参加し続けた場合、治療が終了しても薬物に手を出さない傾向にあるという研究結果が出ています。スタンフォード大学医学部の研究結果によれば、自助グループに参加する最大の利点は禁酒を励ましてくれる新たな仲間ができるということです。

7．もし昔のようにまた薬物に手を出してしまっても、一回の過ちは失敗を意味しないことを説明する。

薬物中毒からの回復過程にある若者の三分の二は、少なくとも一回は途中で薬物に手を出しています。

8．何をおいても子どもには、いつでも相談でき、しかも絶えず愛情に溢れた環境のなかにいるということを伝え安心させる。

## 補遺

### カンナビノイドの種類

#### マリファナ（一級指定規制薬物）

・アメリカでもっとも一般的に使用されている違法薬物。

・［俗称］ポット（pot）、グラス（grass）、ウィード（weed）、ロコ・ウィード（loco weed）、テイー（tea）、タイ・スティックス（Thai sticks）、リーファー（reefer）、ジョイント（joint）、ハーブ（herb）など

・［見かけ］緑色、褐色もしくは灰色をして

おり、乾燥して切れ切れになった大麻（Cannabis sativa）の葉や花が混じったもので、タバコに似ている。

・［使い方］紙巻タバコの巻紙に包んで（joint、マリファナタバコと呼ばれる）、もしくは葉巻をくりぬきそのなかに詰め込んで（blunt と呼ばれる）喫煙する。他には、たとえばブラウニー（brownies——マリファナ入りのチョコレートケーキ）のように食べ物に混ぜたり、紅茶のなかに入れて使用されることもある。摂取による高揚感は二、三時間続く。

## デルタ-9——テトラヒドロカンナビノール（一級指定規制薬物）

・大麻のなかに含まれている主要な精神活性物質。

・［俗称］ＴＨＣ

・［見かけ］柔らかなゼラチン状のカプセル。

・［使い方］経口

## ハシッシュ（一級指定規制薬物）

・大麻の樹脂を乾燥させ固形状にしたのち、固まりや球のような形にする。ハシッシュはＴＨＣを約六パーセント含んでいるため、その効果はマリファナの五〜十倍に相当する。

・［俗称］ハッシュ（hash）、ブラック・ラッシャン（black Russian）

・［見かけ］褐色もしくは黒色をした固まりあるいは球

・［使い方］パイプや水パイプ（bong と呼ばれています）で喫煙する。

## ハッシュオイル（一級指定規制薬物）

・このオイルに似た物質は、ハシッシュでも大麻でもなく、大麻から精神変容物質を抽出するために使われてきたいくつかある溶剤の一つである。ＴＨＣ含量は、平均一五パーセント。

・［見かけ］シロップ状の液体で、色は琥珀色から黒褐色まで。

・［使い方］紙巻タバコに混ぜて喫煙し、

一〜二滴でマリファナ・タバコ（joint）一本と同じ精神活性作用を引き起こす。

## ドロナビノール（二級指定規制薬物）

・合成THCです。がんを始めとする重い病気の人に食欲を増進させたり嘔気や嘔吐を抑制したりする際に使われます。
・［商品名］マリノール（Marinol）
・［見かけ］錠剤
・［使い方］経口

# 吸入薬の種類

## 亜硝酸アミル／亜硝酸ブチル（未規制薬物）

・亜硝酸アミルはかつて狭心症の治療薬として使われていた薬物で可燃性の液体です。一方、亜硝酸ブチルもまた亜硝酸アミルと同じような血管拡張薬ですが、効果は亜硝酸アミルより弱いです。
・［商品名］ラム（ram）、スラスト（thrust）、リキッド・ゴールド（liquid gold）など
・［亜硝酸アミルの俗称］ポッパーズ（poppers）、スナッパーズ（snappers）、パールズ（pearls）、アミーズ（amies）、エイムズ（ames）、ボッパーズ（boppers）
・［亜硝酸ブチルの俗称］ラッシュ（rush）、スナッパーズ（snappers）、ラッシュ・スナッパーズ（rush snappers）、ボルト（bolt）など
・［見かけ］小さいガラス製のアンプルもしくはビンに入った透明な黄色い液体。両者ともエーテルのような刺激臭がします。
・［使い方］入れ物を鼻に持っていき蒸気を吸入します。アンプルは、真ん中の所を指で簡単に折ることができます。その際、ポンとかポキッという音がしますが、その音が俗称の由来になっています。

## ガス（亜酸化窒素、ヘアスプレー、スプレー式ペンキや他の加圧式スプレーに使われるガス）（未規制薬物）

・亜酸化窒素はホイップクリームの缶や車の燃料のなかに入っており、病院では笑気ガスとして麻酔薬として頻繁に使用されています。

- ［亜酸化窒素の俗称］ラーフィング・ガス（laughing gas）、ウィペッツ（whippets）、シュート・ザ・ブリーズ（shoot the breeze）、バズ（buzz）、グロサリー・ストア・ハイ（grocery-store high）、ニトロ（nitro）
- ［見かけ］亜酸化窒素は、風船がついた小さい金属製の筒に入れられ、売買されています。
- ［使い方］ガスが含まれている缶、ボトル、容器、風船、紙袋、布や衣類から直接吸入します。

### 液体溶剤（未規制薬物）

- 一般家庭や多くの工業製品のなかでよく見かける接着剤、ペンキ、徐光液などの液体溶剤
- ［液体溶剤の俗称］エア・ブラスト（air blast）、オズ（Oz）、スプレー（spray）
- ［使い方］溶剤が含まれている缶、ボトル、容器、紙袋、布や衣類から直接吸入します。

## 幻覚薬の種類

### リセルグ酸ジエチルアミド（ＬＳＤ）（一級指定規制薬物）

- もっとも強い精神変容薬の一つで、麦角菌に含まれている酸から作られています。
- ［俗称］アシッド（acid）、バレルズ（barrels）、ブロッター・アシッド（blotter acid）、キューブ（cube）、マイクロドット（microdot）、ホワイト・ダスト（white dust）、パープル・ヘイズ（purple haze）、シュガー・キューブズ（sugar cubes）など。
- ［見かけ］色のついた錠剤やカプセル、あるいは薄くて四角いゼラチン状。この無色無臭の薬物を吸い取り紙に染み込ませ、小さく四角形に分けて装飾を施した物もあります。ＬＳＤは液体で売られている場合もあります。
- ［使い方］経口、もしくは薬物が含まれている吸い取り紙を舐めたり、その溶液やゼ

ラチンを目に入れたりもします。

### メスカリン／ペヨーテ（一級指定規制薬物）

・メスカリンは、南西アメリカや北メキシコ原産の小さなとげのないペヨーテと呼ばれるサボテンに含まれている主な活性成分です。メスカリンは人工的に合成することもできます。

・［俗称］メスカル（mescal）、カクタス・ボタンズ（cactus buttons）、カクタス・ヘッド（cactus head）、メスク（mesc）、ブルーキャップス（blue caps）、ムーン（moon）など。

### サイロシビン／サイロシン（一級指定規制薬物）

・メキシコや中央アメリカで見つかった野性のキノコから抽出された物質です。どちらも人工的に合成できます。

・［俗称］サイケデリック・マッシュルームズ（psychedelic mushrooms）、シュルームズ（shrooms）、パープル・パッション（purple passion）、マッシーズ（mushies）、セイクリッド・マッシュルームズ（sacred mushrooms）

### ジエチルトリプタミン（DET）・ジメチルトリプタミン（DMT）・α-エチルトリプタミン（AET）

・すべて幻覚をもたらせる薬物です。どの薬物も化学構造や効果はきわめて似ています。

### ケタミン（一級指定規制薬物）

・PCPにかなり近い麻酔薬です。獣医が主に猫や猿に麻酔をかけるときに使われています。

・［商品名］ケタセット（Ketaset）、ヴェタラール（Vetalar）

・［俗称］K、スペシャルK（special K）、ケット（ket）、キットカット（kit kat）、キャット・ヴァリウム（cat Valium）、スーパー・アシッド（super acid）、スーパーC（super C）、バンプ（bump）

・［見かけ］白い結晶状の粉、液体、カプセル

・［使い方］液体を注射したり、マリファナや他の薬物と混ぜて喫煙したり、飲み物に混ぜたりして使用されています。粉の場合は、飲み物に入れたり喫煙したり吸入したりされています。

## フェンシクリジン（ＰＣＰ）（二級指定規制薬物）

・ＰＣＰはかつて獣医が動物に麻酔をかけるときに使っていました。しかし、あまりにも多くの若者がこの薬物を乱用したので、一九七八年、麻薬取締局は、サーナリン Sernalyn（ＰＣＰの商品名）を二級指定規制薬物に再指定しました。そしてその後まもなくしてフェンシクリジンの製造が中止されました。このため高校の最上級生の使用率は一九七九年には一二・八パーセントであったのが一九九二年には二・四パーセントまで低下しました。ＰＣＰは乱用すればもっとも危険な薬物の一つに挙げられています。というのも、使用すれば人に対して敵意を抱き、暴力的になったり自殺したい衝動を引き起こしたりするからです。

・［俗称］エンジェル・ダスト(angel dust)、ホッグ（hog）、アニマル・トランク（animal trank）、エレファント（elephant）、ベラドンナ（belladonna）、ＤＯＡ、マジック・ダスト（magic dust）など

・［マリファナが混じったＰＣＰの俗称］キラー・ジョインツ(killer joints)、スーパーグラス（supergrass）

・［クラックが混じったＰＣＰの俗称］スペース・ブラスティング（space blasting）、スター・ダスト（star dust）、ホワイト・パウダー（white powder）

・［見かけ］白色、黄褐色もしくは褐色をした結晶状の粉。錠剤、カプセル、液体で売買されています。

・［使い方］経口や注射で使用されています。しかし、たとえばミント、パセリ、オレガノ、もしくはマリファナのような葉状のものに塗って喫煙される場合がもっとも多いです。

## 麻薬の種類

### ヘロイン（一級指定規制薬物）

・アヘンから抽出される嗜癖性のきわめて強い麻薬物質ジアセチルモルヒネのことです。

・［俗称］スマック（smack）、H、ビッグ・エイチ（Big H）、スキャッグ（scag）、スキャット（scat）、ジャンク（junk）、ブラック・タール（black tar）、チャイナ・ホワイト（China white）、チャイヴァ（chiva）、ドゥプ（dope）など

・［見かけ］白色から黒褐色をした苦味のある粉、もしくはタールや石炭のような物質です。

・［使い方］皮下注射、静脈注射、吸入、喫煙、アルミホイルを下から熱し吸入する、レモンジュースに溶かして飲む、点鼻など。

### モルヒネ（二級指定規制薬物）

・アヘンに含まれている主成分で鎮痛作用があります。

・［商品名］デュラモルフ（Duramorph）、MSコンチン（MS Contin）、MSIR、オラモルフ（Oramorph）、ロキサノール（Roxanol）

・［俗称］M、ミス・エマ（Miss Emma）、ミスター・ブルー（Mister Blue）、モルフ（morph）、ドリーマー（dreamer）、モンキー（monkey）

・［見かけ］白い結晶、錠剤、注射用溶液

・［使い方］経口、注射あるいは喫煙

### メタドン（二級指定規制薬物）

・合成モルヒネのこと。元々は鎮痛薬ですが、今は主にヘロイン依存症患者の解毒薬として使われています。しかしメタドンにも常習性があります。

・［商品名］ドロフィン（Dolophine）、メサドーズ（Methadose）

・［俗称］ジャンク（junk）、ジャングル・ジュース（jungle juice）、ドールズ（dolls）、ドリーズ（dollies）、フィジーズ（fizzies）

・［見かけ］錠剤、経口液

・［使い方］経口

## ヒドロモルフォン（二級指定規制薬物）

・モルヒネの二倍から八倍強い鎮痛効果があります。

・［商品名］ディローディッド（Dilaudid）

・［俗称］ローズ（Lords）、リトル・ディー（Little D）

・［見かけ］錠剤、注射液、経口液、白い粉、咳止めシロップ、座薬

・［使い方］内服したり直腸に挿入したりして使用されます。錠剤は溶解し、ヘロインの代わりに注射して使用する場合もあります。

## フェンタニル（二級指定規制薬物）

・元々はサブリマーゼ（sublimaze）と呼ばれる注射用麻酔薬として一九六〇年代に作られましたが、現在は鎮痛薬としても使用されています。フェンタニルの類似物質は現在十二種類以上ありますが、すべて違法薬物です。

・［俗称］アパッシュ（apache）、フレンド（friend）、グレイト・ベア（great bear）、ヒーマン（he-man）、ジャックポット（jackpot）、キング・アイボリー（king ivory）、TNT、ポイズン（poison）

## メペリジン（二級指定規制薬物）

・モルヒネと同じような効果を持つ合成麻薬。

・［商品名］デメロール（Demerol）

・［俗称］デミーズ（Demmies）

## コデイン（二級、三級、四級指定規制薬物）

・医療においてもっとも広く使われている、自然界に存在するオピオイド（鎮痛物質）です。単独もしくはアスピリンやアセトアミノフェンとともに、多くの鎮痛薬や鎮咳薬に入れられています。

・［俗称］スクールボーイ（schoolboy）

## ジヒドロコデイン（三級指定規制薬物）

・アスピリンやカフェインと一緒に使われている麻薬性鎮痛薬です。

ペンタゾシン（四級指定規制薬物）

・鎮痛薬として使用される。タルウィン（Talwin）、アセトアミノフェンとペンタゾシンの合剤であるタラセン（Talacen）、あるいはナロキソンとペンタゾシンの合剤であるタルウィン・NX（Talwin NX）などがあります。

プロポキシフェン（四級指定規制薬物）

・単独もしくはアセトアミノフェンやアスピリンとの合剤として製造されているオピオイドです。

**刺激薬の種類**

メチレンジオキシメタンフェタミン（MDMA、エクスタシー）

メチレンジオキシアンフェタミン（MDA）

メチルージメトキシアンフェタミン（DOM）

（すべて一級指定規制薬物）

・メスカリンやアンフェタミンに類似した化学物質ですが、幻覚作用と刺激作用の両方の特性を持ちます。

・［MDMAの俗称］エクスタシー（ecstasy）、XTC、アダム（Adam）、ラヴ・ドラッグ（love drug）、デカダンス（decadence）、エッセンス（essence）

・［DOMの俗称］STP

・［見かけ］白い粉、錠剤、カプセル

・［使い方］経口、吸入、注射

コカイン／クラック（二級指定規制薬物）

・南アメリカに原生しているコカの葉から抽出される、嗜癖性が極めて強い刺激薬です。一九八〇年代、粉状コカインの値段が上昇したためクラックが一般に広まりました。

・［コカインの俗称］コーク（coke）、ブロー（blow）、フレイク（flake）、スノー（snow）、ハッピー・パウダー（happy powder）、ゴールド・ダスト（gold dust）、ノーズ・パウダー（nose powder）、ノーズ・キャンディ（nose candy）、トゥート（toot）、ホワイト・レディ（white lady）、ビッグ・C（Big C）、ペルヴィアン・フレイク（Peruvian flake）、

ボリヴィアン・マーチング・パウダー（Bolivian marching powder）

・［クラックの俗称］ロック（rock）、ベース（base）、ベースボール（baseball）、バズーカ（bazooka）、ピース（piece）、キブルズ・アンド・ビッツ（kibbles and bits）、グラヴェル（gravel）、ワン・フィフティ・ワン（one-fifty-one）、ティース（teeth）

・［アンフェタミンを混ぜたコカインの俗称］スノー・シールズ（snow seals）

・［ヘロインを混ぜたクラックの俗称］グーフボール（goofball）、スピードボール（speedball）、ベルーシ（Belushi）、ウィズ（whiz）、バング（bang）、ウィングズ（wings）、ウィッチ（witch）

・［マリファナを混ぜたクラックの俗称］バナーノ（banano）、ブッシュ（bush）、コカ・パフ（coca puff）、フーター（hooter）、ウーラー（woolah）

・［PCPが混ざったクラックの俗称］パラシュート（parachute）

・［見かけ］コカインは雪のように白い粉です。クラックは白色から黄褐色までであり小さな貴金属の塊もしくは石鹸に似た水晶のような形をしています。

・［使い方］コカインは吸入したり、水に溶かして注射したりして使用されています。クラックはパイプや紙巻タバコに詰めて喫煙されています。

### アンフェタミン類（二級指定規制薬物）

・アンフェタミン類と言えば通常三つの中枢神経刺激薬、つまりアンフェタミン、デキストロアンフェタミン、メタンフェタミンを指します。それらは注意欠陥／多動性障害（AD／HD）や、睡眠障害であるナルコレプシーの治療薬として用いられています。

・［商品名］アデロール（Adderall ―アンフェタミン）、デキセドリン（Dexedrine）、デキストロスタット（DextroStat ―デキストロアンフェタミン）、デソクシン（Desoxyn ―メタンフェタミン）、バイフェタミン（Biphetamine ―アンフェタミンとデキストロアンフェタミンの合剤）

・［アンフェタミンの俗称］アッパーズ（uppers）、アミーズ（amies）、アンプ（amp）、ベニーズ（bennies）、デクシーズ（dexies）、ドミノズ（dominoes）、ペップ・ピルズ（pep pills）など

・［メタンフェタミンの俗称］メス（meth）、チョーク（chalk）、クリスタル・メス（crystal meth）、スピード（speed）、クランク（crank）、クリプト（crypto）、クリスタル（crystal）、グラス（glass）、アイス（ice）

・［見かけ］丸薬、カプセル、錠剤があります。喫煙できるメタンフェタミンである「アイス」は透き通った水晶もしくは小さい氷塊のようにも見えます。

・［使い方］アンフェタミンは経口、吸入、注射して使用されています。アイスも吸入、注射で使用できますが一般的にはガラスパイプに入れて喫煙されています。

メチルフェニデート（二級指定規制薬物）

・注意欠陥／多動性障害（AD／HD）の治療薬として使われているアンフェタミンに似た精神刺激薬です。乱用するとアンフェタミンと同じ症状が出ます。

・［商品名］リタリン（Ritalin）、コンサータ（Concerta）、メタデート（Metadate）、メチリン（Methylin）

・［ヘロインとの合剤の俗称］パイナップル（pineapple）

・［見かけ］錠剤

・［使い方］経口。また、その錠剤を水に溶かして注射する嗜癖者もいますが、このような使い方は極めて危険です。何故ならこの溶解液は小血管に詰まり、肺や眼の網膜に重大な障害を引き起こす可能性があるからです。

**抑制薬の種類**

メタクアロン（一級指定規制薬物）

・バルビツレートの代わりとなる安全な薬物として一九六五年に導入されましたが、クワルード（メタクアロンの商品名）は瞬く間に若者の心を掴みました。一九七〇年代

にはクワルードをワインと一緒に飲んで酔う飲み方がはやりました。しかし結局のところ、クワルードの過量服薬者はバルビツレートの過量服薬者より治療が困難でした。メタクアロンはアメリカで製造中止になりましたが、他の国々では今でも製造されており、時折街で見かけます。

・[商品名] クワルード(Quaalude)、ソウパー(Sopor)

・[俗称] ルーズ(ludes)、ディスコ・ビスケット(disco biscuits)、レモン714(lemmon 714s)、ラブ・ドラッグ(love drug)、マンドラックス(Mandrax、ビタミンQ(vitamin Q)

・[見かけ] 錠剤

・[使い方] 経口

## γ-ヒドロキシ酪酸(GHB)

## γ-ブチロラクトン(GBL)(一級指定規制薬物)

・この二剤はフルニトラゼパム(ロヒプノール)と同じくいわゆる「デートレイプ薬」と呼ばれています。GHBとGBLもまた、ボディービルダーにアナボリックステロイドと同じ目的で乱用されています。しかし、これらの薬物を使用したからといって筋肉がついたり体脂肪が減ったりするという根拠は何一つありません。

・[俗称] チェリー・メス(cherry meth)、イージー・レイ(easy lay)、リキッド・エクスタシー(liquid ecstasy)、グリーヴァス・ボディリー・ハーム(grievous bodily harm)

・[見かけ] 白色もしくは砂色の顆粒、あるいは透明な液体として小さいボトルやビンに入れられ売買されています。

・[使い方] キャップやティースプーンでそのまま飲んだり飲み物に混ぜたりして飲用されています。

## ベンゾジアゼピン(四級指定規制薬物)

・ベンゾジアゼピンは今日アメリカでもっとも一般的に処方されている薬物の一つであり、同時にもっともよく乱用されている薬物の一つでもあります。

・短時間型ベンゾジアゼピン〈()内は商品名〉
エスタゾラム（プロソム――ProSom）、フルラゼパム（ダルメン――Dalmane、クアゼパム（ドラール――Doral）、テマゼパム（レストリル――Restoril）、トリアゾラム（ハルシオン――Halcion）

・中間型ベンゾジアゼピン〈() 内は商品名〉
痙攣の治療薬として用いられます。アルプラゾラム（ザナックス――Xanax）、クロルジアゼポキシド（リブリウム――Librium）、クロラゼペート（トランキセン――Tranxene）、ジアゼパム（ヴァリウム――Valium）、フルニトラゼパム（ロヒプノール――Rohypnol）、ロラゼパム（アティヴァン――Ativan）、オキサゼパム（セラックス――Serax）、クロナゼパム（クロノピン――Klonopin）

・［ロヒプノールの俗称］ルーフィーズ（roofies）、ロフィーズ（rophies）、アール・ツー（R-2）、ロウ・シェイ（row-shay）、ラフィーズ（ruffies）、リブ（rib）、ロープ（rope）、ラフルズ（ruffles）、ロウ（ro）、ロウチーズ（Roachies）、デートレイプ・ドラッグ（date-rape drug）、フォーゲット・ミー・ドラッグ（forget-me drug）、ローシャ・ドス（Rochas dos）、ラ・ローシャ（La Rocha）、ミキシカン・ヴァリウム（Mexican valium）

・［リブリウムの俗称］エル（L）、リブ（lib）

・［ヴァリウムの俗称］ヴィー（V）、ブルーズ（blues）、ドランク・ピルズ（drunk pills）

・［見かけ］錠剤、カプセル

・［使い方］経口

### 蛋白同化ステロイド（アナボリックステロイド）の種類

アナボリックステロイド（三級指定規制薬物）〈() 内は商品名〉

・メチルテストステロン（アンドロイド――Android、オレトン・メチル――Oreton Methyl、テストレッド――Testred、ヴィリロン――Virilon）、オキシメトロン（アナドロール――Anadrol）、オキサンドロロン（アナヴァール

——Anavar)、テストステロン（デラテストリル——Delatestryl、デポテストステロン——DepoTestosterone、テストダーム——Testoderm)、メサンドロステノロン（ディアナボール——Dianabol)、ナンドロロン（デュラボリン——Durabolin、デカ・デュラボリン——Deca-Durabolin)、ボルデノン（エクワポイズ——Equipoise)、トレンボロン（フィナジェット——Finajet)、フルオキシメステロン（ハロテスティン——Halotestin)、エチルエストレノール（マキシボリン——Maxibolin)、スタノゾロール（ウィンストロール——Winstrol)

・［俗称］ジュース（juice)

・［見かけ］錠剤、カプセル

・［使い方］経口、注射、皮膚に貼付

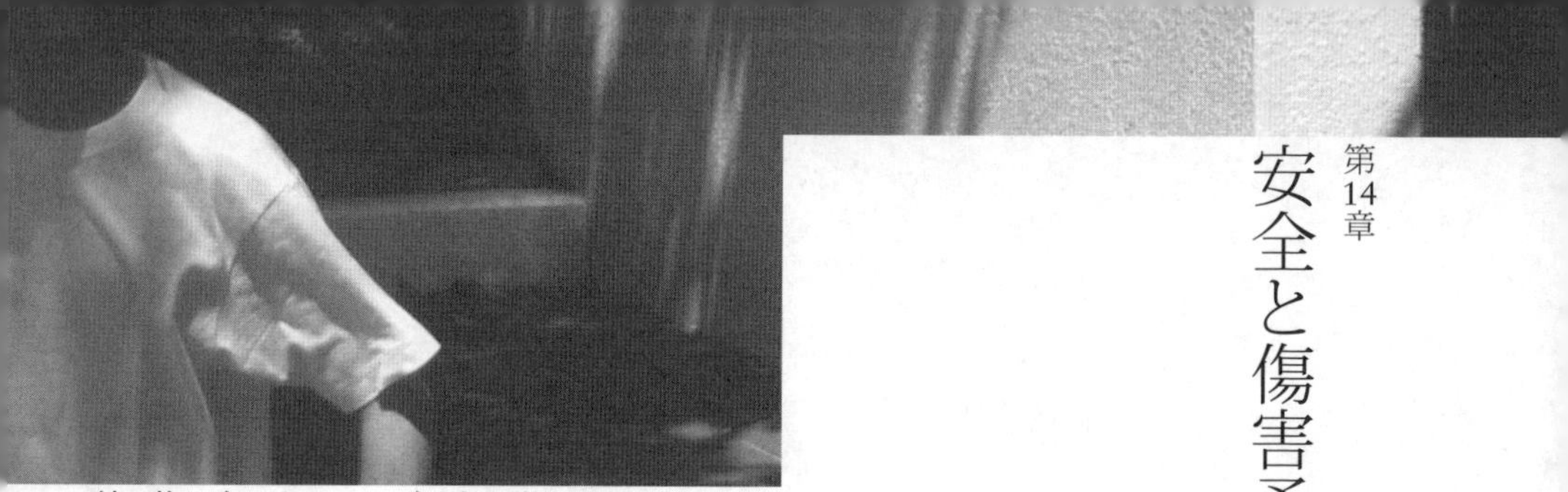

# 第14章 安全と傷害予防

子どもが自立していくということは、ベビーカーから三輪車、自転車そして自動車へと、タイヤのサイズが大きくなっていくことからも分かります。乗り物の変遷は子どもの世界を広げます。そして青年期後期までに若者は、親の保護下から離れて多くの時間を過ごすようになります。

実際、10代の子どもを守るために誰もができることは、まず安全な生活であり、自分の息子や娘に銃器や自動車などの危険性がある物に注意するよう教え込むことです。そして彼らを信頼して世間に飛び立たせ、家で練習したのと同じように振る舞うことができるかどうか見守る必要があります。

国立傷害予防管理センターの統計から判断すると、今の親は子どもをうまく教育しています。また現代の若者は昔に比べて安全性に対する意識が高く、一九七〇年代後半では毎年約二万人の若者の命が不慮の事故で失われていたのに対し、二十年後その数は約一万三千人にまで減少しています。それでもなおその数は、病気で亡くなったすべての子どもの数を上回ります。それとは別に、毎年六百万人もの青年期の若者が負傷し入院を余儀なくされています。一方、千六百五十万人以上もの若者が、救急病院での治療が必要なほどひどいけがを負っています。

本章では、10代の若者が被る重大な傷害のもっとも多い原因（うちいくつかは驚くべきものです）について見ていきます。また、あなたの子どもをそれらから守る方法も提示します。（毎年10代の若者と若い成人合わせて百万人以上が救急病院を受診する原因になりうる、スポーツに関連した傷害は第19章の

| 青年期前期<br>12 歳から 13 歳 | 青年期中期<br>14 歳から 16 歳 | 青年期後期<br>17 歳から 21 歳 |
| --- | --- | --- |
| ・自動車事故。主にシートベルをしないで乗っている場合。<br>・不意な銃での傷害<br>・ウォータースポーツ事故<br>・自転車，スケートボード，ランニング，野球によるスポーツ事故。<br>・殺人<br>・自殺 | ・自動車事故<br>・殺人<br>・自殺<br>・溺水<br>・スポーツ事故。主にバスケットボールやフットボールなどの接触事故。 | ・自動車事故。主に飲酒運転による事故。<br>・殺人<br>・自殺<br>・労働関係の事故 |

**表 14-1　各年齢層で一番多い傷害**

「運動とスポーツ」のなかで、そして自殺は第15章の四四四頁で取り扱っています)。

**安全な自動車の運転**

若者にとっての自動車免許の重要性を見くびってはいけません。ラミネート加工された免許証を手に入れれば、可能性を秘めた世界への扉が開かれます。それは自由の象徴であり、大人から独立し成長していることの象徴でもあるのです。

少年少女に関して言えば、運転免許を手に入れる日をまだかまだかと待ち望んでいます。しかし発達段階を考えると、免許はまだまだ早すぎます。その結果、この年代では自動車に関連する傷害と死亡が不釣り合いなほど多いのです。まさに現代は運転者の二十人中一人が十六〜十九歳の若者ですが、運転者もしくは通行人の死亡事故の七件に一件が彼らの運転によるものです。十六歳のドライバーは、その他のドライバーよりも二十倍以上、衝突事故を起こしやすいのです。また十七歳のドライバーでは六倍以上です。

若者による自動車事故の主な理由は、高速道路に合流する場合、込み合った交差点で左折しなければいけない場合、あるいは悪天候などの危険を伴った状況下における運転経験の未熟さやそのときに適切な判断や反応ができなかったことによるものです。

経験が浅いことを差し引いても、若者は普通に運転する際の複雑な身体的技能の多くに必要な協調運動能力や判断力が欠けている可能性があります。「若者の運転は成人と比べると、ぎこちないものです。運転は生まれて初めて経験する、視覚・手・足を協調させて操作する必要のある技能の一つです。彼らは経験豊富なドライバーより交通の状況を誤認しやすく、また簡単に気持ちが乱れる傾向もあることが分かってきました」とアトランタの疾病予防センターで子どもの傷害を専門にしているリチャード・シーバー医師は述べています。若者の未熟さや危険を冒す傾向、たとえばスピードを上げる、前を走る車に危険なほど接近する、他の車の進行を妨げるなどの行為は、同様に命を危険に晒すことにつながります。

## あなたにできること

**子どもに特別な運転練習をさせる**　実際のところ、上達に必要な公道での運転時間は五十時間近く、もしくは週二時間で六ヵ月ほどであるのに対し、自動車教習所でのプログラムや個人的な運転指導は一般的に計六時間にすぎません。

視覚試験と筆記試験に合格すれば〈仮免許証〉がもらえ、運転免許を持つ二十一歳以上の人が同乗すれば公道を運転できるようになります。「親はこのときできるだけ多くの時間をかけ、またできるだけさまざまな状況下で運転の練習をさせるべきです。基本的な技能や、いろいろな状況下での運転を教えてください。たとえば、夜、田舎道、込み合った道路、高速道路、夕暮れ時、雨の日など」とシーバー医師は述べています。自動車教習所の教官にどの地域が練習に使われてきたか、

| 原因 | 死者数 |
|---|---|
| 1. 自動車事故 | 6,346 |
| 乗車して | 3,999 |
| 歩行者として | 497 |
| 自転車に乗って | 199 |
| バイクに乗って | 132 |
| 2. 殺人 | 2,883 |
| 3. 窒息死 | 857 |
| 4. 溺水 | 590 |
| 5. 中毒 | 444 |
| 6. 不意の狙撃 | 258 |
| 7. 火事 | 212 |
| 8. 落下 | 163 |

出典：国立傷害予防管理センター

**10歳から19歳までの若者の不慮の事故による死亡原因（1997年）**

どの地域で練習しなければいけないかを尋ねるのも良いでしょう。さらに、子どもと一緒に出かけるときには、車の鍵を子どもに渡すようにしましょう。経験に優る練習はありません。

**免許取得プログラムに段階を設ける**　多くの州は十六歳になったら運転免許を取ることができるようになっていますが、米国小児科学会は十八歳までは、もしくは少なくとも二年間、大人の監督下で運転経験を積むまでは、制限なしの免許を取らせないように勧告しています。

多くの州では段階的免許取得システムの一部として中間段階を設けています。路上試験に合格した十六歳以上の初心者（制限の内容と最低年齢は州によって違います）には、〈条件つきの免許〉が与えられます。その後一年間は日中一人で運転することができますが、夕暮れ時を過ぎると免許を持った大人に同乗してもらわなければいけません。そして猶予期間が終わった時点で、違反や自動車事すべての州における保険会社は，生産的な運転練習のために以下のことを推奨しています。

1. 始める前に，あなた方が運転する道順や練習する技術について話し合う。
2. 口汚い言葉で怒鳴らずに，穏やかな口調ではっきりと，単純な指図をする。例えば「この角を右に曲がって」，「ブレーキ」，「カーブでは道路の片側に車を寄せて」など。
3. 運転を間違えた場合は，道の端に車を止めてどこが間違っていたか穏やかに訊ねる。
4. 運転中，何が見えているか，声に出して言うように促す。
5. 運転練習の後に，「今日の君自身の運転をどう思うか？」とたずねる。また判断ミスや失敗した点について，自分で指摘させるようにする。そして進歩しているところはお互いに評価し，良かったところは必ずほめる。
6. 運転した道と練習した技術に対する評価を記録に残す。

**若者に運転を教える――あなた方二人が，かっかしないために**

故の記録がなければ晴れて普通の運転免許証がもらえます。フロリダ州は一九九六年、十八歳未満の運転者を対象とした段階的免許取得システムを最初に導入しました。翌年に、十五歳、十六歳、十七歳の自動車に関連する傷害と死亡件数は九パーセント低下しました。このシステムは他の州でも採用されつつあり、そこでも事故件数が減少しています。

家庭で独自のプログラムを作成しても良いでしょう。今住んでいる州がこのような段階的免許取得法を制定するまで、じっと待つ必要はありません。猶予期間を十二カ月間にせず六カ月間に設定しても良いですし、また逆にジョージア州やノースカロライナ州で行われているように、仮免許段階を通常の六カ月間から十二カ月間に延長しても構わないのです。子どもにふさわしいと思うペースで特別扱いする期間を延長してください。

**午後に時間をとって、一般的な車の整備法について教える**　たとえば、タイヤの空気圧、バッテリーの水位、オイル、トランスミッション液、ならびにフロントガラスのワイパー液の点検。そしてパンクしたタイヤの交換法についても教えてください。もし金銭的に余裕があれば、ロードサービスを提供している自動車協会への加入も考慮してください。

**子どもの車がすべての安全基準を満たしているか確認する**　子どもが自分の車を買うために貯金するのは立派なことですが、最新の安全機能がついた新しいモデルは、大多数の若者には手がとどきません。

理想を言えば若者は、エアーバッグ機能がついた中型車もしくは大型車を運転すべきです。実際には、大きくて古いポンコツ車のほうが真新しいコンパクトカーより好ましいのです。何故なら、前者の方が、事故から身を守ってくれる可能性が高いからです。保険会社は、安全運転のため、しゃれた高機能車は避けるように勧告しています。というのも、そうした車に乗ると若者は高速で運転したくなるからです。SUV車（四輪駆動のスポーツ車）も同じ理由で、若者には好ましくありません。SUV車は重心が高いため安定性が悪く、横転しやすいのです。車体の耐性を上げるロールバーが備え付けられていれば、かなり安全な車と言えるでしょう。

**子どもに手本を見せる。親としてのあなたの役割は大きい**　スピードの上げ過ぎ、ジグザグ走行、飲酒運転、運転中にCDプレーヤーにCDをセットしようとする、携帯電話で話しながら運転する、前の車が邪魔だと言って急に怒り出すなどの行為は、慎んでください。また、シートベルトは常時着用しましょう。

## 道路での規則

運転技術は免許を取ったあとも磨かなくてはいけません。また運転し始める前に多くの安全指針と罰則を覚えておく必要があります。次に、覚えておかなければいけない「親と子がとり交わすルール」を挙げます。

・アルコールや他の薬物を飲んだあとに車や

バイクを運転してはいけない。
・一度に二人しか友人を乗せてはいけない（若者は気がそれやすいため）。また、免許を取ったあと数ヵ月間は友人を乗せない。
・運転中は食べたり飲んだりしてはいけない。
・音楽のボリュームを上げ過ぎてはいけない。
・車に乗ったら、みんなシートベルトを着けなくてはいけない（シートベルトを着けないと、重大な交通事故で傷害を受ける危険性が三倍以上も高くなります）。
・夜間は運転してはいけない（暗くなってからの運転は、より注意を要します。特に青年期の若者が起こす衝突事故では、日中より夜間の方が約四倍多く死亡しています。若者の夜間外出禁止令を定めた都市では、10代の死亡率が四分の一まで低下しました）。
・疲れているときや、気持ちが動揺しているときは運転してはいけない。
・家からある一定の距離以上を運転してはいけない。もしあなたが決めた以上の距離をドライブしたいと言うなら、そのときは必ず許可を取らせてください。
・運転しているときは携帯電話を使ってはいけない。
・ヒッチハイクをしている人を見かけても、見覚えがない人は乗せてはいけない。ヒッチハイクをしてもいけない。

子どもがこれらの規則のうち一つでも破ったときは、何らかの罰則を与えるべきです。小さな違反でも厳しい警告をすべきです。繰り返される違反や重大な違反のときには車のキーを取りあげてください。それをどのぐらい続けるかは親が決めてください。

「家族のための車を運転できるのは持って生まれた権利ではなく、与えられた恩恵であることを理解させなさい」と、一九八一年このかた小児科医をしているシーバー医師は述べています。医師は、安全運転の問題については親が毅然とした態度を取るよう促しています。「もし子どもがバスで学校に行かなければいけなくなったり、デートのときに車を借りることができなくなったりすれば、子ど

30 以上もの州で，子どもが未成年の場合，自動車担当部署にその子の免許を取り消すよう要求できる権限を親に与えています。

**知恵**

もは今後起こし得る違反についてそれまでの倍は考えるようになるでしょう。親には子どもの成長を手助けする義務と責任があります。この場合、親は子どもと向き合って、運転に伴う責任を教え込む必要があります」。

### 薬物乱用と運転

精神状態を変化させるような薬物は、青年期の若者が引き起こした自動車死亡事故の約半数に関係しています。薬と運転に関する規則とは、ただ単に、運転するときは決して飲酒せずどんな薬も内服しないこと、そして薬やアルコールに溺れている人の車に決して同乗しないことです。社会通念とは違って、酔いを醒ます唯一の方法は時間をかけることしかないと、あなたの子どもに言い聞かせてください。もし友人がコップ一杯のお酒を飲んだあとでも運転できる状態であると言い張っていても（たとえば友人が「コーヒーをたっぷり飲んだし、もう大丈夫」と言ったとしても）、その友人の運転する車に同乗してはいけません。子どもには、どんなときでもすぐ家に迎えを頼む電話をかけられること、そして父親か母親が必ず迎えに行き、その理由は翌日まで不問に付すという約束を家族の間でしておくべきです。誰も迎えに行くことができないときのために、タクシーで帰れるだけのお金は持たしておいた方が良いでしょう。

また本当の友人であれば、仲間に酔った状態で運転させて、他人の命を危険な目に遭わせたりはしません。毎年十六歳から二十四歳までの若者約三千六百人が飲酒運転で事故死しています。運転者から車のキーを取り上げるためあらゆる手段を尽くすべきです。ときには優しくなだめて、またあるときには力ずくでキーを取り上げることが必要な場合もあるでしょう。その場合は、「僕と君は友人だ。だから僕は君に酔ったまま運転させるわけにはいかないんだ。君の車のキーを取り上げることにする」と力強く告げてください。どんなことがあってもです。

## 他の乗り物について
### ――安全な自転車の運転

若者は運転できる年齢がくるのを待ち遠しく思っているかもしれませんが、青年期のほとんどの若者にとって手軽に移動できる慎ましい乗り物と言えば自転車です。自転車こぎはかなりの有酸素運動にもなります。しかし、一マイルあたりの走行で考えると、自動車よりはるかに危険な乗り物です。毎年二十五万人の十歳から十九歳までの若者が、自転車に乗っている最中に事故に会い、救急病院で治療を受けています。その事故とは主に挫傷、骨折、頭部外傷です。米国消費者製品安全委員会によると、男子女子とも一番死亡率が高いのは十一歳から十六歳と報告されています。

若者にとって一番重要で安全な方法はヘルメットをかぶることです。そうすれば頭部外傷が起きる可能性が八五パーセント低下します。一九九七年に自転車を運転中に死亡した約八百人のうちのほとんどが、ヘルメットをかぶっていませんでした。

子どもには、車に乗るときにシートベルトをつけなければいけないのと同じように、自転車に乗る際は必ずヘルメットをつけるよう言い聞かせてください。そしてもしあなたが自転車に乗る際には、あなた自身が規則を守っているということを身をもって示してください。ツール・ド・フランスの選手のような気分になれる競技用のモデルなら、ヘルメットをかぶってくれるようになるかも知れません。または、平凡なヘルメットに色をつけたりステッカーを貼ったりして芸術作品のようにアレンジするよう提案するのも良いでしょう。

ヘルメットを購入する際には必ず頑丈であること、そして米国消費者製品安全委員会の基準に合格したことを示すラベルが貼られていることを確認してください。ヘルメットはしっかり頭に固定され、水平に着用される必要があります。後ろに傾いたり下にずれたりするようではいけません。次に、自転車に乗る人が知っておかなければいけないその他の安全策について記します。

・自動車のドライバーには自転車に乗っているあなたが見えている、と決して思い込まない。
・日中でも明るい色の服を着る
・車の運転者と目で合図を取り合う。
・夕暮れ時以降は自転車に乗るのを控える。もし夜外出するなら、蛍光色や反射しやすい服を着たり、自転車に白色灯もしくは赤いテールライト、後尾に赤い反射鏡を少なくとも一つは装備しておく。
・反射しやすい素材の物をヘルメット、背中、腕そして足首に着けておく。
・自転車には少なくとも三十メートル離れた所まで聞こえる警笛やベルを装備する。
・曲がるときや止まるときにはいつも手で合図する。
・常に注意を払う。前方に穴ぼこ、水溜り、砂利、濡れたラインなどの危険物がないかどうか確認する。
・線路を渡るときは、直角にゆっくり渡る。
・自転車のカゴは前でなく後ろに取り付ける。
・急停車をしなければいけないときは、前輪のブレーキを強くかける。そのとき身を低くしてハンドルから身を投げ出さないように体重を後ろに移動させる。
・あらゆる安全規則を守る。
・自動車の進行方向に沿ってできるだけ道の端を進む。決して逆方向に進まない。
・すべての交通信号、交通標識ならびに道路標識は自動車の運転者だけでなく自転車に乗っている人にも適応される。
・いつも自転車の整備を忘れない。
・自転車に乗る前にブレーキやタイヤの空気圧を調べ、タイヤがしっかり固定されているか確かめる。

**RV車と水上バイク**

RV車（レジャー用自動車）にしろ水上バイクにしろ、運転や操縦には常に危険がつきまといます。判断能力や技術が未熟な若者は事故に会う危険性が高く、ときには死に至ることさえあります。衝突事故は、運転者が操運転するには加速が不十分です。

・ミニバイク，ミニ自転車，トレールバイクは全てオフロードでの乗り物です。加速がゆっくりでブレーキの効き具合が不十分であるため，特に危険性が増します。
・傷害：一般的には，コントロール不能となるような原因，例えば視界不良のドライバーが衝突してきたり，岩にぶつかったり，道に開いている穴ぼこにはまったりすることで起こります。

こに挙がっている乗り物を乗るときは必ず，ヘルメットをかぶってください。その他の州では14歳から16歳になれば免許が取れます。

・米国小児科学会では，車の運転の仕方を知らない若者には他の原動機付きの乗り物の運転を禁じるようにと勧告しています。
・オフロードの乗り物は決して一般道で乗ってはいけません。

**4．芝刈り機**

5歳から15歳までについては，毎年約4,800人がけがをし25人が死亡しています。

《起こりうる危険》

・10代の若者が事故にまきこまれるのは，芝刈り機に乗っかっているとき，芝刈り機を使っている近くで遊んでいるとき，芝刈り機を使用している最中です。
・傷害：指，手，足，頭，胸などの裂傷，切断，骨折が多くみられます。

《取るべき予防策》

・このような機械を使って芝を刈ることを許可する年齢を少なくとも16歳以上とし，全地形型自動車と同じトレーニングを受けさせるべきです。ギアー，クラッチ，ブレーキや芝刈り機の刃は操作が複雑なので，それに乗る人が危険な目に遭う可能性があります。

**5．ピックアップトラック（集配用小型トラック）の荷台に乗る**

19歳以下では，毎年約1,000人がけがをし127人が死亡しています。

《起こりうる危険》

・ピックアップトラックの荷台に乗っている人が落ちたときにけがをします。それは立っているとき，手すりに座っているとき，位置を変えるとき，ふざけている時によく起こります。
・こうしてけがをした若者の3人に1人は，ひどい頭部外傷を被っています。
・キャンパーシェルは保護の働きをしないどころか，新たな傷害を起こす原因にもなります。

《取るべき予防策》

・年齢に関わらず，ピックアップトラックの荷台や座席やシートベルトがついていない乗り物には乗るべきではありません。

**（表14–2　398頁につづく）**

### 1．全地形型車両 All-Terrain Vehicles（ATVs）

15 歳以下では，毎年約 20,000 人がけがをし，75 人が死亡しています。

《起こりうる危険》

・運転者が操作を誤り，木やその他の物体に衝突すれば，乗り物から投げ出されます。

・傷害の部位：頭部，脊椎，腹部。

《取るべき予防策》

・アメリカ消費者製品安全委員会は 16 歳未満はこのような四輪オフロード車に乗るべきではないと警告しています。それは，時速 85 km までもスピードが上がるわりに安定性に欠けるからです。

・認定された指導者による実地指導講習を受けるべきです。

・運転者は，ブーツ，グローブ，そしてヘルメットなどの保護服を着なければいけません。

・決して人を同乗させてはいけません。

・決して舗道で乗ってはいけません。

### 2．オートバイ

21 歳以下では，毎年約 10,000 人がけがをし 350 人が死亡しています。

《起こりうる危険》

・車のドライバーと比較すると，オートバイのライダーの死亡率は約 20 倍高くなります。

・傷害：オートバイ事故の約半数が他の乗り物との衝突事故です。青年期の若者は，運転免許が取れるまでは絶対にオートバイに乗ってはいけません。

《取るべき予防策》

・死亡事故を防ぐ効果は少ないにしろ，オートバイに乗るときにはいつも必ずヘルメットをかぶるようにしてください。

・向上心に燃えた若いライダーは，クラス M というジュニア免許を申請することができます。しかし練習中は，正当なオートバイ運転免許を持っている人に指導してもらわなくてはいけません。州の路上運転試験を受ける前に，若者は少なくとも 30 時間専門家の指導を受けるように推奨されています。そこでは，普通の交通量から激しい交通量まで，10 時間の運転を経験する必要があります。

・私たちは，若者にオートバイには乗らないよう勧めています。

### 3．スクーター，モーペッド（原動機付自転車），ミニバイク，ミニ自転車，トレールバイク

19 歳以下では，毎年 23,000 人がけがをしています

《起こりうる危険》

・モータースクーターとモーペッドはオンロードの乗り物で，時速約 50 km まで出ます。しかしモーペッドは都市で

《取るべき予防策》

・多くの州ではモーペッドを自転車に分類しており，免許が不要でヘルメットをかぶる必要もありません。しかしこ

## 6．スノーモービル

15 歳から 24 歳までについては毎年約 5,700 人がけがをしています。そして全年齢では毎年 62 人が死亡しています。

《起こりうる危険》

・10 代の若者と若い成人男性が全スノーモービル事故の犠牲者の 4 分の 3 を占めています。飲酒による事故が頻繁に起きています。

・傷害：頭部損傷，埋没，下肢骨折，寒さによる凍傷および低体温

《取るべき予防策》

・16 歳未満の若者はスノーモービルを運転してはいけません。運転できるだけの年齢に達したら，スノーモービルについての特別な訓練を受けるべきです。

・長靴，手袋そしてヘルメットなどの保護服を装着すべきです。

・あらかじめ決められた道だけを進み，一般道，線路，水路，歩道は避けるべきです。

## 7．水上バイク（ジェットスキー／ウォータースクーター）

すべての年齢で毎年約 12,000 人がけがをし，83 人が死亡しています。

《起こりうる危険》

・1990 年代アメリカではジェットスキーの数が 4 倍になりましたが，それによる事故も同じくらい増加しました。現在の型は 3 人乗ることができたり，時速 100 km 近くで競争することもできます。モーターボートに比べると傷害を受けた人の数は約 8 倍にもなります。

・傷害：ほとんどは他のジェットスキーヤーとの衝突による裂傷，挫傷，骨折，打撲です。命に関わる事故がもっとも起きているのは，波を飛び越えるときです。

《取るべき予防策》

・16 歳未満の子どもは水上バイクを運転してはいけません。これについては米国小児科学会だけでなく，私的船舶業協会（このようなレジャー用船舶の製造における代表格）も同じ意見です。

・乗船している人は，すべてアメリカ湾岸警備隊承認の救命具を装着しなければいけません。

・モーターボートが通った後に生じた波をジャンプしてはいけません。

・決して飲酒運転はしないように。

・決して遊泳区域で運転しないように。

**表 14–2　レジャー用自動車と船舶について起こりうる危険とその予防策**

米国小児科学会は，拳銃や攻撃用の武器の禁止を含む銃の規制こそが，銃に関係した傷害を減らす一番有効な方法であると信じています。米国小児科学会は，1．私的な拳銃所有が全面禁止になるまでは，拳銃の弾薬を規制し数を減らすこと，2．拳銃の所有者に対しては，待機期間や経歴を調査するなどの制限を設けること，を推奨しています。さらに，銃の製造，引き金のロック，ならびに安全管理の立法化を含めた製造物責任に関する法整備活動を支持しています。

**米国小児科学会「銃の安全に関する見解」**

作不能になったり物体に当たったりしたときや運転者と同乗者が投げ出されたとき、もしくは他の乗り物が衝突したときに起こります。このため傷害を避ける予防策をあらかじめとっておく必要があります。特に頭、首、背中を守る必要があります。**表14－2**では、レジャー用自動車と船舶において起こり得る危険性と予防策について記してあります。

## 犯罪と暴力

多数の無分別な殺人事件が学校や公共施設で起こるたびにメディアの注目を浴びてきましたが、こと学校に関してはこの十年間で安全になっています。米国疾病予防センターの研究によると、学校に凶器を持ってくる生徒の数は三〇パーセント低下し（一九九一年には二六パーセントであったのが一九九七年には一八パーセントになりました）、過去一年間に手荒な暴力を伴った口論に巻き込まれた人の数は一四パーセント低下しました（四三パーセントから三七パーセント）。

今や多くの若者が銃を手に入れています。米国少年犯罪防止局によれば、少年による殺人が一九八六年から一九九三年にかけて三倍になったのは、すでに推測されているように新たなタイプの悲惨な犯罪が増えたせいではなく、簡単に拳銃が入手できるところに原因があります。警察が若者から銃を積極的に押収し始めてから、殺人の数は減少してきました。一九九三年には十歳から十九歳までの若者が四千二件の殺人を犯しましたが（この数字は過去最高を記録しました）、その後は毎年減少し一九九七年は二千八百八十三件にまで減りました。そのうちの五件に四件が銃による殺人です。

## 学校における安全

結局の所、今の教育現場はたしかに改善すべき点がたくさんありますが、勉強するには安全な環境と言えます。一九九〇年代中期と比較すると、若者が学校や地域で暴力を受けるのではないかと心配することも少なくなってきています。一九九九年にニューヨークタ

| 安全対策 | この対策を行っている学校の割合 |
|---|---|
| ・校舎に入る前，訪問者は署名することを要求される。 | 96% |
| ・校内への侵入を規制している。 | 24%（大規模学校の 49%） |
| ・校舎への侵入を規制している。 | 53% |
| ・生徒は昼休みの間，校外へ出ることを禁止されている。 | 80% |
| ・金属探知機を毎日使用する。 | 1% |
| ・抜き打ちで金属探知機を使用する。 | 大規模学校：15%<br>中規模学校：4%<br>小規模学校：1% 未満 |
| ・学校に警察もしくはその他の法執行人を配置する。 | 必要なときに：12%<br>週 1 時間から 9 時間：3%<br>週 10 時間から 29 時間：1%<br>30 時間以上：6%<br>計：22% |

出典：米国教育省

**表 14-3　各学校で行われている対策**

イムズやコロンビア放送会社（CBS）が約千人の若者を対象に行った調査では、その九〇パーセント近くが学校は安全だと思うと答えています。

ほとんどの学校は、金属探知機を設置したり正門にガードマンを配置するなどの方法をとることなく安全性を高めようとしてきましたが、それらが必要になるときもあります。学校内の一斉捜索や個別の検査が正当化される場合もあります。最高裁判所は学校で凶器を持っている可能性がある生徒に対しては、個人的な持ち物やロッカーなどを検査することができるとの裁定を下しました。この場合、学校関係者は警察とは違い、その検査を行うのに令状や、容疑者が法律に違反している可能性を示す証拠を示す必要はありません。

一九九四年に定められた連邦校内銃器取締法によれば、学校は銃器を持ってきた生徒を少なくとも一年間強制停学させることができます。さらにそのような生徒は司法制度や少年犯罪制度にも報告されます。

## いじめをなくす

学校における銃乱射事件の広がりは、これまで見過ごされてきた、10代による10代への暴力の新しい形態があることを明らかにしました――それはいじめです。狙撃事件を起こす若者は、それまでの人生で、長期間にわたって仲間外れにされたり、ひどいいじめを受けたりしていたことがわかっています。銃の乱射などの殺人事件を通して私たち大人が知ったことは、多くの若者が仲間から多大な苦痛を味わされているということと、どのような理由があるにせよ、彼らがひどく感情的に傷つけられたときには、狙撃事件が起こっても不思議ではないほど簡単に銃器が手に入る、ということです。

一九九九年に中西部の中学校で行われた調査によると、五人中四人の生徒が悪口、言葉による脅し、身体的な暴力行為、などの何らかのいじめを少なくとも一ヵ月に一回は行っていると答えています。また一九九九年に十四歳から十六歳の子どもを対象に行われた研究から、いじめられっ子同様にいじめっ子も、うつ病や自殺念慮のような心理的問題を抱えていることが分かってきました。いじめっ子の半数は同時に他の若者からひどい侮辱を受けているのです。

**まず初めに** 私たち大人が、からかいは若者にとって害のない儀式であるという古い観念を捨てるべきです。軽くからかうことは、それほど相手を傷つけないかもしれませんが、嘲笑は見過ごしてはいけません。他人の感情を傷つけることは間違っていると子どもたちに教えてください。誰かにからかわれたらどういう感じがするかということも彼らに話してください。

**いじめられっ子を守ってあげるように言う** 周囲の人たちがもっと勇気を出して介入すれば（たとえば「彼をいじめないで。そんなことをしても誰もあなたを『かっこいい』などとは思いませんよ」というふうに）、おそらくほとんどのいじめっ子は廊下をこそこそ逃げていき、うぬぼれた気持ちもなくすでしょう。少なくとも嫌がらせがあることを教師に伝え、その件をうまく処理してもらうことは正しい行為です。

**小さないじめの徴候を見逃さない**　若者はとても困惑していて、自分がいじめられていることを、お父さんやお母さんに言えないかもしれません。何か問題があることを示唆する行動としては、突然学校に興味がなくなったり、成績が下がったり、登校しようとしなくなったり、朝になると胃痛・頭痛のような心身症的な症状を訴えたりすることが挙げられます。理由が分からない打撲など身体のけがにも親は気をつけるべきです。このような症状は重要です。なぜならうつ病などの重大な問題が隠れている場合があるからです。

**子どもがいじめられているのではと思った**ら、暴力に訴えることなく自分の権利を主張する術を子どもに教える。面と向かって主張することに危険を感じたなら、その場を離れ学校関係者に知らせるべきです。

それでもいじめが続いた場合はどうしたら良いでしょうか。二年生の男子が、教室に入って来た太った女子に必ず不快で傷つくような言葉を繰り返し浴びせかけているとすれば、すぐに学校の管理部門に報告し、注意してもらってください。その女子の両親は、学校長との面会を申し出てもいいのですが、もし彼女が親の関わりを不快に思っているのならその状況への対処法を子どもに助言することもできます。常にこれらの選択肢を子どもに与えてあげてください。

全国父母教師協議会は、いじめの被害者（もしくはその親）は、名前、日時、場所ならびにそのときの状況などをいじめられるたびに記録し、学校長へその記録用紙を提出するよう推奨しています。

ただし、単に二人の敵対者を離すだけで事態が解決する場合もあります。先ほどあげた男子の場合は他の教室へ移されるようになるでしょう。そうなればその男子と女子はそピア・メディエーション（仲間による和解）：特別に訓練された調停役の生徒が，必要以上に教師の力を借りることなく，公平な第三者として仲間同士の問題を平和的に解決します。

プロセス・カリキュラム：問題解決の仕方を学ぶコース，あるいは日課。

ピーサブル・クラスルーム：生じた問題についての解決方法を日々の学級運営に反映させる方法について，教師は指導を受けています。強調すべき点は，協調し効果的なコミュニケーションを実践すると共に，多様性を認めることを学ぶところにあります。

ピーサブル・スクール：上で挙げたあらゆるアプローチが組み込まれている学校。

**学校に設けられている争い事の解決法**

の後ほとんどすれ違うことがなくなります。中学を卒業する頃には彼は成長し，ほとんど残酷なことを言わなくなります。もっと重い措置としては停学や除籍があります。

多くの学校ではカウンセリングプログラムを設けています。反社会的な生徒が自らの怒りをコントロールし，争い事を平和的に解決する方法について学べるようにするのが目的です。もっとも一般的なプログラムは，囲みに示される「学校に設けられている争い事の解決法」の四つです。

意に反してもし学校でそのようなプログラムを組んでもらえないのであれば，子どもの安全について学校側と話し合っている間は，子どもを登校させないようにしてください。かなり思いきった方法ですが，学校関係者に状況の重大さを認識させるためには必要です。自分の子どもをいじめから守るため法的手段に訴えざるを得ない親もいます。しかし通常はこのような問題は訴訟にまで至らずに解決します。

以上のプロセスを通じて、子ども自身にはまったく非がなく、間違っているのは他の人であるということを伝えてあげてください。そして時間をかけて子どもを十分サポートをしてあげてください。自尊心が高まるように、自分が多くの点においてすばらしい人間であることを気づかせましょう。

### 10代とギャング団

一九九〇年代前半にアメリカのギャング団員の数は六倍以上に増え、一九九二年の四千八百八十一人が一九九六年には約三万一千人にもなりました。一九九五年から少年犯罪防止局の国立青年ギャングセンターでは、約三千の警察署と保安事務所に問い合わせを行い、地方のギャング団の活動について毎年調査をしています。最初の調査において、自分たちの地域に青年のギャング団がいると答えた警察機関は五八パーセントに上りました。その後少しずつ減少し一九九六年には五三パーセントに、そして一九九七年には五一パーセントになりました。

ただし、その結果はギャング団が主に中心市街地の現象であるとするこれまでの認識とは違うものでした。それでも大都市における数は多く、ギャング団の存在を把握している管区は全体の七四パーセントにも上りました。郊外の地域では五七パーセントで、大都市ほどではないにしろ小規模な都市（三四パーセント）よりはるかに高い割合でした。田舎がギャング団の温床になっているとの見方はほとんどなく、道路をギャング団員がうろついていると答えたのは二五パーセントにすぎませんでした。最近は、ギャング団の数は小都市や郊外もしくは田舎の地域では増えていて、大都市中心部では減少してきています。

もう一つの驚くべき傾向は、女性の数が激増していることです。これまでは男性の数が二十対一の割合で女性の数を圧倒していましたが、現在は、全都市のギャング団員数の約四分の一から三分の一を10代の女子が占めると考えられています。因みにギャング団員の約四分の三は十五歳から二十四歳であり、六人に一人が十四歳以下です。

自分の子どもがギャング団に入ろうとするのを親が心配するのは当然です。年配の団員は薬物の売買や犯罪行為に頻繁にかかわっています。ギャング団に入ると男女は薬物に溺れたり、ピストルで撃ち合ったり、破壊行為や盗みをする機会が増えます。一つ言えることは、一員になりたがっている子ども、もしくは仲間にとても影響されやすい傾向のある子どもにとって、ギャングは魅力的に映るということです。さらにギャングに属することで得られる安全性と匿名性が時折彼らに奇妙な影響を与え、自分ひとりでは考えられなかったようなことをするようになります。

「ギャング団員になった人は大きく変わります」とケネス・スラキン医師は述べています。彼はフォートローダーデール地域で児童青年期精神科医として、何年もギャング団員に関する仕事をしてきました。「ギャング団に長く所属していると、人間としての基本的なモラルは失われ、そのグループの価値観に簡単に染まってしまいます」と彼は述べています。

しかしギャング団に入っているすべての若者が犯罪行為に及ぶわけではありません。実際多くの若者はそういうことをしません。アメリカには約八十万人のギャング団員がいますが、そのなかのかなりの団員が、ただの「ギャング団員かぶれ」なのは間違いないでしょう。それはスラキン医師が言うところの「団員の中軸ではなく下っ端」です。

ギャング団に入るのは、若者の反抗心や劇的状況を求める気持ちの現われです。彼らは仲間意識、団のカラー、そして他の団員と区別する手のサインなどに魅力を感じています。

「このような若者にとってはギャング団がまるで社交クラブのようになっています。彼らは学校で会って、誰がどのギャング団に属しているかを話し合います。彼らは一晩中出歩いたり、集まって犯罪を起こしたり、縄張り争いをする団員とは違います」とスラキン医師は述べています。

## ギャング団から子どもを守る

全国父母教師協議会は、地域や学校におけるギャング団の活動状況についての情報を得るため、親が身近にある警察署を訪れるよう推奨しています。ギャング社会の底辺にいる若者のなかには、その魅力に取り付かれている若者もいますが、自尊心が低い若者や落第したことがある若者もまた、ギャング団に走ります。ギャング団と親密に関わっているのではないかと疑わせる手がかりをいくつか挙げます。

・友人が変わる。
・色のコンビネーションが同じ服を繰り返し着る。
・手のサインをちらつかせる。
・自分の行動や行き先について言わない。
・出所が分からないお金を急にたくさん持つ。
・学校のことを気にしなくなる。
・薬物乱用の徴候。
・入れ墨（自分でインクを使って書いたものや、専門家に依頼して入れたものがある）。

若者がギャング団の生活スタイルに陥らないようにする一番良い方法は、これまで本書のなかで一貫して強調してきた原則に従うことです。つまり子どもに愛情を注ぎ、子どもと一緒に時間を過ごし、子ども自身や子どもの世界と身近に接することが必要です。たとえ子どもがあなたを拒絶しているように見えてもそうしてください。ギャング団が若者にとって代理家族として機能している悲しい実例もあります。若者が愛されていると感じ、ありのままの自分を家族に受け入られていると感じることこそが、ギャングに対する魅力を薄れさせるのです。

## 新入生に対するしごきを止めさせる

一九七〇年代初頭、カウンターカルチャー（反体制文化）の高まりに伴ってアメリカの大学におけるフラタニティ（男子大学生の社交クラブ）は、いったんキャンパスからほとんど姿を消してしまいました。しかし、その後は、所属するメンバーの数が約五十万人と三倍以上に増え、同時に伝統行事のしごきによる死亡や傷害の件数も増加してきました。平均して毎年四人の学生が死亡し、それよりずっと多くの学生が傷害を被っています。それはフラタニティやソロリティ（女子大学生の社交クラブ）に入部する約束をしたり、大学のスポーツチームで他の選手から気に入られようとするときに起こっています。また、同じようなことが高校でも広がりつつあります。

しごきは目新しいことではありません。あらゆる種類のサークル、団体、あるいは組織で、メンバー間の結束を促す方法として、入団式が行われてきました。悪ふざけやいたずらのつもりが、恥をかかせたり面目を失わせたりする、仲間入りの儀式になっています。たとえば新入生に大学のキャンパスを裸で無理やり歩かせたり、いくつかのお酒を混ぜたものを一気に飲ませたり、ある学生の個人的な奴隷にしたりすることが挙げられます。「知識をもたらす」と言って、入団しようとする新入生の頭を辞書で叩きつけるなどの行為は、サークル活動を口実に単なる身体的暴力を加える一例です。そこにいる者は喜んで見ていて、そうした行為をとがめることはありません。

一九九九年ニューヨークにあるアルフレッド大学（この大学では二十年前に、ある二十歳の男子学生が、致死量のビール、ワイン、バーボンのカクテルを飲まされたうえ凍えるほどの気温のなか、車のトランクに閉じ込められ、寒さと急性アルコール中毒によって死亡しました）による調査では、アルコールはすべてのしごきの儀式の約半数で使用されていました。当時はたった三つの州だけがしごきを禁止する法律を定めているにすぎませんでした。現在ほとんどの州で同じような法律を定めてはいるものの、しごきは相変わらず続いています。

もし親が自分の息子や娘にフラタニティやソロリティへの参加を思いとどまらせることができないと感じたら、しごきがどれほど危険なものか説明し、加害者や被害者もしくは傍観者として、良俗の限界を超えるしごきには絶対参加しないように言うべきです。あとは本人の常識に任せるのみですが、もし入団式に参加していて、事態が手に負えなくなったとしたら、そのときはその場を離れるべきです。残忍なしごきを取り締まろうとしている多くの大学では、ひどいいじめを黙って見ている者は積極的に蛮行にかかわっている者と同等に見なされます。罰としてその学生は大学から除名され、スポーツチームはその年活動できなくなります。新しい友達を作るもっと良い方法は、他にいくらでもあります。

### 家庭における安全

10代の若者がいる家庭で、その安全性について配慮しておかなければいけない物とは、主に有毒物質と銃器です。もし捨てることができないなら、両方とも安全に保管しておいてください。

### 薬物中毒の予防

少なくとも子どもの薬物中毒の五件に四件は、家庭で起こっています。米国中毒センターの中毒監視システムによると、十三歳から十九歳までの若者による薬物中毒は、一九九七年に約十六万件を記録したそうです。その四四パーセントは自殺企図や、恍惚感を味わうための故意の使用、もしくはその他の目的のための実験的な誤飲によるものです。

**あなたにできること**　子どもが手を触れるおそれがある、もしくは自分自身を傷つけるために使っているのではないかと思わせるような医薬品や医薬部外品がないかどうか、家を探してみてください。家中を探して以下に挙げているような物があれば、片付けるか捨てるかしまってください。もし子どもに自殺の危険性があると感じたなら、アルコールを含め、毒物となり得る物を家から一掃してください。そして子どもにふさわしい専門的な援助を見つけてあげましょう。

### 銃器の安全性

拳銃の三分の一は、弾が込められた状態で、家庭の鍵のかからないところに保管されてい

| 最も一般的な原因 | 件数（6歳から19歳までが対象） |
|---|---|
| 家庭におけるクリーニング剤 | 19,555 |
| 植物 | 16,621 |
| 炭化水素 | 9,628 |
| 化学物質 | 9,040 |
| 殺虫剤／農薬 | 8,102 |
| 接着剤／糊 | 4,308 |

出典：1997年毒物曝露サーベイランスシステム

**表14-4　中毒を起こす物質**

ます。米国の全世帯の三五パーセント以上に銃器があり、そこでは殺人が起こる危険性が武器がない家庭に比べ三倍高くなります。また家族が自殺をする危険性は五倍高くなります。一方、銃が防衛のために実際に使用されたのは、家宅侵入全体の二パーセント以下でした。実のところ、銃は侵入者に対して自己防衛のために使用されるより、顔見知りの人に対して使用される例の方が二十二倍も多いのです。

一九九七年には、二百五十八人の10代の若者が思いがけず銃で撃たれ殺されています。そのなかの五人に三人が、家のなかもしくは家の近くで殺されています。しかし銃器による若者の死亡者数は、武器によるそれの約十分の一にすぎません。「もっと大きな問題は10代の若者が銃を手に入れることができるということ、それを自殺や殺人のために使用しているということです」と、キャサリン・カウファー・クリストフェル医師は指摘しています。

**あなたにできること**　「親ができる一番安全な行動とは、家に銃を置かないことです」とシカゴの子ども記念病院で暴力傷害予防センター長をしているクリストフェル医師は述べています。しかし、もしあなたの家に武器があるなら、急いでそれを安全な方法で保管してください。

・銃をしまう前に弾薬を抜く。
・引き金をロックして銃の打金を下ろし、鍵のかかった安全なケースに入れる。そして鍵のかかる引き出しやクローゼットにしまう。何処に隠したか知っているのはお父さんとお母さんのみ。弾薬は離れた場所に置き、鍵をかける。
・銃器を掃除するときは決してそばを離れず、終始誰かが見張っておく。

かなりの数の銃が流通しているため、あなたの子どもが友人の家で銃を見かける場合もあるでしょう。青年期の若者は大人の指導なしに銃に触れてはいけません。たぶんそのときが初めてでしょうが、友人同士で（おそらく初めて）親の銃で遊んでいて事件が起きてしまった、という記事をあまりにも頻繁に見かけます。「心配ないよ。それには弾丸は入ってないから」と言ったのに弾丸が発射され、一方の男子が負傷したり死んだりしています。その場合、もう片方の男子は何年も心に傷を負って生きていかなければなりません。

あなたの子どもが誰か他の子どもの家にいて、大人が誰もいないときに銃を見せられた場合は、すぐにその場から立ち去るように指導してください。そのとき、子どもが友人の前で面目を失うことがないように、置かれた状況を巧みに切り抜ける方法を教えてあげてください。言い訳をする（「今思い出したんだけど。お母さんにドライクリーニングを取りに行くように言われていたんだ。店が閉まる前に行かなくちゃ」）、もしくは、友人たちを説得して何か他のことをしに出かけるという方法もあります。

**エアーガン、エアーライフル、ペレットガン、BB銃について**　これらの銃は火薬を使わないとは言え、ただのおもちゃではありません。このなかには弾丸の初速が秒速七〇〇フィート（二一〇メートル）以上のものもあります。その衝撃度たるや、その半分のスピードでも皮膚や骨を貫通してしまうほどです。これまでに不注意によって失明した若者や、エアーライフルや同類の銃で遊んでいて殺された若者がいます。

弾丸を発射するおもちゃの銃でも十分傷害を引き起こす原因となり得ます。米国消費者製品安全委員会の調査によれば毎年七百五十件の傷害事件が起きています。たとえ人を傷つける目的でないにしろ、親は本物そっくりのプラスチック製ライフル銃や拳銃を子どもが外に持ち出さないよう十分気をつけてください。社会のなかに銃が溢れているため、警察官は、特に夜は本物と偽物を区別することができない場合があります。このため偽物の銃を持っている若者に対して警官が銃を撃つこともあります。そして若者が銃で撃たれ死んだり傷害を負って倒れこんだあとになって初めて、それが本物そっくりの模造品だったことが判明するのです。

**今や週に五日は家で一人ぼっちで過ごしている——ホームアローン**

子どもが家で一人で過ごせるだけの年齢になったら、子どもにとって安全な家庭にすることが重要です。学校がある日には、青年期の若者の三人に一人が、家に帰ってきても一人っきりです。警察の発表によれば、午後二時から午後八時までが「犯罪が起こりやすい時間帯」です。若者による違法行為の半数以上がこの六時間に集中しています。

子どもの専門家は一様に、子どもが十一～十二歳になれば、日中でおよそ三時間以内であれば、いわゆる「鍵っ子」として一人で留守番させることが可能であるとしています。しかし、あなたが子どもにそうさせる前に考慮しておかなければいけないことが幾つかあります。たとえば近所は安全か、緊急事態に手を貸してくれるような隣人はいるか、などです。

一番大事なのは、あなたの息子や娘がこのような重大な責任を引き受けることが出来るかどうかです。鍵っ子はかなり強い恐怖感、ストレス、寂しさ、退屈を感じると報告されています。そして欠席日数が増え、テストの点も下がってきます。そのような状況に置かれている若者と長時間一人っきりでいることのない若者とを比較すると、前者の方が性交渉や薬物乱用の頻度がより高い傾向にあります。前世代の若い男女がその手の誘惑から引き離されていたのは、そうする機会自体がなかったことが理由の一つです。かつて母親は家にいることが多く、家族といえば三世代以上が同居する拡大家族が一般的でした。

チェックリスト——子どもに午後の留守番をさせる前に　留守番をする子どもは次に挙げることができなくてはいけません。

・電話の正しい応対の仕方がわかる　知らない人からの電話に、今一人で家にいるということを決して話してはいけません。次のような返答がこの場合適切でしょう。「お母さんはちょうど今電話に出られません。あなたの電話番号を教えてもらえれば、あとで折り返し電話をかけるように言っておきます」。

・火事、急病、玄関に不審な人物がいる場合、その他の緊急事態にどうすれば良いか、誰に電話をすれば良いか知っている　それぞれの事態が起こった場合、どういう行動を取れば良いかについて教えてください。冷蔵庫や家にあるすべての電話の近くに緊急事態用の電話番号を目立つように記しておきます。そして家から脱出するルートについては、少なくとも二つは教えてください。

・切り傷、擦り傷、鼻血、軽い火傷などのとき、救急薬品の所在や基本的な応急手当の仕方がわかる

・電気ブレーカーのスイッチの入れ方、ヒューズの交換の仕方がわかる

・トイレの水が漏れたり溢れ出たりしたとき

のために、メインのバルブだけでなくすべてのトイレや洗面台のバルブ栓が何処にあるか知っている
・コンロの火の消し方を知っている　台所には消火器だけでなく重曹、小麦粉も置いてください。油から炎が上がったら、決して水を投げ込んではいけないことを教えてください。
・緊急事態にあなたがた両親と連絡を取る方法を知っている
・かかりつけの小児科医、ふさわしい病院、家族が入っている保険やそのタイプについて知っている

留守番の間の一般的な規則や責任についても決めておく　混乱をなくすため、次に挙げる事柄について書きとめることをお勧めします。

・友人を家に呼んでも良いか。それは何人までか。同性の友人だけか。
・どういう状況でなら玄関に出て良いか。もしくは玄関のドアを開けてはいけないのはどういった場合か。
・どういう行動が禁止されているか。たとえば家にケーブルテレビが引かれてるなら、見てはいけないチャンネルはあるか。

午後に家を留守にする親は、自宅のテレビや、インターネットに接続したコンピューターをコントロールできる道具を手に入れたいと思っているかもしれません。絶対確実な方法ではありませんが、「Vチップ」やウェブフィルターは家庭に送られてくる番組の種類を選ぶことができるシステムです（第11章「現代っ子」を参照のこと）。

・親が帰宅する前に宿題を終わらせるか。または、いくらかの家事を済ませているように言われているか。

子どもが一人になる午後は、できるだけ連絡をとるように努める　たとえ「今日はどうだった？」というような短い会話であっても。子どもは親、もしくは他の信頼できる大人に対して、電話、ファックス、メール、ポケッ

トベルを使っていつでも思いを届けることができる状況に置かれるべきです。

**もしあなたが夕方に外出したり、遠くへ行くときには**　いつごろ家に帰ってくるかも含めて、旅程表を残しておくように。

**お父さん、お母さん、帰るのが遅い！**　もし遅く帰宅するなら、その予定を子どもに言っておくように。子どもたちだって、あなたと同じように心配します。

**放課後のもう一つの過ごし方**　片親や共働きの親が増えている現代は、午後の時間を有効に使えるように学童保育を設ける公立もしくは私立の学校が増加してきています。終業後のケアの必要性を認識した連邦政府は、一九九九年に割り当て金額を二倍の四億五千万ドルに増やしました。しかしそのプログラムは主に親から支払われたささやかな料金で運営されています。

このような始業前もしくは放課後のサービスは、年齢が上の男子女子も何人かは対象となっていますが、一般的には幼稚園に入園する前から八年生まで受けることができます。二つの全国的な研究によれば、このようなプログラムは多くの年齢の子どもたちにとって価値あるものになっているようです。

青年期前期の若者は社交性が増す時期です。そのため多くの若者は仲間のなかで過ごすことで成長します。そのプログラムにはボードゲーム、スポーツ、自由時間、宿題をする時間そして個別指導の時間が組まれています。ある調査結果によると、学校長の五人に二人が学童保育の子どもたちには問題行動が少ないと述べています。また半数の学校長が、こうした子どもたちは大人に協力的な傾向が見られるとも答えています。

アメリカのＹＭＣＡ（キリスト教青年会）は学童保育を行っているアメリカで最大の組織です。学童保育を受けている児童の十人に一人以上が、国内の約八千カ所でＹＭＣＡが行っているプログラムに参加しています。

このようなサービスをある程度まで行っている他の私的組織としては、ボーイズクラブ・オブ・アメリカ、キャンプファイア・ガールズ、発達に遅れのある子どものための知的障害者協会などがあります。

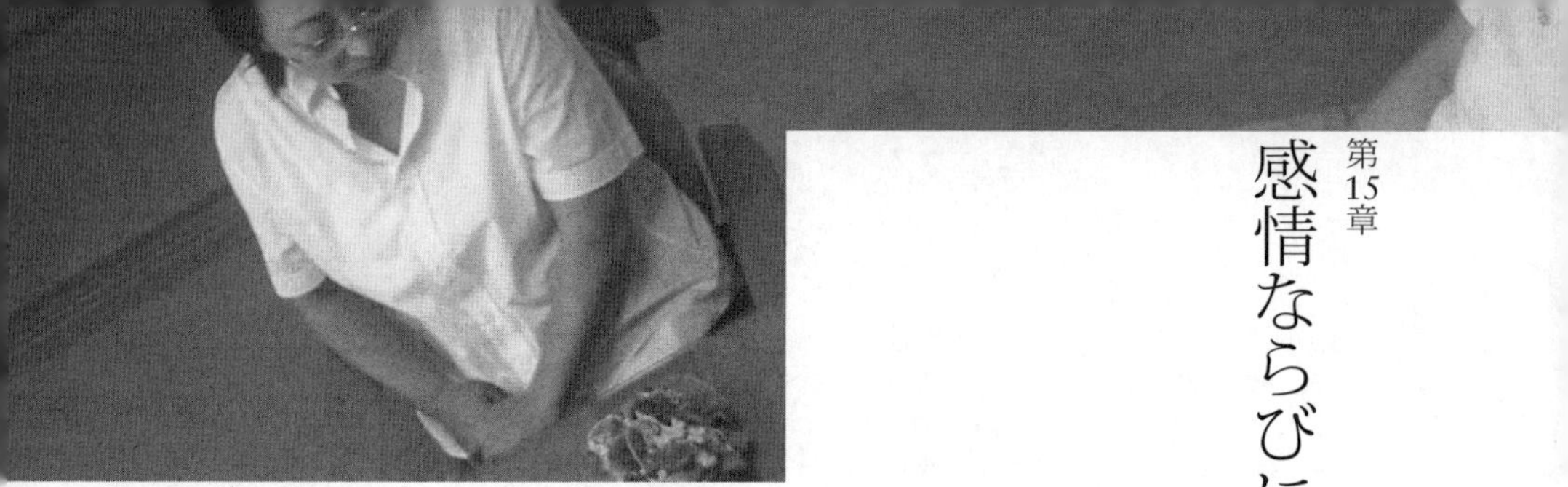

第15章
# 感情ならびに行動上の問題

自分の子どもの急激な気分のゆれを一年、二年と経験している親のなかには、青年期自体が感情障害ではないかと考える人もいるでしょう。結局のところ、心理的な障害の徴候に似た行動が、ある時期にはどのような10代の男女にも認められます。違うのはその期間と頻度のみです。

実のところ、現代の子どもたちはとても落ち着いていて、しかもはつらつとしています。米国公衆衛生局によると、10代の若者の十人のうち九人は、大きな感情ならびに行動上の問題を起こしません。しかし、約六百万人とも言われる若者が、うつ病や強迫性障害などの精神疾患を患っており、そのなかで実際に治療を受けているのは、不幸なことに五人に一人だけです。

子どもが重大な心理的問題を抱えている徴候としては、家族や友人から距離を取る、突発的でしかも長引く学業成績の低下、かつては喜んで参加していた活動に対する興味の低下、周りが心配するような新しい仲間との交際、などが挙げられます。身体疾患の症状を装って精神疾患が発症する場合もあります。

「頭痛、腹痛、もしくは急性感染症の症状がなかなか良くならない子どもに出会う場合があります。彼らとよくよく話をしてみると、四六時中深い抑うつ状態にあることが分かります」と、サンフランシスコのカリフォルニア大学モフィット病院で思春期科長をしているチャールズ・アーウィン医師は述べています。

- 現在の問題点や症状
- 既往歴や治療歴を含む完全な病歴
- 心理社会的な病歴：たとえば，今までに感情もしくは行動上の問題はなかったか。もしあれば治療が必要であったか。喧嘩っ早いか。今までに凶器を持ち歩いたことはあったか。
- 身体的虐待，性的虐待，薬物乱用の既往はあるか。
- 両親や家族の精神的健康についての既往。
- これまでの発育歴，学業成績，友人ならびに家族関係についての情報。

**精神的健康の評価に必要な情報**

## 感情ならびに行動上の問題が生じる原因について

一般的に、心理的な問題は体内の生化学的変化と環境との相互作用によって生じます。ちょうど感情的なストレスが原因で身体に大きな支障が出てくるのと同じように、ある身体的変化が感情や周りの環境に対する知覚にさえ影響を及ぼすことがあります。

では遺伝子の役割についてはどうでしょうか。「生まれつき」うつ病の人はいるのでしょうか。または「生まれつき」不安な人はいるのでしょうか。必ずしもそうではありません。しかし、この章で議論する障害の多くにおいて、時折遺伝的な素因が関係してきます。精神疾患の既往および家族歴がある父親や母親は、子どもに何らかの感情障害独特の徴候がないかどうか、注意深く観察しておいた方がよいでしょう。子どもの振る舞いに気がかりな点があるときには、心理的ないし身体的な問題がないかどうか、まず小児科医に診てもらうべきです。必要に応じて、その小児科医が青年期の感情や行動上の問題に精通している治療者を紹介してくれるでしょう。検査、紹介システム、ならびに精神保健の専門家についての情報は、この章の四三〇頁の「若者に必要な助けを得る」を参照してください。

## 感情や行動上の問題をもたらす疾患

### 気分障害

**うつ病**　青年期の若者の十三人に一人が、うつ病の症状を経験します。しかし親が子どものうつ状態に気づくのは非常に困難といえます。それは、彼らが感情を表に出さず、問わず語らずの姿勢を貫くことだけが原因ではありません。失恋、家族の死、学業不振や失望のようなはっきりとした理由でうつ病になる若者もいますが、大人のようにはっきりした理由がないのに重いうつ病になる若者もいるのです。さらに大人の場合と違って若者のうつ病が複雑なのは、彼らがうつ病になっても全く悲しそうに見えない場合があるからです。なかにはひどく興奮した様子で、たびたび問題を起こす子どももいます。そしてその状態はしばしば注意欠陥／多動性障害、学習障害や行為障害に間違われます。

うつ病は大うつ病と小うつ病に分類されます。大うつ病は、二週間以上深い絶望感にさいなまれていることに加え、四二〇頁記載の七つの基本症状のうち少なくとも四つが認められることに基づいて診断されます。一方、小うつ病もしくは気分変調症では、明らかな症状がなく日常生活もそれほど障害されていない状態がしばらく続くことがあります。子どもは抑うつ状態に慣れてくるため、自分の落ち込んだ気持ちを正常な状態だと思い込み、受け入れるようになるのかもしれません。いくつかの研究によれば、軽いうつ病に陥っている子どもの多くはやがて大うつ病になり、通常は七カ月間から九カ月間その状態が続きます。

**うつ病とジェンダー——男子は戦士、女子は心配性**　うつ病の割合を男子と女子で比べると、十一歳ごろまでは比較的同等です。しかし、青年期になるとうつ病の発症は女子が男子の約二倍になります。それはなぜでしょうか。おそらく、成人女性が成人男性の二倍うつ病に罹患するのと同じ理由です。つまり女性は、自分自身そして自分の人生に関して内省的であるように遺伝的に決定付けられているのです。カリフォルニアの若者六百十五人を対象にした調査において、女子より男子の方が悩んでいる割合が高かった項目はたった一つで、それはスポーツなどの活動における成功に関してでした。一方、女子はアンケート用紙に書かれていた、スポーツ以外の質問すべてに関して不安を感じていることが分かりました。具体的に言うと、外見、人気、個人的な問題、安全、友情、恋愛、家族の問題そして自分自身が良い人物かどうかなどです。

## 双極性障害

躁うつ病（現在では正しい医学用語では

*訳注　躁うつ病と同義語。双極性障害は主に双極Ⅰ型，双極Ⅱ型，ならびに気分循環性障害に分類される。ここに挙げている例は双極Ⅰ型。

ありませんが）という用語は、適切にその意味するところを表現しています。双極性障害*では、多幸感のある気分高揚（躁病エピソード）から憂うつな気分低下状態（うつ病エピソード）まで気分が上下し、その間は正常状態を保ちます（この章の四二二頁の囲みを参照のこと）。

少なくとも二百万人ものアメリカ人と、百人に一人の10代の若者が双極性障害、またはより症状が軽い気分循環性障害に悩まされていると言われています。「双極性障害を患っている人びとは、躁病エピソードのときは愉快になります」と、チャールズ・アーウィン医師は、ある一人の患者のことを思い出しながら述懐してくれました。「その患者は信じられないほどの成功を収めていました。彼は高等学校の総代であり、アイビーリーグの大学を四年以内に卒業したのです。いわば一座の花でした。しかしその後、彼はひどくふさぎこみました」。その若者は決して治療を求めず、のちに自殺しました。自殺は、躁うつ病を患っている若者にとって極めて現実味のある問題なのです。

双極性障害には他に二つのパターンがあります。双極Ⅱ型障害では、どちらか一方の気分が優位です。つまり、たびたびのうつ病エピソードを繰り返し、ときどき軽躁病エピソードが加わるか、もしくはその逆です。うつ病エピソードと躁病エピソードが同時期に起こった場合、双極性障害混合性エピソードと呼ばれています。

## 不安障害

10代の若者が絶えず不安に思うものを三つだけ挙げるとすれば、初デート、卒業試験、ニキビになるでしょう。不安を感じること自体が青年期の一部といえます。一九九九年にミシガン大学の研究者が八千人の若者を対象に行った調査によると、その三分の二が少なくとも週に一回はストレスを感じ、三分の一が毎日少なくとも一回はイライラしていました。

不安は、生活上のストレスに対する正常な反応であり、神経過敏な状態が必ずしも有害

基本症状

1．悲しみ，不安，涙を流す
2．睡眠過多または不眠（早朝覚醒）
3．食欲低下，または食欲亢進
4．ほとんど毎日の易疲労性，または気力の減退
5．罪責感，無価値感，無気力，絶望感
6．思考力や集中力の減退，または決断困難
7．死についての反復思考，実際計画はしていない反復的自殺念慮，自殺企図，または自殺するためのはっきりした計画を持っている。

その他の徴候と症状

・学業成績の急激な低下
・活動，趣味に対する興味や喜びの消失
・家族や友達との交流を止める。そして，部屋やトイレでかなりの時間引きこもる
・落ち着きのなさ，退屈
・攻撃的な行動や爆発的な暴力につながるイライラ感
・強い自己批判
・アルコールや薬物乱用
・風貌に対する無頓着さ
・頭痛，めまい，胃痛など，身体症状を頻繁に訴える
・忘れっぽさ
・自傷，または身体の傷跡

**大うつ病の徴候と症状**

とは限りません。実際そのような状態に置かれた場合、最大限の力が発揮できる場合もあります。普通は強いストレスが加わると、脳やホルモンの活動が慌ただしく変化します。そのような反応は、闘争逃避反応と呼ばれています。身体が課題にうまく対処するよう変化するのです。そして意識は研ぎ澄まされ集中力が増して、力がみなぎってきます。

一方、対照的に、不安障害は人を無能力にします。それは家系内で遺伝しやすい疾患です。その不安は圧倒的で抗しがたく、ときに恐ろしくもあります。あるいは、はっきりした原因もなく、比較的軽い不安が絶え間なく続くかもしれません。若者の約七人に一人は不安障害になる可能性があり、この年代では一番ありふれた精神疾患です。以下に不安障害の主な六つのタイプを記しています。

## 全般性不安障害

**定義**　六ヵ月以上続く過剰な心配や恐怖。

全般性不安障害の若者は、完璧で優秀な生徒かもしれませんが、過剰にあらゆることを

心配します。もしくはそう見えます。たとえば学校に遅れないか、一幕の演技コンテストで自分の台詞を忘れ、全校生徒の前で我を忘れてヘマをしないだろうか、来年は運転免許の試験を受けなくてはいけないが、何をどうしたら良いのか、明日何を着れば良いのだろうか、といった具合です。

底流にある心配のために、不安感、完璧主義、もしくは過剰適応に陥ります。しかし、他の不安障害と違い、全般性不安障害では、若者が不快な状況を避けなければならないほどひどくなることは滅多にありません。全般性不安障害になった若者の約半数は成人になっても症状が続き、残り半数は成長とともに症状がなくなります。

**全般性不安障害の徴候と症状**

- 落ち着きがない
- 頭痛
- めまい
- 集中力低下
- イライラ感
- 筋肉の緊張
- 睡眠障害
- 易疲労感
- 震えまたは筋肉のひきつり
- 吐き気
- のどが締めつけられるような感じ
- 異常な発汗
- ほてり
- 息苦しさ
- 過敏

**分離不安障害**

**定義**　両親や、その人の生活における重要人物から分離する際に生じる異常な不安が少なくとも一カ月続く状態。

このような不安のある若者はしばしば登校を嫌がり、身体症状を訴えます。原因は不明ですが、分離不安は男子より女子に多く、大人数の家族や堅く団結した家族に多い傾向があります。また家族の人が病気になったり死んだりしたあとに、引き続いて生じる場合もあります。

- 多幸感
- 親しく，社交的態度
- ひどいイライラ感
- 誇大妄想や自己肥大感
- 大声でしかも過剰に早口でしゃべる。
- 非常に早く考えが変わり，著しい転導性の亢進をみる（注意をひく外界の刺激によって注意が容易にそらされること）。
- 活動性亢進。何日もほとんど，あるいは全く寝ずに過ごせる。
- 過剰な性活動
- 適切に判断できずに向こう見ずな行動に出る。
- 不快で挑発的な行動

**躁病の徴候と症状**

分離不安障害の徴候と症状

- 親から離れるとき、子どもはひどく落ち込み、そして（あるいは）親が危害に遭うのではないか、死んでしまうのではないかと恐れます。そして（あるいは）親から引き離されるのでないかという恐れが生じます。
- 学校や、その他の場所へ行くことへの恐れ
- 一人になること、もしくは親がいなくなることへの恐れ
- 近くに親がいないときに眠りにつくことへの恐れ
- 分離を主題とした悪夢を繰り返し見る
- 親から離れたとき、もしくは離されそうなときに、腹痛、頭痛、その他の身体的不調を繰り返し訴える

## パニック障害

**定義**　何もできなくなるような、強い恐怖を感じる発作（パニック発作）が繰り返し起こるのが特徴。

三百万人から六百万人のアメリカ人が罹患していると言われているパニック障害は、一

般的には十五歳から十九歳のあいだに表面化してきます。パニック発作は、特定の出来事がきっかけで引き起こされることもありますが、寝ているときにも突然生じることがあります。

発作は、平均五分から十分間続きます。「子どもにとってそれは非常に恐ろしい出来事になるでしょう。彼らはよく、気が狂ってしまった、もしくは心臓発作になったのではないかという恐怖におののき、緊急治療室に駆け込んできます」とチャールズ・アーウィン医師は述べています。実際、パニック発作の特徴には心臓発作に似たところがあります。動悸、胸痛、息切れ、発汗、めまい、吐き気。こうした症状を訴えた子どもは、潜在的な原因がないか注意深く評価する必要があります。

多くの若者は決して二度目のパニック発作を経験しません。そのことは、彼らはパニック障害ではないということを意味します。しかし、その状況に苦しんだ経験のある若者たちは、いつどこで次の発作が起こるかということを深く心配しています。彼らは、多くの場所や状況を避け行動範囲はだんだん狭くなっていきます。たとえば、もし彼らが最後のパニック発作のとき運転していたならば、車に乗ることを恐れるようになるかもしれません。

**パニック障害の徴候と症状**　少なくとも次に挙げる症状のうち四つを満たすこと。

- 動悸
- 発汗
- 身震い、または震え
- 息苦しさ
- 窒息感
- 胸痛もしくは胸部不快感
- 吐き気もしくは腹部の不快感
- めまい、ふらつき
- 自分自身から離れている感じ（離人症）
- 現実でない感じ（現実感喪失）
- 自分自身のコントロールを失うことに対する、もしくは気が狂うことに対する恐怖
- 死んでしまうのではないかという恐怖

・感覚麻痺、もしくはピリピリした痛み
・悪寒、もしくはほてり
・再びパニック発作が起こるのではないかという心配

## 恐怖症

**定義** ある物やある状況に対して持続する不合理な恐怖。

恐怖症を患っている若者は、自分が抱いている恐怖が不合理であることを十分認識していますが、自分ではどうすることもできません。青年期にもっともよく見られる恐怖症には三つあり、1．広場恐怖　たとえば自分の家のように心が休まる場所から離れるときに生じてくる恐怖、2．社会恐怖　公の場で恥をかくのではないかという強烈な恐怖、そして、3．特定の恐怖症　ある一つの物や出来事への慢性的な恐怖です。10代の子どもに多い恐怖症は、へび、高所、注射、飛行、悪い成績に対する恐怖です。

一般的には、恐怖の対象を避けることができ、日常の生活に支障がなければ治療は必要ありません。しかし社会恐怖の場合、大体は日常生活に支障が及んできます。社会恐怖がある若者は、あまりの恐ろしさに学校のクラスのなかで大きな声で話したり挨拶したりすることができません（公の場で話すことに対する恐怖は社会恐怖のもっとも共通した症状です）。

これは内気とは違います。社会恐怖を持った多くの人びとは、ほとんどの時間は社交的で、他人と同席しても全く緊張しないで過ごしています。しかし、集会に出る、遅れて教室に入る、などのいくつかの状況でパニックになります。社会恐怖が不登校という形であらわれる若者もいます。彼らは、朝起きてからさまざまな身体症状を訴えます。そして、学校に行かなくて良い状況になるとその症状は自然と消えます（第8章「学校生活」の一八〇頁「不登校」を参照のこと）。

**恐怖症の徴候と症状**　次の症状の一つもしくはそれ以上が、恐怖症をもたらす物（事）を見たり考えたりしたときに生じます。

＊訳注　たとえば，ポジトロン放出断層撮影（positron emission tomography：PET）のような脳機能画像研究によって，前頭葉眼窩皮質，大脳基底核／辺縁系，線条体，視床を結ぶ神経回路の活動性亢進（たとえば代謝や血流）が示唆されています。

出典：強迫性障害の研究 4，星和書店，2003 年より

・動悸
・発汗
・身震いと震え
・吐き気
・下痢
・顔のほてり
・不安を生じさせる考えやイメージ

## 強迫性障害

**定義**　不安をもたらす考えや儀式的な反復行動が慢性的に繰り返し生じ、それらはその人にはどうすることもできない状態。

強迫性障害（五十人に一人の割合で罹患すると推定されます）は、よく10代に発症します。それは、不安障害のなかでもっとも人を無能力に陥れる疾患です。強迫性障害では、同じ悩ましい考えや不適切な考えが何度も頭に浮かんできては（これは〈強迫観念〉と呼ばれています）、苦悩します。最近、脳画像研究において、強迫性障害の人の脳には生化学的な変化があることが明らかになってきました＊。

どんなに患者が、その割り込んでくる嫌な考えを断ち切ろうと努力しても、それは一日に何十回、何百回となく繰り返し侵入してきます。古典的な強迫観念は、清潔へのとらわれです。つまり「私の手は汚いに違いない」という考えを持つのです。その考えを振り払おうと、そしてその考えがまた生じてこないようにという希望を込めて、一連の儀式的行動、すなわち強迫行為に駆り立てられます。この場合、何回も何回も手を洗います。痛々しいほどに入念なその儀式を行うと、喜びはないものの一時的に安心します。もし、その行為が正確に、またはある一定の回数行われなかったとしたら、強迫性障害の患者のなかにはかなり不安になり混乱する者もいます。患者の多くは、そのような行為や考えが他人にとっては非合理的で疎ましいことを理解しています。患者は自らの症状を隠そうとやっきになり、そのこと自体が患者に大きな緊張を強いることになるのです。

このような疾患を持つ若者は、しばしば多くの強迫観念や強迫行為が絶えず心に付きま

とっています。そしてもっともよく見られるのは、病原菌への恐れと、それに引き続く清潔にする儀式です。その他の強迫観念・強迫行為の例としては、電気をつけたまま出て来たのではないか、ドアをロックし忘れたのではないかという考えが絶えず心に付きまとい、何度も確認してしまうことなどが挙げられます。そのような意味のない行動は、強迫性障害の患者では一般的に少なくとも日に一時間ほど続き、その結果、勉学、仕事、ならびに社会生活に影響が及んできます。そのような理由で、強迫性障害は障害を持つアメリカ人法が適用される疾患の一つとなっています。この画期的な法律は、身体的もしくは精神的な障害を持つ人びとへの差別を禁止している連邦の法律です。

強迫性障害の徴候と症状

1．強迫観念

・汚れに対する恐怖
・自傷行為をしてしまうのではないか、もしくは他人に暴力を振るってしまうのではないかという考え

2．強迫行為

・過度の手洗い
・確認行動（鍵、窓、ドア、コンロ、アイロン）
・絶えず物に触れたり、再整理してしまう。
・過度に家を掃除する。
・買いだめ
・いつも数を数えたり、祈ったり、心のなかで単語や文章を繰り返す。
・終わりのない表作り

**外傷後ストレス障害（PTSD）**

**定義**　心的外傷体験の記憶が頻繁に苦悩を引き起こす状態

外傷後ストレス障害に罹患した人は、たとえば殺人、レイプ、戦争、事故、ならびに自然災害のような苦い体験をまざまざと思い出します。その記憶はフラッシュバック（何秒間かもしくは何時間かその恐ろしい出来事

の記憶が鮮明に脳裏に蘇ります）と同様に、永続的な記憶や悪夢としても蘇ってきます。あまりにもその記憶が生々しいため、現実感を喪失する患者もいます。その思い出される光景、音、匂い、そして感情は、患者にとって現実味があります。その後患者は、恐ろしい記憶を蘇らせるどんな状況、どんな活動に対しても、恐怖反応を引き起こすようになります。

　犯罪の犠牲者となったり犯罪を目撃したり事故や災害に遭遇したからといって、すべての人が外傷後ストレス障害になるとは限りません。外傷後ストレス障害では一般的に、三ヵ月以内に症状が出現し数ヵ月間症状が続きます。フィラデルフィア小児病院が、自動車事故で傷害を負ったおよそ百人の子どもや若者を対象に行った研究によると、小さなケガしかしなかった若者も含めて四人に一人が、外傷後ストレス障害の診断基準を満たしています。

**外傷後ストレス障害の徴候と症状**　外傷体験を思い出したとき、次の二つ以上の症状が出現します。

・不眠
・いらだたしさまたは怒りの爆発
・集中力低下
・記憶障害
・過剰な驚きかたをする
・無関心、無感覚
・過度の警戒心

## 反社会性パーソナリティ障害

**定義**　他人の権利や困窮に対して無関心でどうでもよいと思っている状態。

　正式には十八歳になるまでは確定診断できないのですが、本当に反社会性パーソナリティ障害である若者は、十五歳以前からこのような行動パターンが見られます。専門的な援助や家族の協力がなければ、そのような若者は驚くほど自覚が無く、未成熟で無責任な成人になっていきます。

*訳注　日本ではこれまで精神分裂病と呼ばれていましたが，2002年から統合失調症という呼び名に変わりました。

反社会性パーソナリティ障害の徴候と症状

・いらだたしさ、および攻撃性
・喧嘩を繰り返す
・嘘をついたり、不正行為をしたり、人を欺く
・衝動性
・自分または他人の安全を考えない向こう見ずな振る舞い
・傷害行為に対する後悔の念の欠如
・学校への不適応
・無断欠席、非行、破壊行為、窃盗、非合法的な行為をした過去がある

## 精神病性障害

精神病を患っている人は現実離れしています。患者は非合理的な信念にとらわれているかもしれません。たとえば、誰かが何かで自分の頭に考えを吹き込んだ、あるいは誰かが自分にささやいていると訴えます。その他症状としては、極端な固執、妄想、幻視、幻聴、社会的孤立、身辺の不衛生、儀式的行為、そして誇大妄想があります。精神病は薬物乱用によって発症する場合もあります。また、うつ病や双極性障害など他の精神疾患に引き続いて発症することもあります。

### 統合失調症*

**定義**　すべての精神疾患のなかでもっとも慢性的で、しかも衰弱が一番ひどい疾患です。またもっとも一般的な精神病でもあります。

「統合失調症」（英語のスキゾフレニアは、文字どおり「分裂した精神」を意味しています）は、別の疾患である、「解離したパーソナリティ」や「解離性同一性障害」（多重人格性障害）とよく混同されます。統合失調症の患者は、現実と彼らの現実に対する歪んだ知覚の間で揺れ動いています。初期段階からの治療介入は、若年発症の予後を良好にする可能性があります。しかし、不幸にも初期の発病症状はとらえにくいのです。というのも、それらは青年期にみられる正常な悩みや苦しみによるものだとされがちだからです。

妄想：非合理的な信念。たとえば，誇大妄想，自分について誰かが噂しているという妄想，そして誰かに考えを植えつけられたという妄想など。

**知っておいた方がよい言葉**

統合失調症の徴候と症状

- 集中力低下
- 奇怪な思考、想像、発言（妄想）
- 実在しない物や人が実際に見える。また、現実には存在しない声が聞こえる（幻覚）
- ひどい抑うつ状態
- 混乱した考え、そして支離滅裂な会話
- 感情のなさ、または「感情の平板化」
- 社会的引きこもり
- 不安や恐怖を感じなくなる
- 幼稚な行動

## 行動障害と破壊的障害

反抗挑戦性障害（ODD）と行為障害（CD）第4章「大人になることとは」のなかでも述べているように、反抗的態度は青年期の重要な一部分ですが、反抗挑戦性障害はそれとは全く違います。というのも、反抗的態度はずっと軽い反抗行為のことであり、またそのような反抗的態度を取る若者は自然な愛情や温かみをしきりに求めているからです。

反抗挑戦性障害（激しい敵意を込めた持続的、拒絶的な行動様式）は、明らかに正常な青年期の発達段階に認められるような行為からは外れています。この行動障害を持つ若者は、一貫して親に反抗したり親を軽蔑したりする行動を見せますが、他の権威者、たとえば教師などにも同じような態度を示します。囲みの中の症状の四つもしくはそれ以上が少なくとも六ヵ月間続くことが、反抗挑戦性障害と診断するには必要です。反抗挑戦性障害の若者は時折、より破壊的な行為に及び、行為障害に至ることもあります。

人や動物に対して、言葉の攻撃や身体的攻撃を加えることが行為障害の顕著な特徴です。行為障害の診断は、この一年以内に四三二頁の囲みに載せてある行為の三つ以上が認められたときに確定されます。治療しなければ、この疾患の若者には暗澹たる将来が待っています。刑務所内の若い男女についての研究では、約十人中九人が行為障害であったと報告されています。

## 問題を突き止める

青年期の感情障害を明確に診断するのは難しい作業です。まず第一に、若者の問題行動が治療を必要とするかどうかを決めるため、小児科医または精神保健の専門家はその患者の知能や心理社会的発達、ならびにそれらがどのように影響し合って多くの精神疾患に共通する問題が生じているか、そのプロセスを評価する必要があります。

たとえば注意欠陥／多動性障害の若者に、反抗挑戦性障害に特徴的な攻撃的態度や苛立たしさがあるかもしれません。一方、摂食障害である神経性大食症は、しばしば強迫行為を伴います。学習障害、薬物乱用、そして特にうつ病には感情／行動障害が同時に認められることがあります。疾患が共存する場合、併存症という医学用語が用いられます。

診断する場合さらに難しい点は、若者は自らの考えや感情を言語化できない、もしくは言語化しようとしないところにあります。そういう場合一般的には、親が詳細な質問紙に記入したり診察室で面接を受けたりして、子どもについての情報を提供することになるでしょう。親の同意が得られれば、親戚、教師、ならびにかかりつけの小児科医にも意見を求める場合があります。

米国児童青年期精神医学会によれば、包括的に精神的な健康の評価をするためには、一回もしくはそれ以上受診して数時間ほどかける必要があります。情報を集めることに加えて、臨床医は若者と会話をします。また、認知能力や会話、言語などを評価するための特別なテストが行われるかもしれません。それに加えて問題行動を引き起こす生物学的原因の有無を調べるために、血液検査やX線検査など診断に必要な検査が小児科医やその他の臨床医によって行われる場合もあります。

## 若者に必要な助けを得る

かかりつけの小児科医に相談すれば、精神保健の専門家を紹介してくれます。その専門家は、青年期の感情／行動上の問題について

- 持続的な挑戦的，反抗的，闘争的態度やイライラ感を示す行動様式。
- 頻繁に口論や闘争になる。
- 簡単に堪忍袋の緒が切れる。
- しばしば自分の失敗，不作法を他人のせいにする。
- しばしば他人を故意に苛立たせる。
- しばしば他人に対して悪意に満ちた，意地の悪い行為をする。
- いつも怒り，腹を立てている。

**反抗挑戦性障害の徴候と症状**

の診断および治療に当たってくれます。ミシガン州のカラマズーで臨床心理士をしているヘレン・プラット氏は、専門家を選ぶ場合の決め手が名前のあとに書いてある（専門分野の）頭文字であってはならないと述べ、「どれぐらい若者の心理的な問題を取り扱ってきたかが考慮されなければならない」と話しています。

また地域の精神保健部に連絡をとってみると良いでしょう。各州の精神保健部は、非営利的な精神保健プログラムに資金援助をしています。開業医と違ってこのような公立の診療所が持つ利点は、一つ屋根の下で多くの治療が受けられ、また支払い能力に応じて料金の融通が利くところです。ホワイトページ（個人の電話加入者を載せた電話帳）の政府機関一覧の項目で電話番号が見つかるでしょう。

あなたが、三人の著名な治療者を見つけたとしましょう。そのうち誰が一番良いかどのように選んだら良いと思いますか。それぞれの専門家に数分電話で話をして、これまでに10代の患者とどれぐらいの時間面接してきたのか、そして思春期の患者の割合はどのくらいかということを必ず尋ねてください。

自然とその専門家は、あなたの息子や娘の経過要約を知りたがるはずです。その場合は症状について述べ、あなたが今一番気にかけていること、治療に期待していること、短期的な希望と長期的な希望について話してみてください。次にその専門家の一般的な治療方法について尋ねてください。青年期の精神障害には、対話療法と精神薬物療法を組み合わせて行うのが効果的です。ここで言う青年期の心理的な問題に対する対話療法とは、短期行動療法や認知療法、ならびに両者を組み合わせた治療を意味しています。ジグムント・フロイトによって創始された集中的な長期療法である精神分析が、若者に対して行われることはほとんどありません（第16章「健診と予防接種」のなかの「子どもにふさわしい小児科医を見つける」四六五頁を参照のこと）。

・頻繁に他人をいじめ，脅迫し，威嚇する。
・よく取っ組み合いの喧嘩を始める。
・人や動物に対し残酷な行為をする。
・銃，ナイフ，割れたビン，バットなどの武器を使用したことがある。
・他人と対決したり他人の物を奪ったことがある。
・セックスを強いたことがある。
・重大な損害を与えるため，故意に公共のまたは個人の所有物に放火したことがある。
・さまざまな手段を使って他人の所有物を故意に壊したことがある。
・他人の住居，建造物または車に侵入したことがある。
・他人のお金，財産などを借りようとして頻繁に人をだましたことがある。
・万引きをしたことがある。
・不法にお金を手に入れようと偽造品を使ったことがある。
・少なくとも今までに2回は一晩中家を空けたり，1回は長期にわたって家に帰らなかったことがある。

13歳以前から始まる症状
・夜外泊するため頻繁に親に嘘をつく。
・頻繁に学校を怠ける。

**行為障害の徴候と症状**

## 感情と行動上の問題の治療

親の協力が得られるかどうかが、治療の成功を左右する鍵になってきます。親は、事態の進展具合が知りたくて治療者との定期的な意見交換を望むでしょう。あなたがたが治療を始めたばかりなら、まず見通しは明るいといえますので安心してください。統合失調症や大うつ病、双極性障害のように重い精神障害があっても、その六〇パーセントから八〇パーセントは治療に反応し改善しています。

### 対話療法

若者との一対一の対話療法でもっとも一般的に行われているのは、認知療法と行動療法です。いずれも解決志向型短期療法で、およそ十週間から三十五週間に渡って行われます。多くの場合、その二つの治療法が合わさった認知行動療法が行われます。

簡単に言えば認知療法は、気分が沈んでい

るときに重くのしかかるネガティブな思考パターンから患者を解放させる治療法です。患者は気分が落ち込んだとき、極端に一般化したり（「自分は何もきちんとできない！」）、些細な事柄を大災害のように思ったり（「今回新しくかけたパーマはひどい。髪が伸びてくるまでは誰にも会えない！」）、もしくは今までの不幸な出来事は楽しい人生を過ごさせまいとして仕掛けられた陰謀の何よりの証拠である（「これまで良いことは何もなかった！」）などと考えてしまう傾向にあります。この治療法は、単に「ポジティブに考えなさい！」と熱心に説くだけの単純なものではありません。実際、ポジティブに考えられるということがうつ病に対してはむしろそれほど顕著な効果をもたらさない、ということが報告されています。認知療法が患者に教えることは、否定的に考えないように、そして状況の感じ方について自分の気持ちをコントロールできるように練習することです。

行動療法の目標は、自滅的な態度や行動を意識的に捨てることです。年少の場合、行動を修正するため、学校でもらうゴールドスター（学校で優秀な答案や宿題に対して与えられる金色の星型シール）のような報酬を与える方法をしばしば用います。若者や成人では、望ましい行動が患者の精神状態の改善を通じて強化されます。

認知行動療法にソーシャルスキル・トレーニング（生活技能訓練）が含まれる場合もあります。というのも、不安に陥ったり落胆した若者は、社会的な状況のなかで手際よく振る舞えないと感じているからです。彼らは、たぶん自分で思っているほど不器用ではないのですが、自意識過剰なため人と目を合わせたり会話をしたりすることができなくなっています。ソーシャルスキル・トレーニングのような社会化訓練を通じて、彼らはもっと自己主張できるようになり、社交的で、話し好きになります。

個人療法を補足するために、家族カウンセリングやできれば集団療法が行われると良いでしょう。ミシガン州立大学カラマズー医学研究センターで行動発達小児科長をしている精神科医：精神疾患を診断，治療できる専門家。医師（M.D.）または整骨療法医（D.O.）。ここで取り上げている職種のなかで，薬を処方できる唯一の専門家です（かかりつけの小児科医も薬を処方できます。いくつかの州ではそれらの専門家に加えて，選ばれた心理士に薬物療法を許可しています）。精神科医は，診断し，薬を処方し，心理療法を行います。精神科医は，薬物療法に専念する一方，対話療法を進めるために，患者ならびに（あるいは）家族を他の専門家に紹介することがあります。
公認心理士：心理学，哲学，教育学の修士号または博士号を持っているカウンセラー。診断をしたり，個人やグループ療法を指導するトレーニングを受けている。心理士のみが知能や心理状態を測定できる多くのテストを行うことができます。

下に挙げた精神的健康のカウンセラーは全員診断を下せるだけでなく，個人やグループ間でのカウンセリングもできるようトレーニングされています。それぞれ違いはどこにあるのでしょうか。それは学位や専門領域の違いです。

クリニカル・ソーシャルワーカー：ソーシャルワークの修士号を持つ。公認クリニカル・ソーシャルワーカーはさらにスーパービジョン下での訓練や臨床的な経験が必要。

公認プロフェッショナル・カウンセラー：心理学，カウンセリング，あるいは関連分野で修士号を持つ。

メンタルヘルス・カウンセラー：修士号を有し，数年間に及ぶスーパービジョン下での臨床的な経験を持つ。

夫婦・家族療法家：修士号を有し，夫婦カウンセリングや家族療法において特別な教育やトレーニングを受ける。博士号を有することもある。

精神看護師：心理的疾患について特別な訓練を受けた公認看護師。

**精神的健康のケアに携わっている専門職**

プラット氏は、それら三つすべてを合わせた方法を強く推奨しています。

「青年期の患者を治療するときはいつも、家族全体を視野に置くべきです」とプラット氏は主張します。さらに「治療を受けている子どもは明らかに、自分の置かれている環境のなかで起きていることに対処できていません。その環境には学校や家庭も含まれます」とも述べています。家族療法のなかで、カウンセラーは家族がそれぞれの感情を表現できるように導き、家族内の衝突を解決するよう働きかけます。

集団療法(五人から十人の若者たちが参加し、訓練されたカウンセラーが指導します)は、メンバーと共に、あるいはメンバー同士で互いに学ぶことができる機会です。そして若者たちは、自分は一人ではないということを知ります。さらに、他の人たちの行動パターンを観察することで、自分自身の問題が見えてくる可能性もあります。そうした集団は、生活技能を高める助けをする社会化集団としての役割も持っています。

## 治療という作業

子どもが治療を受け始めることに葛藤を感じている自分に気づいたとしても、それはあなただけではありません。しかしどうして父親と母親は、カウンセリングが必要になった状況を、自分の親としての能力が劣っているせいだと考えてしまうのでしょうか。あなたが骨折を整復できないからといって自分自身を責めたりはしないでしょう。重大な問題に直面しているときは専門的な助けを必要としますし、またそのような問題を処理する勇気をあなた自身が持っていることにもっと誇りを持つべきです。

ただし、子どもも同様に治療者に会うことに神経質になっています。自分に何か「悪いところ」があるのではないかという懸念を確かなものにしてしまうからです。私たちはこのような気持ちを尊重しなくてはいけません。治療における一つの確固とした約束事は、治療者とした会話の内容を話せ、と親が子どもに強要してはいけないということです。

感情/行動上の問題の多くは生物学的要因がかかわっているにもかかわらず，健康保険はしばしば身体的な病気と精神疾患とを分けています。とくに子どもに関してはそうです。

驚いたことに，従来の出来高払いから包括払いへの大規模な転換に伴い，危機的問題に直面している家族は精神医療に対して健康保険がほとんど適用されません。このため治療者を選ぶ前に，あなたの保険契約約款を読むか，現在加入している保険会社へ電話をして次の点について質問してください。

1．心理療法を受けた場合に給付金はどうなるか。診察料の何パーセントが補われるのか。そして毎年の受診回数に限度があるのか。契約期間中，給付されつづけるか。
2．心理的な評価や検査に対する給付はあるか。
3．精神科的薬物についてはどうか。
4．健康管理機構（HMO），医療者選択会員制団体健康保険（PPO），または受診ごとの保障プラン（POS）によって保障される場合：
・この地域での精神保健の専門家は誰か。そのなかで青年期の精神保健についてトレーニングを受けた専門家は誰か。
・最初の受診時はかかりつけ医から紹介状をもらう必要があるか。
・承認された医療者のネットワーク以外から治療者を求めたいときは，どうしたらよいか。

**保険が適用されない場合の精神医療**

「私は、あなたが何故、話したくないか分かっています。それは、なんて意地悪な母親なんだと、あなたがしゃべってきたからでしょう？」

正直なところ、治療中は、あなたについて子どもがあからさまに話すこともあると思います。しかし、どのような状況にあってもプライバシーに関する子供の権利は尊重されなくてはいけません。守秘義務に基づいた治療者-患者関係の規則が破られるのは、若者が自分自身または他者を傷つけたいと言ったとき、性的または身体的虐待の犠牲者となっていることが分かったとき、あるいは専門的な治療が必要なほど重大な薬物乱用を認めたときだけです。

若者が見ず知らずの人に秘密を打ち明けると思うと、はじめは危なっかしく感じられるかもしれません。特に取り組んでいる問題が親子間における葛藤に影響を与えている場合、子ども（そして両親）を解決に導くためには部外者の客観的意見を求めた方が良い場合もある、ということを両親は知っておく必要があります。

**精神科的薬物（向精神薬）**

子どもが糖尿病になって、医師が病状を安定させ普通の生活を送らせるためにインスリン注射を勧めても、それを拒否する親はほとんどいないでしょう。しかし精神疾患が原因のときには、またはその症状が身体的というより精神的なものの場合は、医者が勧める精神作用薬を拒否する人が大勢います。

「他の多くのことと同様に、この領域でも、事実よりも根拠の無い説がはびこっています」とティモシー・ヴィーレンス医師は述べています。ボストンのマサチューセッツ総合病院の小児精神薬理学者である彼は、子どもの治療に薬物療法が加わることについての親の不安をたくさん聞いてきました。それに対してヴィーレンス医師は、「子どもの感情障害と行動障害の多くは、有害な経験が契機となって脳の生化学的変化が引き起こされているためで、おそらく生物学的な原因によるものです。それ故、薬が多くの症状に有効なのは当然です」と説明しています。

薬物療法を心理療法の代用と見なしてはいけませんし、最後の頼みの綱とも考えるべきではありません。適切な症例では、対話療法を補足する目的で薬物を使います。そうすることで自意識に磨きがかかり、世間で生きていくために必要な問題解決能力が身についていきます。しかし、カウンセリングの効果が現れるのには時間がかかります。対して、若者の心理的状態をよく知っている精神科医か小児科医が注意深く処方した薬物は、「処方したその時点」で症状を軽減させ、男女の本来あるべき姿を取り戻すことができます。

アメリカでは約二百五十万人の若者が向精神薬を使っています。「医者はすぐに精神作用薬を処方しようとする」との非難をよく聞きますが、それは事実と異なります。エール大学による一九九九年の研究では、うつ病患者の十人中九人は投薬を受けていないと報告されています。

薬物療法に対する親の抵抗感は、しばしば

**知っておいたほうがよい言葉**

精神作用薬：中枢神経系に作用する薬。向精神薬とも呼ばれています。

**副作用が心配**

向精神薬の副作用は人によってさまざまです。というのも副作用の出現には，年齢，性別，体の大きさ，薬物代謝機能，食事やその他のさまざまな要因が関与するからです。副作用に注意できるように，起こり得る副作用について述べていますが，あなたの子どもには副作用が全く起きないかもしれません。医師は薬を選ぶ際には，下記のような要因も考慮します。

・薬を必要とする他の症状の有無
・若者の薬物乱用の既往の有無，または過量服薬で自殺を図る可能性。
・医師の過去の処方経験

時代遅れの情報やイメージがもとになっています。「現在私たちが使っている薬は選別されたものばかりで、使える薬の選択肢もかなり多いのです」とヴィーレンス医師は述べています。

実を言えば、このような薬物を子どもに使用した場合の評価については、これまで不十分でした。しかし、ヴィーレンス医師によれば、現在までの研究と長年にわたる処方経験から、新世代の薬物は古い世代の薬物よりずっと副作用が少なく安全でしかも効果的と考えられるということです。

「それ以外に親が知っておかなければならないのは、私たちが向精神薬を使用し始めるときは普通極めて少ない量から始め、時間をかけて増量していくということです。そうすることで、身体と脳は少しずつ薬物に慣れてきます」とヴィーレンス医師は述べています。さらに、「内服を始めても十分な治療効果が出てくるのには時間が必要です」とも述べています。選択的セロトニン再取り込み阻害薬（ＳＳＲＩ）は、脳に集積するのに二週間からときには六週間ほどかかり、それから効果が出てきます。

状態が良いときもあれば悪いときもあるので、一年程経過した後、若い患者が薬なしでもやっていけるかどうか試すために、医者は「休薬日」を設けるよう提案するかもしれません。患者はそのまま調子良くやっていけるかもしれませんし、薬を減らすあるいは増やす、または他の薬に変える必要があるかもしれません。患者は、医者の指導なしに向精神薬を止めるべきではありません。というのは、このような薬のなかには、離脱症状を避けるために徐々に減量しなければならないものがあるからです（第20章「10代によくみられる病気」のなかの「子どもが新しい薬を飲み始める前に小児科医に質問すること」五六七頁を参照）。

## 向精神薬の種類

**抗うつ薬**　抗うつ薬は、大きく分けて三種類あります。つまり、選択的セロトニン再取り込み阻害薬（ＳＳＲＩ）、三環系抗うつ薬（ＴＣＡ）、モノアミン酸化酵素阻害薬（ＭＡＯＩ）です。化学的にはそれぞれに関連性はありませんが、この三種類の薬は中枢神経系の神経伝達物質の濃度に影響を及ぼすことで気分を変えます。ちなみに神経伝達物質とは、脳の神経細胞ニューロンと神経細胞の間隙シナプスで情報の授受に携わっている物質で、それによって神経細胞同士が連絡を取り合っています。脳内の各部位におけるニューロンは、それぞれ違う伝達物質によってお互い連絡を取り合っています。

うつ病には、セロトニン、ノルエピネフリン、ならびにそれほどの影響力はありませんがドーパミンという神経伝達物質の不足が関与しています。ここに挙げた三種類の薬はそれぞれ独自の作用機序を持っています。

普通、神経細胞は「使用済み」の神経伝達物質を再利用するためにそれを再吸収します。三環系抗うつ薬は、セロトニン・ニューロンやノルエピネフリン・ニューロンがそれぞれセロトニン、ノルエピネフリンを再吸収、再利用するのを阻害します。ＳＳＲＩはその名前が示すように、より選択的にシナプス間隙のセロトニン再吸収を阻害します。ＭＡＯＩは、セロトニン、ノルエピネフリン、ドーパミンの三つすべての神経伝達物質を分解する酵素を阻害することで効果が発揮されます。しかし、ＭＡＯＩは重大な副作用が出現する可能性があるため、若者にはそれほど使われていません。

一九八八年に最初のＳＳＲＩであるフルオキセチン（商品名はプロザック）が使われ始めましたが、以後ＳＳＲＩはひと昔前の抗うつ薬を凌ぐ勢いで青年期のうつ病に使用されてきました。ＳＳＲＩに関する研究のほとんどは成人に対して行われていますが、ＳＳＲＩは青年期の患者にも処方されています。ＳＳＲＩは三環系抗うつ薬と同程度の効果があると報告されていますが、眠気などの副作用はＳＳＲＩの方がずっと少ないのです。またＳＳＲＩは他の抗うつ薬と比べ、抑うつ状態の人がいつ何時起こすか分からない自殺目的の過量内服においても、死ぬ可能性が低くなります。このため、ＳＳＲＩを内服して好ましくない副作用を経験している青年期の患者はほとんどいません。しかし、副作用が全くないわけではなく、吐き気、嘔吐、下痢、頭痛、不眠、神経過敏ならびに性的機能不全を訴える人がいます。ただ、それらの副作用のほとんどは一週間か二週間でなくなります。もしそのような副作用が続いたら、他のＳＳＲＩに処方が変更される場合もあります。ＳＳＲＩはプロザックの他に、セルトラリン（ゾロフト）、パロキセチン（パキシル）、フルボキサミン（ルボックス）、そしてシタロプラム（セレキサ）があります。*

**抗不安薬（精神安定薬）**　ＳＳＲＩは、強迫性障害や外傷後ストレス傷害を含む不安障害の治療薬としても中心的な役割を果たしています。ベンゾジアゼピン系薬物（成人に対して一番広く使われている抗不安薬）は、乱用や依存の可能性もあり、青年期の患者には控えめに処方されています。高い効果があることの証明もされていません。この点に関し

*訳注　2006年11月現在，このなかで日本において使用可能なSSRIはセルトラリン，パロキセチン，フルボキサミンのみです。

ては三環系抗うつ薬にも同じことがいえます。

比較的新しい抗うつ薬であるブスピロン（バスパー）は、小児科医や児童精神科医によく使われています。その薬には、ベンゾジアゼピンでみられる鎮静や脱抑制がありません。「ブスピロンも薬物依存の可能性がほとんどありません」とヴィーレンス医師は述べています。しかし、ベンゾジアゼピンはすぐに効果が出ますが、バスパーは不安に対する効果が出るまでに二週間から三週間内服しなくてはいけません。

メジャー・トランキライザー（神経遮断薬と抗精神病薬）　クロルプロマジン（ソラジン。商品化された最初の抗精神病薬）とチオリダジン（メレリル）のような伝統のある神経遮断薬は、青年期の重い精神疾患、たとえば統合失調症、躁病、自閉症スペクトラム障害、行為障害の治療薬として使われてきました。

神経遮断薬は、気分を落ち着かせ安定化させるだけでなく、攻撃性や興奮性を抑える効果もあります。幻覚や妄想に関しては、完全にはなくならないにしろ症状を和らげる作用も持っています。しかし、抗精神病薬はさまざまな副作用があるため慎重に処方しなければいけません。副作用のなかで一番注意すべきものとしては、まれではありますが遅発性ジスキネジアが挙げられます。患者の顔や腕、脚がパーキンソン症候群に似た不随意運動を起こします。遅発性ジスキネジアは普通、神経遮断薬を中止して一ヵ月以内には消失しますが、なかにはいつまでも続く人もいます。

遅発性ジスキネジアなどの副作用を減らすために、医師はできる限り少ない量を処方し、患者を注意深く観察する必要があります。医師は六ヵ月ごとに肝機能や赤血球数、白血球数、そして血小板数を測定します。幸運にも、最近はクロザピン（クロラジル）を始めとする幾つかの「非定型」抗精神病薬が使用できるようになってきました。そのような薬の登場で、遅発性ジスキネジアなどの筋肉に関連する副作用の頻度は、かなり少なくなってきました。

抗躁薬（気分安定薬）　何十年も前から躁病には、気分安定薬であるリチウムが使用されてきました。この薬は、躁うつ病の再発を予防するための維持療法としても用いられています。若い患者にこの薬を使う場合は、定期的な血液検査と心電図検査を含めた注意深い経過観察が必要となります。リチウムは胎児奇形にも関連します。それ故、性生活がある女性に妊娠検査が行われることもあります。抗けいれん薬のカルバマゼピンも気分安定薬として用いられています。

精神刺激薬　メチルフェニデート（商品名はリタリン、コンサータ、メタデートCD、など）、アンフェタミン（デキセドリン、アデロール）、そしてペモリン（サイラート）は注意欠陥／多動性障害に使われる薬です（第10章「学習に関する問題」の「学習の問題への対処」を参照のこと）。

「子どもはしばしば一度に多くの精神疾患を患うことがあるので、ときに二剤もしくは三剤もの薬を同時に使うことがあります。しかし用いる量はかなり少ないので、副作用や耐性の問題を経験することはそれほどありません。たとえば不安を治療するときに、抗うつ薬と一緒に抗不安薬を処方するのは珍しくありません」とヴィーレンス医師は述べています。耐性とは、それまでと同じ効果を維持するために薬物を増量しなければならないということです。

両親へのメモ　薬の効果が十分あらわれなくても落胆しないようにしてください。このことは子どもにも伝えてください。10代の場合、ある薬でそれほど効果が無くても他の薬で見事に良くなることがあります。もしくは、ただ単に使っている薬の量を調節するか、多剤を併用することで、うまく症状がコントロールできる場合もあります。子どもが感情障害になったとき、薬物の効果が現れるまで我慢強く待つのはそう簡単なことではないと思います。しかし、ほとんどのケースでは良くなっていることを子どもに話して安心させましょう。そしてあなたも元気を出しましょう。

## 精神作用薬について10代の子どもと話をする

「この薬を飲むと違う人格にならない？」「この薬を飲む必要があるのは、私が気が狂ってしまったからなの？」

薬を処方されたとき、若者の心にはこのような考えが浮かぶものです。そのような質問に対してよくヴィーレンス医師がしている返答を示しますので参考にしてください。

まず最初に私は、どういうことで困っているかについて若者に尋ねます。その患者は、抑うつ的であるとかイライラしているとか、あるいは否定的な自己像を持っている場合もあるでしょう。それから私は次のように言います。「あなたがわざとこのような事態を引き起こしたとは私たちは思っていません。あなたの脳は化学物質が不足しているか、そのバランスが崩れているのです。そして、そのことがあなたの生活にも影響を及ぼしています。私たちはそのことを改善する方法を知っています。その一つの方法は対話療法です。一方で、脳におけるそのような化学物質の幾つかを微妙に変化させる薬もあります。「急速補充」するのではなく、脳の化学物質を正常化させる目的で使用します。今私たちは、そのような薬をあなたの身体や心にうまく適合させたいと思っています。そうすれば、あなたは「薬に溺れている」という感じを持つことなく調子を取り戻していくでしょう。もし、その薬がうまく合ってないと感じたら、それはたぶんその薬があなたにふさわしくない薬なので、そのときはあなたに合った薬を見つけましょう。薬を飲んでもあなた自身は何も変わらないのです」

このような点について説明をすれば、服薬率は劇的に上がります。説明をせずに身体に合わない薬を子どもたちに処方したら、彼らは薬を飲まなくなるでしょう。

ヴィーレンス医師の経験では「たぶん向

精神薬が効かない一番の理由は、子どもが内服しなくなることです。親に言っておきたい点は、子どもが指導された通りに薬を飲んでいるか監視してほしいということです」。

## 子どもが自殺を考えているとしたら

新聞を読んだりテレビのニュース番組を見たりして、アメリカはなんて若者の自殺者が多いのかという印象を持った人がいたとしても何ら不思議ではありません。

十五歳から二十四歳までの十万人当たりの自殺率は、一九五〇年から一九九四年の間に四・五人から一三・八人へと実に三倍以上も増加しました。しかし、この自殺率の見せかけの増加は、一部には地方の検屍官による確認が正確さを増したことの反映かもしれません。額面上の数字を信じるにしても、一九九四年から一九九七年までに自殺率は十万人中一一・四人まで低下してきており、一九七〇年代以降では一番低い自殺率を記録したことは良いニュースと言えましょう。

一万二千人の中学高校生を対象にした青年期の健康状態に関する全国縦断的調査で、ほぼ十人に九人が過去に自殺を考えたことは一度もないと答えています。それでもやはり、両親はこのような励みになる統計が出たからといって今の中学高校生は安全だと思い込んではいけません。自殺を試みた十歳から十九歳までの若者は毎年約二十五万人にのぼり、自殺した若者（男女とも）は二千百人を数えます。

## どのような子どもが自殺の危険性が高いか

傷つかない子どもなど存在しませんが、なかには特別に傷つき易い若者がいることを統計は教えてくれます。そういう若者は親が注意深く見守っていく必要があります。

### 感情障害や行動障害を患っている10代の男子

うつ病は女子の方が罹りやすいにもかかわらず、男子の自殺率は女子の四倍も高いのです。一般的に女子は男子より親密な友情を育みやすく、ストレス状態のときにはしばしばお互い情緒的に助け合います。ところが男子は感情を内面にためてしまう傾向にあります。このことが、男子の自殺率が高い理由の一つであるとされています。

**男性の同性愛者や女性の同性愛者の若者**　自殺する若者の多くが同性愛者です。うつ病や薬物乱用が、独特な性的志向を持つためにしばしば拒絶されたり笑い物となったりしている同性愛者の若者に広まっています。

**薬物乱用の問題を持つ若者**　「アルコールや他の薬物の使用中に出来心で自殺することが多い」とミネアポリスの大学付属病院で小児思春期保健部長をしているロバート・ブルム医師は説明してくれました。そして「薬物は脱抑制をもたらし、人の内面に潜んでいる悩みを表面化させます」とも述べています。

**致死的薬物が簡単に手に入る若者**　もう一つの薬物に関するシナリオは、若者が家で見つけた薬の毒性を過小評価している場合です。女子の場合、死ぬためではなく不幸な気分を麻痺させようとやけになり、ほんの数個錠剤を過量服薬してしまいます。反対に男子は、死ぬ目的で何種類もの薬を飲み、目が覚めるときは病院にいます。「10代の若者は薬理学者ではありません」とボストンのニューイングランド・メディカルセンターで思春期科長をしているジョーン・クリーグ医師は述べています。「彼らは、薬箱のなかを見て二錠の抗菌薬、三錠のアセトアミノフェン、そして四錠のビタミン剤を飲めば死ねると考えますが（とても命に関わるとは思えませんが）、三環系抗うつ薬三、四錠が十分致死量であるとは知りません。

**自殺企図歴がある若者**　自殺した人の三人に一人は過去に自殺しようとしたことがあります。さらにそういう人は暴行歴もあるかもしれません（四四七頁の囲みを参照のこと）。

**自殺で友人や親類を亡くした男女**　若者が起こす自殺や自殺企図は、他の誰かの自殺や自傷行為の影響を受けた場合が大多数であると報告されています。その人は知り合いのことも、メディアで自殺を報じられた見ず知らずの他人であることもあります。テキサス州のプラノは、「集団自殺」に苦しんだ町の一つです。そこではある若者の自殺が他の若者の間で連鎖反応を起こしました。

ノースカロライナ大学医学部のウィリアム・ロード・コールマン医師は、「地域で自殺があったときには必ず親は、自分の子どもへの影響を気に留めておかなければいけません」と述べています。自殺について子どもと話し合うと、影響を受けて本当に自殺してしまうのではないかという思いに駆られ、話し合いを避けている親もいるでしょう。しかし恐がることはありません。反対に、精神的な問題を乗り越えるのを助けてくれる多くの人的、物的資源があることを、自殺者は知らなかったのではないかということを子どもに話せる良い機会になります。

## 最悪の事態を防ぐために
## ——親ができる十ヵ条

**1．若者の抑うつ感や不安感を雪だるま式に増大させないために**　単についてない日なのかもしれません。しかしあなたの子どもにとっては、それ以上のことなのかもしれません。自殺する青年期の若者の十人中九人がそれまでに何らかの精神疾患と診断されています。半数以上はうつ病などの気分障害です。うつ病の人は、しばしば自分自身の殻に閉じこもりがちですが、心のなかでは密かに助け出して欲しいと叫んでいます。彼らはあまりにも困惑しているため、親を含む他人には今のつらさを表現することができません。特に男子の場合は、傷つきやすいということを表に出せば自分は弱い人間だと思われてしまうという誤った信念のもと、自分の感情を隠したがります。

親は子どもが、自分の問題を相談しに来るまで待っていてはいけません。ドアをノック

・キレやすい。
・フラストレーションに対する耐性が低い。
・非常にイライラしている。
・非常に衝動的。
・常に，権威のある人物を無視する。
・他人の感情や権利に無関心。
・動物に残虐な行為をする。
・異常なほど銃器，暴力の含まれた映画やビデオゲームに没頭する。映画やテレビ番組の暴力シーンを真似る。
・他人を傷つけたり復讐することを声に出して言う。
・頻繁に争い事を起こしたり，身体的な暴力で脅す。
・自分の問題を人のせいにする。
・学業成績不振。
・頻繁に無断欠席をする。
・停学や退学になる。
・ギャング団に入ったり，争い事に巻き込まれたり，他人の所有物を盗んだり壊したりする。
・薬物使用。

**暴力行為を起こす警告サイン**

し、ベッドに座り「落ち込んでいるようだね。一緒に話し合わない？　たぶんあなたの助けになれると思う」と言ってください。

2．子どもの声を聴こうと努める――たとえ子どもが話しをしなくても　すべてではないにしても、自殺しようという考え自殺念慮を持つほとんどの子どもは、四五〇頁の囲みにあるような行動を通して、悩んでいる心のうちをこっそり知らせています。娘や息子が自殺を起こした家族に共通した一つの特徴は、親子間のコミュニケーション不足と報告されています。

もしあなたが子どもに自殺の危険性があると察知したら、そのことをいつも心に留め絶対に子どもを一人にしないでください。このような状況では、周りが控えめな態度をとるよりむしろ過剰反応したほうが良いのです。

3．自殺の脅しを、よくある若者の大げさな騒ぎ立てと思い込み、ないがしろにしない　「死にたい！とか、もうどうなっても構わない！という書き置きや発言は、重大な事態として取り扱うべきです。実際に自殺しようとした子どもが、それまでに繰り返し自殺したいと親に言い続けていたことはよくあることです」と心理士のヘレン・プラット氏は述べています。社会通念としては、自殺するぞと脅かすような人は本当は自殺など考えておらず、その脅しは助けを求める命がけの願いである、とされています。その社会通念は多くの場合、正しいのでしょう。しかし万が一を考えた場合、親は子どもの発言を無視することができますか。

その他、すぐに注意が必要と思われる言葉を次に挙げています。

「別に何も問題は無い」

「どれぐらいの人が自分の葬式に来てくれるのだろうか」

「時どき、眠ってしまって決して起きることがなければいいのにと思う」

「みんな、私なんかいないほうが幸せだと思っているのだろう」

「これ以上、自分のことを心配してくれなくていい」

若者がこのような意味深長な表現をしはじめたら、もしくは率直に自殺したい気持ちがあることを認めたときは、「えっ、何だって!?」と動揺をあらわにしたり、「おかしなことを言うわねぇ」と嘲笑したりしないようにしてください。特に、「まさか！冗談でしょう!?」などと決して言わないようにしてください。善悪については判断せず、若者が本当に言いたいことに進んで耳を傾けてください。この場合、子どもが本当に言いたいこととは「親の愛情が欲しい。そして自分の方を振り向いて欲しい。今とても苦しんでいて自分自身ではどうすることもできない」ということです。

混乱している自分の子どもを目の当たりにすれば、どんな親でも心が乱れてしまうでしょう。それでも親の気持ちはさておき、まずは子どもを慰めることが必要です。そのあとで自分の気持ちに向き合えば良いのです。穏やかな声で、「分かったよ。とても傷ついているんだね」と話しかけてみてください。そして、「ねぇ、だれでもそういうふうに思ってしまうときがあるものだよ。実際その瞬間はそう考えているけど、それは気分が落ち込んでいるからだよ。気分が落ち込むのは心の病気なんだ。気分が落ち込むと今まで以上に悲しく感じてしまうだけでなく、悲しみ以外見えなくて、考えられなくなってしまうんだ。今はたぶん、そんな状態が永遠に続くように思っているんじゃない？　でも、それは違う。君の悲しみを取り除くためにきちんとした援助をさせて欲しい」と続けてください。

4. すぐに専門的な助けを求める　もし、あなたの子どもの行動に気になる点があるなら、すぐにかかりつけの小児科医に相談してください。

5. 気持ちを分かち合う　子どもには「あなたは一人じゃない。それに、お父さんお母さんも、みんな時どき悲しんだり落ち込んだりすることがあるよ」と言ってあげてください。そして子どもの苦悩を見くびらずに、今の悪い状況は永遠には続かないとも言って安心させてあげてください。そう言うだけで状況は本当に良くなっていきます。

6. 子どもには、家族や友達と交流を続けるように言う　普通は一人でいるより、周りに誰かがいる方が好ましいのです。ただし、本人がそれを好まないなら無理強いしないようにしてください。

7. 運動を勧める　歩くという簡単な運動やウエイトを挙げるような精力的な運動は、軽度から中等度までのうつ病に有効です。その理由はいくつかあります。一つには、運動すると脳の分泌腺からエンドルフィン（気分を改善し、痛みを癒す効果があると言われている物質）が放出されるからです。エンドルフィンはまた体内を循環しているコルチゾールの量を下げる効果もあります。コルチゾールはホルモン物質の一つであり、うつ病と関係性があります。

- うつ状態。
- 急に学業成績が低下する。
- 一定期間のうつ状態の後，急に陽気にふるまう。
- 食欲低下や不眠。
- 理由不明のかなりひどい暴力や反抗的態度。
- 家族や友人と疎遠になる。
- 無謀な運転や「偶然を装った」過量服薬など不必要に危険を冒す行為をする。
- 銃を購入したり，銃器に突然興味を持ったりする。
- 家出。
- 急に衛生面や外見にこだわらなくなる。
- 劇的に人格が変わる。
- 体に病気があると思い込み，訴える。
- 死や臨死について没頭する。
- あたかも死ぬ前に身辺をきちんと整理するように，高価な所有物を人に譲ったり，捨てる。
- 冗談にしても，自殺について語る。
- 自殺をほのめかす。
- 自殺企図。

**自殺行為を起こす可能性がある徴候と症状**

運動が持つその他の利点として、その人が抱えている問題から気を逸らせる効果や、気分を良くする効果があります。専門家は一日に三十分から四十分の運動を、週に二日から五日するように勧めています。どんな種類の運動でも構いません。一番大事な点は楽しみながらするということです。

8. 一人で抱えこまなくてすむように、今すぐに負担を減らす　治療が効果を発揮し出すまでは、負担となるような重い責務を引き受けてはいけません。もし今大きな課題があるのなら、できればそれをもっと小さくもっと処理できる範囲内に分割し、一番好きなストレスの少ない活動をするように勧めてください。目標は、自信や自尊心を再構築するところにあります。

9. 子どもには、今受けている治療の効果を早急に求めないように言う　対話療法や薬物療法は、気分を改善するのに時間がかかります。したがって、すぐに改善しないからといっ

*訳註　〈twentyfour-seven〉。24 時間 7 日間で四六時中《しろくじちゅう》の意。

て自信を失ったり自分を責めたりしないようにすべきです。

**10. もし銃器が家にあるなら、危機的状況が過ぎ去るまで、それを倉庫にしまうかどこか安全な場所へ移しておく**　一九九七年、十五歳から二十四歳までの自殺者は四千百八十六人でした。そのうちの五人に三人が銃による自殺で、そのほとんどが男性でした。一般的には男性は暴力的な方法で自殺するのに対し、女性は過量服薬のような不確実な方法を選びます。もし息子や娘が自殺するかもしれないと思ったら、すべてのアルコール類や薬（薬局で普通に買える薬も）は、厳重に保管しておく方が賢明でしょう（第 14 章の四〇八頁「銃器の安全性」を参照のこと）。

### 最悪の事態を未然に防ぐ
### （有効な介入方法について）

自殺を試みた若者は、心理的もしくは精神的評価はさることながら、身体的傷害について治療する必要があるため即刻救急病院に搬送すべきです。もしそれまで精神保健の専門家に診てもらっていたのなら、救急病院で家族と会ったり精神保健に携わっているスタッフと電話で相談してもらうべく、その専門家の注意を喚起しなくてはいけません。

自殺願望は一般的には数時間、もしくは数日以内には消えます。もし、子どもが十分退院できるまで感情的に落ち着いたと判断されたら、その後は帰宅できます。しかし、その場合、親は重大局面が過ぎ去るまで四六時中監視することを約束します。この介入は、プラット氏により「二十四‐七」*と名づけられていて、子どもは監視なしで入浴することさえ許されません。

さらに「このようなことをするのは、子どもが家族のなかでいかに大事な存在かということ、そして家族全員が子どもを守るために協力しながらそれぞれ自分の時間を調整しているということを強く示すためです。たぶん子どもは全然自主性なんかないと思っていたでしょうが、実際はこんなにも自分は自立していたのかということにも気づきます」と医師は述べています。ほとんどの家族は、二、三日後には以前の生活に戻れます。

外来に切り替えて、一対一のカウンセリング、家族療法、あるいは薬物療法で経過を追う場合は、早急に治療を始める必要があります。対話療法は、若者の問題解決能力、対人関係、そしてストレスへの耐性を改善するための治療法です。一方、家族療法の目的は、家族間のコミュニケーションを円滑にし、そして一般的にはより調和のとれた家族にすることです。

プラット氏によると、強力な治療が必要かどうかは自殺行為の程度によるということです。外来での治療は、過去に自傷行為をしたことのない子どもや一握りのアスピリンを一気に飲んだという程度の子どもの治療に適しています。その程度の過量内服であれば、胃洗浄を行うことはあっても命に関わる危険性は全くありません。「しかし」とプラット氏は続けます。「将来の希望をまったく持っていないように見えるか、または自分自身を切りつける、いろいろな薬を組み合わせて飲む、銃を使う、などの危険な方法をとった若者の場合、精神科病棟や精神科治療施設に入院させる必要があります」。入院は、安定した家庭生活が送れない若者や、外来のカウンセリングプログラムに協力が得られないことが明らかな若者に対しても勧められる選択肢です。

入院治療は、ケアしていく上でもっとも制限された形態です。他の形態としては、部分入院（入院して精神科治療施設と同じような治療を受けますが、夜は家に帰れます）、居住型療養（学生生活を送るような環境のなかで一ヵ月から一年間、他の若者と一緒に生活します）、緊急居住型療養（二十四時間体制の監視の下、短期間危機へ介入します）、治療的グループホームケア（訓練された職員の監視のもと、六人から十人の若者が一つ屋根の下で暮らします）、家庭での生活を基本にした治療（特別に訓練された職員が患者の家に行き、患者と家族をひっくるめて援助するような治療計画を作ります）があります。

精神医療――子どもの権利，親の権利

未成年者が内密に精神医療を受ける権利を司っている州制定法にほとんど一貫性はありません。多くの州では，12 歳から 17 歳になれば親の許可をもらわなくても精神医療施設に入れます。一方，外来治療は親の許可なく受けられるが，入院治療は受けられない州もあります。そのようなことに関する法律を持たない多くの州は，連邦法を適用しています。アメリカ最高裁判所の裁定の下，若者の意思に反して両親が子どもを収容させる場合もあります。しかしその場合は法的チェックポイントが設けられています。それは，親が重大な問題を起こした子どもを単に家族から引き離すために不当に施設へ収容しないようにするためのものです。

**10 代と法律**

**子どもに手がつけられなくなったとき**

この章で取り上げてきた多くの問題のなかで簡単に解決する問題はありません。若者の違法行為がかなりひどくなるか、もしくは問題がかなり長引いた場合には、もはやこれ以上自分たちではどうしようもない、家から子どもを追い出す以外方法はないと思ってしまう両親もときにいます。たとえば、いくつか問題行為を挙げると、長期間の薬物乱用、麻薬取引、家族への暴力行為、挑戦的もしくは反抗的態度の持続、繰り返す家出、常習的な学校の無断欠席、ならびにいつもお金や人の物を盗むなどです。

しかし、そういう思いになったり行動を起こしてしまう親も、それまで多くの苦痛や自己反省を繰り返し経験してきています。そしてほとんどの親はそれが家族、特にきょうだいにとって一番良い方法であろう、そして子どもが自分にふさわしい専門的な援助（それは精神科的治療であったり、薬物乱用のためのリハビリテーションプログラムであったり、その他の治療形態であったりするのですが）を受けるきっかけとなり、結果として人生を好転させることができるだろう、と心から願ってそういう手段をとるのです。

### ＰＩＮＳ申請とは？

未成年の子どもを簡単に家から追い出すわけにはいきません。そこで、親はＰＩＮＳと呼ばれるものを州の家庭裁判所に申請しなければなりません。「ＰＩＮＳ」とは「Persons in Need of Supervision」（監視を必要とする者）という意味で、州によっては「Children in Need of Supervision」（監視を必要とする子ども）とか、その頭文字を取ってＣＨＮＳとも呼ばれています。

その認定までの過程は各州によっていくらか異なります。通常は、申請する前に両親と子どもは政府社会福祉局の代表者（家族内の危機的状況を解決し、法廷での審議を避けるように調整する人）と会って話をしなければいけません。〈Diversion〉（転換）と呼ばれるこの段階は九十日間続くこともあります。もし調停がうまくいかなければ、その段階で親は子どもに監視や治療が必要であることを申し出るために、その申請書を提出します（子どもの監視責任を負う法的監視者、学区または社会奉仕機関もまたＰＩＮＳ申請を提出することができます）。

もし弁護士をつける経済的余裕がなければ、裁判所が親と同様子どもにも弁護士を任命します。審判が下るまで、不得策ではないと裁判所が判断しないかぎり、子どもは両親と一緒に続けて生活できます。しかしそう判断されたときには、審理中は子どもは親戚、里親、もしくはグループホームに一時保護され、それから審問がとり行われます。家族が子どもを治療施設か里親に預けるのが一般的です。

### Emancipation――〈親権からの解放〉とは

10代の若者にも法的権利はあります。家出をせずに合法的に自力で生活したいと思う若者は、家庭裁判所にEmancipation（親権からの解放）を申請することができます。「これあなたの子どもは今までに悩み苦しんだことがありましたか。家族の言い争いの最中に，家出すると言いだしたことはありませんか。しばらくの間，家を離れたい子どもを，信頼のおける友人や親類が受け入れてくれるかどうか尋ねてみて下さい。そうすればあなた方両親は，子どもには落ち着ける場所，思いに集中できる場所，そして誰か他の人と話ができる場所がいつもあると知って安心できるでしょう。

**知恵**

は両親から経済的援助をいっさい受けないという意味ではなく、親が子どものお金の使い方に口を挟めなくなることを意味します」とオハイオ州立大学医学公衆衛生学部思春期科教授であるロバート・ブラウン医師は述べています。

解放の基準は司法管轄区によって違います。ほとんどの州では十八歳未満の若者にそのような契約書の提出を許可していません。しかし、十四歳になれば法律的に自立することが許される州もいくつかあります。どこに住んでいるかにもよりますが、一般的には高校を卒業すると、未成年者に自立する資格が与えられます。他の基準として、結婚、親になること、軍隊への入隊があります。親の許可によって解放が認められることもあります。

### 若者と少年裁判制度

「犯人が自立した成人であるとみなされたときのみ犯罪が起訴されます。もし、まだ親の保護下にある未成年者が罪を犯したら、それは犯罪行為ではなく非行とみなされます」とブラウン医師は説明してくれました。したがって、そのような事件は家庭裁判所あるいは少年裁判所で審理されます。しかし、指定重罪と呼ばれるような特に重大で強暴な罪を犯した未成年者は例外です。刑事裁判所は家庭裁判所で審議するように答申するかもしれませんが、指定重罪を犯した未成年者は刑事裁判所で少年犯罪者として取り扱われることもあります。

その過程はＰＩＮＳ申請と似ています。若者は合法的に申し立てをする権利を与えられており、もし若者が弁護士をつける経済的余裕がなければ裁判所によって任命されます。最初の審問によって、その若者を親から引き離すか家に帰すか決められます。軽犯罪もしくは最初の犯罪のときは、先ずその審議が行われます。しかし、社会にとって危険人物であると判断された若者や再度出廷しそうにない若者は、裁判所から呼び出される日まで閉鎖施設かもしくは開放施設で勾留されます。

非行によって罪を犯した未成年者が送致される施設は、非行青少年短期収容所もしくは収容施設ですが、場合によっては新兵訓練所に送致されます。しかし「最近の傾向としては、グループホームのように監禁せず最小限の制限しか設けていない施設に送致されます」とブラウン医師は話してくれました。さらに「最終的には若者が家に帰り、学校へも行けるようになるのが理想です。裁判の目的は罰することではなく、社会復帰の訓練を受けさせ、社会で機能する生産力のある成人に生まれ変わらせることです」とも述べています。

**非行は未成年者の犯罪歴にはなりません。しかし指定重罪は犯罪記録に残ります。**

## もし子どもが家出をしたら

毎年百万人の若者が、主に家族と大喧嘩した後に家出をしています。その大多数は、一日か二日友達の家に泊まらせてもらい、その後おどおどしながら家に帰ってきます。統計の上では、家出をした若者の十人に九人は自分で家に戻るか、一ヵ月以内に警察に発見されて連れ戻されます。

とはいえ、家に帰らない間に重大な事態になっている可能性についても考えておく必要があります。子どもがいなくなったとき、警察への通報を差し控える親は大勢いますが、これは間違いです。十八歳未満であれば二十四時間以内であっても家出人報告書を提出したり行方不明者報告書を提出してよいのです。ほとんどの家出人は、「家出した」という書き置きを残しません。親のあなたが子どものことを一番良く知っているはずなので、ふだんはしっかりしている未成年の娘が友人との夜中の外出から何時間も帰ってこないで何かおかしいと直感したら、ためらわず警察に電話してください。

若者が家出したり最悪誘拐されたときには、できるだけ早く警察に連絡をしてください。連絡が早ければ早いほど、まだその地域にいる可能性や安全に家に帰れる確率も高くなります。行方不明児および被搾取児全国センターによると、親は行方不明になった我が子を国家犯罪情報センターの行方不明者ファイルに加えるよう地元の捜査員に申し出る権利、ならびに捜索速報を出してもらう権利を持っています。

次に、警察に電話をかけたあと取るべき行動計画を提案しておきます。

・子どもの友人やその両親に電話し、子どもを見なかったか尋ねる。

・子どもがアドレス帳を残していたら、それを頼りに行方を知っていそうな人に連絡を取る。

・親類、雇い主、コーチ、子どものグループメンバー、学校管理者、先生、学校のガードマンなどに、子どもを最後に見かけたのはいつか尋ねる。

・もしあなたが利用している銀行がATM（現金自動預け払い機）を設置していたら、その記録を調べる。クレジットカードの使用も子どもの所在の手がかりになるかもしれません。

・最近の電話利用料金表に目を通す。そのなかに、見覚えのない郊外の電話番号にくりかえし電話をかけた跡はないですか。そこに電話をすれば足跡が分かるかもしれません。もし、子どもがインターネットにアクセスしているのであれば、Eメールを調べてください。また、ほとんどのウェブブラウザーは最近アクセスしたウェブサイトのリストを見ることができます。これも役立つ情報になるかもしれません。

・無料で二十四時間年中利用でき、しかも内密にスイッチボード（情報提供電話）を運営している非営利組織である全米家出人スイッチボード（八〇〇-六二一-四〇〇〇）へ電話してみてください。* シカゴを拠点とする全米家出人スイッチボードは、国中の一万二千以上の州と地方機関とをつないでいます。そして次のようなサービスを無料で利用できます。

**メッセージ便**　家に電話をかける覚悟はまだできていないが、無事であることを親に伝えたい家出人は、スイッチボードにメッセージを残すことができます。スイッチボードは、このメッセージを親に伝えます。親も子どもにメッセージを残すことができます。スイッチボードに子どもへの伝言メッセージを残したことを、子どもの友人すべてに知らせてください。

また全米家出人スイッチボードは、親と家出人（子ども）とをつなぐ電話会議の手配もしてくれます。それは、電話がつながったままの状態で調停役をしてくれるボランティアのカウンセラーが加わり、できるだけ実り多い話し合いが持てるよう介入してくれるシステムです。結果として、両者の和解が成立し、その後すぐに再会できるのが理想です。

**ホームフリープログラム**　ある一定の必要条件を満たす家出人は、自分の家まで無料のバスで送ってもらえます。

**紹介**　ポスター・写真配布に協力してくれる機関、家出シェルター、カウンセリングセンター、サポートグループ、その他多くの社会資源を紹介してくれます。

・行方不明児および被搾取児全国センターのホットライン（八〇〇-八四三-五六七八）に電話をかけてください。** そのセンターは一九八四年に設立された、親を助け行方不明の子どもを探し出す法執行機関です。その機関は行方不明者の写真をウェブサイトに載せ、あなたの地域に配布するための広告を作成してくれます。

### 危機的状況を克服する

わが子の苦しんでいる姿を見て、その不幸を取り去る力が自分にないと感じることほど、親にとってつらいことはありません。子どもが小さいときには、問題が生じても解決するのは極めて簡単でした（当時はそう思っていなかったかもしれませんが）。幼い子どもは困ったことがあると親のところに駆け寄ってきます。そして、父親や母親が短いけれど適切な言葉をかけたり、心地良い抱擁をすることで何もなかったかのように問題は解決してしまいます。今、子どもを取り巻く環境は当時に比べるとずっと複雑です。それは、子ど

* 訳注　この番号は米国の連絡先です。
** 訳注　この番号は米国の連絡先です。

もが悩んでいる問題についても同様のことが言えます。しかし、若者が自立しようとしている現段階では、何か悩み事があっても親のところへ意見を求めに来る可能性は極めて低いでしょう。

たぶん、今までに行ってきたようなやり方で若者の持つ問題をすべて解決するのは不可能です。しかし、そのうちのいくつかの問題を良い方向に向かわせることはできます。感情的に苦しむ若者にとって、困難を乗りこえるうえでの最大の障害は、子どもが成長過程において普通以上に苦しんでいる現実を、親が認めてあげられないことです。正直になりましょう——どんな父親や母親でもそれを認めるのはつらいことですが。

しかし、いったんそのハードルを越えれば解決の方向に向かいます。完全な解決とまではいかなくても、確実にさまざまなことが良くなっていくでしょう。この章を通じて一貫して強調してきたことは、心理的な障害があると診断されたかなりの数の若者が治療を受けることで回復し、感情的に健全な成人として、ふたたび未来に向かって歩んでいくことができるということです。

# 第Ⅳ部　健康管理——生涯にわたるパターンを確立する

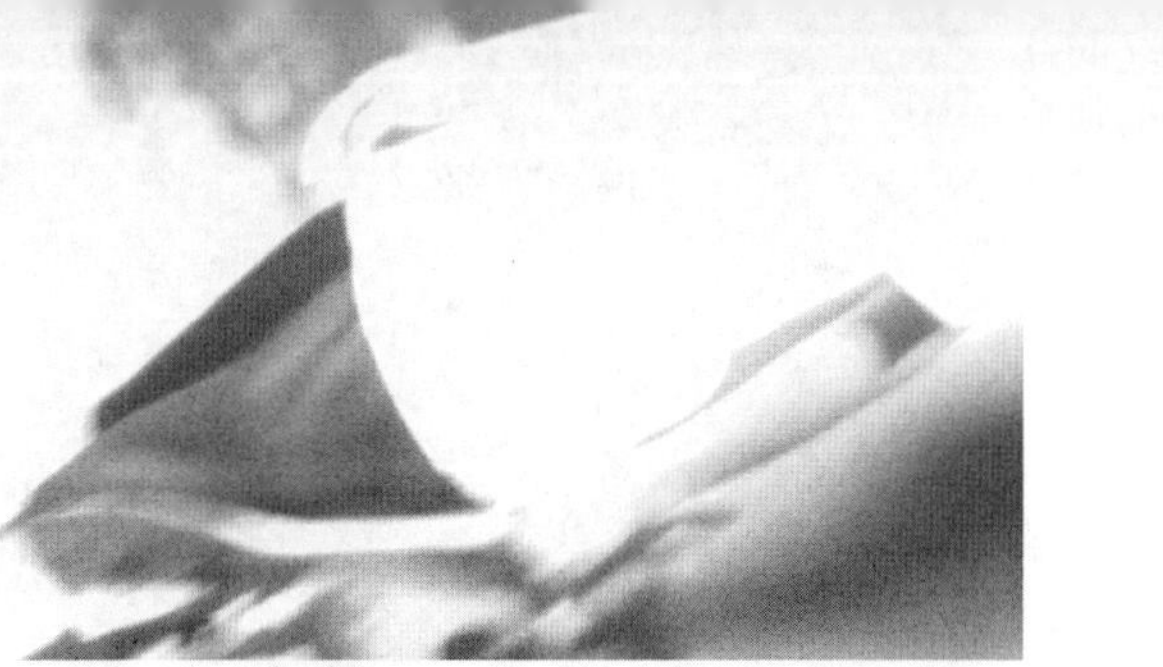

第16章
# 健診と予防接種

子どもが青年期を迎えると小児科医の多くは家族に対して、子どもが親の付き添いなしに一人の患者として扱われる時期に来ていることを説明します。自分で自分の健康に気を配り、医療の賢い受け手となるための判断力を持つことも、大人に成長するために必要なことです。

初めて小児科に子どもを乳母車で連れて行ってこの方、親は必ず子どもの診察に付き添ってきたと思います。しかしこれからは、子どもが一人で受診することがあっても良いのです。あなたからの情報は以前同様重要であり、小児科医はあとから、あなたに子どもの健康状態の説明をするでしょう。薬や特別なケアが必要な場合は特にそうです。しかし医師と患者の関係は特別であり、若者からの要請がある場合には、診察で得られた情報を親に秘密にする医師の権利が、法律によって保障されています。

### 子どもの秘密
### ——若者のプライバシーを守る権利

未成年者の医学上の秘密に関する権利を規定する国や州の法律はしばしば曖昧で、多くの場合、医学情報を公開すべきかどうかの決定は医師に任されています。米国小児科学会理事のジョー・サンダース・ジュニア医師によれば、ほとんどの小児科医は秘密を守ることに関して、親や子どもと口頭で契約を結んでいます。患者が自分や他人を傷つける恐れがある、もしくは虐待を受けていると医師が判断する場合を除いて、患者には医師に話す情報の秘密が固く守られることが口頭で伝法的には，未成年の子どもが承認した医療に対して親に金銭的責任を負わせることはできません。費用を支払う責任は患者にあります。しかし現実的には，上質の医療の費用を負担するための金銭的な手段を持っている10代の子どもはまれです。父母の医療保険は一般的にその費用を賄えません。なぜなら親がかかわらないと請求手続きが進まなかったり，プランによっては，保険契約者が医療行為に先立って，事前の承認を得るための連絡を必要とするからです。10代の患者の秘密に関する口頭での同意の一部として，あなたの知らないうちに行われた治療の費用の支払いを保険会社に承認させるために連絡をとるよう，小児科医があなたに依頼することがあるかもしれません。

**許可するのはあなた。支払うのもあなた。**

えられます。

サンダース医師は言います。「たとえば、10代の子どもが〈とても気分が落ち込んでいて、自殺することを考えています〉と話したなら、私はその情報を秘密にはしません。この子どもは適切な援助を受ける必要があるからです。しかし青年期の男性が、ガールフレンドとの性的な関係を両親に知られたくないと言うのであれば、私はその情報を親には話さないでしょう。性感染症や望まない妊娠の危険を最小限にするように、彼と相談しながらやっていきます」。

10代の子どもにとって秘密にしておきたいと思う気持ちは、医療を受ける際の大きな壁になります。六千五百人以上の10代の子どもを対象としたルイ・ハリス公共福祉基金による調査では、高校生の女子のおよそ三人に一人、高校生の男子のおよそ四人に一人が、医療が必要だったにもかかわらず受診しなかったことが少なくとも一回はある、と答えています。親に知られたくない、というのが最大の理由です。半世紀以上に渡って小児科医を指導し、現在は引退しているモリス・ヴェッセル医師の言葉を借りれば、「小児科医は親子双方の世代のために力を尽くすべきである」ことを心に留めることが重要です。

## インフォームド・コンセントとは何か

一九七〇年代から連邦最高裁判所や州議会の多くは、未成年者の自分の健康に関する決定権を拡大してきました。これらの法律は、家族の調和や率直なコミュニケーションが必ずしもすべての家庭にあるわけではない、という事実に基づいて定められており、両親の権威を傷つけることが目的ではありません。青年期の子どもが親に知られたくないために必要な医療を受けられずにいるケースでは、男子や女子のプライバシーが親の知る権利に優先されます。例を挙げると、中絶、避妊、HIV検査、エイズや性感染症の治療、心の健康の問題、薬物乱用、レイプ、近親相姦、性的虐待などです。HIV検査の結果が陽性の子どもや中絶しようとする子どもの大半が、自分の親にそのことを打ち明けます。驚くべきことではありません。多くの場合、子どもは怯えて混乱し、親の愛情と支えを切望しています。そうした状況を隠そうとする子どもは、親からの暴力や、家から追い出されることを恐れている場合が多いのです。

もっとも、年齢が若すぎる未成年者が無制限に医療を受けられるわけではありません。成熟した未成年者の原則と呼ばれる概念は、子どもの同意に基づく医療をどの段階で提供するべきかについての判断基準になっています（この原則を法律として採用している州もあります。他の州では明文化されてはいませんが、この原則があることを裁判所が認めています）。

必要なのは、若い患者がその利益とリスクを含めて、提案された治療の性質を完全に理解できるほどに十分成熟していることです。同意書を求めるかどうかについての多少主観的な判断は医師に委ねられています。オハイオ州コロンバス小児病院のロバート・ブラウン医師は次のように述べています。「十三歳の子どもに対して医療に関する同意を求める小児科医を探す一連の過程に，子どもを参加させましょう。受診するのは当人です。青年期の子どもの多く，特に女性は同性の医師の診察を好みます。

**知恵**

小児科医がほとんどいないのは、子どもに大人のような判断力がつくのはもっとあとだからです」。

もう一つの大きな問題は、母親または父親の承諾をとることで治療が遅れる可能性と、承諾をとることで治療が遅れた場合に若者の健康が危険に晒される可能性です。通常、緊急を要する場合には、医師は家族や患者の同意なしに治療を始めます（第12章　二八一頁の囲み「10代の若者と法律――避妊法について知る：彼らの権利、親の権利」、および同三〇一頁の「10代の若者と法律――自ら中絶を選べる権利、そして親の知る権利」参照）。

## 子どもにふさわしい小児科医を見つける

大学生になるまで同じ小児科医に喜んでかかる子どももいますが、医者を変えたいと望む子どももいます。おそらくそれは自分の自立と成長を周囲に示す一つの方法なのでしょう。多くの小児科医は年長の患者のための待合室を用意しています。そういった待合室には、若者向けの健康に関するメッセージのポスターがたくさん貼られています。また、あなたの雇い主が保険会社を変えたり、かかりつけの医師がマネッジド・ケア・プラン（加入者は認可された医師のネットワークのなかから選びます）から離れたりしたときも、新しい小児科医を探す必要が出てくるでしょう。

理由はどうあれ、米国小児科学会から探しはじめるのが良いでしょう。あなたの地域の小児科認定医の名前を探すために、米国小児科学会のウェブサイト www.aap.org を訪れてみましょう。近くの医療センターの小児科、州の医師会、学校保健師、医師、家族、友人、近所の人、仕事仲間などからの情報も医師を決める際の参考になります。

小児科医の名前のリストを集めたら、希望する小児科医の診療所にそれぞれ初診の予約の電話をかけて、一緒に行くよう子どもを誘いましょう。会うことによって小児科医の考え方や態度など、全体としての雰囲気を掴むことができます。前もって、質問のリストを用意しておくと良いでしょう。

次に例を挙げます。

・あなたは小児科医になって何年目ですか。
・あなたは米国小児科認定委員会公認の小児科専門医ですか。
・あなたは専門医グループのメンバーですか。
・思春期医学に興味はありますか。
・診療のなかで10代の患者が占める割合はおよそどのくらいですか。
・守秘義務に関してどのような考えをお持ちですか。
・私たち家族について知りたいことはありますか。

気になることはどんなことでもためらわずに質問してください。そしてあなたが受けた印象を夫婦で（子どもがその場にいたのなら子どもも一緒に）話し合ってください。その小児科医はあなたの質問に、明快、親切、完全に答えてくれたでしょうか。あなたの良い聞き手になってくれたでしょうか。何よりあなたはその小児科医と気楽に会話できたでしょうか。その小児科医はあなたの息子や娘と良い関係を築けそうでしょうか。

**年一回の健診**

米国小児科学会は、十一歳から二十一歳のすべての若者が年一回小児科医の診察を受けることを推奨しています。診察には、子どもの生活に関する情報を得ることも含まれます。必要に応じて、身体診察、視力・聴力検査、検体検査（血液や尿の検査）が行われます。子どもの生活で起きた出来事や過去に行われた検査に応じて、小児科医は年一回の健康診断で何をすべきかを決めます。

**身体診察**

小児科医は病歴を検討したあと全身の身体診察をします。およそ次のような項目が含まれます。

・身長と体重の計測
・血圧と脈拍数の測定

・重要な健康や、安全の問題について話し合う。たとえば性行動、性感染症の予防、アルコールや非合法薬物の危険性、食事や運動の習慣、交通安全など。
・視力の検査を行い、外傷や病気の徴候が認められたり眼鏡をかける必要がありそうな場合には眼科医に紹介される。
・医師は頸部のリンパ節や甲状腺の腫大がないかどうかを触診する。また腹部を触ったり押したりして、脾臓や肝臓、腎臓に異常がないかどうかを調べる。
・聴診器を胸と背中に当てて呼吸の状態を判断し、心音の異常がないかどうか聴く。
・姿勢を診る。脊椎の異常が疑われる場合にはX線検査が行われる。青年期の子どもは脊柱側彎症のように、脊椎に進行性の彎曲を生じやすい主要な年代だからである。
・関節の柔軟性や筋力を診る。
・女子でも男子でも乳房のしこりを触れるかどうか触診する。この年代では女子の乳房のしこりはほとんど良性である。男子では思春期の初めのころに乳腺組織が過剰に発達することがある。この女性化乳房という状態は、通常一時的で深刻な問題ではないが、悩みの種になる。
・全身の皮膚を調べて、にきびや異常の疑いのあるほくろがないかどうかを診る。
・外陰部は最後に診察する。自分の体を気にしている10代の患者の多くが、もっとも嫌がる診察だと医師は知っているからである（本章の「婦人科的診察」四六八頁と「精巣の診察」四七三頁を参照）。

## 予防接種とスクリーニング検査

「予防接種？　まだ必要なの？」。最後に予防接種を受けてから数年以上経っているので、子どもはもう予防接種は終わったものと考えているかも知れません。しかし青年期の子どもや若年成人の五人に一人は、はしか(麻疹)やおたふくかぜ（流行性耳下腺炎）など予防可能な病気に対する十分な免疫を持っていません。**表16-1**、**表16-2**、**表16-3**に示すように、青年期前期はいくつかの重要な予防接種を受ける時期であり、さまざまな疾患の予防やスクリーニング（ふるいわけ）のための検査を受ける時期です。もしかかりつけの小児科医がいない場合には、地域の保健所に連絡しましょう。公立の医療機関が安い値段で予防接種をしてくれます。

**婦人科的診察**

若い女性が性行動を開始するようになったら、あるいは婦人科的な病気のサインが現れたらすぐに、骨盤内診察とパパニコロスメア検査を含む婦人科的診察を受けるべきです。女子が診察前に不安になるのはごく自然なことです。親が時間をとって根気よく診察の説明をすれば、その不安を和らげることができます。また、それこそが子どもが一番期待していることです。

**医療面接**

初めに、医師か看護師が若い女性に生殖面の健康についての質問をします。たとえば、「最近の月経はいつ始まりましたか。月経は規則的ですか。月経は何日くらい続きますか」というように。また性行動歴に関する質問をしたり、性感染症や望まない妊娠を予防する方法について話し合ったりします。このあと患者は診察室に通され、服を脱いでガウンに着替えるように言われます。

**乳房の診察**

乳房の診察では、小児科医はしこりがないかどうか、感染徴候などの異常がないかどうかを診ます。この機会に乳房自己検診の方法を説明します。定期的な乳房自己検診が若い女性に勧められています。

**骨盤内診察とパパニコロスメア検査**

骨盤内診察では、若い女性は診察台の上に横になり、膝を開き、両足を金属製の支えの上に置きます。脚と腹部が見えないように布がかけられます。処置の間、医師は何をしているのか説明します。この説明が患者の緊張を和らげるのに大いに役立ちます。

診察は三つの部分に分けられます。まず医師は光を当てて膣の外側とそのまわりの形態

| ワクチン | 対象と年齢 | 理由 |
|---|---|---|
| B 型肝炎 | ・B 型肝炎ウイルスに対する免疫のないすべての者。初回接種の 1〜2 ヵ月後に 2 回目，初回から 6 ヵ月以降に 3 回目を接種する。 | ・毎年，約 1 万 2,500 人の患者が B 型肝炎と診断されている。そのうち 10 人に 7 人は青年期の子どもか若年成人である。 |
| 破傷風・ジフテリア追加 | ・11〜12 歳（その後 10 年毎に接種）。前回の破傷風・ジフテリア混合ワクチンまたは破傷風・百日咳・ジフテリア混合ワクチンから少なくとも 5 年以上経過している場合。 | ・非常に伝染性の強い小児の病気であるジフテリアは，アメリカ合衆国では稀だが，10 例に 1 例は死亡する。 |
| 麻疹・ムンプス（おたふくかぜ）・風疹（MMR ワクチン） | ・11〜12 歳で次のいずれかに該当する者。<br>**1.** 麻疹ワクチンを 2 回接種していない者，<br>**2.** 1 歳以前にワクチンを受けている者，<br>**3.**「死菌」ワクチンを受けた者。 | ・麻疹はあなたが子どものころに比べれば，心配の種ではなくなった。しかし，11〜19 歳の患者が毎年およそ 200 人発生している。<br>・妊娠女性は MMR ワクチンを受けるべきではない。<br>・性生活のある女子は，MMR ワクチン接種後，少なくとも 1 ヵ月間，避妊すべきである。 |
| 水痘 | ・11〜12 歳でこれまでに水痘にかかったことがなく，水痘ウイルスに対するワクチンを受けたことのない者。13 歳以上の場合には，4〜6 週後に 2 回目を接種する。13 歳未満の場合には 1 回接種が推奨されている。 | ・11〜12 歳児のおよそ 5 人に 1 人は水痘にかかったことがない。重い合併症がありうる。<br>・妊娠女性は水痘ワクチンを受けるべきではない。<br>・性生活のある女子は，水痘ワクチン接種後少なくとも 1 ヵ月間，避妊すべきである。 |
| A 型肝炎 | ・危険の高い州に住んでいるすべての者（小児科医に確かめること）。<br>・A 型肝炎の発症率の高い国への旅行を計画しているすべての者。<br>・慢性の肝臓病や凝固因子異常症の者，薬物乱用者，肛門性交をする者。 | ・A 型肝炎は，非常に伝染力の強いウイルスによる肝臓病で，16 歳未満の男女 6 万人を含む，年間 20 万人ものアメリカ人が感染している。 |

**（表 16-1　470 頁につづく）**

| | | |
|---|---|---|
| A 型肝炎<br>(つづき) | ・職業的暴露の危険のある者（ヒト以外の霊長類を扱う者，研究や検査でA型肝炎ウイルスを扱う者)。 | |
| インフルエンザ | ・以下のいずれかの病気を有する者。心臓・肺・腎臓の慢性疾患，糖尿病，鎌状赤血球貧血，その他の血液疾患，がん，HIV感染症，エイズ，その他の感染に対する免疫を低下させる疾患 | ・これらの病気をもつ若者は，死亡原因として4番目に多い肺炎などの合併症を起こす危険がある。 |
| 肺炎球菌 | ・がん化学療法を受けている者，以下のいずれかの病気を有する者。腎臓病，鎌状赤血球貧血，HIV感染症，エイズ，その他の感染に対する免疫を低下させる疾患，ホジキン病，脾臓の機能異常や脾臓摘出後のすべての者。 | ・ここに挙げられたどの病気でも，細菌性肺炎などの肺炎球菌感染症に罹患する危険性が高くなる。 |
| 髄膜炎菌（髄膜炎・敗血症) | ・連邦予防接種諮問委員会(ACIP)は，大学の新入生は細菌性髄膜炎に対するワクチン接種を受けるよう推奨している。髄膜炎は脳と脊髄を覆う膜の炎症である。髄膜炎菌敗血症では細菌が血管内に侵入する（第20章「10代によくみられる病気」の「神経の病気」を参照)。これは細菌性髄膜炎の一つの型である。 | ・髄膜炎は稀な病気だが致命的である。毎年およそ150人の大学生がかかっている。8例に1例は死亡している。生存している7例のうち1例では永続的な脳障害を残す。研究によると，寮生活をする大学の新入生は他の学生より6倍伝染性の病気にかかりやすい。その理由はおそらく若い男女が密接に生活しているからである。混み合った寮では喫煙やアルコール摂取が危険を高める。 |

**表 16-1　青年期の予防接種スケジュール**

| スクリーニング検査 | 目的 | 時期・頻度 |
|---|---|---|
| クラミジア培養（女子） | ・よくみられる性感染症のクラミジアを検出するための検査。パパニコロスメア検査に似た処置で，医師は綿棒で子宮頸管粘液か分泌物の検体を採取する。病理学者がクラミジア・トラコマティスという細菌の有無を調べる。 | ・性関係を持つようになったら年に 1～2 回。尿で検査する方法もある。 |
| ヘマトクリット／ヘモグロビン血液検査 | ・もっとも多い貧血のタイプである鉄欠乏性貧血を発見するための検査。月経血からの過剰な喪失が原因の一つ。粗末な食事も一因。 | ・青年期の間に 1 回。10 代の子ども，特に成長促進期に鉄欠乏性貧血になりやすい。 |
| パパニコロスメア検査（女子） | ・子宮頸癌，前癌病変の子宮頸部異形成，子宮頸部上皮内癌，子宮頸癌の最大の原因であるヒトパピローマウイルス（HPV）を検出するための検査。 | ・性関係を持つようになったら年に 1 回 |
| 検尿 | ・さまざまな病気を検出するための検査。 | ・青年期の間に少なくとも 1 回 |

**表 16–2　青年期の臨床検査――10 代の子ども全員を対象とする検査**

を視診します。次に膣鏡という器具を膣のなかにやさしく挿入します。膣鏡はプラスチックまたは金属でできており、膣の内面と子宮頸部が見えるように膣口を広げます。患者の多くは「圧迫感がある」と言いますが、痛みは感じません。あなたの娘が不安で落ち着かないようであれば、膣の筋肉の緊張がほぐれるように数回ゆっくりと深呼吸をさせると良いでしょう。

性交経験のない女性はこの処置によって処女膜が破られ、生物学的な処女性が失われるのではないか、あるいは膣鏡が入らないのではないかと心配します。その心配はありません。膣口はこの器具が入るのに十分な大きさがあります。また診察が始まってもそれを中断させる権利があることを、常に子どもに保障してあげてください。

骨盤内診察にはパパニコロスメア検査が含まれます。これは医学の歴史のなかでもっとも有効なスクリーニング検査（ふるいわけ）の一つです。まず医師は長い柄のついたブラシを持ち、やさしく子宮頸部の外側と内側の

| スクリーニング検査 | 目的 | 時期・頻度 |
|---|---|---|
| HIV 抗体検査 | ・ヒト免疫不全ウイルス（HIV）に対して免疫系が反応して産生する HIV 抗体を検出するための検査。陽性の場合には，より精度の高いウエスタンブロット法と呼ばれる血液検査を行う。二つとも陽性の場合に確定診断がつけられる。 | ・性生活のある 10 代の子どもには定期的に行う。検査の前後にカウンセリングが行われる。 |
| 血液コレステロール検査 | ・心血管疾患のリスクを増すコレステロールと脂質が高値かどうかを調べるための検査。 | ・以下のリスク因子を持つ者に対し，青年期に 1 回。慢性高血圧，肥満，糖尿病，高脂血症（血液中の脂質が高い状態）の家族歴，若年の心臓発作の家族歴。 |
| 淋菌培養検査 | ・淋菌感染が疑われる場合の検査。粘液や分泌物を用いて淋菌の有無を調べる。通常，女子では子宮頸管から，男子では陰茎から検体を採取する。尿検査もできる。 | ・性生活のある 10 代の子どもでは年に 1〜2 回。<br>・セックスの相手が感染していると考える理由のある場合や症状のある場合に検査する。症状は男性のほうが高頻度に現れる。女性の 5 人のうち 4 人は無症状である。 |
| 鎌状赤血球スクリーニング検査 | ・アフリカ系アメリカ人に特に多い遺伝性疾患で，慢性の疲労感や骨の痛みが繰り返される鎌状赤血球貧血のスクリーニング検査。 | ・過去に検査を受けたことのないアフリカ系アメリカ人に対して，青年期に 1 回。 |
| 梅毒血液検査 | ・梅毒が疑われるときの検査。外陰部の病変からの膿を検査するか，血液検体をとり，病気の原因である梅毒トレポネーマを調べる。 | ・性生活のある 10 代の子どもには定期的に行う。<br>・セックスの相手が感染していると考える理由のある場合や症状のある場合に検査する。 |
| ツベルクリン検査 | ・結核菌の感染を受けたかどうかのスクリーニング検査。 | ・リスクのある場合には定期的に行う。小児科医は個別の対応について助言できる。 |

**表 16–3　青年期の臨床検査 ── 特定の病気の危険のある子どもを対象とする任意のスクリーニング検査**

粘膜から細胞の検体を少量とります。細胞をスライドグラスの上に載せ、検査室に運びます。そこではがんや他の病気の検査が行われます。

診察の第三の部分では、医師は膣鏡を取り除き、膣内に一、二本の指を挿入します。もう一方の手でおなかの上を押しながら、子宮と卵巣を触れ、その大きさと嚢腫の有無を診ます。通常は青年期女性の骨盤内診察では直腸診を必要としません。これで診察は終わり、服を着ることができます。内診は婦人科的診察の一部です。マサチューセッツ大学ウスター医療センターのマリアン・フェリス医師は、「女子の初めての診察では心の準備ができるまで、より多くの時間をかけます」と語っています。

### 精巣の診察

10代男子の年一回の健診の一環として、ズボンと下着を下ろして精巣腫瘍とヘルニアの診察を行います。ヘルニアでは腸の一部が下方にとび出し、最終的に陰嚢の内部まで降りていきます。膨らみを触れることもあります。この病気は手術で治すことができます。

医師は腫瘍の有無を診るために精巣を片方ずつ触診しながら、月一回自宅で精巣の自己検診を行うことの重要性を患者に説明します。精巣腫瘍は10代では稀な病気（およそ年に三十例）ですが、十五歳から三十九歳の若年男性ではもっとも多いがんです。精巣腫瘍は、がんのなかでもっとも治療しやすいものの一つでもあります。

シアトル小児病院思春期科長のマーク・スコット・スミス医師は、次のように述べています。「男子の診察では、医師が何をしていて何を調べているのか説明するようにしています。自己検診の方法を学ぶことは良いことです。なぜなら、自分の身体が正常か異常かを判断できるようになるからです」。

**両親へのメモ**　精巣の診察の際に反射的に勃起することは青年期の子どもでは珍しいことではない、と前もって息子に伝えましょう。ごく正常な反応（少し、きまりが悪いですが

10代の子どもは年2回，もしくは歯科医師が指示する頻度で，定期的な歯科検診を受けるべきです。

**ほかの医師。歯科医師**

……）であることを話して安心させてください。

**大学入学を控えた若者の健康を維持するために**

青年期を通じて、どんな場面においても自立を促すことが賢い選択になります。これは健康に関しても当てはまります。あなたの子どもが大学に入る前に、家を離れて健康に生活するための準備を助けましょう。ここではいくつかのアイディアを示します。

**かかりつけ医を選ぶ**　キャンパスの学生健康サービスは良い医療制度です。しかし喘息や糖尿病などの慢性の病気を持つ学生は、地域の医師との関係を築きたいと思うかも知れません。学生健康サービスは地域の医師を紹介することができます。あるいは本章で前に述べてあるステップにしたがって医師を探すこともできます。

**健康保険証を持っていることを確かめる**　家族の健康保険プランを継続するのか、それとも大学で費用の安い健康保険に加入するのか、子どもと一緒に検討します。あなたが良く知っている日常的なことも、子どもにとっては全く新しいことであることを忘れないでください。保険会社はすべての医療行為に、電話による事前承認を要求しているでしょうか。病院の救急外来に受診して二十四時間以内に通知する必要があるでしょうか。また、保険プランの内容にしたがった処方箋をもらう方法も知っておく必要があります。以上が子どもが知っておくべきポイントです。

**すべての医療情報を名刺サイズのカードに列記する**　以下の項目を書きとめましょう。

- 定期的に内服している薬剤のすべて、その用量や効果
- アレルギー、現在の医学的な問題
- 過去の医学的な問題、心の健康の問題、入院歴・手術の既往
- 必要な家族の病歴

・子どものために救急キットを用意しておく。

**自分の健康に気を配らせる**　大学一年生は悪い健康習慣に陥りやすいことで有名です。彼らにとって一人で生活する初めての機会であり、自由と誘惑が組み合わさって毎晩のように冷めたピザをソーダ水で流し込み、睡眠時間を五時間かそれ以下にして生活しようとします。このような生活習慣では誰でも病気への抵抗力が落ちてしまいます。遠距離電話や電子メールで、十分な休養をとってきちんと食べるように息子や娘に伝えてください。

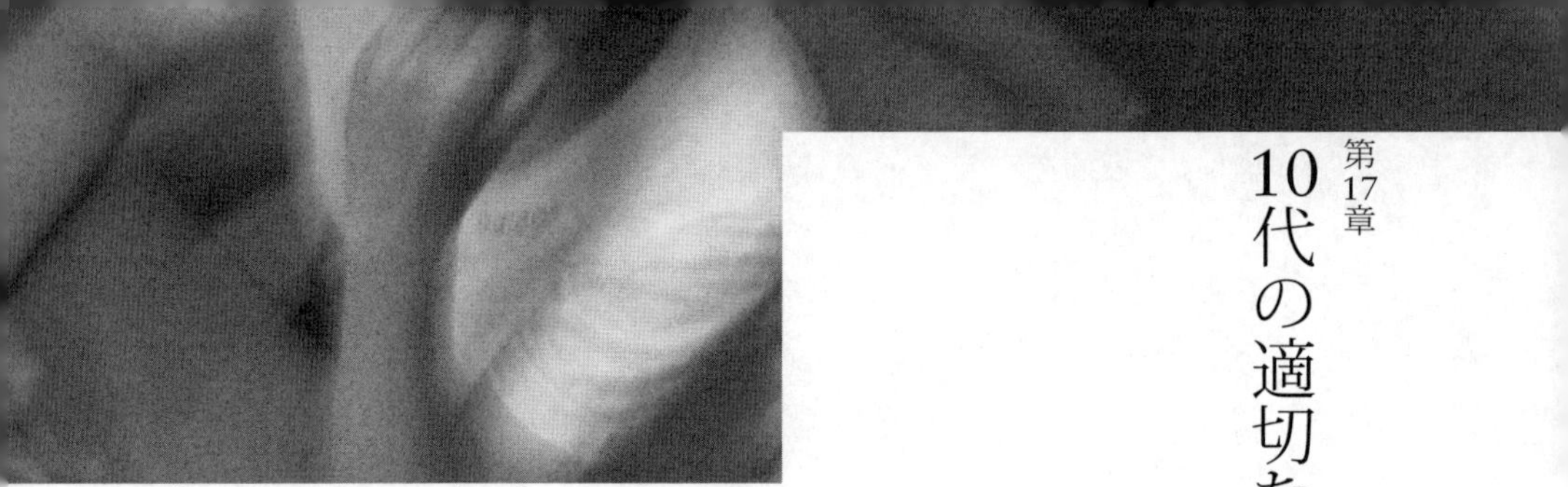

第17章
# 10代の適切な栄養

10代の子どもにとって食習慣はよく問題になります。子ども家庭統計に関する連邦機関公開討論会の報告によれば、栄養のある食事をきちんととっている若者は十五人に一人にも満たないのです。年少の子どもの場合、栄養のある食事をとっている子どもの割合は、10代の四倍にもなります。いったいなぜ、青年期には健康的な食事ができなくなるのでしょうか。

まず青年期の子どもは、家で生活する時間が少なくなり、外で友人と過ごす時間が長くなります。十二歳児の三人に一人は、一日一回しか家族と一緒に食事をしておらず、十七歳の子どもの半数は三食のうちの二食をどうやってとっているのか不明です。おなかが空けば、冷蔵庫を開ける代わりにキャンディーやスナック菓子や自動販売機の食料品を食べているのです。ただし、食品を自分で選ぶことが10代の子どもが独立心を示す最初の方法だという点を見逃してはいけません。八年生の男子が自動車免許や給料を得るまでにはまだ何年もかかります。そんな彼でも、地域のハンバーガーショップに入ってカウンターに小遣いを放り出し、男らしい声で「そのフレンチフライにチーズを一枚余計につけてくれない？」と言い放てば、大人になったような気分を味わえるのです。

公認栄養士でミネソタ大学公衆衛生栄養学助教授のメアリ・ストーリ氏は、10代の若者がソーダ水とジャンクフードで生きているように見えるもう一つの理由を、次のように説明しています。「子どもが青年期を迎えると解決すべき問題があまりにもたくさんあり、親は栄養に関していい加減になってしまうこ

*訳注　サービングは１回の標準摂取量のこと。食品ごとに一定量を１サービングと決め，さらに食品群ごとに１日推奨量を何サービングというふうに表わす（492 頁：表 17–3，表 17–4 を参照）

とがあります。また以前と違い、子どもの食事を管理するのが難しくなったと感じるようになります」。二人の10代の子どもの母親であるストーリ氏はこう述べています。「以前のようには管理できないかもしれませんが、子どもが買い物や料理をしない限り、家での食事の内容を最終的に決定するのは親です」。

一般的に、家族が一緒に食事をとる家庭では、ばらばらに食事をする家庭よりも健康的な食事です。ハーバード医科大学の研究者は、九歳から十四歳までの一万六千人の男女の食習慣を調査しました。頻繁に親と一緒に食事する者は親と一緒に食事しない者と比べて、推奨されている五サービング*の果実群や野菜群を毎日摂取している割合が、一・五倍でした。ストーリ氏は次のように観察しています。「ふつう、家族でとる食事にはたくさんの種類の食品が並び、子どもの選択肢が増えます。カップラーメンやポップコーンだけ食べて、〈夕食を食べた〉と言う子はいないでしょう」。さらに、一緒に食事をすれば、親は子どもの栄養を監視することもできます。

## 10代の栄養所要量

**カロリー**　女子で十歳、男子で十二歳ごろの食欲の高まりは思春期の成長促進現象の予兆です。一体どのくらい食欲が高まるのでしょうか。たとえるなら、親は冷蔵庫のドアが良く開くように蝶番に油を差したり、お気に入りのスナックを子どもに取られないようにベッドの下に隠したくなるほどです。

メアリ・ストーリ氏は言います。「青年期の子ども、とくに男の子はいつもおなかが空いているように見えます」。カロリーとは食品から与えられるエネルギーをあらわす測定単位です。青年期前期には一生のうちで他のどの時期よりも身体がカロリーを必要とします。平均すると、男子は一日二千八百キロカロリー、女子は一日二千二百キロカロリーを必要とします。ストーリ氏は次のように述べています。「ふつうは成長が止まった時点でとても強い空腹感は治まります。もっとも例外もあり、体格の良い子や運動をしている子

| 男子 | | |
| --- | --- | --- |
| 11〜14歳 | 15〜18歳 | 19〜24歳 |
| 45 g | 59 g | 58 g |

| 女子 | | |
| --- | --- | --- |
| 11〜14歳 | 15〜18歳 | 19〜24歳 |
| 46 g | 44 g | 46 g |

**表 17–1　10代の子どもにとって蛋白質は一日にどのくらい必要か**

は、青年期後期になってもなお多くのエネルギーを必要とします」。青年期の中期から後期には、女子がとるカロリーは男子に比べておよそ二五パーセント少ないため、結果として女子はビタミンやミネラルが不足しがちになります。

**栄養素**　食物中の栄養素である、蛋白質、炭水化物、脂肪（三大栄養素）は身体のエネルギー源となります。一グラムの蛋白質と炭水化物はそれぞれ四キロカロリーになります。一方、脂肪はその二倍以上、一グラム当たり九キロカロリーになります。

### 蛋白質

三大栄養素のうちで、もっとも不足の心配が少ないのは蛋白質です。重要でないからではありません（私たちの体重の半分は蛋白質です）。「アメリカ合衆国の青年期の子どもは、所要量の二倍の蛋白質をとっているからです」とストーリ氏は説明します。蛋白質を多く含む食品には、10代の子どもが好きな食品、たとえば牛肉、鶏肉、七面鳥、豚肉、魚、卵、チーズなどがあります。

### 炭水化物

でんぷんや砂糖に含まれる炭水化物は、身体の主な燃料である単糖のブドウ糖に変換されます。しかし、炭水化物がすべて同じというわけではありません。私たちは、複合炭水化物の食品を推奨し、単純炭水化物はあまりお勧めしません。複合炭水化物は持続的なエネルギーを供給します。マラソン選手などの運動選手が競技の前に大皿のパスタを平らげるのはこのためです。加えて、でんぷんは食物繊維や他のいろいろな栄養素を運んでくれます。そのうえ脂肪分も少なく、本当の意味で実のある食品といえます。たいていの栄養士は、10代の子どもの摂取カロリーのうち五〇〜六〇パーセントを複合炭水化物で構成するよう勧めます。一方、単純炭水化物は甘い味と即時性のエネルギーがあって魅力的ですがそれ以上のものではないため、その量は最小限に抑えるべきです。

<u>複合炭水化物</u>　パン，シリアル，米，パスタ，ナッツ，種子，豆，大麦，すべての野菜と果実

<u>単純炭水化物</u>　キャンディー，ケーキ，パイ，クッキー，清涼飲料，フルーツジュース，缶詰のフルーツのシロップ漬け，甘いシリアル

**炭水化物——とても単純だがとても複雑なもの**

### 食事中の脂肪

栄養学の専門家は、食事中の脂肪が三〇パーセントを超えないよう推奨しています。近年になってアメリカ人の脂肪摂取量は減ってきましたが、国民全体としてはまだ推奨される基準より四ポイント高い水準にいます。

ここで、脂肪というものを正しく評価してみましょう。脂肪はエネルギーを供給し、脂溶性ビタミン（ビタミンA、D、E、K）の吸収を助けてくれます。しかしこれらの長所を考える前に、脂肪が健康に及ぼす悪影響を考慮しておく必要があります。脂肪の多い食事をたくさんとっている子どもは、たとえ運動をしていても体重が増えていきます。余分な脂肪のカロリーを燃焼させるためには、オリンピック選手のような激しい運動を毎日する必要があります。

また、脂っこい食品はコレステロールを含んでいます。コレステロールは蝋のような物質で動脈を塞いで詰まらせ、最終的に動脈を硬くします。動脈硬化が恐ろしいのは、心臓や脳に行く血管のうち一本でも詰まると、心臓発作や脳卒中を引き起こす点です。通常、このような致命的な問題は成人期後期にならないと起こりませんが、今のうちから家庭の食事に含まれる脂肪の量を減らして予防を始めるべきでしょう。カリフォルニア州の約二百人の高校生の食習慣を調査した研究者は、血液中のコレステロール値が異常だった生徒が三人に一人もいたことに愕然としました。頸動脈の超音波検査では、コレステロール値が異常だった生徒には、すでに動脈硬化の徴候が現れていました。頸動脈は頸部にある左右一対の動脈で脳に血液を送っています。研究に参加した一人の医師は、「何人かの子どもの動脈は、その倍の年齢の成人に通常みられる動脈のようだった」とコメントしています。幸いこのような病変は早い段階で対処すれば正常に戻ります。

### 三種類の脂肪

食事中の脂肪は、単価不飽和脂肪酸、多価不飽和脂肪酸、飽和脂肪酸をいろいろな割合

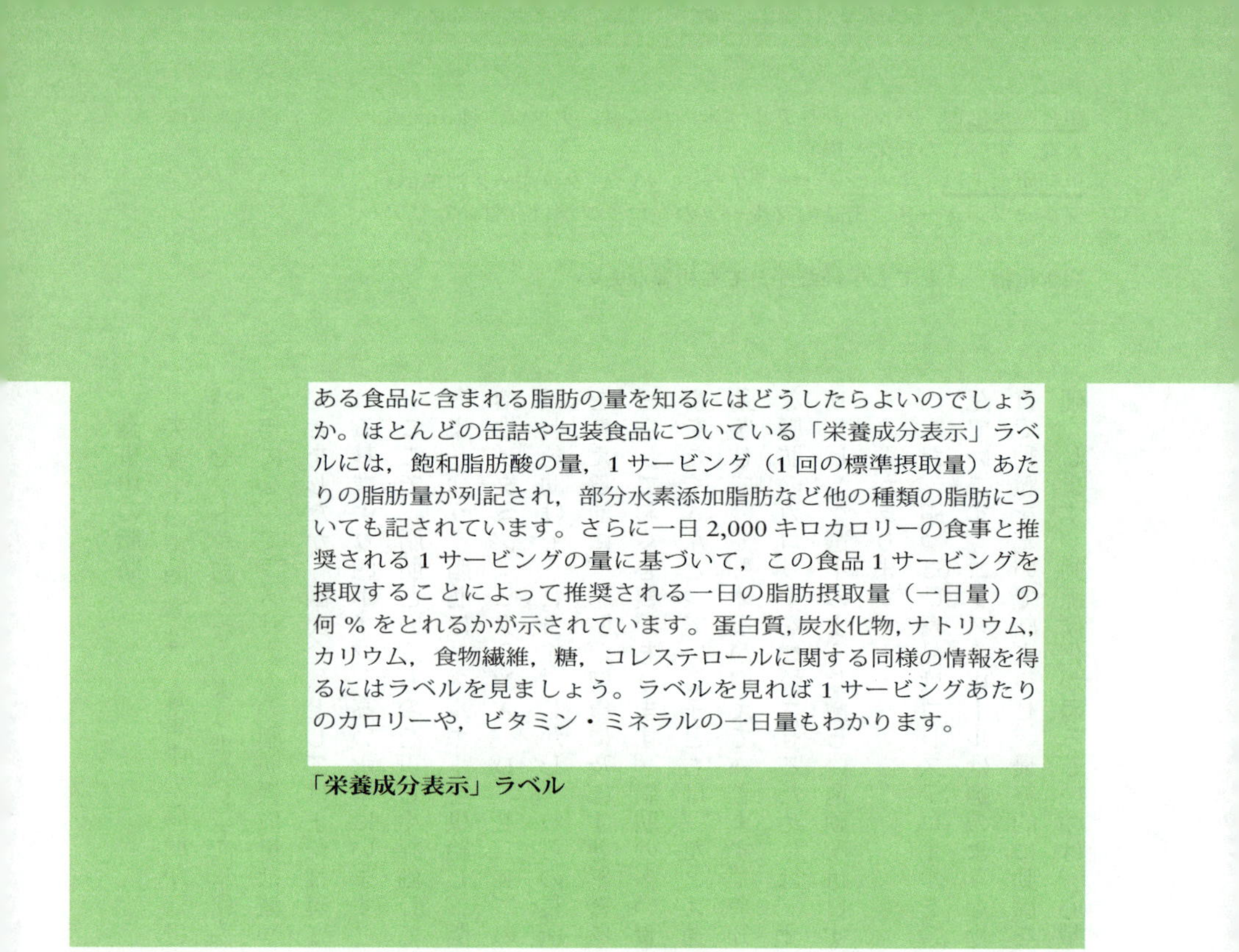

ある食品に含まれる脂肪の量を知るにはどうしたらよいのでしょうか。ほとんどの缶詰や包装食品についている「栄養成分表示」ラベルには，飽和脂肪酸の量，1 サービング（1 回の標準摂取量）あたりの脂肪量が列記され，部分水素添加脂肪など他の種類の脂肪についても記されています。さらに一日 2,000 キロカロリーの食事と推奨される 1 サービングの量に基づいて，この食品 1 サービングを摂取することによって推奨される一日の脂肪摂取量（一日量）の何 % をとれるかが示されています。蛋白質，炭水化物，ナトリウム，カリウム，食物繊維，糖，コレステロールに関する同様の情報を得るにはラベルを見ましょう。ラベルを見れば 1 サービングあたりのカロリーや，ビタミン・ミネラルの一日量もわかります。

**「栄養成分表示」ラベル**

で含みます。飽和脂肪酸は牛肉、豚肉、羊肉、バター、チーズ、クリーム、卵黄、ココヤシ油、パーム油などの肉や乳製品に含まれ、三種類のなかでもっともコレステロールを多く含んでいます。飽和脂肪酸の摂取は一日総摂取カロリーの一〇パーセントを超えないように制限したいものです。

　脂肪から摂取する残り二〇パーセントのカロリーは、主に植物油に含まれる二種類の不飽和脂肪酸から同量ずつとると良いでしょう。コーン油、べに花油、ヒマワリ油、大豆油、綿実油、ゴマ油は多価不飽和脂肪酸が主体です。魚やアーモンドに含まれる油もそうです。単価不飽和脂肪酸はもっとも健康に良いとされ、オリーブ・オリーブ油、ピーナツ・ピーナツ油・ピーナツバター・カシューナッツ、クルミ・クルミ油、キャノーラ油に含まれています。マーガリンや植物性ショートニングの多くに含まれる部分水素添加油は避けたいものです。

　あなたの家族が包装食品や加工食品をたくさん食べているのであれば、「栄養成分表示」

のラベルを見る習慣をつけてください。毎日とっている食品に、糖分や塩分（ナトリウム）は言うまでもなく、どれほどの脂肪が含まれているかを知って驚くかもしれません。ほとんどすべての包装食品が部分水素添加脂肪を含んでいます。そのほうが食品が長持ちするからです。

**ビタミンとミネラル**　米国農務省の指針に基づいたバランスのとれた食事をとれば、必須のビタミンやミネラルすべてを充分に摂取できます。青年期の子どもはカルシウムや鉄、亜鉛の一日量が不足しがちです。血液検査や小児科医の診察によって栄養素が激しく欠乏していることが判明したような場合を除き、栄養素は栄養補助食品よりも食品からとったほうが良いでしょう。なぜなら栄養補助食品と違い、野菜や果実、穀物には、植物に含まれる天然化学物質（私たちを病気から守ると考えられています）が含まれているからです。

**カルシウム――骨を強くするもの**

青年期はのちの骨粗鬆症を防ぐ好機と言えるでしょう。骨粗鬆症は、ゆっくりと何十年もかけて骨のカルシウムが減少していく病気です。結果的に骨の密度が低くなり、骨は脆くなります。五十歳以上の女性の骨折の半数が、骨粗鬆症によるものです。

10代は、生涯においてもっとも骨が血液からカルシウムを吸収する時期です。私たちの骨は成人期早期までにカルシウムの蓄積が止まります。やがて徐々にカルシウムが失われ始めます。女性では、卵巣がエストロゲンを産生しなくなる閉経後にカルシウムの喪失が加速します。メアリ・ストーリ氏は説明します。「青年期に充分なカルシウムを摂取しない女子は、骨量の不足した状態から出発することになります」。国立小児保健発達研究所が行った臨床研究では、10代女子の一方のグループはカルシウム五〇〇ミリグラムを含む栄養補助食品を毎日摂取し、もう一方のグループは補充なしで食事だけからカルシウム

大部分の乳製品　牛乳，プディングやスープなど牛乳を使った料理
チーズ　モッツァレッラチーズ，チェダーチーズ，スイスチーズ，パルメザンチーズ，カテージチーズ
ヨーグルト
軟らかい骨の入った魚の缶詰　サーディン，アンチョビー，サーモンなど
暗緑色の葉物野菜　キャベツ，カラシナ，カブの葉，パクチョイなど
豆腐　硫酸カルシウム加工されている場合
トルティーヤ　カルシウム加工されたトウモロコシで作られたもの
カルシウム強化された――ジュース・パン・シリアル

**カルシウム源**

を摂取するようにしました。カルシウムを補充した女子では骨密度が一四パーセント改善していました。ちなみに、骨量が五パーセント増えるごとに、骨折を生じる危険が四〇パーセントも減少します。

アメリカ人の食事中のカルシウムのうち四分の三は、牛乳や乳製品によって供給されています。囲みにブロッコリーや緑黄色野菜などカルシウムを含むほかの食品を示しました。しかしこれらの野菜はカルシウムの吸収を妨げる物質も含みます。ストーリ氏によると「カルシウムの推奨摂取量を満たすためには、一日におよそ九カップのブロッコリーを食べなければなりません」。九歳から十八歳の男女は一日に一三〇〇ミリグラムのカルシウムを摂取することが勧められています。それは八オンス（約二二七グラム）のコップでおよそ四・五杯分の低脂肪乳に相当します。

残念なことに、アメリカ合衆国の青年期女子の三分の二は、この必要量を満たさず、ストーリ氏を含む栄養士が深刻な公衆衛生上の問題と考えている点です。米国農務省の調査

によれば、牛乳の代わりに清涼飲料などの他の飲み物をとる10代の子どもは、どんどん増加しています。牛乳を定期的に飲むと答えた子どもは、今回の調査では半数弱ですが、一九七〇年代には全体の四分の三を占めていました。

国立衛生研究所は、食事から充分なカルシウムを摂取できない若者に栄養補助食品を奨めていますが、最適な吸収のためには一回に五〇〇ミリグラム以上摂取すべきではありません。あなたの小児科医が適切な用法と用量を指導してくれるはずです。青年期の子どもはカルシウムを比較的効率よく利用するので、食間に錠剤を飲まなくてもうまくいきます。

### 10代の子どもの骨を強くするための他の方法

**ビタミンDが強化された乳製品などの食品をとる**　ビタミンDはカルシウムの吸収を増加させることにより骨の発達を助けます。私たちの大半は日々太陽の光を浴びて必要なビタミンDを得ています。太陽の光はビタミンDを産生する体内の化学反応を促進します。

**子どもがカルシウムを充分にとれていない場合は、カルシウムが強化された牛乳・オレンジジュース・シリアル・グラノーラクッキーを利用する**　これらの食品のなかにはわずか一サービングで、推奨される一日量の半分ほどのカルシウムを含むものがあります。買い物のときには容器やラベルを注意してみましょう。「カルシウムの多い」「カルシウム強化」など、使われている言葉は様ざまですが、実際には含まれるカルシウムの量を示しています。

「カルシウムが高い」(HIGH IN CALCIUM)
「優れたカルシウム源」(EXCELLENT SOURCE OF CALCIUM)
「カルシウム豊富な」(RICH IN CALCIUM)
……含有量は一日量の二〇パーセント以上。

「カルシウム含有」(CONTAINS CALCIUM)
「良いカルシウム源」(GOOD SOURCE OF

CALCIUM）
……含有量は一日量の一〇～一九パーセント。

「カルシウム強化」（CALCIUM ENRICHED）
「カルシウム多め」（MORE CALCIUM）
「カルシウム入り」（PROVIDES CALCIUM）
……含有量は一日量の一〇パーセント以下。

**子どもが牛乳を飲めない場合でも、食事からカルシウムをとる方法はある**　栄養士のメアリ・ストーリ氏は「青年期の子どもの多く、とくに女子は牛乳を好みません」と言います。チョコレート風味のスキムミルクを試してみましょう。スープやプディング、焼き菓子、ソース、シチューに牛乳をこっそり加えることもできます。

牛乳の代わりになるものにはチーズやヨーグルトがあります。八オンス（約二二七グラム）のヨーグルトと二オンス（約五七グラム）のチーズは八オンスの牛乳と同量のカルシウムを含みます。したがってどちらも一サービングになります。しかしカテージチーズ二分の一カップはミネラルが少ないので二分の一サービングと数えられます。

**塩分を控える**　塩分の多い食事は、心臓病や腎臓病、脳卒中の危険因子である高血圧と関係するだけでなく、尿中のカルシウム排泄を増加させることによって身体からカルシウムを奪います。私たちが摂取する塩分のおよそ七五パーセントは、すでにいろいろな加工食品に入っています。したがって塩分を控えることは、単に塩そのものを使うのを控えるだけでなく、醤油や固形ブイヨン、肉軟化剤、たまり醤油、ウスターソースなどの塩分の多い調味料や、ファーストフード、その他の加工食品を減らすことをも意味します。

**運動をする**　青年期の骨は重量を支える運動に反応して強く成長し、密度を増します。ジョギングやダンス、犬の散歩、ボーリング、挙手跳躍運動など、子どもを活動的にさせるどんな運動でも有効です。

| | 単位 mg |
|---|---|
| **パン，シリアル，米，パスタ群** | |
| 調理したシリアル，米，パスタ，無塩，1/2 カップ | 微量 |
| すぐ食べられるシリアル，1 オンス（約 28 g） | 100–360 |
| パン，1 スライス | 110–175 |
| **野菜群** | |
| 新鮮または冷凍，無塩で調理，1/2 カップ | 70 未満 |
| 缶詰または冷凍，ソースつき，1/2 カップ | 140–460 |
| トマトジュース，缶入り，3/4 カップ | 660 |
| 野菜スープ，缶入り，1/2 カップ | 820 |
| **果実群** | |
| 新鮮，冷凍，缶詰，1/2 カップ | 微量 |
| **牛乳，ヨーグルト，チーズ群** | |
| 牛乳，1 カップ | 120 |
| ヨーグルト，8 オンス（約 224 g） | 160 |
| ナチュラルチーズ，1.5 オンス（約 42 g） | 110–450 |
| プロセスチーズ，2 オンス（約 56 g） | 800 |
| **肉，鶏肉，魚，乾燥豆，卵，ナッツ群** | |
| 新鮮な肉，鶏肉，魚，3 オンス（約 84 g） | 90 未満 |
| ツナ，缶詰，水煮，3 オンス（約 84 g） | 300 |
| ボローニャソーセージ，2 オンス（約 56 g） | 580 |
| ハム，赤身，焼いたもの，3 オンス（約 84 g） | 1,020 |
| **その他** | |
| サラダドレッシング，テーブルスプーン 1 杯 | 75–220 |
| ケチャップ，マスタード，ステーキソース，テーブルスプーン 1 杯 | 130–230 |
| しょうゆ，テーブルスプーン 1 杯 | 1,030 |
| ディル*味のピクルス，中等大 1 個 | 930 |
| ポテトチップ，塩味，1 オンス（約 28 g） | 130 |
| コーンチップ，塩味，1 オンス（約 28 g） | 235 |

米国農務省による。
*訳注　セリ科の植物

**表 17–2　カルシウムの豊富な食品**

*訳注　日本では鉄剤の中毒は少なく，タバコの誤飲が多い。

**喫煙や飲酒をしない**　タバコやアルコールは、他の多くの有害な影響に加え骨量を低下させます。

## 鉄を増やす

鉄は身体中の組織に酸素を運ぶ赤血球内の色素、ヘモグロビンの主要な構成成分です。米国農務省の全国調査によると、10代女子の食事の四分の三において、この重要なミネラルが不足しています。この割合は、同年代の男子ではおよそ五分の一にすぎません。

青年期女子が鉄欠乏の血液になりがちな理由は、栄養摂取以外のところにあります。鉄が不足しがちになるのは、重い月経のあとや成長促進期です。後者は、男子の場合にも起こります。ヘモグロビン値がひどく低下することを鉄欠乏性貧血と呼び、これはアメリカ合衆国でもっとも多い栄養の病気です。身体に酸素が不足するので、子どもは疲れやすく、力が出なくなり、息切れがします。しかし軽い貧血であれば、これらの症状は出ません。

小児科医が処方する鉄剤を服用すれば、ふつう数週間から数ヵ月でヘモグロビン値は正常に戻ります。

**注意点**　鉄の錠剤は小さい子の手の届かない場所に置きましょう。鉄は幼少児の中毒の主要な原因です。*

### 鉄摂取を良くする他の方法

**食事にマメ類、穀類、新鮮な野菜あるいは冷凍野菜を加える**　野菜やマメ類、穀類に含まれる鉄は、肉や魚に含まれる鉄とちがってあまり吸収されませんが、両者を一緒に摂取すれば、鉄の吸収の悪い食品からも十倍吸収されやすくなります。

**食事の最後に新鮮な果物を**　柑橘類のクエン酸と果物のビタミンCは、ふつうは身体のなかに入っていかない鉄の吸収を促進させます。フルーツジュースを与えるときには、ラベルに「天然果汁百パーセント」と書いてあるか確かめてください。なぜなら百パーセ

肉類　牛肉の赤身，豚肉，子羊，レバーなど臓器の肉
鳥肉　鶏，アヒル，七面鳥，とくに赤身肉
魚　サーディン，タラ，貝類，アンチョビー
暗緑色の葉の野菜　ケール（結球しないキャベツ），カラシナ，カブの葉，コラード（ケールの一種），ブロッコリーなど
マメ類　ライマビーン，グリーンピース，乾燥したインゲンマメやエンドウマメ，缶詰のベークトビーンズ
ドライフルーツ　プルーン，アンズ，レーズンなど
皮付きのじゃがいも
種子　ヒマワリ，カボチャなど
卵黄
小麦を酵母で発酵させた ── 全粒パン，パン製品

**鉄の豊富な食品**

肉類　牛肉の赤身，豚肉，レバー
乳製品　脱脂粉乳，チーズ
鳥肉　鶏肉の赤身，七面鳥
卵
貝類　とくにカキ
種子　カボチャ，ヒマワリ，スイカ，レンズマメ
ナッツ　ピーナツ，ペカン，ブラジルナッツ，松の実
小麦を酵母で発酵させた ── 全粒パン，パン製品
小麦麦芽，全粒シリアル
乾燥豆

**亜鉛の豊富な食品**

ントでないものは果実群のサービングとして認められないからです。パンチ、エード、いわゆるフルーツ飲料の大半には貴重な果汁が少ないうえ、大量の糖が加えられています。同様にオレンジソーダ、グレープソーダ、その他のフルーツ風味の炭酸飲料も、たとえ子どもが強く反論しようとも、フルーツジュースとして勘定に入れません。

**子どもにお茶を控えさせる**　お茶の苦みのもとであるタンニン酸は、肉以外の食品からの鉄の代謝を妨げます。

**野菜やマメ、ジャガイモ、その他の吸収の悪い鉄を含む食品を調理するときは鉄の鍋やフライパンを使う**　そうすることにより食事に含まれる鉄の量をかなり増やすことができます。

## 亜鉛──成長にとって良いもの

亜鉛の豊富な食品を充分に摂取しているか、という点に関しては男女とも失格です。亜鉛

は正常な成長と性成熟に不可欠なミネラルですが、10代男子の三分の二、10代女子の四分の三は、それぞれの推奨所要量の一日一二ミリグラム〜一五ミリグラムを満たしていません。亜鉛欠乏は免疫を低下させ、子どもは病気に感染しやすくなり、小さな傷が治るのにも時間がかかるようになります。

亜鉛は食事から補充するのが一番です。菜食主義者はとくに亜鉛が欠乏しがちです。果実や野菜、パンに含まれる亜鉛の多くは必ずしも吸収が良いとは言えないからです。赤身の肉、鶏肉、魚などは理想的な亜鉛源と言えるでしょう。亜鉛入りのマルチビタミンは、一日に必要な量の亜鉛を供給してくれます。

**葉酸**

米国小児科学会や連邦公衆衛生総局の多くの専門家は、妊娠可能年齢に達したすべての女性に対し、毎日〇・四ミリグラムの葉酸の摂取を推奨しています。これにより、妊娠中に葉酸を補充していない母親から生まれた赤ん坊にみられる、脊髄の欠損（神経管欠損と呼ばれます）の危険が減少します。神経管欠損の危険が高い場合には、より高用量の葉酸を投与します。

**食物繊維**　食物繊維は必須栄養素ではありませんが、生命にとって重要ないくつかの機能を担っています。食物繊維は天然の下剤として便通を助けるとともに、血中のコレステロールを低下させます。しかし親はよく、子どもが成長に必要かつ充分なカロリーと栄養素が摂取できないのではないかと心配して、低脂肪高繊維食を与えるのを嫌います。しかし、ノースダコタ州立大学ファーゴ校食物栄養学科での研究によれば、一日二〇グラム以上の食物繊維をとっても、充分なカロリーと栄養素が得られることが判りました。研究では、十五歳児三百十九人を食習慣によって、低脂肪低繊維群、高脂肪高繊維群、低脂肪高繊維群、高脂肪低繊維群の四群に分けました。食物繊維の豊富な食物をたくさんとった子どもも、低繊維群の子どもとちょうど同じだけのカロリーを摂取していました（〈低繊維〉

とは一日一五グラム未満と定義されます）。食物繊維を多く摂取すると、ビタミンA、ビタミン$B_6$、ビタミン$B_{12}$、ビタミンC、ナイアシン、チアミン、リボフラビン、葉酸と、ミネラルのマグネシウム、鉄、亜鉛、カルシウム、リンなどの摂取量も増えるのです。

## 子どもの食事に食物繊維をうまくとり入れる方法

**間食に生野菜を出しサラダに生野菜を入れる**　生のニンジン、ブロッコリーなどの野菜は、加熱したものより食物繊維を多く含みます。

**全粒パンにする**　精白小麦粉のパンの代わりに食べます。

**野菜を加熱しすぎない**　野菜はシャキッとしているうちに食卓に出すべきです。柔らかくなるまで加熱すると食物繊維の大半が壊されてしまいます。

**サラダに種子（ケシ、カボチャ、ヒマワリ、ゴマ）や芽キャベツを添える**　もやしやアルファルファの芽もサンドイッチに独特の風味を加えます。

**間食やシリアルに、ナツメヤシの実やレーズンを加える。**

**リンゴやキュウリ、ジャガイモなど、果物や野菜の食べられる皮を剥かない**　皮は優れた食物繊維の源です。

**食物繊維をとるには、ポップコーンは申し分のないスナックです。**ただしバターや食塩は控え目にしましょう。

**マメ類、たとえばレンズマメ、インゲンマメ、黒インゲンマメ、白インゲンマメ、ヒヨコマメ、干しエンドウなどを食べる**　マメ類には食物繊維だけでなくビタミンやミネラル、複合炭水化物、蛋白質が多く含まれますが、脂肪はあまり含まれません。

**穀類**　小麦麦芽，小麦ブラン，全粒パン，パン製品，燕麦ブラン，米ぬか，玄米，大麦
**豆類**　インゲンマメ，白インゲンマメ，ブチインゲンマメ，黒インゲンマメ，ライマビーン，レンズマメ，ヒヨコマメ
**野菜**　カリフラワー，ブロッコリー，セロリ，ジャガイモ，エンドウ，インゲンマメ，ニンジン，アスパラガス，アーティチョーク，キュウリ，ペポカボチャ，パセリ，芽キャベツ
**果実**　リンゴ，オレンジ，グレープフルーツ，ブラックベリー，トマト，ナツメヤシの実，レーズン

**食物繊維の豊富な食品**

## ピラミッドを作る——食事指針を食卓に生かす方法

食物ガイドピラミッド（五〇九頁を参照）は厳密な食事の決まり事とは違います。献立には五つの食品群のすべてができるだけたくさん含まれるようにする一方、各群のなかでもいろいろな食品を使って変化をつけ、栄養のバランスをとることが大切です。なぜなら食品によって含まれる栄養素の種類も量も違うからです。

### 献立計画のための秘訣

お父さん、お母さん（いつも調理する人）は押し付けがましくならないように　食習慣は長年に渡って築かれるものであり、それを変えるのは大変なことです。家族が健康的な食事に適応しやすいように小さなことから始めましょう。たとえば低脂肪のサラダドレッシングを使ったり、こっそり野菜を一品多く出したりします。

馴染みのない料理を一度にたくさん出さないようにする　あなたが食べ残しをまったく気にしないのであれば話は別ですが、新しい料理は一種類ずつ、日ごろの人気メニューと一緒に出すと良いでしょう。

全員を満足させる献立はないことを覚えておく　毎回計画通りに食べられるわけではありません。長い期間での食べ方の積み重ねが、栄養学的な健康につながります。

**サービングの数**　ピラミッドは主要な食品群についてそれぞれ摂取すべきサービング数の範囲を示しています。10代の子どもにとって適正なサービング数は、年齢・性別・体格・活動レベル別に必要とされる摂取カロリーをもとに決定されます。ほとんどの子ども（と成人）は、最低でも示された範囲の最低サービング数を摂取すべきです。

あなたはこれまで、推奨されるサービング

数だけの果物や野菜を子どもに与えてきただろうか、と心配になるかもしれません。しかし**表17－4**（次頁を参照）を見れば分かるとおり、推奨されるサービングの量は実際にはとても少ないのです。たとえば、インスタントシリアルの推奨される一サービング――わずか一オンス（約二八グラム）――は皿の底を覆うか覆わないか程度の量です。成長期の男子なら朝食にカップ一杯かそれ以上を平らげることもふつうです。学校に出かける前に「パン・シリアル・米・パスタ群」から少なくとも三サービング摂取します。女子が出かけるときには昼食として適当な大きさの七面鳥・レタス・トマトのサンドイッチとリンゴを渡しましょう。そうすればパン群から二サービング、肉群から二サービング、果実群と野菜群からおよそ三サービング摂取できるでしょう。

## 青年期に多い四つの誤った食事
## ――10代の子どもが道を外れるのはどこでなのか、そしてどうすべきか

**誤った食事、その一――朝食を抜く**　九歳から十五歳までの四百人以上の男女を対象としたギャラップ社の世論調査によると、対象者の少なくとも半数が登校日の朝食を抜いていると答えました。お腹がすかないのではなく、しっかりした朝食をとる時間がないのが主な理由のようです。学校のカフェテリアで昼食をとる頃までに彼らは、十二～十四時間、あるいはそれ以上の時間を何も食べずに過ごします。

そのため彼らの脳では、集中力や短期記憶、問題解決、情報処理に必要とされる重要な栄養素が不足しはじめます。習慣となっている三回のしっかりした食事のうち一食でも抜くと、カルシウムの一日必要摂取量を満たす機会の三分の一を失うことになります。

| 食品グループ | 一日のサービング数 | |
|---|---|---|
| | 女性<br>11〜24 歳<br>総カロリー：2,200 | 男性<br>11〜14 歳：総カロリー：2,500<br>15〜18 歳：総カロリー：3,000<br>19〜24 歳：総カロリー：2,900 |
| パン・シリアル・米・パスタ群<br>6〜11 サービング | 9 サービング | 11 サービング |
| 牛乳・ヨーグルト・チーズ群<br>4〜5 サービング | 4〜5 サービング | 11〜18 歳：4〜5 サービング<br>19〜24 歳：2〜3 サービング |
| 野菜群<br>3〜5 サービング | 4 サービング | 5 サービング |
| 果実群<br>2〜4 サービング | 3 サービング | 4 サービング |
| 肉・魚・乾燥豆・卵・ナッツ群<br>2〜3 サービング | 総量 6 オンス（約 170 g） | 総量 7 オンス（約 200 g） |
| 総脂肪 | 73 g | 11 〜14 歳：83 g<br>15 〜18 歳：100 g |
| 総付加糖 | ティースプーン 12 杯分 | ティースプーン 18 杯分 |

米国農務省による

**表 17-3　10 代の子どもに推奨される 1 日のサービング数**

| パン，シリアル，米，パスタ群 | 牛乳，ヨーグルト，チーズ群 | 野菜群 | 果実群 | 肉，魚，乾燥豆，卵，ナッツ群 |
|---|---|---|---|---|
| パン 1 スライス | 牛乳，ヨーグルト 1 カップ | 生の葉野菜 1 カップ | 中くらいのリンゴ，バナナ，オレンジ 1 個 | 調理された肉，鶏肉，魚 2〜3 オンス（約 56 g） |
| 調理したシリアル，米，パスタ 1/2 カップ | ナチュラルチーズ 1.5 オンス（約 42 g） | 他の野菜 1/2 カップ | 刻まれたか調理された缶詰の果物 1/2 カップ | 調理した乾燥豆 1/2 カップ，卵 1 個は赤身肉 1 オンスに換算 |
| インスタントのシリアル 1 オンス（約 28 g，乾燥重量） | プロセスチーズ 2 オンス（約 57 g） | 野菜ジュース 3/4 カップ | フルーツジュース 3/4 カップ | ピーナッツバター，テーブルスプーン 2 杯，ナッツ 1/3 カップは赤身肉 1 オンスに換算 |

米国農務省による

**表 17-4　食品群別の 1 サービングの量（代表的な食品について）**

**あなたにできること**

前の晩に朝食を用意する　卵と脂身のないベーコンを（子どもの好きな食べ物なら何でも良いのですが）、前夜に調理して皿に盛り、ラップをかけておけば、オレンジジュースを注ぐ間にレンジで温めることができます。栄養になる朝食には、少なくとも三〇〇キロカロリーが必要です。

時間がない場合　新鮮な果物と低脂肪・無脂肪ヨーグルトなら、完全に健康的な朝食の代わりになります。または果物をミキサーに入れ、スキムミルクを加えて混ぜ合わせ、朝のシェイクを作ることもできます。これも前の晩に作って冷蔵庫に冷やしておくことができます。

全粒粉のイングリッシュマフィン、焼き菓子、朝食用バー、ベーグル　これらは登校の準備をしながら手軽に食べられます。パンに塗るのはクリームチーズではなくピーナツバターにしましょう。カロリーは同じでもピーナツバターはクリームチーズに比べて栄養素が多く、飽和脂肪酸が四分の一、ナトリウムが二十七分の一です。

伝統的な朝食の食品にこだわらない　メアリ・ストーリ氏は言います。「子どもは朝食に食べ残しのピザやチキンを喜んで食べます」。他には新鮮な果物とチーズ、カテージチーズ、ヨーグルトなども良いでしょう。

座って朝食をとると学校に間に合わない場合には、朝食を包んで持たせる　この場合は味よりも持ち運びやすさが優先します。ジャケットのポケットやリュックサックに収まり、服などを汚さない食品を準備しましょう。いくつかの例を示します。バナナ、リンゴ、オレンジ、他の持ち歩ける果物、かたゆでの卵、サンドイッチ、再開封できる袋に入れたナッツやレーズン、朝食用バー。

**誤った食事、その二――ファーストフードの食べ過ぎ** 10代の子どもの食事は、大抵はプラスチックのトレイに載っています。三人に二人が学校で昼食をとっています。必ずしもおいしいわけではありませんが、少なくとも栄養学的にバランスのとれた食事が保証されます。その一方で子どもは、ファーストフードレストランのボックス席に詰めて座り、長時間を過ごします。こうした店の人気は料理の質とはあまり関係がなく、気軽におしゃべりできる場所を安く提供しているところにあります。

アメリカ人の健康的な食事への関心が高まるにつれ、ファーストフード業界はメニューを増やすようになり、サラダや低カロリードレッシング、グリルドチキンサンドイッチのような脂肪の少ない商品をメニューに入れるようになりました。動物油の代わりに植物油でフレンチフライを揚げたり、肉を含まない大豆ベースの野菜バーガーを出したりするチェーンもあります。このような賞賛すべき改善もみられますが、平均的なファーストフード店の食事は、依然として四〇～五〇パーセントが脂肪からのカロリーです。

**あなたにできること**

次に述べる知恵を子どもと共有しましょう。これらは、地元のハンバーガーショップやサブマリンサンドの店に友達と行くときに、食品から消費する脂肪や食塩の量を最小限にするのに役立ちます。しかし結局のところ、外出中に子どもが食べるものに関しては、親は管理できません。ですからなおさらのこと、子どもが家できちんとした食事をとることに責任を持つ必要があるのです。

**大きなサイズを注文しない** 子どもはいつも食べているファーストフードをやめる必要はありませんが、一人前の量は減らしたほうが良いでしょう。たとえば特大の三層のデラックスチーズバーガーを注文せず、ふつうのハンバーガーを選びましょう。

**店員**「他にご注文は？」

**子ども**「フライドポテトのSと、ジュースかミルクのSサイズをください」

一人分が多すぎるときは、一度に全部食べる必要はない　袋に入れて家に持って帰りましょう。

自分流に食べる――太らせるような薬味はできるだけ少なくする

・チーズやケチャップ、マヨネーズ、謎に満ちた「秘伝のソース」抜きでハンバーガーを注文しましょう。

・ハンバーガーの代わりに、マヨネーズ抜きのグリルドチキンサンドイッチを試してみましょう。

・ピザのトッピングには、ソーセージやペパローニ、他の脂っこい肉の代わりに野菜を載せましょう。

・サラダドレッシングは横に添えてもらいましょう。そうすれば自分でかける量を決められます。

・ただのベイクドポテトにサワークリームやとろけるチーズ、チャイブ添えのベーコンなどをトッピングしようとする、カウンター係からの微妙な圧力に対して、冷静に抵抗しましょう。

・サブマリンサンドを食べたいとき。油っぽい冷肉の代わりに七面鳥のような赤身の調理肉を選びましょう。

・パンやロールパン、ビスケットにバターを厚く塗らないようにしましょう。バターを少しだけ使うか、何もつけずに食べましょう。

**誤った食事、その三――間食、間食、間食**

10代の子どもは一日のカロリーのうち四分の一近くを間食から摂取しています。間食については親が管理できます。外で、塩辛くて脂っこいポテトチップスやナッツなどを買ってこないようにさせましょう。

## あなたにできること

**健康的なおやつを手元に置く**　ほとんどの場合、子どもは習慣で間食をしているだけであって、本当におなかが空いているわけではありません。子どもがテレビコマーシャルの間に台所にこっそり入り、二分二十秒でおやつを決めて急いでテレビの前に戻るためには、手軽であることが味と同じくらい重要になります。

つまり、食料貯蔵庫に低脂肪、低糖、低塩のスナックを貯蔵しておけば、子どもは真っ先にそれに手を伸ばします。最近では、健康的で便利なインスタント食品も、不健康な食品とそれほど味が変わりません。ですから栄養にならない食品、キャンディーやケーキ、清涼飲料などを捨てましょう。きっと一日か二日は、「ねえ、ドーナツはどうしたの。クッキーはどこに行ったの」という子どもの不満に堪えなければならないでしょう。しかしこれからは、そうしたものはたまに楽しむものであることが理解され、子どものお菓子への禁断症状が落ち着けば、家庭に平和が戻るでしょう。

さあ、徹底的にやる心の準備はできたでしょうか。洗ってすぐに食べられるようにしたセロリの茎やニンジンのスティック、新鮮なイチゴ、切りそろえたメロンなど子どものお気に入りの果物や野菜を冷蔵庫に入れて、どうなるか見てみましょう。

メアリ・ストーリ氏はこう述べています。

「うちの子を見れば、彼らが大好きなオレンジの皮を剥いたりマスクメロンを切ったりするのに時間をかけるつもりがないことは分かります。でもカットした果物や野菜のお皿を置いておくと、子どもはすぐに食べてしまいます」。

**誤った食事、その四——新入生の十五**　「新入生の十五」。これは大学の新入生が家を離れて一年間に増えると思われる体重が一五ポンド（約六・八キログラム）であることを示す言葉です。学業の重圧と新しい環境によるストレス（おそらくはホームシックの期間）が、無制限に食品に手が届くことと重なることを考えれば、驚くべきことではありません。キャンパスにはカフェテリアなどいくつかの食堂があり、近くのピザ屋はいつでも喜んで配達をしてくれます。新入生がよくない食習慣に陥るもう一つの理由は、うるさく小言を言う親がそばにいないことです。

### あなたにできること

正しく食べてしっかり運動することを勧めること以外に、できることはそう多くはない食事を改善させる動機づけが必要な10代の子どもには、健康的なスナックや他の食品を入れた差し入れ小包を送っても良いでしょう。

### 特別な食事を必要としている10代の子ども

**菜食主義者**　菜食主義者（ベジタリアン）の食事はアメリカ人のための食事指針に調和しており、各栄養素について推奨される栄養所要量と一日必要量を満たしています。唯一の違いは、肉・鶏肉・魚・乾燥マメ・卵・ナッツ群です。ここで肉・鶏肉・魚は、豆腐やマメ、ナッツ（アレルギーがあれば避ける）、種子など肉の代用品に置き換えます。いろいろな食品を充分な量を食べている限り、充分な蛋白質を摂取でき、良好な健康状態を享受することができます。

ほとんどの菜食主義者は牛乳や乳製品、卵を食べます。しかし〈ビーガン〉(vegan)と呼ばれる極端な菜食主義者は、食事からすべての動物製品を除去すべきであると信じています。彼らはいくつかの栄養素、とくにビタミンD、ビタミン$B_{12}$欠乏に陥る危険があります。アメリカ合衆国では、ビタミンD強化牛乳がビタミンDの主要な食品源となっています。子どもが充分に日光に当たっていない限り、栄養補助食品が薦められます。充分なビタミン$B_{12}$を摂取するもっとも確実な方法は、ビタミン$B_{12}$の利用に適した形であるシアノコバラミンを含む栄養補助食品をとることです。大豆乳、シリアル、野菜ハンバーグパテのよ

無塩クラッカー
グラハムクラッカー
焼いたポテトチップス
低塩または無塩のプレッツェル
ベーグル
ポップコーン（バター抜き）
リンゴソース
ゼラチン
グラノーラ
かたゆでの卵
ヨーグルト
ジュース
塩を加えられていないナッツ
無糖のシリアル
低脂肪のチーズ
乾燥したレーズン，プルーン，アンズ
ヒマワリの種
大豆

**健康的で手軽な食品**

うな菜食主義者用の食品にもシアノコバラミンが含まれます。

**運動選手**　運動選手は常に、自分の競技力を高めてくれそうなものを求めているようです。たとえば新しいバットの構え方や、練習方法の変更、運が尽きるまで「ラッキー帽」をかぶり続けることなどですが、そのような追求が食事へのこだわりにつながります。競技の前に「炭水化物の負荷」をかける、といった効果のない勝利の方程式がありますが、悪くすると、マラソンの直前に水を飲めという誤ったアドバイスのようにきわめて危険な場合もあります。

思春期前の男子の間に広まっている根拠のない話の一つに、大量の蛋白質とプロテイン・サプリメントをとると筋肉量が増すというものがあります。これは正しくありません。「脂肪組織に貯蔵されるビタミンA、ビタミンD、ビタミンE、ビタミンKを除き、身体はすべての栄養素を直ちに排泄します」とストーリ氏は説明し、笑いながらこう付け加えました。

「ビタミン補助食品をとる運動選手は世界中でもっとも高価な尿を出す、という古いことわざがあります」。

青年期の運動選手は、食事指針に従うだけで、おおむね必要な蛋白質（カロリー摂取の一五パーセント）を摂取することができます。同じことがビタミンやミネラルについても言えますが、例外が一つあり、女性の運動選手や長距離走者はスポーツシーズンの間に鉄が不足しがちです。一般に、彼女たちは運動前に鉄の状態を評価してもらい、その後も定期的に検査を受けるべきです。毎日鉄剤を飲むことを勧める医師もいますが、鉄欠乏は鉄の多い食事をたくさんとればたいてい解消されます。

10代の子どもが激しい運動トレーニングや競技に参加するとき、とくに暑い時季には、確実に水分とナトリウム、カリウムを失います。シーズン中は柑橘類やバナナなどのカリウムが豊富な食品をたくさん食べさせるようにしましょう。運動の前にたくさんの水分を飲み、運動中には少しずつ飲むのがもっとも良いでしょう。

**両親へのメモ** レスリングの試合の前に体重を調整するとき、余分な体重を落とそうとして軽率に利尿薬を使用したり無理に吐いたりする子どもがいます。この行為は、カリウムなどの重要な電解質を枯渇させるので絶対に禁止されるべきです。練習は続けさせたとしても、競技への参加は許すべきではありません。

**妊娠中の若い女性と授乳中の母親** 妊娠中の10代の子どもは、摂取するカロリーと蛋白質、すべてのビタミンとミネラル（ビタミンA、D、リンを除く）を増やす必要があります。ことわざにあるように、「彼女らは二人分食べなければならない」のです。赤ちゃんに母乳を与えようとすれば、身体はさらに多くの栄養を必要とします。多くの医師は若い女性に、出産前に特別のマルチビタミン・サプリメントを処方します（第12章の「10代の妊娠」二九一頁を参照）。

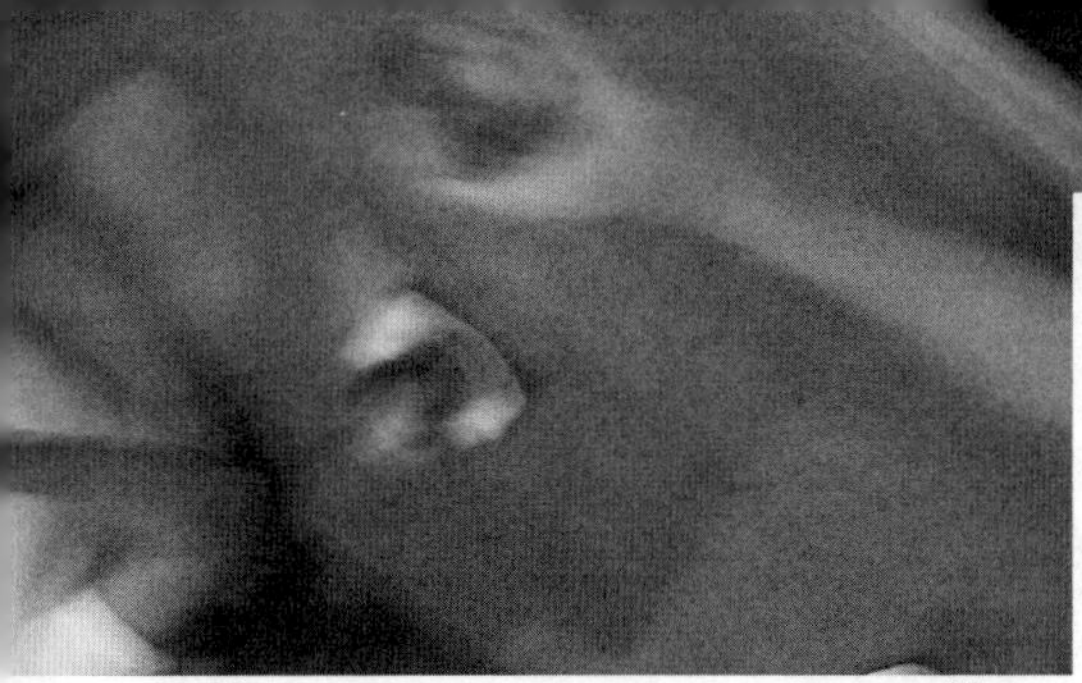

第18章

# 食べることが問題となる場合——肥満、ダイエット、そして摂食障害

親の真似をして、テレビと冷蔵庫の間を頻繁に行ったり来たりする10代の子どもが、どんどん増えています。米国疾病対策予防センター（CDC）によると、アメリカの成人人口の五〇パーセント以上は体重過多で、五人に一人は肥満です。体重過多や肥満の子どもの割合は、成人の人数とほぼ同じくらいであると言われ、一九八〇年代初めに比べると、その数は倍増しています。

米国疾病対策予防センターの栄養・身体活動部長、ウィリアム・H・ディーツ医師は、アメリカで子どもの体重が増えている主な原因はテレビにある、と言っています。彼の説を支持する研究がいくつかあります。十二歳から十七歳までの男女に行った大規模な国の調査によると、テレビ視聴は10代の肥満の予測因子の第二位に挙げられています（第一位は、幼少期に体重過多であったという生育歴です）。子どもが運動をするかわりにテレビの前でたくさんの時間を過ごせば過ごすほど、肥満になるリスクが高くなります。

反対に、憧れの女優やポップス・シンガー、スーパーモデルのように不自然なほどに痩せたいがために過剰なダイエットをする女子の数を増加させている責任も、テレビにはあります。あなたにとって、青年期の子どもと若年成人をターゲットにしたテレビ番組が、彼らの世界を見ることのできる唯一の窓だと仮定しましょう。あなたは、平らなおなかとへそ出しルックの美女と、鍛えられた肉体を持つ彼女のボーイフレンド以外の、三十歳以下の太った人は全員南の島に追放されてしまったのだと思うはずです。

「大概のマスメディアは、痩せていること

は人気や魅力、成功に等しいというメッセージを送り、子どもに間違った思い込みをさせているのです」と、ロング・アイランド、ニュー・ハイド・パークにあるシュナイダー小児病院摂食障害センター長、ネヴィル・H・ゴールデン医師は述べています。もちろん、太っている人は上述の三つ、つまり人気、魅力、成功にはあまり恵まれないだろうというのが、このメッセージの言外の含みです。テレビでは、ぽっちゃりした主人公はごくわずかで、その多くはこっけいな役で描かれているという事実が、なおさらこういったイメージを強めます。次に示すようなステレオタイプのキャラクターをいったい何度テレビで目にしたことでしょう。自分の体重について自己卑下するような冗談をいう、太った、しかし本来は賢い女性役。彼女は男の子の親友にはなれるかもしれませんが、デートに誘われることなど期待してはいけないことを良く知っています。

青年期の子どもは、世間に押し付けられた理想的な女性の身体像が、不健康との境目にあることを知りません。それは大多数の女性、何百万人の女子のアイドルである有名人でさえも達成不可能な身体です。一見完璧な外見は、写真の修整やメーキャップ・アーティスト、形成外科医、そして付け加えるなら遺伝と個人の大変な鍛錬によって作り出された作品なのです。

テレビ、映画、ミュージック・ビデオ、雑誌のなかのほとんどの女性は、ありえないほど均整の取れたすらりとした身体を持ち、男子たちの理想の女性像として形づくられています。そして女の子は、この馬鹿げた基準に従うよう圧力をかけられるのです。もちろん若い男性も自分の身体に自信が持てるかどうか、不安を感じないわけではありません。カリフォルニア州、スタンフォード大学医学部が行った調査では、自分の体重に不満を持っている10代の子どもの割合は、女子と同様に男子も五〇パーセント前後となっています。もっとも、若い男性が望んでいるのはもっと体重が重い筋骨たくましい身体です。

男子の二倍以上の女子がダイエットをしています。女子が五人中三人に対して、男子は四人中一人です。また女子は、神経性無食欲症や神経性大食症という摂食障害に陥る傾向があります。摂食障害に苦しむ若い女性の数は、およそ五〇〇万人から一千万人おり、対して若い男性の数は百万人です。

厄介なことに、この痩せを求める国を挙げての強迫観念に、10代前の子どもが巻き込まれています。政府が後援した研究に参加した九歳と十歳の女子の四〇パーセントは、少なくとも一度はやせようとした経験があるというのです。インディアナ州ウォルソーの小児科医、ディーン・ラセター医師によれば、少し前には考えられないことだったと言います。「現在私は、十歳前後でゆがんだ自己像の徴候を示す女子を選び出しています。女子たちに、太りたいか痩せたいか、あるいは今と同じ体重で良いと思うかを尋ねるのです。痩せたいと答えるなら、さらに幾つかの質問をして、食生活の変化を明らかにしていきます」。

## 10代のウエスト部分
## ——体重過多、肥満の若者の増加

一九九八年六月十七日、二千九百万人の男女が、太りすぎのアメリカ人に加わりました。チーズバーガーをたらふく食べたからではありません。その日は国立心臓・肺・血液研究所（ＭＨＬＢＩ）が、公式に健康、不健康な体重の新しいガイドラインを発表した日でした。今までの基準との大きな違いは、従来の身長-体重表を体格指数（ＢＭＩ）という測定法に置き換えたことです。ＢＭＩは、身長に対して体重を比率で示すため、人間の健康状態をより正確にあらわします。数値の目安は次のとおりです。

・一九未満＝体重不足
・一九～二四・九＝標準体重
・二五～二九・九＝体重過多
・三〇～三九・九＝肥満
・四〇以上＝病的肥満

| 方法 | 例 |
|---|---|
| 1. 男子／女子の体重（kg） | 83 kg |
| 2. 男子／女子の身長（m） | 1.75 m |
| 3. 体重 kg ÷（身長 m）$^2$ | 83 kg ÷（1.75）$^2$ = 27.10（BMI スコア） |

**表 18-1　BMI（体格指数）**

以前はＢＭＩ二五～二六が正常値であると考えられていました。しかし改定されたガイドラインによると、現在では約四・五kgの体重過多となります。ＢＭＩ三〇の人は、理想体重を約一三・六kgも越えていることになります。上のボックスのなかの公式に当てはめて、あなたの子どものＢＭＩを計算してみてください。

脂肪と筋肉を区別せずに計算するため、体格指数はシステムとしては不完全です。国立心臓肺血液研究所によると、ＢＭＩは第二の重要な測定値である腹囲によって補完されます。腹囲は、へそのすぐ上のウエスト部分にメジャーを程よく巻きつけて測定します。腹囲が男性で四〇インチ（約一〇二センチ以上）、女性で三五インチ（約八九センチ以上）になると上半身の体脂肪が過剰で、「りんご体型」だというサインになります。りんご体型の人は、体脂肪がウエストよりも下に多い「洋梨体型」といわれる人よりも、心臓病、糖尿病を発症する危険性が高くなります。

**体重増加と肥満の原因**　肥満に関するもっとも有害な誤解は、余分な体重の責任がすべて当人にあると考えることです。しばしば彼らは、自分に甘いとか、意思が弱いなどと思われますが、それは太った子どもや大人に対しての無理解とサポートの欠如を意味しています。

食べ過ぎと運動不足だけが肥満という慢性的な状態の唯一の原因ならば、長期間に渡るダイエットの成功率が五十人に一人というとんでもなく低い割合にはならないはずです。肥満には遺伝的な体質をはじめとして多くの要因が関わっているのです。ニューヨーク州コロンビア大学の外科、内科の医師たちは、三歳から十七歳までの百三十二人の双子を調査したところ、六十六組とも同じくらいのＢＭＩと体脂肪率でした。この調査から、受胎した時点で身体組成の八〇パーセントはあらかじめ決められている、という結論が導かれました。

わざと反対意見を述べると、双子が似たよ

うな体型をしているのは当然です。それは彼らが同じ家庭環境に育ち、その家族の食習慣を身につけてきた結果だと考えられます。しかし他の研究では、異なる家庭で育てられたきょうだいでさえ、ほぼ同じＢＭＩを示すことがわかりました。デンマークの画期的な研究では、成人した養子と彼らの生みの親、育ての親のＢＭＩを比較しました。養子の男女の体格は、育ての親ではなく、実の親のものを反映していました。

新陳代謝、すなわち食事中の栄養素をエネルギー（カロリー）に変える過程も、遺伝によってかなりの範囲が決定されます。基礎代謝率は、私たちが安静にしているときのエネルギー消費の速さを表わします。私たちの全エネルギーの六〇パーセントから七五パーセントは、呼吸や循環、体温、消化や腺活動といった生命維持機能に費やされています。一人の人間の新陳代謝の「テンポ」は、他の人よりも最大二〇パーセント速いか、または遅い可能性があります。これは一日当たり四〇〇キロカロリーの違いになります。したがって、二人の子どもがそれぞれ自転車に乗って出かけ、同じカロリーの食事をしても、生まれつきの基礎代謝率の低い子どもはカロリーをあまり消費しないのです。消費されたカロリーよりも多くのカロリーを摂取すると、残りのカロリーは後で使うために体脂肪という形で蓄えられます。肥満の子どもは、肥満になる以前にすでに安静時の代謝率が低いことが多いのです。

食べたいものを食べても体重が増えない子どもか、それとも、体重を抑えるために闘い続けなくてはいけない子どもかを決定する要因は、まだ他にもあります。

インスリン抵抗性　通常、ホルモンのインスリンは、身体組織の細胞が燃料である血糖（ブドウ糖）を取り込むのを助けます。インスリン抵抗性のある子どもだと、インスリンが力を発揮できません。糖分は燃焼されてエネルギーにならないと、身体に蓄えられてしまいます。インスリン抵抗性は結果として、Ⅱ型糖尿病（インスリン非依存型糖尿病）を引き起こします。

**レプチン低値**　レプチンというホルモンが欠乏している人がいます。レプチンは二つの方法で体重を制御しています。この物質は脂肪細胞によって作り出され、体内に充分な食べ物があるという信号を脳に送っています。また、脂肪を作り出す重要な酵素の産生を抑制します。肥満の人の研究では、彼らの血液中のレプチンの濃度が、一貫して非常に低いことが明らかになっています。この物質はやせ薬になる可能性があるとされ、現在ボランティアに試験使用されています。

**染色体異常と内分泌異常**　数はわずかですが、生まれつきの障害や、甲状腺機能低下症のような内分泌系の障害のために肥満になる子どももいます。

**健康に対する影響**　肥満の子どもの少なくとも四人に三人は成人の肥満になっていきます。そして変形性関節症や心臓病、脳卒中、がんといった重大な病気にかかりやすくなります。これらの病気は通常、後年まで発症しませんが、病的肥満の子どもには10代の間に別の医学的な問題が出てくる可能性があります。

- 高コレステロール血症と高トリグリセリド血症
- 清潔に保つことが難しい皮膚がくびれた部分の、細菌や真菌による皮膚感染症
- 偽性女性化乳房――余分な脂肪のために男子の胸がふくらんだ状態
- 背中の痛み
- 大腿骨頭すべり症によるひざ、臀部、大腿の痛み（五〇六頁の囲みを参照）
- 足首の骨折
- 慢性的に高い血圧（高血圧）、心臓病と腎臓病の危険因子
- 胆石
- 膵臓の炎症（膵炎）
- 過度のインスリン分泌（高インスリン血症）
- インスリン抵抗性、糖尿病

大腿骨頭すべり症：股関節に接続する長い骨である大腿骨の頭部の位置がずれます。まれですが深刻な疾患で，典型的には思春期に発症し，肥満児にもっとも多くみられます。足を引きずるようになることや，大腿とひざの痛みが初期の兆候です。股関節もよく痛くなります。関節が致命的な損傷を受けないように手術が必要です。

**知っておいたほうがよい言葉**

・上気道の閉塞により、睡眠時の正常な呼吸が出来なくなる閉塞性睡眠時無呼吸

体重の一〇パーセント程度を適度に時間をかけて減量するだけで、上昇した血圧、インスリン、血糖値は正常に戻り、胆石、膵炎、その他、上記の症状の脅威はかなり取り除かれます。

しかしながら、青年期の肥満から生じる精神的なダメージは相当のもので、後々まで影響を残すことになるでしょう。もちろん、太っていても仲間内で人気のある子はたくさんいますが、痩せが美化された私たちの文化では、肥満に関連した社会的な偏見は根深く、そこから抜け出せずにいる肥満の子どもたちが大勢います。

イリノイ州、パークリッジの救世主ルター総合こども病院青年期医学科長であるギャリー・シグマン医師は「偏見は青年期のはるか前に始まります」と言います。「五歳の子どもが、世間の太った人に対する軽べつ的なイメージやメッセージに影響されて、太った人をなんとなく悪いとか、痩せている人よりも望ましくないと考え始めることが、研究で示されています」。社会に蔓延した肥満の人に対する先入観は、隠された差別と呼ぶことができるでしょう。事実、人種差別の犠牲者と肥満の女子との心理学的な特徴がよく似ていることを示唆する研究があります。

あざけりと嘲笑によって、中学、高校時代の学生生活から疎外され、心には必ず傷が残ります。「自分の身体と自己アイデンティティを心地良く感じられるようになることは、青年期の発達課題の一つです」と、シグマン医師は説明します。肥満の子どもはネガティブな自己像を持ちやすく、自尊心も低くなりがちです。そのことで社会から引きこもり、ことによると、より一層食べることに快楽を見出すようになるかもしれません。また肥満の子どもは、不安と抑うつの傾向を持ちやすいことも覚えておくべきです。

**安全に、賢く、上手に減量する**　標準よりも一〇パーセント以上体重の重い子どもは、

10 代の子どもたちは，医療センターの研究プロジェクトに登録されるか，その危険性についてきちんと知らされないかぎり，以下の食事法は行うべきではありません。
・1 日あたり 800 キロカロリー未満の，非常に低カロリーの食事
・ケトン食
・アトキンス・ダイエットや，スカースデイル・ダイエット，ウーマン・ドクター・ダイエット，スティルマン博士のクィック・ウェイト・ロス・ダイエットなどの炭水化物の少ない食事。
・プリトキン・ダイエットやスティルマン博士のクイック・インチ・オフ・ダイエットのような高炭水化物の食事。
・液体の食事
・グレープフルーツ・ダイエット，オールジュース・ビバリーヒルズ・ダイエット，およびその他の特定の食品に偏った食事。

**危険なダイエット**

体重管理するうえで、きわめて重要な時期になります。10代は体重を減らすべきです。青年期に肥満になった若者は、二十人に十九人が、つまりほとんどすべての人が、残りの人生を肥満のまま過ごすという統計がありま す。

**子どもはどのくらい体重を落とすべきか**

シグマン医師は、厳密な数字を目標にするのではなく、健全な体重の範囲内に入ることを目指すようアドバイスしています。まず私たちの体重は五～二〇ポンド（二・三～九・一キログラム）の範囲で自然に変動します。しかし「最終的な目標は、子どもが栄養のある食事をとり、定期的に運動する習慣を身につけることです。そして、子どもの体重を、無理なく確実に到達できる範囲まで減らしていくのです」。

**子どもはどのぐらいのカロリーを摂るべきか**

一週間に三～四ポンド（一・四～一・八キロ

肥満それ自体は摂食障害ではありません。しかしながら，治療が必要なほど肥満した青年期女子のうち 10 人に 3 人は，空腹か否かに関わらずおなかいっぱいに食べ物を詰め込むという，めちゃめちゃな食べ方をし続けています。そしてその事に罪の意識を感じ，食べた後で落ち込んでしまうのです。

**無茶食い**

グラム）もの減量を目指すような低カロリーの食事法は、失敗する運命にあります。忠実に実行するにはあまりにも厳しい内容で、とてもできないと思う若者がたくさんいるでしょう。このような急激なダイエット法では一日当たりわずか四〇〇～八〇〇キロカロリーしか摂らないので、通常の10代の男子に必要とされるカロリーの四分の一以下、女子に必要なカロリーの三分の一以下しか摂取できません。

この過激なダイエット法に対する反応として、脳は身体を生物学的に望ましい体重（セットポイント）に戻そうとします。脳はサーモスタットのように動いて、新陳代謝の速度を遅らせ、脂肪として貯蔵される余分なカロリーの割合を増加させます。また、脳はお腹がすいたというメッセージをその人に送ります。最初は調子が良かったダイエットがすぐに行き詰まるのはこのためです。大多数の人は、減らした体重よりも増えた体重の方が大きくなってしまいます。

賢いダイエット計画とは、一週間当たりわずか一～二ポンド（約四五〇～九〇〇グラム）の、ゆるやかな減量をする方法です。食事を大きく変えずに、ほとんどの子どもがこの目標を達成することができます。10代後半の充分に成長した子どもなら、毎日の食事から一日当たり五〇〇キロカロリーだけ減らせばよいでしょう。まだ思春期の成長中の子どもなら、カロリー摂取量を二五〇キロカロリー減らしても、成長を妨げずに体重を減らすことができます。ただし、重要なのは健康な食習慣を身につけることであり、減量それ自体に焦点を合わすべきではありません。

### 食事法

子どもの食事法に関して親であるあなたに提案するわけは、家族のための買い物や料理の大部分を行うのがあなただからです。また、子どものダイエットを継続させるためには当然、家族がその食事法を受け入れる必要があります。

デンバーの小児心臓内科医、レジナルド・ワシントン医師は次のように述べています。

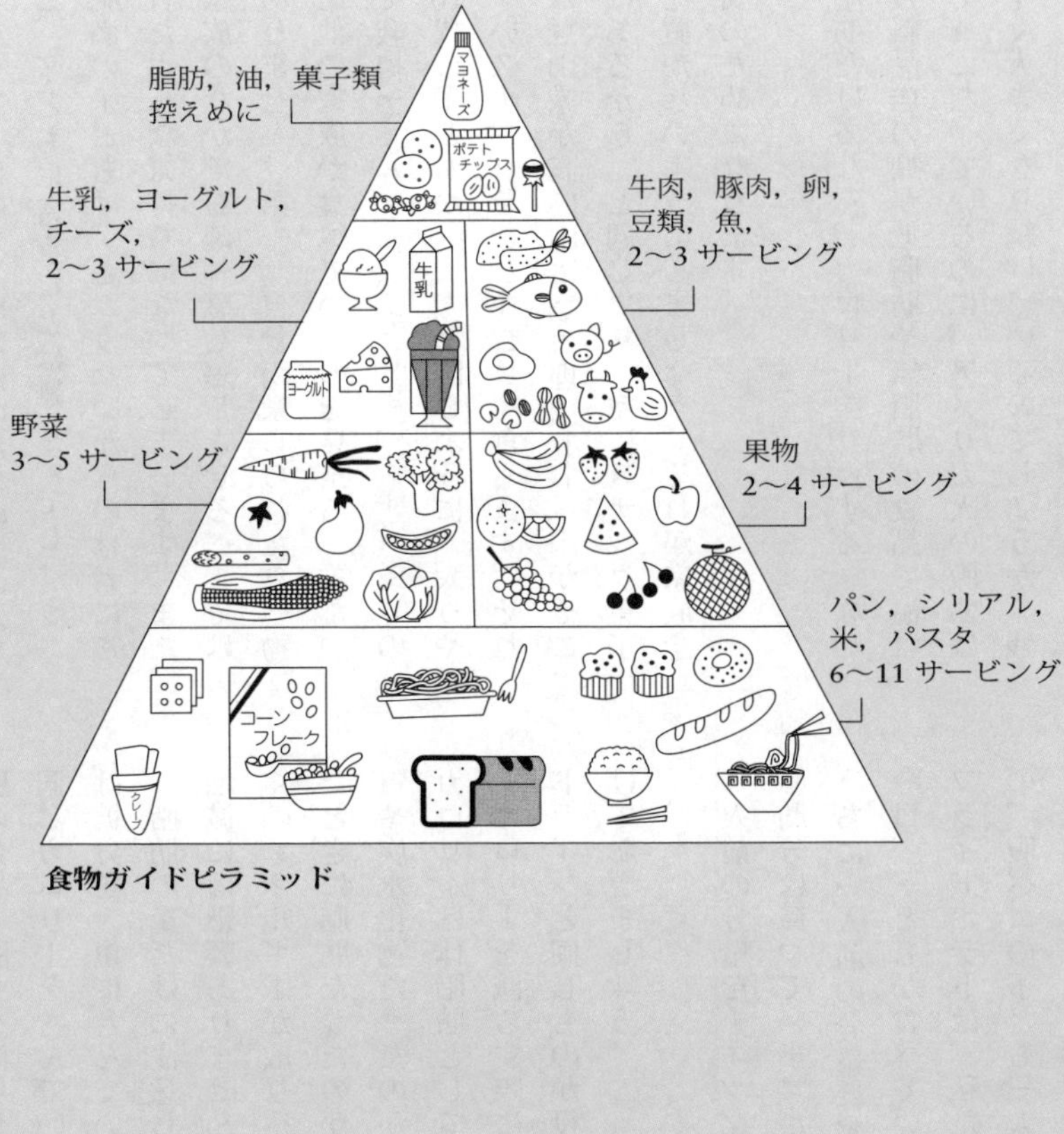
脂肪，油，菓子類
控えめに
マヨネーズ
ポテトチップス
牛乳，ヨーグルト，
チーズ，
2〜3 サービング
牛肉，豚肉，卵，
豆類，魚，
2〜3 サービング
牛乳
ヨーグルト
野菜
3〜5 サービング
果物
2〜4 サービング
パン，シリアル，
米，パスタ
6〜11 サービング
コーンフレーク
クレープ

**食物ガイドピラミッド**

「〈このポテトチップはあなたのためのものでなくて、他のきょうだいのためのものよ〉と、子どもに言うことは難しいでしょう」。肥満の子どもは、きょうだいからのけ者にされたような気持ちになってしまいます。また、家族のなかでも疎外感を感じさせるべきではありません。第一、自分が禁じられた食べ物を他の家族が食べているのを見たら、誰だって我慢できなくなってしまいます。多くの10代の子どもが、大人と同じように、太りやすいスナックをむしゃむしゃ食べます。それは登山家が高い山に登る理由――「山がそこにあるから」と同じです。家にスナック菓子を置かないようにしましょう。それが家族全員のためになります。

**脂肪だけでなく、カロリーを計算する**　なぜ食料品店の棚が低脂肪や無脂肪の食品で溢れそうになっているのに、アメリカ人の腹囲は年々大きくなり続けているのでしょうか。残念ながら私たちの多くは、無脂肪食品というラベルがはってあると、いくら食べてもいいのだと勘違いしてしまいます。実際は、低脂肪の食品も脂肪を減らしていない食品とほぼ同じカロリーを含んでいます。低脂肪の食品は糖分を大量に含んでいるからです。

　脂肪の量だけに注意したところで、体重の増減には影響ありません。消費したよりも多くのエネルギーが取り込まれれば、口にいれたときに脂肪だったのか、それともタンパク質や炭水化物だったのかに関係なく、余ったカロリーは体脂肪として貯蔵されます。

　カロリーを減らす際には、大人が使うガイドラインと同じものが役立ちます。要点を挙げておきましょう。

**一人前の分量をチェックする**　多くの食品の脂肪分は減っていますが、誰も気がつかないうちに一人前の分量は着実に増えています。今日、子どもが食べている一人分の「特大」フライドポテトは、私たちが子どもだった頃の、腹ペコの子ども三人分に相当します！

　米国がん研究所の調べによると、千人以上の男女のうち、ポテトやパスタなど六種類の

10代の肥満児が食べ過ぎるのを防ぐためには

- 冷蔵庫や食品貯蔵室に高カロリーの食べ物をストックしすぎない。
- 食べ残しが出ないように，一回に一食分の食事を調理する。
- 食べ物が多く見えるように，今までよりも小さな皿を使う。

**あの手，この手**

主な食べ物の標準的な一サービングを見極めることができた人は、全体の一パーセントしかいませんでした。多くの人が、一つの食品が一食分だと思い違いをしていますが、必ずしもそうではありません。小さなレタス一個ほどの大きさの八オンス（約二二七グラム）のブラン・マフィンを食べている子どもは、まさかそれが四サービングに相当することは知らないのです。

家庭は子どもの食事をもっともコントロールできる場所です。テーブルにお皿を並べて自分でよそってもらう代わりに、一人前の料理を盛った皿を用意しましょう。一週間、食物ガイドピラミッドを使ってください。このガイドラインは、分量の目安がつくように、一日のサービング数だけでなく一サービングの量も示しています。たとえば、鶏肉六オンス（約一七〇グラム）を10代の娘に食べさせれば、それは10代の女子が毎日摂取するべき肉・鶏肉・魚グループの二サービングを食べたことになります。一週間の分量の目安をつけたら、適切な量がどんなものかわかるようになります。これを使用して一週間後には、食事の分量を制限することができます。

**少な目の量をゆっくり食べる**　食物を少しずつ口に運んで、よく噛みながら一口ずつ飲み込むという、ゆっくりしたペースで食べれば、子どもは今まで以上に満足を感じるでしょう。また、温かい食べ物は冷たいものよりも満腹感があります。

**栄養表示のラベルをしっかり読む**　子どもに、一食の分量、一パッケージあたりが何食分に相当するか、一食分当たりのカロリーに関心をもたせるようにしましょう。子どもも「へぇ！　知らなかったわ。○○はそんなに脂肪分が多かったの?!」などと驚きの声を上げるでしょう。

**食事に繊維のあるものを加える**　野菜、果物、穀物などの食物繊維の多い食品は、おなかがいっぱいになりやすくて低カロリーです。

**ソフトドリンクの代わりに冷たい水を飲ませる**　ソフトドリンクは通常の子どもの一日の熱量摂取量の八パーセントにもなります。スポーツ飲料、フルーツ飲料、そしてフルーツジュースも、あまり健康的な飲み物とはいえません。

**健康的な間食をさせる**　10代の子どもは、みんなある程度の間食をします。それを完全に止めさせるというのは非現実的なことです。しかし第17章に示したように、家にあるスナック類を低カロリーのものにすることは効果があります。

**ファーストフードと比較してみる**　減量中の人がたった一回ファーストフードを食べただけで、その日の全カロリーを摂取することになります。たとえば、ダブルバーガー一つと特大のフライドポテト、特大のソーダを注文すると、合計で一四一〇キロカロリーになります（脂肪は五〇グラムとなり、一日の摂取割当量である、六〇グラムに近くなってしまいます）。そのうえ、子どもが定期的にハンバーガー、フライドポテト、シェイクのようなものを食べていると、米国食事協会のいう「ファーストフード好み」の嗜好になっていきます。ほとんどのファーストフード食品は非常に強く味付けされているため、子どもたちの味蕾の感度が鈍り、その結果、野菜や果物では満足できなくなってしまうのです。

**たまには楽しみを与える**　「ダイエット中の子どもが二度とお菓子や脂肪の多い食べ物を食べないと決心するのは現実的ではありません」と、シグマン医師は言います。また、それが失敗するレシピだと付け加えています。「特別な場合や、レストランで外食をするときなどには、こういったものも食べさせてあげましょう」（いかに健康的な食事をとらせるかの秘訣として、第17章「10代の適切な栄養」の「青年期に多い四つの誤った食事」四九一頁を参考にしてください）。

**Q**　私の十六歳の娘は、一日に一五〇〇キロカロリーの食事をとっています。私は彼女が十分なビタミンとミネラルを摂取していないのではないかと心配です。何かサプリメントを飲ませるべきでしょうか。

**A**　果物・野菜の五サービングを含んだ食事を、一日に一二〇〇キロカロリー以上とっているならサプリメントは必要ありません。しかし、10代の子どもの好む食事では、カルシウム、亜鉛、鉄、マグネシウム、および葉酸が不足しがちです。これらのビタミンやミネラルのどれを補うべきかは小児科医にアドバイスしてもらえます。10代の女子は一日当たり少なくとも四〇〇ミリグラムの葉酸を必要とします。そして、このレベルを確保するためにほとんどの女子はサプリメントを必要とするのです（第17章を見てください）。

### 行動する

**運動させる**　子どもが食事療法のみで体重を減らす場合は、減量の八〇パーセントは脂肪組織から、二〇パーセントは筋肉からです。筋力トレーニングを日課にすることで、筋肉組織を維持できます。実質的には脂肪から減量したことになります。青年期の若者が、自分の目標（体重）を達成し、それを維持するためには定期的な運動が必要不可欠です（第19章「運動とスポーツ」を見てください）。

**テレビの視聴を一日一時間に制限する**　テレビの視聴は間食を増やし、身体を動かして過ごせたかもしれない時間を削ります。その結果、体重に悪影響を及ぼします。テネシー州、メンフィス州立大学の研究者は、テレビの視聴が代謝速度を落とし、体重増加につながると報告しています。彼らは平均体重の子どもと肥満の子どもを選び出し、代謝率を二度計測しました。一回目は安静にしている間、もう一回目はテレビを見ている間です。この結果から、被験者がブラウン管の前でぼうっとしている間よりも安静にしている間の方が、有意に多くのエネルギーを消費していることがはっきり証明されました。

**誘惑を避ける**　テレビ視聴は、食べたいという衝動のきっかけの一つに過ぎません。できるだけ子どもがそういった状況にならないようにしてあげましょう。たとえば、子どもが朝登校する道すがらドーナツ屋さんがあって、その誘惑に抵抗するのが大変なら、強力に反発されても別の通学路を通らせましょう。

健康を害する食事のきっかけを見つけるには、肥満の子どもに日記を付けさせることです。いつ、どこで、何を食べたか、そしてもっと大切なこと――なぜ食べたか、を自分で書きとめるのです。子どもが学校帰りに二切れのミートボールピザをむさぼり食べたのは、本当におなかがすいていたからなのでしょうか。それとも友達とピザパーラーでたむろしたかったからなのでしょうか。後者の理由の場合、次に仲間と一緒にピザを食べるときには、他のみんなが二切れとっても、その子は一切れのピザを意識的に「ゆっくり味わう」ことが出来るようになるでしょう。

**ご褒美を与える**　子どもが目標を達成したときには、ちょっとしたプレゼントをあげましょう。たとえば演劇のチケット（子どもの顔に誇らしい笑みが浮かぶものであれば何でも良い）と、そしてたくさんの褒め言葉です。つけ加えるなら、子どもが成功する機会をたくさん持てるように、現実的ですぐに到達できる目標を設定しましょう。

**自分で体重管理がうまくいかないときは、助けを借りる**　青年期の若者のために特別につくられた、幾つかのプログラムがあります。「このプログラムは、地域の病院や学校、コミュニティセンター、ＹＭＣＡ、ＹＷＣＡで行われています。やってみる価値はあります」とシグマン医師は述べています。

### 医学的な指導の下で行われる総合的なプログラム

肥満の子どもが減量を続けるためには、ライフ・スタイルを抜本的に変える必要があります。この事実を考慮して、減量のプログラムは、医師と認定栄養士、運動の専門家、精神保健の専門家が一つひとつのケースにみんなで取り組むチーム・アプローチとして計画されます。心理カウンセリングは、過去の問題点や子どもが肥満になった経緯に目を向けるでしょう。たとえば、情緒的に充分ケアされなかった子どもにとって、食べ物は愛情と安らぎの源になることがあります。

ピアサポート・グループ

大人のファシリテーターが指導する「自助」グループは、体重過多の子どもが、自分のことを本当に理解してくれる他の子どもたちとともに、自分の気持ちを分かち合う場を提供してくれます。メンバーは減量のアイディアをお互いに交換し、良くなっていくのを助け合います。

商業的な減量プログラム

商業的な店は、一般的に大人の患者を引き付け、10代の子どもの心はとらえないようです。このようなプログラムは統計がめったに公表されないため、その効果がよく分かりません。失敗する割合は高いようです。自主的に行われた調査によると、ある減量法では、参加者の半数がたったの六週間で脱落し、十二週間後には三分の一未満しか残らなかったそうです。

減量サマー・キャンプ

夏の楽しみと教育を組み合わせたのがサマー・キャンプです。教育とは、健康的な食生活や家に戻ったときにそれをどう継続するかに関するものです。栄養学者や栄養士によって作られた食事は脂肪分やカロリーが少ないのですが、普通のキャンプで作るものと根本的な違いはありません。そして身体的な活動は非常に高く設定しています。このようなキャンプでは子どもは通常一五～五〇ポンド(約六・八～二二・七キログラム)の減量を実現できます。そして、減量による自信回復は数値で図ることができないほど貴重です。

## 医学的対策

### 薬物療法による減量

薬物治療が青年期の若者に行われることはまれです。数ヵ月にわたるダイエットや運動をしても効果があらわれなかった、病的な肥満の子どもにのみ適用されます。

### 処方箋のいらない食欲抑制薬とサプリメント食品

店頭に並ぶ経口の食欲抑制薬を10代の子どもは使用するべきではありませんが、しかしそれを使う子どももいます。減量できるという証拠もありませんし、ハーブのサプリメントだからといって安全であるとは限りません。

## 外科的な対策

### 胃形成術と胃バイパス術

腹部の手術は、睡眠時無呼吸症候群や高血圧など深刻な合併症に苦しむ病的な肥満の若者のための最後の手段です。「胃の縫合」とも呼ばれる胃形成術では、外科医は縫合器を用いて胃を縫い、二〜四オンス（約五七〜一一三グラム）の食物や液体しか入らないように、その容量を減らします。通常、胃は最大一・四リットルを収めることが出来ます。胃バイパス術は食事から取る脂肪分の腸での吸収を減らします。外科医は胃の上部を縫合して、下部を封鎖してしまいます。そして、胃の上部と下部小腸をつなげます。その結果、小腸の九〇パーセントを迂回させます。どちらの方法も将来、合併症を起こす可能性が高くなります。それでも、ほかに手立てのない状態にまで太った子どもにとっては、危険を冒してでも良い結果が出る可能性があります。平均すると、患者は体重のおよそ半分にまで減量できます。

## 逆戻りは失敗ではない

減量が思い通りに進まないときもあるということを、子どもも親も受け入れなければなりません。運動をする暇がない日もあるかもしれませんし、バニラアイスクリームとチョコレートシロップの誘惑に負けてしまうこともあるでしょう。子どもには、自分に厳しくさせ過ぎてはいけません。子どもが「二度と減量なんてしないわ、このダイエットは絶望的よ！」とあきらめの文句を言い出したとしても、ちょっとした間違いは一時的な後退であり、失敗ではないことに気付かせてあげましょう。

「体重が、子どもと親のケンカの種になることがあります」とシグマン医師は述べています。母親か父親のどちらかが、娘のためを思って、「本当にそれを食べるべきだと思っているの？」と食卓で子どもをとがめることがあります。

「子どもはがみがみ言われたと思い、そして親は子どもを変えようとしても無駄だという無力感にとらわれます」とシグマン医師は続けます。こういった状況を切り抜けるには、相当な努力が必要となります。あなたは、子どもを追いつめずに、正しい食事と運動をさせたいはずです。親が子どもの体重やひと口ごとのカロリーを気にしすぎると、皮肉なことにそれが摂食障害のきっかけになることもあります。

**摂食障害**

食習慣を見れば、その人の心の状態が良くわかります。お気に入りの食べ物は、悲しいときや孤独なときに私たちを癒し、お祝いや楽しいときにも不可欠です。無食欲症や大食症は摂食障害と呼ばれていますが、破壊的な摂食行動は、人の内面の乱れの一部が目に見える現象として外に出てきているにすぎません。摂食障害は心の病気なのです。

およそ二十人に一人の若者が摂食障害で苦しんでいます。大学のキャンパスでは、この発生率は十四人に一人までに上昇します。十人中九人が女子です。国立精神衛生研究所は、青年期の女子と若い女性の〇・五～一パーセントは神経性無食欲症、一～三パーセントは神経性大食症、そして〇・七～四パーセントは衝動的過食であるとしています。症状はそれぞれ異なります。しかしこの三つの病状のすべてにおいて、体重と摂食行動が患者の生活の中心的な課題となります。女子がこの症状から回復するには何年もかかります。悲しいことに、なかには身体に致命的な障害が残る人もいます。これらの行動が深刻化する前に、早期に介入することができれば、回復を早めることができます。しかし、摂食障害の兆候を見つけ出すのは、親が考えるよりも困難なことです。したがって、親は摂食障害の身体的、行動的な特徴をよくつかんでおくことが重要です。

親は、「嘘をついたりごまかしたりすることも、この病気の一部だと認識する必要があります」とニューハンプシャー、コンコードの小児科医で青年期医学の専門家スザンヌ・ボールター医師は言います。「私の経験では、自分の体重よりも重く見せるために下着に石を縫い付け、ブラジャーのなかにおもりを隠し、コインの束を髪に飾りのように結びつけ、吐きそうになるほどたくさん水を飲んでいた神経性無食欲症患者がいました」。

**神経性無食欲症**　アノレキシア（無食欲症）という言葉は食欲の欠如を意味する言葉で、本来は間違った名称です。神経性無食欲症の女子は、空腹の感覚を失ってはいません。彼女たちは非論理的・病的に体重が増えることを恐れ、食欲を抑圧し、意識的に自分を飢えさせるのです。神経性無食欲症という診断は、身長に対する標準的な体重の八五パーセント未満の子ども、もしくは、体重が増えるべき時期（思春期）に増えない子どもに対して下されます。

神経性無食欲症の患者は、食事をわずかしか食べませんが、自分が食べるものには並外れた注意を払います。食事を細かく切り分けるとか、お皿に並べてはまた並べなおすといったふうにです。そして食べる量を減らすために、食べ物を飲み込む前に二十～三十回も噛みます。病気が進むにつれて患者の自己像は歪んでいき、痩せやつれていても鏡に映る自分の姿が「太りすぎ」に見えるようになります。

神経性無食欲症という診断は以下の四つの基準に基づいて行われます。

1. 痩せることへの異常なまでの執着。
2. 実際には著しく体重が不足している場合でも，体重が増えることに対する強い恐怖心を持っている。
3. ボディー・イメージの障害。明らかに太りすぎではないのに自分が太りすぎだと信じている。
4. 青年期の女子に普通はあるはずの月経周期が少なくとも 3 回欠如する。

**神経性無食欲症**

**行動上の徴候**

- 食べ物と体重に没頭する。
- 自己像の歪み
- 低脂肪、低カロリーの食品を主に食べる。
- 他の人のためには食べ物を買って準備して料理するが、自分のためにはしない。
- 前述のような、食事の際の強迫的な振る舞い（切り刻む、噛む、そのほかの儀式的行動）。
- 強迫的に運動する。運動をこなせないか、日課が邪魔されると混乱する。
- 痩せをカモフラージュするためにだぶだぶの服を着る。
- 服がきつすぎると文句をいう。
- 家族や友人とほとんど一緒に過ごさない。一人きりで引きこもり、隠し立てするようになる。
- 興奮しやすく、落ち着くことが困難で、すぐに取り乱す。
- 抑うつ状態

・不安
・やせ薬の乱用
・気が短く、怒りを爆発させる傾向
・性欲の喪失
・おなかがすいていても空腹感を否定する。
・摂食障害であることを否定する。
・治療に強く抵抗する。
・無茶食いと不適切な代償行為（神経性大食症）

**身体的な徴候**

・過度の体重減少
・脱水症状
・いつも身体が冷たく感じる（特に手足が）。これは身体が脂肪と筋肉という〈外套〉を失ったためですが、神経性無食欲症に甲状腺機能低下症が合併している可能性もあります。
・細く柔らかい体毛（うぶ毛）が顔面、手足、躯幹に生えてくる。これはおもしろい現象で、熱産生が減ったことに対する身体の代償反応です。
・脱毛
・艶のない、細い髪の毛
・もろい爪
・乾燥してがさがさの、黄色やグレーの皮膚
・うつろなぼんやりした目
・身体のほかの部分があまりにも痩せているために、腹だけが大きく見える。
・関節の腫れ
・月経が止まる（無月経）。初経をむかえる前に神経性無食欲症になると、初経が遅れる。
・めまいや酔ったように頭がふらふらする。
・消化不良、腹部の張り、便秘。
・成長期の若者では、成長が阻害され性成熟が遅れる。
・疲れやすい、顔が青白い、呼吸困難、その他の貧血の兆候。
・免疫機能が損なわれ、かぜや感染症にかかりやすい。
・血液凝固の障害により、打撲した覚えがないのに青あざができる。
・筋肉の痙攣、手の震え

神経性無食欲症患者は見たところゆっくりと症状が進むため、体重が明らかに減少していても、深刻な問題が起こるまで気付かれないまま進行している可能性があります。「春になって、子どもが半ズボンやTシャツを着るか、水着を着たときにやっと親は気がつくでしょう」とゴールデン医師は述べています。しかしもっとも重大な合併症は、洞察力のある親にさえなかなか見えてきません。多くの神経性無食欲症患者は、飢えと栄養不足に苦しむ人に共通する医学的問題を抱えています。症状が悪化するに従って、身体は自己保全のために、心拍数、脈拍、呼吸、血圧、新陳代謝、その他の機能をスローダウンさせます。臨床検査をすれば、ホルモンバランスの失調とともに、主要なビタミンとミネラル、電解質の欠乏が明らかになってきます。神経性無食欲症患者の死因の多くは心臓突然死か腎不全、もしくは自殺です。

**神経性大食症**　三千五百人の女子を対象とした調査では、九年生の五人に一人、高校上級生の五人に二人は、少なくとも一回は無茶食いをして自ら嘔吐した経験があると報告されています。無茶食いと嘔吐を定期的に繰り返す子どもは、アメリカ合衆国で四人に一人にものぼります。この習慣が三カ月続くと神経性大食症とみなされます。

神経性無食欲症の半数は、過食のエピソードを経験しています。自分を餓えさせる女子と同様に、神経性大食症患者も自分の身体に不満を持っていて、痩せることに固執します。患者はダイエットや運動をしますが、結局は食べ物への欲望に負けます。ストレスと激しい感情が無茶食いを引き起こします。このために神経性大食症患者は自分の手元にあるものはどんな食べ物でも――ポテトチップなどのジャンク・フードであることが多い――貪ります。神経性大食症患者の子にとって、それ以上食べられなくなるまで、一、二時間の間に三〇〇〇～七〇〇〇キロカロリーをたいらげることはたいしたことではありません。それなのに、悲しいことに当人は食べることに少しも喜びを感じていないのです。取り付か

**神経性大食症**

神経性大食症の診断は以下の四つの基準に基づいて行われます。

1. 無茶食いのエピソードの繰り返し。
2. 体重のコントロールを目的とした自己誘発性嘔吐を行う，または下剤・利尿薬・浣腸薬・吐根シロップや他の薬物の乱用，断食，または過度の運動。
3. 無茶食いおよび不適切な代償行動が，少なくとも週 2 回のペースで 3 ヵ月に渡っている。
4. 体型および体重を過剰に気にする。

れているかのように、彼らは機械的に噛み、飲み込みます。

子どもは食べたあとに罪の意識を感じ、自分を恥じて、食べ物が消化される前に身体から排除しようとします。自分の指を喉の奥へ入れて嘔吐するのは一つの方法です。彼女たちは下剤、利尿薬、催吐薬などの排便、排尿、嘔吐を促す薬剤を過剰に使うことも知られています。神経性大食症患者は前もって隠れた無茶食いを計画しています。たいていは家族が誰も家にいない間に実行します。

### 行動上の徴候

- 食べ物と体重に没頭する。
- 自己像の歪み
- 長時間、トイレにこもる。嘔吐の際の物音を隠すために、水道の蛇口を出しっぱなしにしていることが多い。
- 抑うつ状態
- 食事に対する不安。特に外食する場合
- 下剤、浣腸薬、催吐薬、利尿薬の使用。

・家族や友人とほとんど一緒に過ごさない。一人きりで、引きこもり、隠し立てするようになる。
・食べ物をくすねたり、クローゼットやベッドの下などの意外な場所に隠しておく。
・興奮しやすく、落ち着くことが困難であり、取り乱しやすい。

**身体的な徴候**

・ダイエットと無茶食いとを交互に繰り返すことから、体重が激しく変動する。
・唾液腺の腫れによるむくんだ顔と喉
・顔の毛細血管の亀裂
・目の下のくま
・消化不良、むくみ、便秘、ガスが溜まることによる痛み、強い腹痛
・脱水症状
・嘔吐時の胃酸で歯のエナメル質が溶ける。歯の変色。
・虫歯
・歯肉が腫れ、出血する（歯肉炎）
・自己誘発性嘔吐による指や指の関節の吐きだこ
・手足のむくみ（浮腫）
・喉の痛み
・震え
・めまい。時おり気を失う
・筋肉のこり、痛み
・筋力の低下
・筋肉のけいれん
・月経不順
・激しい喉の渇き、頻尿
・いつも手足が冷たく感じる（これは身体が脂肪と筋肉という〈外套〉を失ったことによる――体重が減少した場合）。
・脱毛
・視力障害

神経性大食症患者の体重は、一般的に平均値かそれ以上を推移するので、患者はしばしば自分の状態を長年隠し続けることができます。外見は健康そうに見えるにもかかわらず、無茶食いと不適切な代償行為は、肝臓や腎臓、

無茶食い障害の可能性の診断は以下の七つの基準に基づいて行われます。

1. 6ヵ月間かそれ以上の期間に，少なくとも週に2度の無茶食いを繰り返す。
2. 無茶食いの間は，摂食行動を自己制御できないと感じている。
3. 空腹感がなくても食べる。
4. 気分が悪くなるまで食べ続ける。
5. どれほどたくさん食べているかを人に見られるのが恥ずかしいため，1人で食べる傾向がある。
6. 無茶食いのあとで罪の意識を感じ，抑うつ的になったり自分に嫌気がさしたりする。
7. 自分の行動に苦しめられているが，止めることが出来ない。

**無茶食い障害**

腸、心臓といった生命維持に大切な器官に確実に大きな負担をかけています。カリウム欠乏は不整脈や、ことによると心臓突然死を引き起こすことがあります。神経性無食欲症と同様、もう一つの深刻な死因は自殺です。

**無茶食い障害（強迫的な過食）** 神経性大食症患者とよく似て、無茶食い障害の患者も短時間に大量の食べ物を食べて、その後で食べたことを後悔します。しかし彼らは、食べたあとで下剤をかける、絶食する、運動するなど、さっき食べた何千キロカロリーを帳消しにする試みは一切しません。

体重の治療を必要としている青年期の肥満の女子のおよそ三人に一人は強迫的な過食です。体重過多の10代の子どもと比べると、無茶食い障害と診断された子どもは、自分の体重や外見に、より強い関心を持っています。しかしダイエットに失敗する率は、無茶食い障害の子どものほうが高くなります。低カロリー食によって空腹でいるため、怒ったり、悲しんだり、退屈になったり不安になったり、落ち込んだりしたときに過食する傾向があります。無茶食い障害は神経性無食欲症、神経性大食症と比べて男子の発症も多くなります。無茶食い障害の三人に一人以上が男性です。

### 行動上の徴候

・食べ物への没頭
・抑うつ状態
・不全感
・家族や友人とほとんど一緒に過ごさない。一人きりになるか引きこもる。

### 身体的な徴候

・通常、体重過多か肥満である。
・無茶食いにともなう、消化不良、むくみ、ガスが溜まる痛み、強い腹痛
・無茶食いのあと、長時間眠ることが多い。

無茶食い障害の患者は、神経性無食欲症患者や神経性大食症患者のように、ただちに健康に影響が及ぶことはまれです。しかし肥満を治療しようとしないので、ゆくゆくは糖尿病、心血管疾患、胆嚢疾患、そして特定のがんになる危険性があります。

**特定不能の摂食障害**　摂食障害の治療プログラムを受けている子どもの半数以上は、神経性無食欲症、神経性大食症および無茶食い障害の診断基準を完全に満たしているわけではありません。にもかかわらず、専門的治療を受けるに充分な摂食行為の異常を示す彼らのような人たちには、特定不能の摂食障害という診断が下されます。

**何が摂食障害を引き起こすか**　摂食障害は遺伝的、生物学的、心理学的、社会・文化的な要因が重なり合って引き起こされると考えられています。子どもに太ったかどうかを尋ねることさえ、摂食障害のきっかけになるかもしれません。

国立精神衛生研究所の資金援助で行われた研究では、神経性無食欲症と神経性大食症の

患者では感情と食欲を制御する脳内物質、セロトニンの値が異常に低いことが示されました。ゴールデン医師は、これらの病気の多くが10代に発症するのは、偶然の一致ではないと言います。

「摂食障害はストレス対処法の一つです。神経性無食欲症患者を例に挙げてみましょう。あなたには順調な人生を送っている娘がいます。しかし突然、事態は彼女にとっていささか複雑になりました。彼女は身体の変化、気持ちや希望の変化に対応しなければなりません。この大学へ行くべきか、それともあの大学へ行くべきか。この男の子と出かけるべきか、それともあの男の子にするべきか。すべてに対処する（あるいは対処しない）方法は、自分がどのぐらい食べたか、どのぐらい運動したかという、内面的な別の問題に焦点をすりかえることです。摂食障害は自己防衛の一つの形なのです」と医師は述べています。

「神経性無食欲症の場合は」と医師は続けます。「食べ物をコントロールすることで自分をコントロールできると感じます。神経性無食欲症患者は、何を食べるか、何回噛んだかをコントロールすればするほど、いろいろなことをコントロールできると思いこんでしまうのです」。病的な摂食行動は、怒りや恥、性衝動などの居心地が悪く激しい感情を別な方向へ向ける、または埋めるためのはけ口となります。さらに、それは自分を見出そうと苦心している若者に、ある種のアイデンティティを持たせてくれます。

摂食障害に影響を与えているもう一つの要因は、子どもに降りかかる社会的なプレッシャーです。それはメディアとファッション業界が発信し続けている理想像に自分を合わせようというものです。世論調査員は、米国の青年期の子どもに、自分のことで変えたいところを一つ挙げてくださいと尋ねました。およそ女子の三分の一（そして、男子の四分の一）が、「外見」もしくは「身体」と返答しました。

カリフォルニア州のスタンフォード青年期センターが行った研究は、思春期に達する前から、女子は自分の身体を心配し始めると言います。調査の結果では、子どもは肉体的な外見を重要視しており、それが他の子どもと違っていると不安になることが明らかになっています。仲間にからかわれたり、無視された経験のある十歳から十三歳の女子、およそ百五十人は、実際の自分の体重や発達段階がどうであるかにかかわらず、身体について不満を持つ傾向がありました。自分がもっときれいかもっと痩せていたら、そんな経験はしなかっただろうと思い込んでいました。

**あなたの子どもが摂食障害になる危険性はあるか**　自尊心が低く、自己像が歪んでいるという二つの点は、うつ病と同じく、摂食障害の若者に共通する特徴です。この傾向を持つ若者はその後、神経性無食欲症や神経性大食症、または無茶食い障害のいずれかになって苦しみます。

### 神経性無食欲症患者の特徴

「この病気にかかった女子は、親のどちらかが過保護か、要求水準の高い家庭で育っていることが多い」とゴールデン医師は言います。「彼らは勉強やスポーツなど多くの面で優秀な完璧主義者です」。

第三者から見ると、彼らは完璧に自分の生活をコントロールしているように見えます。「しかしどんなに上手にこなしていても、彼らは満足を感じませんし、自己批判的で完璧主義的です」と医師は説明しています。「他者から認められたい、そして好かれたい」という願望は神経性無食欲症患者のもう一つの特徴です。彼女は、体重をコントロールすることで、他者から尊敬してもらえると思い込んでいます。

### 神経性大食症患者の特徴

「神経性大食症患者には、うつ病または薬物乱用の家族歴がしばしば見られます」とゴールデン医師は言います。神経性大食症になる若者は、アルコールや他の薬物への依存と闘っている場合があります。彼らはストレスへの対処や衝動のコントロールが下手です。典型的な神経性無食欲症と比較した場合、神経性大食症の女子の方がより外交的ですが、感情を抑えることは少なくなります。強迫性障害のような精神疾患は、他の二つの摂食障害のグループよりも神経性大食症患者に多く見られます。

**無茶食い障害の人の特徴**

無茶食いをする人の半数は、過去に抑うつ状態になった経験があります。また不安やストレスにも苦しめられています。過去に試みた減量は結局失敗に終わっています。

**摂食障害の治療法**　摂食障害の若者が自ら助けを求めることはほとんどないので、親は疑いを持ったらすぐに行動を起こし、子どもに抵抗されても手を引かないことです。しばしば、学校の看護師や教師、小児科医が最初に、子どもに摂食障害の可能性があり治療が必要だということを親に警告するかもしれません。

　自分の子どもにこういった問題が持ち上がった場合、親は子どもから「何も問題はない」と激しい反発に合う覚悟をしてください。緊急な場合でなければ、子どもが自分の病気を認め治療を受け入れるまで、何度もこのことについて話し合ってください。あなたは自分の娘に摂食障害であること、それは彼女自身ではコントロールできないのでとても心配していることを伝えなければなりません。

　次に、冷静に子どもを観察してください。ベッドの下にこっそりしまわれていたカップケーキや他の食べ物を偶然に見つけるかもしれません。下剤やダイエット・ピルが散らばっているのを何回となく見つけるかもしれません。こういうことは反省させる効果があります。摂食障害の若者は薬物乱用者のように、世のなかの誰も自分のことに気がついていないと思っています。ましてや、自分の親は絶対に知るはずがないと思い込んでいます。

　子どもが言い訳をするのは大目に見てあげてください。慎重に、中立的な立場で聞きましょう。子どもの行動を批判せず、恥ずかしい思いをさせないようにしてあげましょう。

批判すれば子どもは他の家族からさらに孤立することになります。神経性無食欲症患者や神経性大食症患者に対しては、痩せすぎだと言わない方が良いでしょう。その言葉こそ患者が聴きたがっている言葉だからです。

最後に、行動計画を立てましょう。検査と治療の進め方を小児科医と話し合ってください。

**まず第一に、身体的に安定させる**

「医学的な治療介入が必要な場合、その目的は子どもの合併症を治療することです」と彼は説明します。場合によっては入院が必要になるかもしれません。標準体重の七五パーセント未満の深刻な栄養失調の場合は、入院治療が必要となります。他に、脱水症状、電解質異常、低血圧、低体温、心拍数の低下、膵炎、および心不全の場合にも入院が必要です。強固に食事を拒否し、振る舞いがおかしくなった子どもの場合にも当てはまります。

「通常、医学的に患者を安定させるには、さほど時間はかかりません」とゴールデン医師は言います。「難しいのは、ずっと食事をしていない患者に食べさせることの方です。最初はこれらの患者は指示に従おうとしません。さらに技術が必要になります。体重が八〇ポンド（約三六・二キログラム）の栄養失調状態の患者に、二四〇〇キロカロリーの食事を与えることは出来ません。そんなやり方では突然死することがあります」。

このような現象の医学的用語はリフィーディング症候群です。「これは、飢餓状態にあった強制収容所の生存者が解放されたあとに起こった状態を記述したものが最初です」と彼は説明します。「食べたあとに多くの男女が死にました。この症候群は急激に食事を始めたときに、リンや他の電解質のバランスが崩れることに関係があると考えられています」。

「したがって、私たちはおよそ一〇〇〇キロカロリーから、非常にゆっくりと始めます。それから、患者の体重と新陳代謝に合わせて、二、三日間おきに二〇〇キロカロリーずつ摂取量を増やしていくという、きちんと計算された方法をとります」。患者の標準体重の九〇パーセントまで回復し、すべての栄養不足が回復するという神経性無食欲症の目標に達するには、かなり時間が掛かります（標準体重であることが多い神経性大食症患者の場合は、神経性無食欲症患者が行うような厳格な治療を必要とすることはまれです）。日中は病院で過ごし、夜は家で過ごすというデイケアを受ける患者もいます。

**治療法**

行動療法

患者に自分の病気の心理的な側面を認識させるために、精神保健の専門家が一名以上必要です。子どもはストレスに対する自己破壊的な対処法を変える方法も学びます。たとえば、衝動的に過食する患者は「小休止法」と呼ばれる方法を教えられるでしょう。子どもが無茶食いしたいと思うときに、強制的に別の行動へ切り替えさせるのです。友達に電話をかけるとか、散歩に出かけるなどの行動にです。

個人治療に加えて、子どもは家族療法とグループ・カウンセリングを受けます。子どもの治療が進むにつれ、家族全員がいくらか行動の修正を迫られます。家庭では、回復しつつある10代の子どもの食習慣をこと細かく詮索することのないよう、慎まなければなりません。食事の時間は家族が会話を楽しむべきであり、誰がどのぐらいたくさん、あるいは少なく食べたかを監視する緊張の場ではないのです。

体重や食事に対する親自身の態度や、子どもに送りつけている暗黙のメッセージを見直すことにより、再発を防ぐことが出来ます。たとえば思春期前の子どもは、体重の増加がやがておしりや胸の組織に変化するということを充分に理解できていないため、不安に思うのかもしれません。体重についての親のコメントは、それが悪気のない軽い冗談でも、摂食障害の引き金になってしまうかもしれません。また、親が自分の体重を気にし過ぎていて、そのことについて自分の子どもに愚痴をこぼすのは慎むべきです。

インディアナ州，ウォルソー，ディーン・ラセター医師
「私の経験では，食習慣や変化したボディ・イメージが似かよった仲間と徒党を組んでいる女の子がいました。こういった子どもたちは，デートとダイエットのことばかり話しています。10代の子どもが仲間から受ける影響はとても強く，それが悪い結果をもたらすこともあります。不健康な習慣を持つ仲間から離れるために転校して，やっと摂食障害が改善した子どものケースがありました」。

**小児科医の見解**

### 薬物療法

抑うつ状態は通常、神経性大食症に付随して起こるため、いろいろな行動法と組み合わせて抗うつ薬が処方されることがあります。

### 栄養カウンセリング

栄養についてのカウンセリングは、摂食障害から回復するための重要な要素です。栄養士は、いかに健康的に食べるか、過去の食行動を考慮に入れて教育します。たとえば、神経性大食症患者は空腹、満腹時に、身体から脳へ伝わる信号を解読できないことがよくあります。無茶食いや不適切な代償行為をした経緯のある若者は、食べすぎではないか、自分を飢えさせるか、古い習慣を繰り返すのではないかと不安になります。従来の一日に三度の食事の代わりに少しだけ頻繁に食事をとることは、子どもの飢えと不安を和らげます。

栄養学者は、10代の子どもに、彼女が何をいつ食べたのかについて、食べたときの感情、理由とともに簡潔に書きとめる食事日記を提案するかもしれません。しかし、食物とダイエットの内容ばかりになるようであれば、この訓練は中止するべきです。

### 展望

10代の子どもの回復率は、大人の摂食障害の回復率よりも希望が持てる数字です。神経性大食症患者と神経性無食欲症患者のおよそ半分は、完全に回復したと言えますが、約三〇パーセントは再発を繰り返し、完全な回復までには何年も掛かります。

自分は病気だったと躊躇なく言えるところまで回復した人たちでさえ、ときどき、特に最初は逆戻りすることがあります。また、10代の子どものライフスタイルになって彼らの思考に影響を与えるという点で、無茶食いと薬物乱用は似ています。

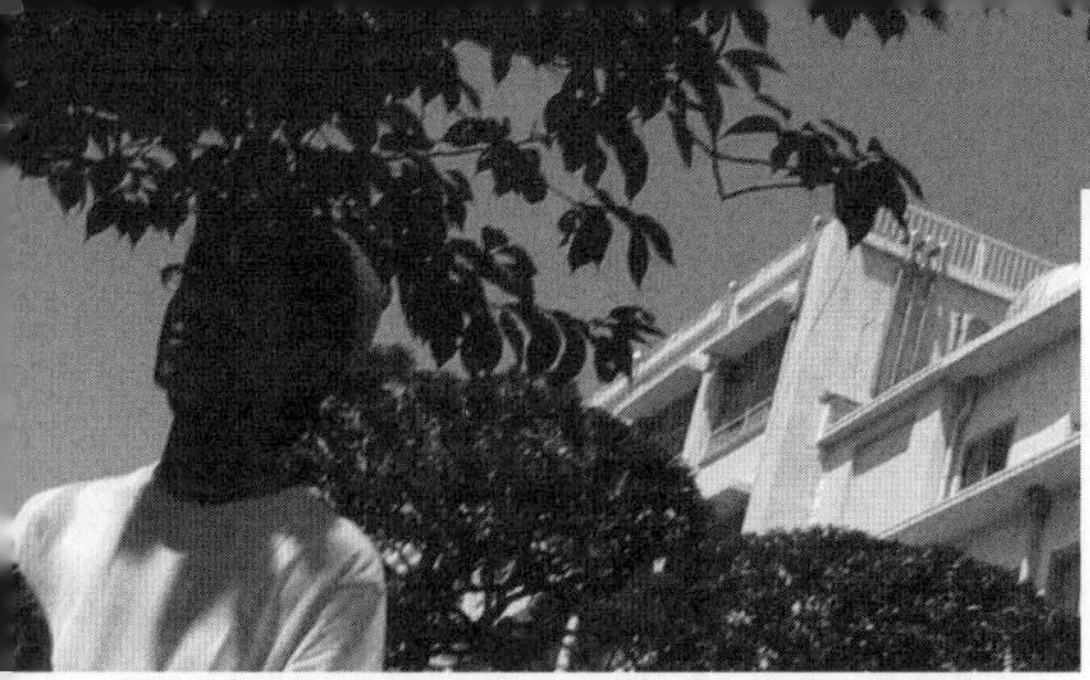

第19章
# 運動とスポーツ

家の外で子どもがどのように振る舞っていたかを思い出してみてください。彼らは運動場で跳んだりはねたり、スプリンクラーの下を走り回ったりして何時間でも遊んでいたことでしょう。しかしそれは青年期になると変わります。アメリカ合衆国公衆衛生総監の一九九九年の報告によれば、平均的な十八歳の男子は、六歳時に比べて運動量が二四パーセント減ります。女子では同じ期間に三六パーセントの減少です。米国心臓学会が若年女性を対象として行った研究では、九～十歳から十六～十七歳までの間に八八パーセントの人の身体活動が減少していました。

幼かったころの、あの果てしないエネルギーはどこへ行ってしまったのでしょうか。思春期の子どもが座りっぱなしの生活になる理由は、実は、大人のお腹が出てくる理由と同じです。すなわち、学校でするべき事が増えた結果、余暇が少なくなってしまったのです。指の筋肉を使ってテレビゲームの操作盤を動かしたり、オンライン・チャットで仲間にメッセージを送ったり、テレビのリモコンを操ったりする他には、暇というものがありません。ほとんど運動しないような余暇の過ごし方が増えてしまいました。

10代の子どもが日頃から運動するようになれば、成長したあとも健康的な生活を尊び、活動的でいられる可能性が高くなります。しかし、若者の時間や注意を奪おうと競い合っている多くの娯楽に対抗するためには、両親・学校・地域の三者が互いに協力することが必要になってきます。次に、あなたにもできることを挙げてみます。

**テレビの視聴時間を一日あたり一〜二時間に制限する。**

**家族で楽しめて、健康にも良い活動を見つける**　たとえばサイクリング、ハイキング、散歩、フリスビー、三人でするフットボールなど。

**挑戦しよう！**　興味のあるスポーツや運動教室を子どもが見つけるのを手助けします。移動手段が必要なときには、あなた自身が運転して連れていくなどしてください。子どもが運動を辞める主な原因に、移動手段がないことが挙げられます。

**子どもに運動の良いところを伝えるときには、短期間での効果を強調する**　定期的な運動が、はるか将来の糖尿病や高血圧、心血管疾患、ある種のがんの予防になると教えるよりも、骨が強くなり、筋肉が引き締まり、体重をコントロールすることができ、心と身体が健康になると説明するほうが効果的です。

**課外運動プログラム**　夜間のバスケットボールリーグのような、課外の運動プログラムが10代の子どもの間で人気があります。学校によっては「健康クラブ」を作って子どもに運動をさせようとしています。学校や郡、州からの資金が十分に得られない場合には、地域のPTAが地元の店舗やバザーなどからの寄付によってお金を工面してもよいでしょう。

米国小児科学会は、学校の授業では、アスリートのためだけではない、生涯に渡って楽しめるスポーツや運動に力を入れるよう推奨しています。体育に割り当てられた時間は短いため、その時間内に行う団体競技などでは、常に身体が動いているようにすべきです。しかし実際には、そうでない授業もあります。たとえば国民的な娯楽である野球では、動いているよりもじっとしている時間のほうが長くなります。サンディエゴ州立大学の調査によると、平均的な三十分間の体育の授業で、生徒が運動している時間はたったの五分でした。生徒はほとんどの時間を、説明を聞いたり順番を待ったりして、立つか座って過ごしていたのです。

体育の授業は、できるだけ生徒が動き回って筋肉を動かせるように、そして楽しく開放的な時間であるべきです。体育教育や団体競技では、勝つことだけでなく運動の楽しみも教えてくれるように、親が学校に働きかけてもよいでしょう。

**賢い身体フィットネス計画**

青年期前期は、子どもの体格や体力、身のこなしの差がもっとも顕著になる時期であり、少しするとスポーツマンとそうでない人に分かれ始めます。

そして青年期前期は、身体の成長や運動の腕前にかかわらず、子どものスポーツに対する興味（少なくとも学校スポーツに対する興味）が失われていく時期でもあります。それは、コーチの多くが求める、競争的な雰囲気や厳しい規律のせいかもしれません。あるいは、毎日の放課後を練習に捧げるほど一つのスポーツに情熱を持てないでいるためかもしれません。結局、高校生の五〇パーセントがスポーツチームに所属しないという選択をします。

米国保健福祉省の定めた国民健康増進計画を実行すれば、すべての男女はスポーツをするしないにかかわらず、健康を維持することができます。「健康人二〇一〇」（Healthy People 2010）計画は、一日に三十分間の中等強度の運動をすることを求めています。ではどんな運動をすれば良いのでしょうか。それはあなたの息子や娘次第です。小児循環器専門医のジーン・ラックステッド医師は言います。「もっとも良い運動とは、子どもが楽しんで続けられる運動のことです」。唯一の必要条件は、一日におよそ一五〇キロカロリー、または週に一〇〇〇キロカロリーを燃焼することとです。

二十五年に渡り中学・高校・大学のチーム医師を務め、スポーツ医学の専門家でもあるラックステッド医師は続けます。「私は子どもに〈生涯続けられるスポーツ〉を始めるよ

| |
|---|
| ・洗車とワックスがけ，45〜60 分間 |
| ・窓拭きや床拭き，45〜60 分間 |
| ・バレーボール，45 分間 |
| ・タッチフットボール，30〜45 分間 |
| ・庭仕事，30〜45 分間 |
| ・1.75 マイル（約 2.8 km）を 35 分で歩く |
| ・バスケットボールのシュート，30 分間 |
| ・自転車で 5 マイル（約 8 km）を 30 分で走る |
| ・速く踊る，30 分間 |
| ・落ち葉掃き，30 分間 |
| ・2 マイル（約 3.2 km）を 30 分で歩く |
| ・ウォーターエアロビクス，30 分間 |
| ・競泳，20 分間 |
| ・バスケットボールの試合，15〜20 分間 |
| ・自転車で 4 マイル（約 6.4 km）を 15 分で走る |
| ・なわとび，15 分間 |
| ・1.5 マイル（約 2.4 km）を 15 分で走る |
| ・雪かき，15 分間 |
| ・階段を上る，15 分間 |

**表 19-1　運動の強度と継続時間**

う勧めています。生涯続けられるスポーツとは、ウォーキング、ジョギング、サイクリング、スキー、スケート、水泳、ゴルフ、テニス、ラケットボール、武道など、一人もしくは相手が一人いればできる娯楽活動のことです」。多くの人が、一人でやるより、ほかの誰かと一緒に運動するほうが楽しいと考えています。

中等強度の運動の一例として、バスケットボールのシュートの練習が挙げられます。バスケットボールの試合でコートをバタバタと走り回るような過酷な運動の場合は、より短い時間でカロリーを消費出来ます。**表19-1**には、いろいろな運動とその推奨される時間を、運動強度の軽いものから順番に示してあります。

動きのある活動であれば、たとえそれが家事であっても運動に含んで構いません。

## 運動の種類

### 有酸素運動

10代の子どものフィットネス計画に有酸素

1．心肺の耐久性（酸素消費のフィットネス）
2．体組成（体脂肪率）
3．筋力と筋持久力
4．柔軟性

**身体フィットネスの四つの要素**

運動を組み込みましょう。たとえば、速歩、バスケットボール、サイクリング、水泳、インラインスケート、サッカー、ジョギングなど、心拍数と呼吸数を増加させる持続的な運動はどれも有酸素運動です。定期的な練習は呼吸循環器系の効率を向上させるため、運動による酸素の需要に対して、心臓と肺に負担をかけずに対応できるようになります。

また有酸素運動は、脂肪に変化しようとする余剰なカロリーを燃焼させ、体重組成に影響します。一般的に、酸素をたくさん使う有酸素運動の方が、たくさんカロリーを消費します。たとえば、一三二ポンド（約六〇キログラム）の子どもが、ふつうの速さで十分間歩くと四三キロカロリーを燃焼させ、走ればその二倍以上の九〇キロカロリーを消費します。

脂肪からのカロリー消費の割合は、高強度よりも低強度のトレーニングのほうが高くなりますが、脂肪から消費されるカロリーの総量は、負荷の大きい有酸素運動の方が大きくなります。時速三・五マイル（時速約五・六キロ）で三十分間歩く場合と、時速七マイル（時速約一一・二キロ）で三十分間走る場合の燃焼率を比較した研究があります。徒歩の場合、平均二四〇キロカロリーを消費し、その五分の二は脂肪から、五分の三は炭水化物から消費され、脂肪からのカロリー消費の総量は九六キロカロリーでした。走った場合は、脂肪から消費されたカロリーの割合は徒歩の場合よりも明らかに低く、炭水化物の四分の一でした。しかし消費したカロリーの量そのものは全体で四五〇キロカロリーあり、脂肪からのカロリー消費は一〇八キロカロリーになりました。

## ウェイト・トレーニング

八歳以上の子どもは、充分に訓練された大人の指導があれば、筋力と筋持久力を増やすためのウェイト・トレーニング（筋力トレーニングあるいは抵抗力トレーニングとも呼ばれる）を安全に行うことができます。筋力とは、与えられた負荷や抵抗を動かす力のことで、筋持久力とは、より弱い力を一定時間維持し続ける能力のことです。男子では思春期を過ぎてから大きな筋肉が発達します。女子は一般に大きな筋肉を発達させることができないので、筋肉がつき過ぎることを心配する必要はありません。

適切な技術――おもりを軽く、反復を多く　筋力と筋持久力を早く身につけるためには、巨大な負荷を懸命に数回だけ持ち上げるよりも、中等重量の負荷を何回も持ち上げるほうが効果的であることが、多くの研究から分かっています。10代の子どもは、常に手助けしたり正しい技術を指導してくれる、有資格の大人の指導下にいるほうがよいでしょう。ですから、トレーニングをするには家庭の運動器具を使うよりも学校や健康クラブで練習する方が安全です。他にとるべき予防策は以下の通りです。

トレーニングを始める前に、小児科医による身体検査・内科健診を受ける。

ウェイト・トレーニングはフィットネス計画の一部に過ぎないことに注意する　専門家は一般に、青年期の子どものウェイト・トレーニングの回数は週三回を超えないほうが良い、と勧告しています。

やり過ぎない――その一　過度の運動はけがを招き、月経の異常を引き起こすこともあります。体重が標準以下に落ちたり、筋肉が痛んだりするのであれば、あなたの子どもは運動のしすぎです。痛みを訴えるときには医師に電話連絡してください。

やり過ぎない――その二　身体の準備ができるまで、重量抵抗や反復回数を上げないように注意すべきです。運動の成果が体型にあらわれるまでには時間が掛かります。

運動するときには充分な水分を摂る　10代の子どもは大人のように効率良く汗で熱を放散させることができないため、大人と比べて温熱や湿度の影響を受けやすくなります。疾病予防センターは、湿度の高い条件下で練習するときには、練習前、練習中、練習後に水分を少なくとも六オンス（約一七〇ミリリットル）のコップで二杯ずつ摂ることを勧めています。

**トレーニングの前後には、ストレッチ運動によるウォーミングアップとクールダウンを必ず行う**　筋肉を伸ばすと柔軟性が増します。柔軟性とは可動域いっぱいに関節を動かし筋肉を伸ばすことのできる能力で、身体フィットネスの四番目の要素です。これは、けがから身体を守るのにも役立ちます。

## スポーツをすること

平日の午後にはおよそ六百万人の高校生が、体育館や運動場、野球場、プールなど、学内のスポーツに参加しています。さらに二千万人が学校の外の運動プログラムに参加します。

子どもはスポーツをすることで、健康を保ち、自信が高まり、競技場の内外で将来も使うことになる生きる術を身につけることができます。運動の才能のあるなしは関係ありません。大事なのは、運動が子どもの性格や技能、とくに興味に合っていることです。スポーツすることで身体、心、社会性が育つのは、それが「楽しいこと」だからです。

なにか医学的な問題でもない限り、やりたいスポーツの選択は子ども自身に任せるべきです。たいていの子どもは自然と一〜二つのスポーツに惹きつけられていきます。おそらく特定のスポーツで才能を発揮したり、お気に入りのプロチームのお気に入りの選手と肩を並べることを夢見たりしているのでしょう。

どのスポーツにすべきかを決められない子どもは、親と話し合って方向を決めても良いでしょう。注意すべき点は、子どもの能力は何か、そしてその能力がやろうとしている運動にどの程度合致しているかです。レスラーやフットボールの選手にとって大事な肉体の強靭さは、野球や水泳や徒競走では必ずしも重要ではありません。一方、ラクロスではスピードとスタミナが鍵になります。また、高い身長はバスケットボールやバレーボールをするには有利ですが、サッカーや体操、テニスのようなスポーツではそれほど重要ではありません。

もっとも、身長や体格だけをもとにスポーツを決めると、結果として失敗してしまうこともあります。他の者より抜きん出て早く成長する子どもを将来のバスケットボールのスター選手のように扱っていたところ、後になって、その子にはバスケットボール選手に必要な身のこなしや敏捷性が欠けていることが明らかになった場合などはその典型です。ラックステッド医師の見解は次の通りです。「一つのスポーツしかしていない子どもの場合、その選択が誤っていないかが心配です」。そのため、ラックステッド医師は子どもに幼いころからいろいろな運動を経験させるよう勧めています。またこうすることで、特定のスポーツが得意な子どもの場合でも、その情熱が熱中の余り燃え尽きてしまうのを防止することができます。

運動を選ぶときには、子どもの情緒的な性質も考慮に入れるべきです。あなたの子どもはチームスポーツと個人スポーツのどちらを好むでしょうか。バスケットボールのような速い動きのスポーツと、野球のようにゆっくりと進行するスポーツでは、どちらが合っているでしょうか。これらは些細なことのように思えますが、実はそうではありません。たとえば集中力が障害されている注意欠陥／多動性障害（AD／HD）、自閉症スペクトラム障害と診断される子どもは、構造化され個別化された運動が得意な場合が多いのです。彼らはサッカー、ホッケー、ラクロス、バスケットボールは得意ですが、野球や体操、ゴルフをするのは難しいと思われます。

他に問題になるのは、競争の激しさと費やされる時間の長さです。スポーツを楽しんでいる者を含めても、10代の子どもの多くが、放課後の練習がある学校対抗のスポーツや、地域・地方・国のスポーツプログラムに参加したがりません。それでも、校内プログラムや地域のレクリエーションセンターなどで、週に一、二度集まって娯楽的な運動を続けることができます。
あるいは自分たちで試合を組むことも出来ます。友達六、七人に声をかけて、バスケットボールや野球、フットボール、サッカーをしに公園に集まります。リーグも審判も大人の指導も必要ありません。ラックステッド医師は、アメリカの原風景から気軽にスポーツを楽しむ人びとの姿が消えつつあるのは、現代生活の不幸だと考えています。「一九四〇年代から五〇年代にかけて、私が子どもだった頃には、友達と集まって野球をすることほど楽しいことはありませんでした。でも、もうそのような光景はほとんど見ることが出来ません」、と彼は懐かしそうに昔を振り返ります。

幸い、前述したボーリング、サイクリング、ジョギング、武道、水泳などの生涯続けられるスポーツは、大勢でなくてもできます。これらの運動は、組織化された運動が苦手な子どもには理想的でしょう。そこでは他の誰とも競争する必要はなく、自分自身と競うのです。

**スポーツ傷害**　青年期の子どもは、スポーツマンであるにせよ無いにせよ、まだ身体が発達途上にあるためにけがをしやすくなっています。大人がするけがと同じものもありますが、青年期に特有のものもあります。

**急性軟部組織損傷**
軟部組織損傷は、筋肉と結合組織の束（腱や靭帯）に起こります。腱は筋肉と骨をつなぎ、靭帯は骨と骨を結合して関節を安定させます。

肉離れ
肉離れは、筋肉や腱が裂けるか引き伸ばされたときに生じます。重症の場合、筋線維が断裂したり、腱が筋肉や骨への付着部から剥がれたりします。

捻挫
捻挫は靭帯の損傷です。捻挫はふつう、関節が正常な可動域を超えて無理に動かされたときに起こります。靭帯捻挫の重症度は、結果として生じる関節の不安定性によって決まります。第一度（軽症）捻挫は、痛みと圧痛が靭帯に沿って生じますが関節の不安定性を増さないものです。第二度（中等症）捻挫は、靭帯の部分的な断裂を生じるもので、第三度（重症）捻挫は、関節の安定性を保てない程度にまで靭帯が完全に断裂するものです。

### 挫傷

挫傷はふつう、突然の一撃によってもたらされる筋肉の打撲傷です。ちょうどアメフトの試合で、ヘルメットをかぶった選手が頭から相手の太ももの筋肉（大腿四頭筋）に激突したときのようなものです。筋肉内の出血は筋肉の腫れ、痛み、筋けいれん、可動域の制限を生じます。時には筋肉深部の挫傷により、筋肉は温かく、押すと痛みがあり、硬く触れます。筋挫傷が石灰化すると外傷性骨化性筋炎となります。

## 急性骨損傷

骨折の割合は、スポーツ傷害全体の二十分の一に過ぎません。若い人が骨折する割合が低くとどまっているのは、その骨格が成人より弾力性があり、折れにくいからです。また、次で述べる成長板損傷や裂離骨折は10代に特有のものです。

### 成長板損傷（骨端軟骨板損傷）

長管骨（腕や脚の長い骨）の端は思春期後期まで、より長く幅広く形を変え続けます。このうち骨幹端は長管骨の成長と関節面の形成に関係する成長板（骨端軟骨板）であり、骨突起は腱や靭帯の付着部となる成長板です。成長期の骨幹端や骨突起は、そこにつながっている靭帯や腱よりも弱いため損傷を受けやすいのですが、成長板の損傷は捻挫や肉離れとよく混同されます。子どもに捻挫を疑ったら、同時に骨幹端や骨突起の損傷の可能性を含めて検査するべきです。

### 裂離骨折（剥離骨折）

10代の子どもではふつう成長中心部の骨突起よりも、そこに付着する筋と腱のほうが強く出来ています。そのため筋や腱に大きな力がかかり、骨突起から引き剥がされると（裂離）、裂離骨折が起こります。骨突起の裂離は膝や骨盤でよく生じます。

### 使いすぎ症候群

スポーツに熱心な若者にとってのもう一つの主要な傷害は、使いすぎ症候群です。使いすぎ症候群の症状は非常にかすかなため、捉えるのが難しく、はじめは気づかれません。しかし、時が経つにつれて同じ解剖学的部位が繰り返し傷害され、腱炎や滑液包炎、疲労骨折などの損傷に至ります。使いすぎ傷害は水泳や競走、ダンスのような、同じ動作が繰り返される運動で多く見られます。アメリカンフットボールやホッケーのように競技者の体と体がぶつかり合うスポーツでよく見られる急性外傷とは対照的です。

#### オスグッド-シュラッター病（Osgood–Schlatter 病、OSD）

この病気では大腿の筋肉からの腱が脛骨に付着する部位に炎症があります。青年期の子どもはこの部分（脛骨粗面）がまだ成長途中なので損傷を受けやすいのです。OSDはバスケットボールやサッカー、バレーボール、体操、アイススケートのように走ったりジャンプしたりするスポーツによく起こります。この病気がはっきりと診断され、正しく対処されれば、脛骨粗面上の腫れと軽い痛みの症状はたいてい一、二年のうちに自然に消失し、局所の隆起が残るだけで済みます。

#### 膝前面の痛み

正常な場合、膝蓋骨（膝のお皿）は大腿骨の端をスムーズに滑るように動きます。しかし、それが少しずれて骨と擦れて軋みを生じることがあります。子どもは車に乗る、映画を観るなど長時間座っていたときに痛みを訴えます。

#### セバー病（Sever 病、踵骨骨端症）

これは片足または両足の踵骨が、炎症のために軽い痛みを生じるものです。主に若いバスケットボールやサッカーの選手に見られ、走ったりジャンプしたりすると症状が悪化します。

### 過労性脛《ケイ》部《ブ》痛《ツウ》

この損傷は脛骨を取り囲む筋や腱に関係してよくみられます。脛骨の筋・腱接合部に痛みがあり、下肢骨の疲労骨折が生じることもあります。脚を休める、鎮痛薬を用いる、原因となった運動を変えるなどの方法をとることで症状は改善します。

### 慢性労《ロウ》作《サ》性《セイ》コンパートメント症候群

脚（下腿）の筋肉は四つに仕切られた区画（コンパートメント）に収められています。走ると筋肉は大きさを増し、それぞれの区画を覆っている外側の頑丈な組織に対して緊張を生じます。内圧の上昇は血行を障害して筋肉の痛みを生じ、神経が障害されて脚のチクチクとした痛みを生じます。

### 腱炎

これは腱を過度に繰り返し使うことにより生じる、痛みをともなう腱の炎症です。肘（「テニス肘」と呼ばれます）、膝（「ジャンパー膝」）、踵や足首（アキレス腱炎）、肩（上腕二頭筋腱炎）で起こります。

## 骨・軟部組織のスポーツ傷害の対処法

痛みやこわばりがある場合は直ちに小児科医の診察を受けるべきです。なぜならたいていの場合、早期の治療をすることで、小さな損傷が悪化して永久的な障害になるのを防ぐことができるからです。子どもに、痛みをおして運動することは絶対に許可しないでください。

二万三千人の会員がいる専門家組織である全国運動競技指導者協会（NATA）が、高校のスポーツ傷害の動向を三年間調査しました。NATAの定義により、運動選手が三週間以上出場できなくなるような「大きな」傷害に分類されるけがは、全体の十一分の一に過ぎ

1．安静（Rest）── 治癒につながる第一段階。

2．冷却（Ice）── 氷嚢や氷入りのビニール袋を，傷を負った場所の上に当てる。同じ場所に 20 分以上，氷を当てない。冷却ジェルを使用した氷枕を使ってもよい。

3．圧迫（Compression）── 氷を当てていないときでも圧迫を続けるべきである。腫れた関節や腕・脚のまわりに弾性包帯を巻く。

4．挙上（Elevation）── 傷害を受けた腕・脚の下に枕やクッションを置き，痛みや腫れがひくまで挙上しておく。血液が傷を負った場所に溜まるのを防ぐために，腕・脚を心臓よりも高い位置に挙げるようにする。

痛みや腫れを緩和するために，小児科医は軽い鎮痛薬や抗炎症薬，時にはその両方を処方することがあります。

**「RICE」── 小さな傷害のホームケア**

ませんでした。基本治療はRest（安静）、Ice（冷却）、Compression（圧迫）、Elevation（挙上）を組み合わせ、頭文字をとって「RICE」（ライス）と呼びます。小児科医はさらに、筋力と柔軟性向上のための家庭での運動法を勧めます。他の専門家、たとえばスポーツ医学専門医や整形外科医に相談するのも良いでしょう。

### 頭部外傷

全国運動競技指導者協会によれば、高校代表の運動選手の軽い頭部外傷は六万三千件にのぼります。なかでももっとも多いスポーツによる脳損傷は脳震盪です。脳震盪は、精神機能に変化を及ぼす頭部へのあらゆる打撃を指す言葉です。現在では、従来の医学的な定義とは異なり、意識不明でなくても「脳震盪である」と判断します。

デトロイトのヘンリーフォード健康システムの研究によると、大学のフットボール選手の三人に一人が過去に脳震盪を経験しており、五人に一人が複数回の脳震盪を経験していました。高校のフットボール選手では複数回の軽症の脳震盪の割合は低く、十三人に一人でした。このような外傷が反復されると、10代の子どもの認知能力が何年にも渡って障害される可能性があります。

フットボールは軽い脳損傷の原因の六割を占め、二位はぐんと離れてレスリング（一割）です。高校生女子の脳震盪の原因の首位はサッカーです。しかし全体として若い女性の脳震盪の数は男性の五分の一以下にとどまっています。

脳と頭蓋骨のスポーツ傷害への対処法

軽症の脳震盪にどう対処するかについては、広く認知された医療プロトコール（計画書）というものは存在しませんが、米国神経学会は脳震盪の重症度分類一～三に基づいた一連の勧告を作成しています。

**脊椎損傷・脊髄損傷**

コーチや親、10代の子どもは、脊椎損傷の可能性がある出来事への対処の方法を知っておくべきです。まずもっとも重要なことは、けが人を決して一人で動かさないということです。そうすることで永続的な麻痺を生じる可能性があります。まずは救急車を呼んでください。脊椎損傷や脊髄損傷の可能性を示す徴候は次のとおりです。

- 首や背中に強い痛みを訴える
- 四肢の筋力低下やしびれ、麻痺を訴える
- 排尿や排便の調節ができない、または四肢を動かせない
- けが人が頭部や頸部、背中に強い一撃を受けた
- 首や背中がねじれているか位置がずれている

**予防が最善の医療**
**――スポーツ安全ガイドライン**

この世に百パーセント安全なスポーツは存在しません。しかし若い運動選手がけがをする危険を減らすために、親や選手やコーチにできることはたくさんあります。

・うつろな目つき
・はっきりしない，つじつまの合わない会話
・一時的な意識混濁，目の焦点が定まらない。
・協調運動やバランスの障害
・増幅された感情。たとえば，わけもなく泣く。
・質問に対する答えが鈍く遅い。
・頭痛
・ふらつき
・かすみ目，複視
・吐き気
・光に対して過敏
・精神状態の変化（以下の特徴のうち一つ以上）
    ・見当識障害　自分の名前，日付，時間，場所の認識に障害がある。
    ・集中力の低下　たとえば 12 月 , 11 月 …というように月の名前を順番に逆誦できない。
    ・一時的な記憶障害　たとえば争った二つのチーム名や試合の詳細，最近の注目すべき出来事を思い出せない。

重い脳震盪をもっともよく示す徴候の一つは逆向健忘，すなわち損傷を受ける前の出来事を思い出せないことです。

**脳震盪でよくみられる症状**

けがの頻度と種類はスポーツの性質や要求される内容によって異なってきます。バスケットボールやアイスホッケー、サッカーのように体と体がぶつかりあうスポーツでは、捻挫や挫傷、打撲、骨折、脱臼などの急性損傷を起こす危険が高くなります。持久性のスポーツではけがの割合は低いのですが、腱炎や骨端症、疲労骨折など、使いすぎ傷害の割合が高くなります。次に、けがを最小限にするための提案をいくつか示します。

子どもが自分の体格や発達に見合った大きさの選手と競技していることを確かめる　若い運動選手はたとえ同じ年齢でも、身長や体重、身体の成熟度がかなり違います。とくに、体と体のぶつかりあうスポーツで、力の強さと身体の大きさの異なる選手が競い合うときには、発達の遅い子どもは不利になり、その安全がおびやかされることになります。「高校レベルになってさえ、二年生と三年生では身体の大きさが違います」、とはラックステッド医師の観察です。

**スポーツのためのトレーニングを自主的にするように促してください**　単なるしごきよりもこの方がよいでしょう。それに身体の調整がうまくいっていれば、故障者リストに入らずに長期間試合に参加し続けることができます。身体に合ったトレーニング計画を作るのを手伝ってもらうように、コーチにお願いしましょう。

**腕や脚を酷使しすぎない**　近年、使いすぎによる反復性の肘痛が増加したため、リトルリーグ野球協会は十三歳未満の投手の投球回数を一週間につき六イニングに制限しました。十三〜十六歳の子どもなら一週間に九イニングまでの投球が許されます。またマウンドに登る時間の合間には強制的に休憩を設けるようにしました。それ以来、反復性の肘痛の発生率は劇的に減少しています。

競走選手は軟らかく平らな地面を走り、激しく走る日と負担の少ない練習をする日を使い分けることによって、使いすぎ傷害を予防できます。トレーニング量は目標に向けて徐々に上げていくべきであり、練習量を週に二〇パーセント以上増やすことは避けたほうが良いとされています。たとえば、ある週に走る総マイル数が二〇マイル（約三二キロメートル）の場合には、次の週に走る距離は二四マイル（約三八・五キロメートル）以下にするべきです。

**練習や試合の前にストレッチとウォーミングアップをすると成績が良くなり、けがが少なくなる**　柔軟性を得るためには、運動のあとにもストレッチをすると良いでしょう。練習の前後に関わらず、ストレッチの前には筋肉のウォームアップをしておくべきです。

**正しい道具を正しく用いる**　10代の子どもはしばしば、サイズの合わない、もしくは用途に合わない安物の道具を使います。身体に合わないラケットやクラブを使うと、本来持っている技術を発揮できず、もしくは最良の結果が得られずに不満が生じます。ヘルメットやパッドのような保護用具も、身体に

<table>
<tr><th></th><th>第 1 度</th><th>第 2 度</th><th>第 3 度</th></tr>
<tr><td>症状</td><td>・一時的な意識混濁<br>・意識消失なし<br>・15 分以内に脳震盪の症状が改善するか精神状態が正常に戻る。</td><td>・一時的な意識混濁<br>・意識消失なし<br>・脳震盪の症状と精神状態の変化が 15 分以上続く。</td><td>・時間の長さを問わず意識消失がある。</td></tr>
<tr><td>直ちに行う予防策</td><td colspan="2">・選手はただちに競技場・コートの外に出て，頭部外傷の取り扱いに慣れたコーチやトレーナーなどによって診察を受ける。その後は 5 分おきに診察を受ける。<br>・15 分経っても改善しない場合には，試合に戻らせてはいけない。<br>・運動を再開するには，選手は症状が消失した 1 週間後に神経学的な診察を受ける必要がある。</td><td>・ただちに地域の救急医療機関に連絡をとる<br>・選手を救急車でもっとも近い病院の救急部に運び，徹底した神経学的診察を受ける</td></tr>
<tr><td>運動の再開</td><td>・最短でも 15 分間は必要。ほとんどの専門家は第 1 度を含むどの程度の脳震盪であっても，当日には運動を再開すべきではないと考えている。<br><br><u>複数回の脳震盪の場合</u><br>・1 週間。医師の許可を要する。</td><td>・1 週間。医師の許可を要する。<br><br><u>第 2 度の脳震盪が初めてではない場合</u><br>・2 週間。医師の許可を要する。</td><td>・2 週間。医師の許可を要する。<br><br><u>第 3 度の脳震盪が初めてではない場合</u><br>・1 カ月以上。診察した医師が決定。</td></tr>
</table>

**表 19–2　脳震盪のときにとるべき手段**

合っていなかったり手入れが悪かったりすれば、その効果が落ちてしまいます。また運動靴は、靴底が擦り切れはじめたら必ず交換してください。

暑いときに練習や試合をする場合は、熱けいれんや熱疲労、熱射病など、熱によって引き起こされる病気に対する予防手段をとる

乾燥した適度に暖かい気候のなかで運動するぶんには、問題は何ら生じませんが、湿度が高い場合は注意が必要です。温度も湿度も高い条件では、子どもは大人よりも適応に時間が掛かります。10代の子どもは大人に比べ汗をかく力が弱く、運動中により多くの熱を生じます。適切な予防策をとれば、ほとんどすべての場合において、熱による障害と脱水を防ぐことができます。

- 酷暑期や激しい運動プログラムの初期に行う練習は、短く負担の軽いものにすべきです。十〜十四日かけて徐々に運動の時間と強さを増やしていきます。
- 練習や試合は、暑苦しくない朝か午後遅くに行います。
- 飲み物を飲むこと。10代の子どもは運動の前に一〇〜一五オンス（約二八〇〜四二五グラム）、汗をかいているときには二十〜三十分おきに八〜一〇オンス（約二二六〜二八三グラム）の冷水を飲むべきです。スポーツ飲料は長時間の運動（マラソン）をするときのみ必要になります。フルーツジュースや清涼飲料水はどちらも最善の飲み物とは言えません。実際、どちらも胃の調子を悪くして水分の吸収を妨げる可能性があります。
- 汗の蒸発を助け、皮膚をなるべく多く露出するためには、男女とも軽くて吸湿性のある服をひと揃い用意すべきです。汗で濡れた衣類は乾いたものに交換してください。

熱に関連する病気

熱けいれん（筋肉がつること） 腹部や腕、脚によく起こる筋肉の痛みやこむら返りは激

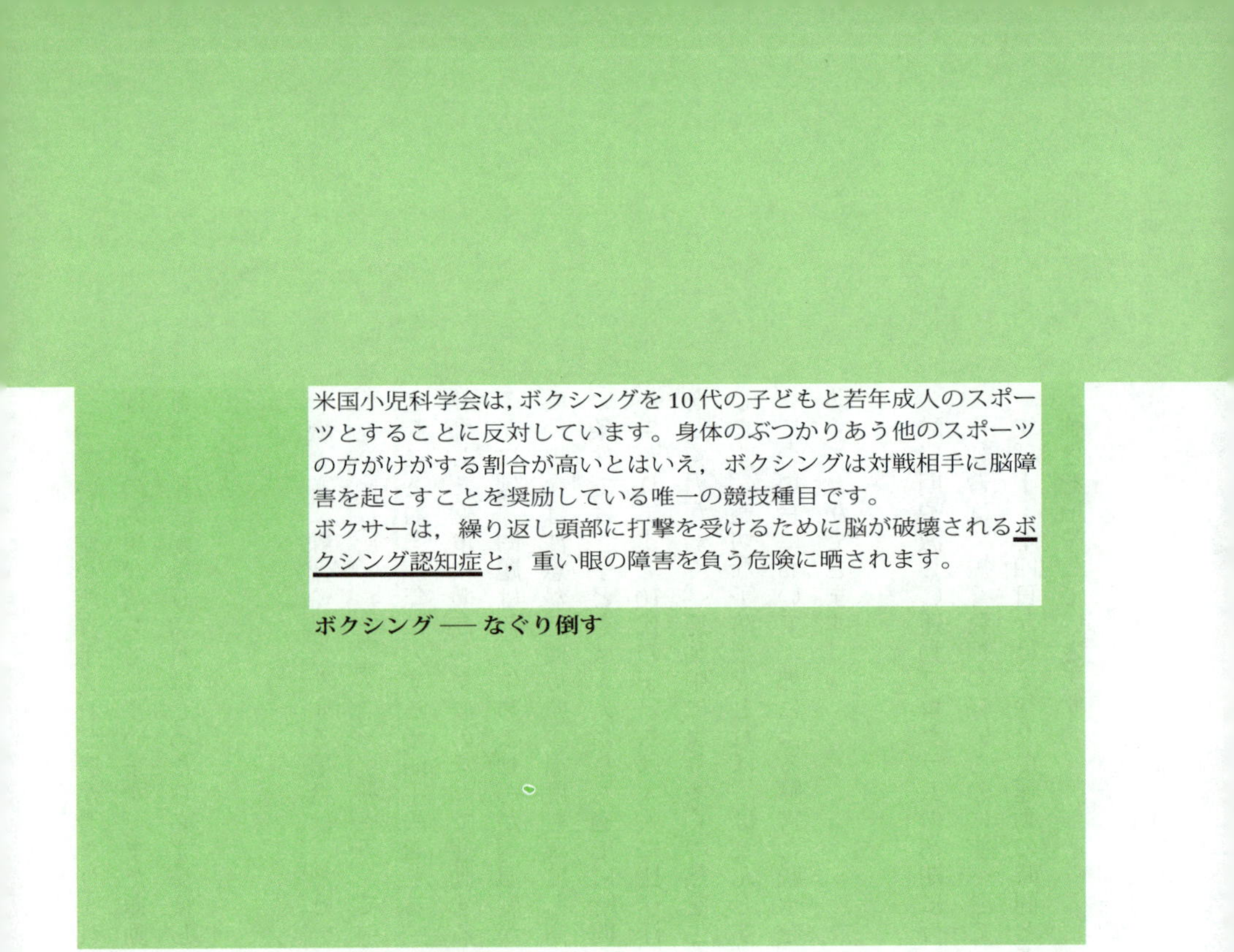
米国小児科学会は，ボクシングを10代の子どもと若年成人のスポーツとすることに反対しています。身体のぶつかりあう他のスポーツの方がけがする割合が高いとはいえ，ボクシングは対戦相手に脳障害を起こすことを奨励している唯一の競技種目です。
ボクサーは，繰り返し頭部に打撃を受けるために脳が破壊されるボクシング認知症と，重い眼の障害を負う危険に晒されます。

**ボクシング —— なぐり倒す**

しい運動の最中に起こります。これは、汗をたくさんかいて身体の水分量が減少している子どもに生じやすくなります。

　対処法は次の通りです。

1. 子どもを室内か室外の涼しい場所に連れていく。
2. 飲み水、またはスポーツ飲料を与える。
3. 痛みを和らげるために患部をやさしくマッサージする。
4. こむらがえりが治まったあと、運動を再開するまで数時間待つように強く言う（続けて運動すると、熱疲労や熱射病にかかる可能性があります）。
5. 筋肉のこむらがえりが一時間以上続くときには医師の診察を受ける。

**熱疲労**　熱疲労とは、体内の水分と塩分が汗によって過剰に失われることで起こる身体の反応のことです。徴候としては、大量の発汗、冷たく蒼白でじっとりとした皮膚、筋肉のこむらがえり、疲労、筋力低下、頭痛、吐き気、嘔吐、めまい、気絶、浅く速い呼吸、速く弱い脈拍などが挙げられます。

対処法は次の通りです。

1．体温計で体温を測定する（直腸温が望ましい）。体温が三九・五度以上に上昇しているときは、次項で述べる熱射病への対処を行うこと。

2．前述の、熱けいれん・こむらがえりへの対処と同じ手順を踏む。

3．さらに、冷水を浴びる、シャワーを浴びる、スポンジで身体をふく。

4．症状が悪化するか、もしくは一時間以上続くときには医師の診察を受ける。なぜなら無治療の熱疲労は熱射病に進行する可能性があるからである。症状が重いときには、直ちに病院の救急部に搬送する必要がある。

**熱射病**　身体のサーモスタット機能がうまく働かない状態であり、致命的になる可能性があります。たった一〇～一五分以内に体温が四〇・五度以上に上昇することも珍しくありません。さらに危険なことに熱射病では十分な汗をかくことができません。したがって身体の熱が発散されずこもってしまいます。口腔内温が三九・五度以上、赤く熱く乾いた皮膚、速く強い脈拍、ズキズキする頭痛、吐き気、めまい、錯乱状態、意識障害などの症状があります。

対処法は次の通りです。

1．身体を冷却すると同時にだれかに救急車を要請させる。

2．室内または室外の日陰に移動する。

3．服を可能なかぎり脱がせる。

4．皮膚に冷たい水をかける。たとえば浴槽に浸ける、シャワーをかける、スポンジで身体を洗う、庭用のホースで水を吹き付ける、など。湿度の低い状況では、冷たく濡れた布で身体を包んでも良い。

5．扇風機やエアコンの風を身体に向ける。

6．五分おきに体温を測り、三八・九度以下になるまで冷やし続ける。

7．大切なこと。子どもに飲み物を与えてはいけない。この状態ではうっかり液体を肺に吸い込んで誤嚥性肺炎を起こす可能性がある。

8. 救急隊の到着が遅れている場合は、病院の救急部に電話連絡して指示を仰ぐ。

9. 熱射病の犠牲者はピクピクとけいれんし始めて抑えがきかなくなることがある。けいれんが始まった場合には、子どもが家具にぶつかってけがをしないように気をつける。舌を噛まないようにと、スプーンなど硬いものを口に入れてはいけない。単に頭を横に向けるだけで十分である。同じことは子どもが吐いたときに気道を確保する場合にも当てはまる。

**子どもを運動競技に参加させる前に、学校や競技連盟がしかるべき救急医療計画を準備しているか確かめる**　全国運動競技指導者協会は、次の事項を確認するよう提案しています。

- だれが応急処置をするのか。
- だれがどのように救急隊を呼ぶのか。
- 緊急時にどのようにしてそのことを両親に知らせるのか。
- 指導者は応急処置や心肺蘇生を指導できるように訓練されているか。
- 救急医療器具はいつでも使えるように準備されているか。
- 校内の運動選手は、資格を持った医療者にいつでも診てもらうことができるか。
- 学校や競技連盟はスポーツ医学の経験の豊富な医師に相談をしているか。

**10代の子どもは年に一回、運動競技シーズンの始まる六週間以上前に、小児科医による医学的スクリーニング検査を受けるべきである**　運動競技に支障をきたす健康上の問題の有無を調べるため、三分の二以上の州において、年に一回の検診が義務づけられています。この参加前検診は、第16章「健診と予防接種」四六二頁で述べた年一回の健診の代わりを意図したものではありませんが、ある調査によると、実際にはおよそ子どもの五人中四人の割合で、参加前検診が健康診断の代わりに行われていました。

スポーツ検診は小児科の診察室で個別に行われるのが理想的です。診察はスポーツへの参加に関連する医学的な問題と外傷の危険因子を発見することを意図しています。まず身長と体重が計測されます。その後、医師が眼、耳、鼻、口腔、肺、心血管系、腹部、外陰部、皮膚を診察します。筋力、柔軟性、関節の安定性も評価されます。

詳しい病歴聴取を行えば、それだけで青年期の運動選手の健康上の問題の七五パーセントが分かります。とくに家族に心疾患を持つ人がいる場合には注意が必要です。心疾患は若い運動選手の心臓突然死の筆頭要因です。幸いなことに心臓突然死は10代の子どもの間では非常にまれです。「合衆国では年間におよそ十五人の子どもがこのカテゴリーに当てはまります。しかし、困難なのはその危険を事前に察知することです」とラックステッド医師は言います。心臓突然死の犠牲者の大多数では、致命的なショック症状になるまで一度も病気の徴候があらわれません。

「私たちが探しているのは、危険信号です。たとえば、子どもが走っている間に意識を失ったり、運動中にふらふらしたりすることはないか。もしくは親類のなかに比較的若い年齢で突然の心不全で亡くなった親類がいないか、などです。危険因子があると思われる場合は、私たちはよく心電図検査を行います。疑いが非常に強い場合には、費用はかかるのですが心臓超音波検査を行います」。超音波で心臓の壁の厚さを測定することにより、どの患者が致命的な心停止の危険にあるかを予測できます。

運動の制限が必要になる医学的な問題を抱えた人は、参加前検診を受診した人全体の三・三パーセントにすぎません。しかし、注意しないとさらに大きなけがに発展する恐れのある、過去のけがによる問題や影響を持つ者はもっとたくさんいます。精密検査を受けると、約〇・三パーセントの子どもを除く全員が運動を許可されます。子どもが運動に不適格な状態であると判断が下った場合、違う医師に意見を求める（セカンド・オピニオン）もよいと思われます。大好きな運動を続けることが望ましくないと知ったら、子どもはとてもがっかりするからです。安全な運動を求めて他の選択肢を視野にいれてもよいと思います。たとえば、脊椎の病気のためにフットボールが安全でないとされても、水泳やテニスやトラック競技のような、体がぶつからないスポーツには参加できるかもしれません。

**スポーツマンシップこそ一番大事**

私たちは若者に、スポーツを通して単に筋肉を鍛えるだけでなく、人格や自尊心や自制心を養って欲しいと考えます。青年期の子どもにとって、スポーツで競うことが情緒と社会性の発展に有益であることが研究によって分かっています。子どもはチームの一員として働くことや、プレッシャーに対応してそれを動機に昇華させる方法など、球技場でも教室でも役立つ重要な技能を身につけることができます。さらに、人生における重要な二つの能力、逆境にうまく対処する力と挫折を跳ね返す力を伸ばすことができます。

若者がスポーツをすることで染まっていく価値観には、それを担当する大人の価値観が反映されます。勝つことへの欲求がスポーツマンシップに先行している場合、良い経験になるはずのものが悪い経験へと変わってしまいます。勝利を絶対視する空気は、痛みをおして試合に参加しつづけてけがをする若者を生み出すこともあります。

時には親やコーチよりも子どもの方が、勝利の重みに対する健全な視点を保っている場合もあるようです。「男女の成長を助け、楽しむ」というアマチュアスポーツの本来の目的を決して見失わないようにしましょう。次に、あなたの子どもがスポーツへの参加を通して最大の収穫を得るための秘訣を挙げていきます。

できるだけ多くの試合や練習につき添う

子ども自身がそうと常に認めるわけではないかもしれませんが、母親が観覧席から得意そうな笑顔で手を振っている姿を見ると、子どもは嬉しくなります。

| 病名 | 参加は許されるか | 勧告 |
| --- | --- | --- |
| 環軸椎不安定性<br>いちばん上の二つの頸椎間の関節の不安定性 | 条件つき可 | 子どもはスポーツ参加中の脊髄損傷の危険を評価される必要がある。たとえばダウン症候群の子どもには環軸椎不安定性が生じる可能性があり，頸部損傷の危険が高い。 |
| 出血性疾患<br>血友病を含む | 条件つき可 | 要検査。原則として血友病患者は接触や衝突の多いスポーツをしないよう勧められる。 |
| がん | 条件つき可 | 要検査 |
| 心血管疾患 | | |
| ・心筋炎<br>心臓の炎症 | 不可 | 運動によって突然死を起こす可能性がある。 |
| ・高血圧<br>慢性的に血圧が高い | 条件つき可 | 本態性（原因不明の）高血圧の症状がはっきりと出ている子どもは，ウエイトリフティングやパワーリフティング，ボディービル，筋力トレーニングを避けるべきである。二次性高血圧（すでに判明した疾患が原因）や重症本態性高血圧は医学的な検査が必要である。 |
| 先天性心疾患<br>出生時に認められる心臓の構造の異常 | 条件つき可 | 軽症の子どもは完全に参加可能。中等症から重症，手術の既往のある者は検査が必要。 |
| 不整脈<br>不規則な心臓のリズム | 条件つき可 | 要検査。ある種の不整脈は治療を要するか，特定のスポーツへの参加を危険にするからである。 |
| 僧房弁逸脱<br>弁の機能異常 | 条件つき可 | 症状（胸痛，不整脈を疑わせる症状）のある者，身体所見で僧房弁逆流（漏れ）の徴候がある者は検査が必要。その他の者は完全に参加できる。 |
| 心雑音 | 条件つき可 | 雑音が「無害性」，すなわち心疾患を意味しないとき，完全参加が許される。さもなければ要検査。 |
| 脳性麻痺 | 条件つき可 | 要検査 |
| 糖尿病 | 可 | 食事，水分，（必要があれば）インスリン治療に適切に気を配ればすべてのスポーツが可能。30分以上続く運動には特に注意が必要。 |
| 下痢 | 不可 | 軽症でないかぎり子どもは参加を許されない。脱水と熱中症の危険があるため。 |
| 摂食障害<br>（神経性無食欲症，神経性大食症） | 条件つき可 | 参加前に内科的かつ精神科的評価が必要である。 |

**（表 19–3　557 頁につづく）**

| | | |
|---|---|---|
| けいれん性疾患 | コントロール良好なら可 | 疾患がよくコントロールされているなら，スポーツへの参加中に子どもがけいれんを起こす危険は少ない。 |
| | コントロール不良なら条件つき可 | 疾患のコントロールが悪いならば，接触や衝突の多いスポーツ，接触が限られるスポーツには検査が必要。以下の接触のないスポーツは避けるべきである。アーチェリー，ライフル射撃，水泳，ウエイトリフティング，パワーリフティング，筋力トレーニング，高い場所に関係するスポーツ。危険は低いが，これらのスポーツではけいれんは患者自身や他の者に対する危険を引き起こす可能性がある。 |
| 肥満 | 条件つき可 | 熱中症の危険があるため，肥満の子どもは注意深く慣れさせ水分摂取させる必要がある。 |
| 臓器移植を受けた者（レシピエント） | 条件つき可 | 要検査 |
| 卵巣の片方を疾患により喪失 | 可 | 残存する卵巣に対する重篤な傷害の危険は極めて低い。 |
| 呼吸器疾患 | | |
| ・急性上気道感染 | 条件つき可 | 上気道閉塞は肺機能に影響する。軽症以外はすべて要検査。 |
| ・喘息 | 可 | 適切な薬物療法と教育を行えば，参加を制限しなければならないのは重症の喘息の子どもだけである。 |
| 肺機能低下<br>・嚢胞性線維症を含む | 条件つき可 | 要検査。しかし段階的な運動負荷試験で酸素化が十分に保たれていれば一般にすべてのスポーツが可能である。嚢胞性線維症の子どもは熱中症の危険を減らすために，環境に慣れさせ適切に水分を摂取させる必要がある。 |
| 鎌状赤血球症 | 条件つき可 | 要検査。一般に10代の子どもは無症状である。運動量が多く，接触や衝突の多いスポーツ以外すべて行うことができる。過熱，脱水，過冷却を防ぐための手段を講ずるべきである。 |
| 鎌状赤血球症の形質 | 可 | 鎌状赤血球症の形質を持つ子どもは極端な高温，多湿，高地以外では，運動中に突然死や他の医学的な問題を起こす危険は高くない。これらの子どもはすべての運動選手と同様に，可能性のある危険を減らすために，注意深く調子を整え，慣れさせ，十分な水分を取らせるべきである。 |

**（表 19-3　558 頁につづく）**

| | | |
|---|---|---|
| 眼の疾患<br>（機能的片眼，片眼喪失，網膜剥離，眼科手術の既往，重篤な眼の外傷） | 条件つき可 | 機能的片眼の子どもでは，悪いほうの眼で矯正視力は最大 20/40 である。このような選手では健康な眼がひどく傷つくと，片眼喪失の人と同様の重い障害に苦しむ。過去に眼科手術を受けたり重い眼の外傷の既往があったりする子どもは眼の組織が弱いため傷害を受ける危険が高い。米国検査器具協会認定の眼保護具などの危険防止用具を用いて大半のスポーツに参加できる。しかし個別に判断されなければならない。 |
| 発熱 | 不可 | 発熱は心臓と肺の仕事量を増やし熱疲労と熱射病を生じる機会を増加させる。 |
| 熱中症の既往 | 条件つき可 | 再発する危険が高いので，起こりやすい条件がないか調べ，予防策をとるために選手は個別の評価が必要である。 |
| B 型肝炎ウイルス（HBV）<br>C 型肝炎ウイルス（HCV）<br>ヒト免疫不全ウイルス（HIV） | 条件つき可 | これらのウイルスがスポーツへの参加によって伝染する危険は極めて低いと信じられている。それゆえ HIV に感染した選手や B 型肝炎，C 型肝炎の選手はすべてのスポーツに参加できる。しかし切り傷，すり傷，外傷，その他，皮膚が傷ついた部位は競技前と競技中には保護用の包帯で覆われていることを確かめるなど，実際的な予防措置をとる必要がある。 |
| 腎臓，外傷や疾患で一方を喪失 | 条件つき可 | 接触や衝突の多いスポーツや接触が限られるスポーツには検査が必要。 |
| 肝臓，肝腫大 | 条件つき可 | 肝臓が急に腫大しているならば，破裂の危険があるので参加を避けるべきである。肝臓が慢性的に腫大しているならば，接触や衝突の多いスポーツや接触が限られるスポーツの前に検査が必要。 |
| 筋骨格系疾患 | 条件つき可 | 要検査 |
| 神経疾患<br>1. 重篤な頭部または脊椎の外傷の既往<br>2. 重篤な，あるいは繰り返す脳震盪の既往<br>3. 脳外科手術の既往 | 条件つき可 | 接触や衝突の多いスポーツや，接触が限られるスポーツのためには検査が必要。接触のないスポーツの場合でも，判断や認知の障害がある場合には検査が必要。最近の研究は脳震盪の管理に対する保存的なアプローチを支持している。 |

（556頁からの表）

| | | |
|---|---|---|
| 皮膚疾患（おでき，単純ヘルペス，とびひ，疥癬，水いぼ） | 条件つき可 | 患者に伝染性のある期間はマット運動や武道，レスリングなどの接触と衝突の多いスポーツと接触の限られたスポーツは許可されない。単純ヘルペスウイルスはおそらくマットからは伝染しない。 |
| 腫大した脾臓（脾腫） | 条件つき可 | 急性の脾腫の子どもは，破裂の危険があるためすべてのスポーツへの参加を避けるべきである。脾臓が慢性的に腫大している子どもは，接触や衝突の多いスポーツや接触が限られるスポーツの前に検査が必要。 |
| 停留精巣または消退した精巣。 | 可 | 特定のスポーツでは保護用のカップが必要である。 |

**表 19–3　スポーツに参加できなくなるかもしれない医学的な状態**

子どもと一緒に技術の向上に取り組むたとえ身長一九〇センチで十八歳にもなる子どもでも、地区大会の前日の夕方に、親がキャッチャーミットをつけて高速カーブの練習につきあってくれたら、そのことを決して忘れません。父親や母親のあざのできた脛や震える手の記憶もしばらく子どもの心に残るはずです。

子どもの能力は、努力の量で測る　青年期の子どもには、欠点を批評するよりも前向きに励ますほうが良い結果がでます。四十三種類のスポーツの六百五十八人のコーチに対する調査をしたところ、若い運動選手にとってもっとも有害なのは、親やコーチによる否定的なフィードバックが続くことである、と多くのコーチが述べています。場合によっては心理的な軽い刺激（君はもっと頑張れるはずだ等）が必要なこともありますが、そうする前に次の二つのことを確かめましょう。1．あなたの期待が現実的であること。2．成功するしないにかかわらず、あなたが子どもを愛していると明言すること。

ラックステッド医師は次のように見ています。「物事がうまくいかないときこそ、子どもは誰よりも親を必要とします。私自身も身に覚えがありますが、母親や父親のなかには、子どもが勝つときには良い相棒でも、子どもが負けると子どもに八つ当たりする人がいます。それは明らかに良いことではありません」。

**観客席から審判を非難するような親にはならない**　試合のルールおよびルールを守らせる人に対する尊敬の念を持つことは、スポーツを通して知る重要な教訓の一つです。審判の判定に異議があったり、コーチが他の子ではなく自分の子を先発メンバーから外すことに同意できなかったりしても、そこは自分を抑えましょう。一見不公平な判定でも、それを受け入れる術を学ぶことも日常生活で役立つのです。

**スポーツによるストレスが子どもにないか注意しておく**　重要なイベントの前には多少のストレスが出るのは避けられません。しかし子どもが過度のプレッシャーを自分に課しているか、もしくは負けることを深刻に考えすぎているようであれば、そのことを話し合うべきです。

子どもが敗北を正しい視点から捉えられるように手助けしましょう。最高の野球選手でも十回の打席のうち七回は失敗すること、殿堂入りするようなクオーターバックですら六〇パーセントしか得点に結び付けられないことなどを指摘してください。

**不健康な体重コントロールや、能力を高める薬剤の使用の徴候に注意する**　競争があまりに激しくなると、刺激薬を用いたり、蛋白同化ステロイドや同じような効力の合法的な薬物で筋力をつけたりして結果を出そうとする選手が出てきます。

極端に体重を減少させる行為は、体重を調整することが成功の鍵と考えられているスポーツ、すなわちボディビルディング、チアリーディング、長距離走、フィギュアスケート、体操、ボートレース、水泳、フットボールやレスリングによくみられます。急速に体重を減らす方法には、練習をし過ぎる、長時間空腹にする、自分で嘔吐を誘発させる、好きなだけ食べて下剤をかけることを繰り返す、下剤・利尿薬・ダイエット薬などの合法または非合法の薬物やニコチンを用いる、ゴムのスーツを着る、スチームバスやサウナに入る、などがあります。

二百八人の大学生女子選手を対象とした二つの調査では、それぞれ三二パーセントと六二パーセントの人が、前述のうちの少なくとも一つの方法を体重を減らすために行っていることを認めました。男子選手の場合も、数ポンドの体重を落とすために過激なことをすることがあります。百七十一人の大学生レスラーに対する別の調査によると、八二パーセントの者がかつて高校時代に二十四時間以上の絶食をしたことがある、と答えました。

こうした子どもは神経性無食欲症や神経性大食症の診断基準に完全に合致していなくとも、自分の身体を深刻な病気にしてしまう危険を冒していることになります。子どもの栄養失調、薬物の乱用の疑いがある場合は、直ちに小児科医に知らせましょう（第13章の三五三頁「アナボリック・ステロイド」（蛋白同化ステロイド）、同三五四頁の「他の競技能力向上薬」、および第18章を参照）。

子どもがスポーツのコーチとの衝突を打ち明けたときには、どうするべきか　二つのシナリオを例にみていきましょう。

「コーチがぼくのことをチーム全員の前でいじめるんだ。〇対三で負けたのは全部ぼくのせいだって」。

「一試合も出られないでフットボールシーズンが半分終わっちゃった。きのうは第四クオーターで三五対七と勝ち越していたのに、それでもコーチはぼくを出場させてくれなかった。きっとコーチはぼくを目の敵にしているんだ」。

どちらの場面でもアドバイスの内容は、学

校の先生との不和に取り組む場合と同じです。まず子どもにコーチと話し合いをさせましょう（なぜ不公平に扱われていると感じるのか、筋のとおった主張を子どもと一緒に考えてみるのもよい）。それで結果が得られないのであれば、あなた自身がコーチと話しあってください。ただしこれは自分の子や他の子の前にみせるべき議論ではないので、話し合いは個人的に行ってください。

それでも問題が続いたらどうするか。地域のリーグでは子どもを他のチームに移籍してもらうよう、まとめ役の人に書面で依頼することができます。しかし課外運動に関して学校の管理者に訴えても、言葉あるいは身体的な虐待が行われている場合、チームの他のメンバーが同じような訴えを持っている場合などを除いて、問題の解決は期待できません。実質的に、あなたの子どもの選択肢は次の二つに絞れます。1．シーズンの残りをコーチに耐えながら過ごす、2．チームを去る。子どもを虐待するコーチからは子どもを離し、コーチのことを適切な機関に報告しましょう。

「過激な」スポーツ，これは1990年ごろから始まった現象ですが，スリルを求める青年期の年代にぴったりのようです。この言葉はさまざまな命知らずな追求，たとえばバンジージャンプ（地面に当たる直前に身体を空中に引っ張り上げる，長く伸びる安全な紐をつけて橋の上や高い台から飛び降りる）や，これまでのスポーツにアドレナリンを噴出させるような変化を加えたものなどを含みます。素足での水上スキー，重力に挑むようなスケートボードの技，スノーボード（ファイバーグラスのボードに乗って急斜面を滑り降りる），スカイサーフィン（スカイダイビングとサーフィンの合体したもの），その他の親の心配を高めること請け合いの運動です。無理もありません。このような遊戯による傷害や死亡の国民統計はまだ集められていませんが，全国からの報告は若者がますますけがをするようになったと教えています。過激なスポーツは，部分的には自由精神で無茶をする魅力から10代の若者に人気があるのかもしれませんが，安全対策は他の娯楽活動に対するものと何ら変わりません。適切な保護具を身に付け必要な技術を磨き，常に自分の限界を知ることです。

**過激なスポーツは極端な結果を生む**

## 子どもがスポーツを辞めたいと言ったら

米国心理学会によれば、若者の五人に二人はスポーツプログラムを途中でやめています。次に挙げるのは、辞める理由のなかでもっとも頻繁に口にされるものです。

・コーチと衝突した
・楽しくない
・スポーツに興味がなくなった
・スポーツをする時間がない
・他のスポーツをしたい
・他にやるべきことが多すぎる
・あまりに競争的な雰囲気が嫌だ
・ストレスとプレッシャーが重すぎる
・自分で掲げた目標に達することができない

スポーツを辞める場合は、子どもにはそれを決定する場に参加する権利があります。子どもが運動プログラムを辞めたいと言ってきたら、できるだけたくさんの情報を集めましょう。子どもの言う理由に耳を傾けて話し合ってください。状況を好転させる方法（多くの場合、コーチに相談すること）があれば実行してください。子どもが困難から逃げるような育ち方をして欲しくないと思うかもしれませんが、退部がもっとも賢明な策である場合もあります。

## スポーツが学業の妨げになるとき

まず最初に、学業が運動に優先することを子どもに理解させておく必要があります。大学のスポーツ奨学制度や何百万ドルのプロスポーツ契約の夢に目を奪われる親子がいますが、奨学生になれるのは全体の一パーセント未満、さらにそのなかでスポーツを職業にできる人はごくわずかしかいないのが現実です。

しかし、子どもの成績が悪いからといって、必ずしもスポーツから遠ざける必要はありません。運動による競争や達成感は、勉学で苦労している子にも有益です。また、スポーツをすることが、その子が成功を感じることのできる唯一つの方法なのかもしれません。

ラックステッド医師は、スポーツを子どもの「目の前にぶら下げるエサ」のように使うと良いと考えています。「スポーツを報酬にすれば、子どもは勉強にも身が入ると思います。〈勉強を怠ればご褒美は消えてしまう〉といった感じです」。またスポーツから得られる自信は学業を含め人生の他の領域にも及びます。スポーツへの参加を禁止せずに成績を良くする方法を探してみてはいかがでしょう。子どもは勉強のためにアルバイトを辞めたり、テレビを見る時間を減らしたりする必要がでてくるかもしれません。また、成績の向上のためにあなたに手伝えることはないか、子どもに尋ねてみましょう。

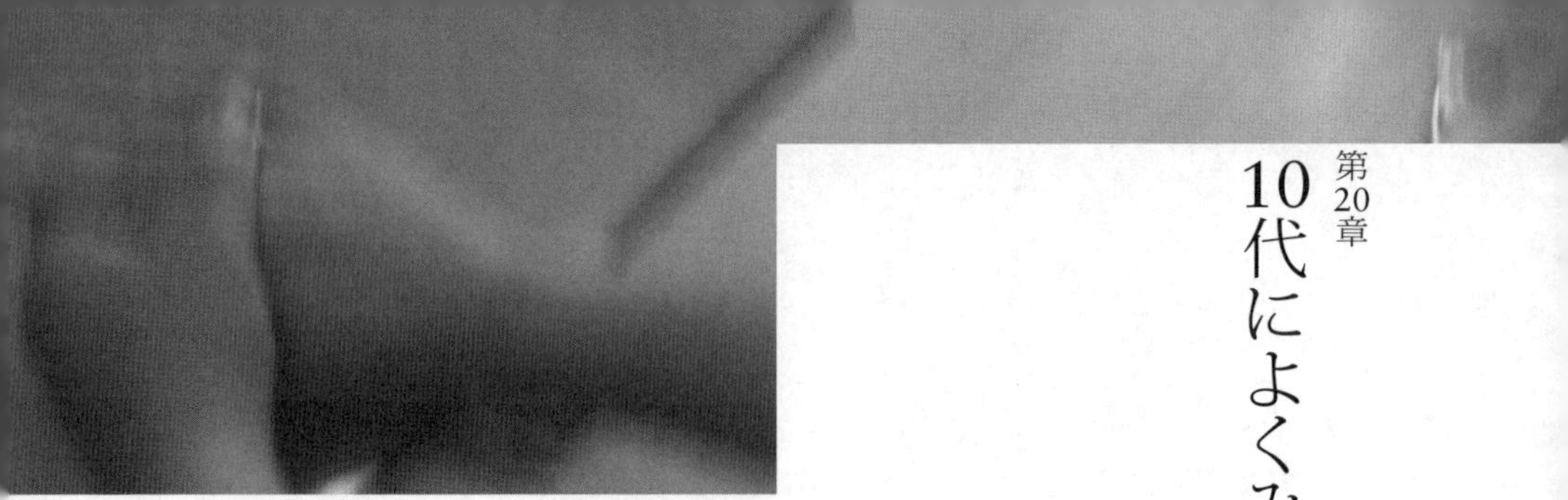

第20章
# 10代によくみられる病気

10代の子どもは健康問題に関しても、彼らの日ごろの行動に影響を与えている移り気な考え方に支配されるようです。彼らは身体の変化に気を奪われていて、ぴりぴりしています。たとえば、ちょっとしたことでも「お母さん、ぼく死にそうだよ」などと言い出します。他方で恐れを知らない若者は、潜在的な病気の重さから目をつぶることがあります。結果として彼らは医療を受けず、調子が悪くても親に知らせることすらしないかもしれません。

本章は青年期の子どもに多い病気について考えます。10代で初めてあらわれる病気や頻度の高い病気、たとえば、にきびやII型糖尿病、性感染症などに重点を置きます。かぜをひいたときや、ウルシの木でかぶれたときにどうすれば良いかなどについては、すでに良くご存じのことと思いますので、詳しい説明は省きます。

いくつかの病気はこの年代に特有です。にきびや乳房の異常、月経の異常、骨盤内炎症性疾患のように、思春期のホルモンの変化が特定の病気の発生を刺激することがあります。反対に慢性腎不全と甲状腺疾患は、思春期それ自体の開始時期に影響を与える二つの病気です。

さらに10代の子どもの病気は、ときにストレスや他の情緒が原因となることもあります。医学用語では心身症と言います。家庭の問題や学業の負担などの不安にとらわれた子どもは、疲れやふらつき、頭痛、胸痛、腹痛を経験します。病気の源が心理的であるという事実は、症状が空想的な架空のものであることを意味しません。症状はまったく現実的で治療に反応することもあります。

しかしながら少数の青年期の子どもでは、先に述べたような症状を繰り返し訴えますが、診察や検査ではほとんど異常が見つかりません。こういった場合、子どもの苦しみはうつや不安による場合が多く、心気症や注意を惹くための演技ではありません。ボストンのニューイングランド医療センターの思春期科長であるジョン・クリーグ医師は次のように述べています。「痛みをなくすのに必要なのは、彼らが健康であるという医師の保証だけです。10代の子どもは身体の症状に非常に過敏で、最悪のことを恐れがちなのです」。もっとも、不安や抑うつが子どもの日常生活を混乱させ始めたら、精神保健の専門家に紹介し、カウンセリングや精神科的薬物療法を受けさせるべきです（第15章「感情と行動上の問題の治療」四三二頁を参照）。

**自分の健康管理の責任を持たせる**

子どもは成熟するにつれてますます、母親や父親と健康の問題を共有するのを嫌がるようになります。気恥ずかしさや、自立心の主張のためです。ですから10代の子どもには、相談できる小児科医が必要になります。第16章「健診と予防接種」ではあなたの子どものために、青年期の健康問題に関する経験を積んだ、若者の情緒的な欲求に敏感な医師を見つけるためにはどうしたら良いかを説明しています。

またこの時期は、10代の子どもに医療機関を賢く使うことを覚えてもらうときです。彼らは外来受診の予定を立て、小児科医の説明でわからないことがあればいつでも質問すべきです。健康に関する質問において「愚問」というものは存在しません。すべての患者は年齢にかかわらず、自分の病気や治療計画について明確な説明を受ける権利があります。

何はともあれ青年期の子どもには、指示通りに薬を飲むことの重要性について指導する必要があります。小児科医の欲求不満のもとと言えば、若い患者が指示どおりに薬を飲まない（薬のコンプライアンスがよくない）ことです（もっとも、クリーグ医師が指摘するように〈大人のコンプライアンスが特に良いわけではありません〉）。咽頭炎にかかった子どもに関する研究では、八〇パーセント以上の子が十日分処方されていた抗菌薬を飲み終えていませんでした。おそらく大多数は数日後には調子が良くなり始めて、薬をやめても良いだろうと判断したのでしょう。しかし、感染を完全に根治するためには、一連の抗菌薬を飲み終えなければならないことは確かです。さもないと、それを足がかりに細菌が増殖し、それまでより強くなり、症状がぶり返します。

また10代の子どもは、反抗心から医師の指示に従うことに抵抗します。クリーグ医師は、親は子どものコンプライアンスを監視はしても、責任のすべてを引き受けないようにすることを勧めています。彼が発見したもっとも良い方法は「〈薬を飲みなさい〉と要求するよりも、薬のスケジュールをどうしたら守れるかについて子どもに意見を求めることです」。彼はいくつかの知恵を示しています。

間違わないため、冷蔵庫に**カレンダーを貼って、薬を飲むたびにチェックをする**　あるいは安いプラスチックの薬箱を買って、日曜から土曜まで一週間の曜日ごとに朝昼晩に飲む分の薬をそれぞれ分けて保管します。

**歯磨きのように、子どもの日課と同じ時刻に薬を飲ませる**　クリーグ医師が説明します。「これはコンプライアンスのきっかけになります。彼らは朝晩の歯磨きのときに薬を飲まなければならないことを思い出します」。

**正の強化をする**　薬のスケジュールを忠実に守るたびに子どもを褒めましょう。

**薬が処方されるわけを子どもに理解させる**　クリーグ医師は言います。「青年期の子どもは治療の目的と、薬を飲まないとどういう結果になるかを知っておくべきです。薬を飲み始めて、最良の結果があらわれるまでにどのくらい掛かるかも知っておくべきです。たとえば、あるにきびの治療薬は効果が出始めるのに十二週間以上掛かります。子どもががっかりして薬を止めれば、にきびは治りません。逆に、焦って使いすぎれば皮膚を刺激して乾燥させてしまいます」。

若者の服薬状況を監督すべきもう一つの理由は、処方薬か市販薬かにかかわらず乱用の可能性のある薬が存在するからです。クリーグ医師は言います。「タイレノール（アセトアミノフェン）が良い例です。量が多すぎると肝臓を壊します」。処方箋なしで買える薬品が過量服薬される場合、その大半は自殺行為の一部として意図的に服用されたものです。しかし過剰な量は誤って服用されることもあります。彼は強調します。「子どもはその製品がどれだけ有毒になり得るか知りません」。

予防のために、家族の薬を出しっぱなしにしておかないほうが良いでしょう。そうしないと、好奇心の強い子どもや、合法的に興奮を捜し求める10代の子どもの手に落ちかねません。ボストンのマサチューセッツ総合病院の小児精神科医ティモシー・ウィレンズ医師によれば「処方薬のほとんどは処方された子どもではなく、〈他の子ども〉によって乱用されています。すべての容器を保管して一回量ずつ渡すべきです」。

**子どもが新しい薬を飲み始める前に小児科医に質問すること**

- 薬の一般名と商品名は何ですか。
- 薬を使う目的は何ですか。
- 一日に何回、いつ薬を飲めば良いですか。
- 量はどのくらいですか。
- 食物や牛乳と一緒に薬を飲む必要がありますか。
- 錠剤を飲みこむのが難しいときには、薬を粉砕して飲んでもよいですか。液体や皮膚貼付剤、坐剤、吸入薬、鼻用スプレーの剤形はありますか。
- この薬を飲んでいる間、避けるべき食品や飲み物はありますか。
- 飲んでいる他の薬の効果を妨げますか、あるいは逆に他の薬によって効果が妨げられますか。
- 市販薬、栄養補助食品、〈自然の〉ハーブ療法を含め、子どもが飲んでいるすべての薬を小児科医に知らせましょう。

- 飲み忘れたらどうすれば良いですか。
- どのくらいの期間、薬を飲まなければならないですか。処方された薬全部を飲み終えなければなりませんか。
- 処方箋は再調剤（二回目以降は医師の診察なしで、調剤薬局で薬だけを求めることができる）を含んでいますか。もしそうならどれだけですか。新しい処方箋が必要なときにはどうしたら良いですか。
- 予想されるこの薬の副作用は何ですか。どの副作用を報告したら良いですか。
- 副作用が起きたらどうすれば良いですか。
- 薬が効いているといつになったらわかりますか。
- 処方箋はいくらですか。
- 効能書きはありますか。

## 思春期のがん

**定義**　がんとは、身体の細胞の正常な増加を制御している遺伝子のコントロールが障害され、細胞が無秩序かつ急速に分裂し始める病気の一群です。やがて細胞が寄り集まり、腫瘍と呼ばれる過剰な組織の塊になります。正常な組織を侵さない腫瘍は良性腫瘍と呼ばれ、がんではありません。脳のなかにある腫瘍を除き、ほとんどの良性腫瘍は問題なく外科的に切除できます。

　浸潤性の腫瘍はがんです。うまく治療されないと、このような悪性の腫瘍は大きくなり続け、身体の他の部分に広がっていくこともあります。腫瘍は一つの臓器から他の臓器へと広がり、原発の腫瘍由来の細胞集団が砕《くだ》けて循環系をめぐり、元の腫瘍から離れた場所にできる二次性腫瘍の種をまきます。医学用語ではこれを転移と呼びます。

　がんはもともと発生した場所と細胞の性質にもとづいて識別される、ということは重要ですので憶えておきましょう。大腸から肝臓に転移した腫瘍と原発性の肝臓がんは別のものですので、同じようには治療できません。この例では、前者は肝臓に転移した大腸がんと分類されます。このがん細胞は肝臓のなかで見つかりますが、実際には大腸がんのがん細胞です。早期発見はがん患者の予後にとって極めて重要です。なぜなら一般的に言って、もとの場所に限局している腫瘍は転移した腫瘍よりも容易にコントロールでき、治すことができるからです。

## 病期分類とは

がんが確定診断されると腫瘍科医は、腫瘍の大きさと範囲を決めるために追加の検査を指示します。病期分類は実際このことを表現するための普遍的な用語です。よく用いられる病期分類システムでは、それぞれの腫瘍に0からIVまでの数字を割り振ります。一般にI期とII期では病気はまだもとの場所近くにとどまっています。一方、III期になると、がんは隣接する場所に浸潤するか、近くのリンパ節にまで広がっていることがわかります。IV期の定義は、遠くのリンパ節か臓器に広がることです。すべてのがんが数字を用いて病期の分類がなされているわけではありません。限局性、播種性と単純に分類されるものもあります。

## 小児がんの種類

がんは小児期と青年期でもっとも致命的な疾患ですが、成人では年間およそ百二十万人発症するのに対して、小児は年に九千人に過ぎません。成人のがんの十分の九は癌*、すなわち肺や乳房、前立腺、大腸、膀胱などの臓器の表面と内面を覆う細胞に由来するものです。小児と青年期のがんはこれとは別に四つのグループ、すなわち、白血病、リンパ腫、肉腫、グリオーマに属します。

小児のがんは成人のがんよりも治癒**しやすい傾向があります。成人の五年生存率は五〇パーセントを超えるあたりを推移しているのに対して、若い患者では約七〇パーセント、およそ四人のうち三人は本来の寿命を全うすることが期待されます。これは、若いがん患者の約半数が亡くなっていた一九七〇年代の中頃と比べるとめざましい進歩と言えるでしょう。

* 訳注　本書では，上皮細胞から発生する悪性の腫瘍を「癌」（carciroma）と表記し，悪性腫瘍全般を示す言葉として「がん」（cancer）をもちいる。

** 原注　腫瘍科医は「治癒」という言葉を注意深く使います。おそらく，比較的少数の患者しか生き残れなかった時代がそう遠い昔ではないからでしょう。診断から5年後にがんのない状態であることが，一般的に治癒を判断する基準として用いられます。

| 種類 | 発症率 |
|---|---|
| 白血病 | 25 % |
| リンパ腫 | 15 % |
| 　ホジキン病：9 % | |
| 　非ホジキンリンパ腫：6 % | |
| 脳腫瘍 | 17 % |
| 性腺腫瘍 | 5 % |
| 神経芽細胞腫（神経系のがん）* | 5 % |
| ウィルムス腫瘍（腎臓のがん）* | 4 % |
| 横紋筋肉腫 | 3 % |
| 甲状腺がん | 3 % |
| 悪性黒色腫 | 3 % |
| 骨肉腫（骨のがん） | 3 % |
| ユーイング肉腫（骨のがん） | 2 % |
| 網膜芽細胞腫* | 2 % |
| その他 | 13 % |

*訳注：10 代ではまれ。

**表 20–1　小児期，青年期によく見られるがん**

**白血病**　白血病とは三種類の血液細胞を作っている骨髄のがんです。白血球は、感染に対する身体の防衛システムの一員です。白血病では骨髄ががん化した白血球を大量に作り出します。結果として骨髄や血液中の、感染と戦う健康で成熟した白血球を押しやり、ウイルスや細菌や他の病原体を入りやすくします。同時に傷害を受けた骨髄は、酸素を運搬する赤血球と、血液を凝固させて出血を止める役割を担う血小板を作り出せなくなります。

白血病は急性と慢性に分かれます。若い白血病患者はふつう急性型を発病します。急性リンパ性白血病（ALL）はリンパ球と呼ばれる白血球に由来し、急性骨髄性白血病（AML）は顆粒球や単球と呼ばれる他の種類の白血球に由来します。白血病は液体の腫瘍だと言われるのを聞いたことがあるかもしれません。白血病は本来全身性で、循環系を悪性の白血球で溢れさせるため、全組織に広がります。がんが骨髄の外に広がるときには、血管を通って脳や脊髄、精巣、卵巣、腎臓、その他の臓器に運ばれるのです。

**ホジキン病と非ホジキンリンパ腫**　これらはリンパ系のがんです。血管に絡みついているのがリンパ管のネットワークで、身体の組織から麦わら色のリンパ液を集め、胸の上部にある左右一対の静脈に返しています。そうすることでリンパ液が、血液の液体成分として繰り返し身体全体をめぐることができます。

途中でリンパ液は大豆大のリンパ節とよばれる臓器を通ります。そこで感染性の病原体や毒性のある物質をろ過して取り除き破壊します。リンパ節はリンパ系全体に散在していますが、頸部、骨盤、腹部、胸部、腋窩に大きな集団として見られます。

身体にはたくさんのリンパ組織があるので、ホジキンリンパ腫と非ホジキンリンパ腫は事実上どこにでも発生し広がります。これらのがんが転移するのはたいてい肝臓、骨髄、脾臓です。ホジキン病はふつうゆっくりと予測可能な速さで進行し、治療に極めてよく反応します。五年生存率は九〇パーセントを超え、青年期のがんのうちもっとも治りやすいものの一つです。

小児期の非ホジキンリンパ腫の主要な三種類は浸潤性が強く、コントロールが難しいのですが、それでも全体の治癒率は七五パーセントと、希望が持てる数字です。顕微鏡下で細胞の様子を観察したり、より精密な検査を行うことで、切れ込みのない小細胞型リンパ腫（もっとも多い）、リンパ芽球性リンパ腫、大細胞型リンパ腫（もっとも少ない）のどれであるかを診断できます。リンパ腫と白血病を合わせると、小児がん全体のおよそ半数になります。

**脳腫瘍**　小児の脳腫瘍は次の四種類のうちの一つに分類されます。星細胞腫、未分化神経外胚葉性腫瘍、脳幹部グリオーマ、そして脳室上衣腫です。それらの名前は腫瘍が生じるもとの細胞の種類を反映しています。脳は身体の他の部位から転移した腫瘍の多い場所です。しかしもともと脳に発生した腫瘍が中枢神経系を超えて広がることはまれです。ですから医師は、腫瘍の病期よりも悪性度を見て最適な治療の選択に役立てます。悪性度は低い、高いで表現されますが、がん細胞をその外観から評価することです。正常な細胞に似ているか、悪性細胞の無秩序な構造をしているか、などです。悪性度によってがんの進み具合がわかります。悪性度の低い星細胞腫は健康な星細胞に似た振る舞いをするので、ゆっくり成長し、脳の他の部分に広がることはめったにありません。それに比べ、悪性度の高い脳腫瘍ははるかに攻撃的です。

髄芽腫を含む未分化神経外胚葉性腫瘍は未分化な神経細胞から生じますが、青年期にはほとんどみられません。脳幹部グリオーマは心拍数や呼吸や嚥下などのきわめて重要な機能を制御している脳底部の神経組織の束のなかに発生します。脳室上衣腫は、ふつう脳のなかの四つの互いにつながった空洞である脳室を膜のように内張りしている粘膜層から生じます。脳室は、脳と脊髄を取り囲み保護している脳脊髄液を産生します。したがって脳脊髄液は、しばしば悪性細胞を中枢神経系の上方から下方へとばらまきます。

**横紋筋肉腫**　これは筋肉組織のがんです。小児の横紋筋肉腫は主に二種類あります。まれな型は腺葉性横紋筋肉腫で、体幹、腕、脚の大きな筋肉を侵す、10代の子どもに起こりやすいものです。胎児性横紋筋肉腫は乳児と小児にみられ、頭部、頸部、膀胱、前立腺、精巣、膣に生じます。ほとんどの子どもでは原発部位にとどまっている間に診断されます。横紋筋肉腫が広がるときには、典型的にはリンパ節、骨、骨髄、肺に新しい病変を作ります。

**骨肉腫とユーイング肉腫**　これらは骨のがんです。頻度の高い方の骨肉腫は、思春期の成長促進期によく生じます。成長促進現象は心配すべきことではありませんが、成長速度が平均かそれ以下の子どもよりも、急速に成長する子どものほうが骨肉腫を生じる危険が高いのです。

骨肉腫のおよそ半数は膝に発生し、一方、ユーイング肉腫は骨盤、肋骨、大腿や上腕の長い骨がよく標的となります。どちらのがんも肺や骨髄、軟部組織に広がります。ユーイ

| がんの種類 | 症状 |
|---|---|
| 急性白血病 | 発熱，悪寒，食欲低下，骨や関節のうずき，リンパ節腫大，虚弱・疲労・息切れ・顔面蒼白などの貧血の症状，説明のつかない出血やあざなど血液凝固異常，骨痛，関節痛，脾腫や肝腫大による腹部膨満。 |
| ホジキン病<br>非ホジキンリンパ腫 | 持続する発熱，夜間の発汗，説明のつかない体重減少，疲労，食欲低下，かゆみ，頸部や腋窩の痛みのないリンパ節腫大，腹部のリンパ組織の腫大による腹部膨満，腸管や腎の近くのリンパ組織の腫大による便秘や尿閉，胸腺や胸部上部のリンパ節の腫大による咳や息切れ。 |
| 脳腫瘍 | 症状は腫瘍の脳内の位置と頭蓋内圧の上昇によって決まる。ふらつき，けいれん，行動や性格の変化，記憶力低下，意識障害，筋力低下や麻痺，視力・聴力・言語・嗅覚・バランス・運動機能の障害，持続する頭痛・朝の嘔吐・かすみ目。 |
| 軟部組織と骨の肉腫 | 横紋筋肉腫<br>痛みのない腫瘤や腫脹，腹部や骨盤内の腫瘍では嘔吐や腹痛，便秘を生じる<br>骨肉腫，ユーイング肉腫<br>骨痛，腫脹，触知できる腫瘤 |

**表 20–2　小児がんの症状**

ング肉腫は、ときに血液細胞を産生する中心である骨髄に広がります。このため血液細胞の数が異常になります。

**小児がんの症状**　**表20–2**からわかるように、たいていは腫瘍の位置によって局所への影響が決まります。しかし病気はまた身体全体にも被害をもたらします。ほとんどの患者は若くても年をとっていても、身体ががんと治療の副作用から立ち直るために余計なエネルギーを消費するため、強い疲労の時期を経験します。

悪性細胞はまた代謝過程を阻害し、健康な細胞から必須の栄養素を奪います。治療期間中はよく患者の食欲が減退するため、事態は深刻になります。その他にも、がんの子どもが疲れきってしまう他の理由は無数にあります。貧血、コントロールが不十分な痛み、また、命にかかわる病気と取り組む日々のストレスのために消耗することは言うまでもありません。

**がんの診断**　がんの症状が腫瘍の種類によって違うように、その診断法も疑ったがんの種類で異なります。通常は、診察に続いて以下にあげる検査のいくつかを組み合わせて診断します。

臨床検査／検体検査　悪性細胞の存在と腫瘍マーカーについて血液や他の体液を分析します。腫瘍マーカーは、がんそのものあるいは腫瘍に反応した身体から作られる物質です。

〔例〕血算、腰椎穿刺

画像検査　腫瘍の徴候がないかどうか内部臓器を見るための検査。

〔例〕X線、コンピュータ断層撮影（CTスキャン）、磁気共鳴映像法（MRIスキャン）、核医学検査、超音波検査

内視鏡検査　自在に曲がり光を照らす内視鏡を鼻や口、膣、尿道、肛門から挿入し、直接に内部臓器を調べる。

〔例〕胃内視鏡検査、大腸内視鏡検査

生検　がんを確定診断する唯一の方法は、疑わしい場所から組織を採取することです。これは針かメスを用いて行われます。そして病理学者と呼ばれる医学の専門家が標本を顕微鏡で調べ、がんの証拠になるような徴候を探します。腫瘤が良性か悪性かがはっきりするだけでなく、最善の治療を計画するために必要な情報を得ることができます。

切開生検は腫瘍の一部を少しだけ切り出します。病理検査でがん陽性という報告が戻ってきたときには、二次的手術が計画されます。摘出生検では、外科医は腫瘤全体を、すべての面で正常な組織を含めるように取り除きます。これを断端と呼びます。がんの種類と病期によっては、それ以上の治療が必要ないこともあります。しかしたいていの患者には、抗がん剤（化学療法）や放射線療法による追加の治療が必要です。

**小児がんの治療**　アメリカ合衆国のがんの発症率は心疾患に次いで二位です。しかし百以上の異なる種類のがんがあるので、ほと

| がんの種類 | 診断と病期分類のための検査 |
|---|---|
| 急性白血病 | 身体診察，血算，骨髄生検，腰椎穿刺，腫瘍細胞染色体分析，血清肝機能・腎機能検査，X 線・放射性核種骨スキャン・超音波検査・CT スキャン・MRI スキャンなど画像検査 |
| ホジキン病<br>非ホジキンリンパ腫 | 身体診察，X 線・CT スキャン・MRI スキャンなど画像検査，リンパ節生検，骨髄生検 |
| 脳腫瘍 | 身体診察，神経学的診察，腰椎穿刺，脳波，MRI スキャン・CT スキャン・PET スキャン・血管造影など画像検査，脳腫瘍生検 |
| 軟部組織と骨の肉腫 | 横紋筋肉腫<br>身体診察，軟部組織画像検査，腫瘍生検<br>骨肉腫<br>身体診察，X 線・CT スキャン・MRI スキャン・放射性核種骨スキャンなど画像検査，骨生検<br>ユーイング肉腫<br>身体診察，X 線・CT スキャン・MRI スキャン・放射性核種骨スキャンなど画像検査，骨生検，血算 |

**表 20-3　小児がんの診断に用いられる検査**

んどの種類のがんはまれであることがわかります。特に小児がんはめったにありません。もっともよくみられる小児の白血病でも年間二千二百例の発症にすぎません。結果として、一般の成人腫瘍科医は青年期のがんの症例を経験せずに何年も過ごします。一九八〇年代初頭以降がんの治療研究に飛躍的な進歩はありませんが、小さな成功の積み重ねによってがん全体の生存率が一九八二年の五一パーセントから一九九四年の六〇パーセントにまでゆっくりと上がってきました。がん専門医でも特定のがんを常に診ていないと、最新の治療ガイドラインを知らない可能性があります。国立がん治療指針会議の一九九九年の長大な報告では、「相当な数のがん患者が彼らの病気に有効と知られている治療を受けていない」と結論づけています。

**小児がん治療プログラムによる利益**

米国小児科学会と国立がん研究所は、小児と青年期の患者は、百以上ある小児がん専門の医療センターのどこかで診断、病期分類、治療を受けるべきだと勧めています。いくつかの研究によれば、治療が小児腫瘍科医によってコントロールされ、総合的かつ学際的ながんセンターで行われるとき、若い患者の生存率が二〇～四〇パーセント高まると言われています。

学際的という言葉は、子どもの治療が一人か二人の主治医によってなされたあとに、いろいろな治療学の専門家によってその治療が再検討されるようなシステムを意味します。この総合的なアプローチでは、治療チームは小児外科医、小児腫瘍科医、化学療法士、放射線科医、病理学者、必要に応じて他の専門家により構成されます。

今日のがん治療は、治療成績だけでなく患者のQOL（生活の質――quality of life）を改善するために、いくつかの方法をどんどん組み入れるようになりました。残った腫瘍細胞を（見えても見えなくても）治療し、将来病気が再発するのを防ぐため、手術のあとに化学療法や放射線療法、ときにはその両方を行うのが一般的です。がん医療の最近の傾向として、これらの治療を手術の前に行うこともあります。おそらく、手術できないほどの腫瘍を手術できる大きさにするためや、手足の切断や身体の一部を切り取る手術を受けなくてすむようにするためです。治療の順番を決める際の不確定要素は多数あるため、診断時にすべての専門家が集められることが重要です。このように学際的ながんセンターでは、専門家のチームが、子どもにとって何が最適な治療の進め方（治療計画、プロトコール）であるか合意した上で治療を行います。

**臨床試験とは何か**　がん治療は進歩しましたが、まだ長い道のりが残っています。臨床試験を行うことで、新しい薬剤や改善された放射線照射法、多様な治療プロトコールを実践することができるようになります。小児がんセンターで治療を受けている子どもの十人に七人はこうした研究に参加しており、彼らが受ける治療は過去の研究によって有効であると証明されていたり、研究者が現行の治療よりも優れていることが証明できると信じている治療です。これらはふつう標準的な治療を修正したもので、効果の劣る治療を受ける危険はほとんどありません。いわゆる第二相臨床試験では、同じように診断された患者の大きな集団（調査群）に新しい治療が行われ、同じ診断の別の大きな集団（対照群）は現行の標準的な治療を受けます。国立がん研究所は、これらの薬剤が開発され認可が下りるまでのすべての段階にかかわります。

治療センターを決める際にもう一つ考えること――命にかかわる病気の子どもを持つ親としてあなたは、医療の専門知識だけでなく小児がん患者の治療経験がある者を求めるでしょう。ミネソタ州ロチェスターのメイヨークリニック総合がんセンターの小児血液腫瘍科医のジェラルド・ジルクリスト医師の観察によれば、「深刻な病気を抱えた10代の子どもの治療では情緒や発達の問題が起こってきますが、それは大人が（深刻な病気にかかった場合に）直面する問題とは大きく異なります。ふつうの内科医や腫瘍科医はこのような問題に取り組むように訓練されていないため、10代の子どもとかかわるのを快く感じないかもしれません」。

学際的な小児がんセンターでは、質の高いがん治療には患者の全体、つまり身体的な健康だけでなく、患者が満足のいく状態を維持することが含まれます。がんと診断された青年期の子どもの心配や不安に敏感な腫瘍ソーシャルワーカーが常に医療チームに加わります（第21章「10代の子どもが慢性の病気や障害を持つとき」を参照）。

## がん治療の種類

**手術**　手術の目的はがんそのものを、腫瘍のない組織の断端を含めて完全に切除することです。もし腫瘍が完全に切除できないか、腫瘍のない断端を含めてとれない場合には、化学療法や放射線療法などの引き続き行われる治療手段がより有効になるように、できるだけ多くを取り除くことが目的になります。

**放射線療法**　体外からの放射線照射治療は、

国立がん研究所がん情報サービスと国立小児がん財団（NCCF）が，小児腫瘍学グループ（以前にあったいくつかの小児のがんや腫瘍学のグループが合併したもの）に所属する 200 以上の小児がんセンターを紹介できます。NCCF が出資しているこのネットワークに参加するために，組織は小児のがん治療の優秀さを示す厳しい基準を満たす必要があります。詳細は 800−422−6237 にお電話ください。*

NCCF は小児腫瘍学グループの小児がん研究に資金を提供しています。小児腫瘍学グループの組織一覧を入用の場合，800−458−6223 または 626−447−1674 へお電話ください。*

*訳注　米国の電話番号です。

**優れた小児がんセンターの見つけ方**

特殊な機械から放たれる高エネルギーのX線の細い束を用いて腫瘍細胞を破壊します。

**化学療法**　化学療法という言葉は文字通りには〈薬物療法〉ですが、がん治療と同義になっています。手術と放射線療法は、がんを局所的に治療します。化学療法は通常、全身療法です。内服や注射により、薬剤は体じゅうにはびこる腫瘍細胞を追いつめ、増殖を食い止めます。一種類の薬剤を処方されることもありますが、二、三種類以上の薬剤による多剤併用化学療法を受けることのほうが多いでしょう。進行したリンパ芽球性リンパ腫の治療に用いられる治療法の一つで、十種類以上が用いられます。

抗がん剤が有効なのは、急速に分裂する細胞にねらいを定めているからです。最大の打撃は悪性細胞が受けますが、消化管の粘膜や白血球や毛髪の正常な細胞も分裂が非常に活発なため、化学療法剤の影響を受けてしまいます。結果として、吐き気、感染に対する抵抗力の低下、口の痛み、下痢、脱毛などの症状が治療にともなってあらわれます。放射線療法も急速に分裂する細胞を狙います。しかし有害な影響は治療した領域、すなわちおおむね照射野に限られます。

広く定義すれば、化学療法にはホルモン剤や免疫学的薬剤も含まれます。後者は数十年来一部の人びとの間では未来のがん治療と考えられてきましたが、なかなか期待通りにはなりません。免疫療法の原理とは、侵入者に対する身体の免疫システムを強化してがん細胞の表面に抗体（薬剤を結合させた抗体を用いることもある）を振り向けるというものです。当面、免疫学者はそれらをまだ最先端の治療と位置づけています。

**骨髄移植（BMT）**　骨髄移植はがん治療において二つの役割を持っています。一つは白血病の根治療法として、家族や適合する非血縁ドナーの骨盤の骨から採取した骨髄液を患者の血管に注入して病気の骨髄を新しいものに置き換える治療です。

白血病以外の小児がんでは、骨髄移植は患

者が通常量以上の化学療法や放射線療法を受けることを可能にします。増量した抗がん剤はより多くのがん細胞を徹底的にやっつけますが、同時に骨髄をも破壊します。そこで健康な骨髄細胞を補充することが必要になってきます。聞いたことがあるかもしれませんが、この方法は造血幹細胞移植に支持された高用量化学療法と呼ばれます。造血幹細胞は骨髄のなかで血液細胞に成熟していく、未分化な細胞です。それらは少ないながらも末梢血液中にも見られます。現在ではアメリカ合衆国で行われている移植の半数で、骨髄移植のかわりに末梢血幹細胞（PBSCs）が用いられています。

　骨髄移植には主に二種類あります。同種骨髄移植と自家骨髄移植です。同種骨髄移植では、遺伝的に適合する細胞を持つ他人から幹細胞が採取されます。完全適合は、身体が移植された骨髄（移植片）を受け入れ、移植片が新しい場所に定着する可能性を高めます。もっとも適合したドナーになり得るのはきょうだいで、次に両親です。しかし骨髄移植の候補者のうち三人に二人は適合する細胞を持つ家族がいません。その場合、医師は患者を国立骨髄ドナープログラムに登録するよう手配します。そこでは膨大なデータベースのなかから有志のドナーを選び出し患者と適合させます。

　自家幹細胞移植では、寛解期に患者自身の骨髄から針で吸引した細胞を凍結保存し、あとで患者に戻します。（もし患者が一度も寛解に入らないときには、採取した骨髄中のがん細胞が陰性になるまで研究室で化学療法を行ってから用いることもできます）。この技術は再発したホジキン病や非ホジキンリンパ腫の治療として用いられ、他の治療抵抗性のがんでは実験的に行われてきましたが、危険も費用も少なくてすみます。神経芽細胞腫ではこれが今や最先端の治療です。患者が自身の幹細胞を受け取りますから、身体が移植片を拒絶する可能性はありませんし、移植片がもとの場所を侵入者と間違えて攻撃する可能性を防ぐことができます。これは移植片対《イショクヘンタイ》宿主病《シュクシュビョウ》（GVHD）と呼ばれ、同種骨髄移植でよく見られ、重篤な副作用となり得るものです。特に非血縁ドナーの骨髄が用いられたときに大きな問題となります。

## がん治療の副作用

化学療法や放射線療法、骨髄移植などが必要なときには、腫瘍科医は治療中に起こる可能性のある副作用について必ず説明するでしょう。たしかに可能性を知っておくことは重要ですが、子どもが吐き気や下痢や脱毛に必ず苦しむだろうと早合点してはいけません。患者の身体が薬剤や放射線にどのように反応するか予測する方法はありません。学校をほとんど休むことなく、治療を楽らくと乗り越える子どももいます。

あなたの子どももそうであると良いのですが、起こる可能性のある問題について知っておくのが賢明です。がんの診断に引き続いて、医師に尋ねるべき第一の質問は、「症状や副作用を和らげるために、どのような手段をとることができますか」ということです。がん治療は対症療法の分野でも目覚ましい進歩を遂げていますので、医師の答えに親子共に励まされることでしょう。たとえば、今では効果的に吐き気を抑える薬剤がありますから、化学療法中の患者の多くは胃に不快な感じを抱くことなく過ごすことが出来ます。成功の鍵は、治療前に薬を投与するように、医師に予防的に処方してもらうことです。これは小児腫瘍科医に相談すると良いでしょう。

## 心臓の病気

10代の子どもはよく胸痛を経験しますが、その症状が心臓と関係することはまれです。しかしながら、そのような訴えがあるときには小児科医の診察を受けるべきです。消去法で、問題の診断をつけてもらえるでしょう。「たいていは患者に質問するだけで痛みの原因がわかります」と、デンバーの小児循環器専門医レジノルド・L・ワシントン医師は言います。注意すべき危険信号は運動時の胸痛、めまいをともなう胸痛です。「そのような状態は精密検査が必要です。しかしほとん

**知っておいたほうがよい言葉**

- 腫瘍専門医　がんの診断と治療を専門とする医師。小児腫瘍専門医はがんの子どもたちを治療する。
- 不応　がんが治療に反応しないことを指す。
- 寛解　腫瘍が確認できない状態。一般には寛解の期間が長ければ長いほど再発しにくい。

どの場合、原因は不安、カフェインの摂り過ぎ、喘息、筋肉痛、肋軟骨炎であるとわかります」。肋軟骨炎は胸壁の炎症で、安静と市販の抗炎症薬、温めることによって治療されます。

**高血圧と高コレステロール血症**　以前には、子どもの高血圧は腎臓病など他の病気の合併症であると医師は信じていました。しかし現在、乳幼児であっても一次性高血圧（本態性高血圧とも呼ばれます）を生じ得ることがわかっています。脂肪に似た物質のコレステロールが血液中で異常に高値を示すことも、10代の子どもで時どき見られます。どちらの問題でも将来、心臓発作、脳卒中、腎不全、失明、他の病気を起こしやすくなります。

### 一次性高血圧や高コレステロール血症の症状

・高血圧によるふらつきやめまい、頭痛
・高コレステロール血症は10代の子どもでは症状を起こさない

### 高血圧と高コレステロール血症の診断

診断の手段は、身体所見と完全な医学的病歴、加えて、次に挙げる検査法の一つ以上です。1．複数回の血圧測定、2．血液コレステロール検査。

10代の子どもで異常な高血圧が測定されたら、二回目の測定が必要です。そして確定診断の前に何度か受診する経過のなかで、何回か追加の測定値をとります。二つ並んだ血圧の数値のうち一番目は収縮期血圧であり、心臓が収縮するときの血管内の最高血圧を示します。二番目の数値は心臓が拍動の合間に弛緩しているときの拡張期血圧をあらわします。血圧が高い状態が続くときには、より広範囲の臨床検査と心電図検査が指示されます。

**両親へのメモ**　ストレスが高血圧につながることもあります。10代の子を持つ親であるあなたは、自分自身の血圧を最近、測ったでしょうか。

| がんの種類 | 治療選択は以下の一つ以上を含む |
|---|---|
| 白血病 | ・多剤併用化学療法<br>・中枢神経系予防：白血病が中枢神経系に広がることを予防するため脳脊髄液（髄腔内）に化学療法剤を注入する。<br>・選択された症例では頭部に放射線療法。<br>・白血病の種類に応じて，第一寛解期または第二寛解期に同種骨髄移植。<br>・研究的治療 |
| ホジキン病 | ・化学療法<br>・放射線療法<br>・研究的治療 |
| 非ホジキンリンパ腫 | ・化学療法<br>・中枢神経系予防：リンパ腫が中枢神経系に広がることを予防するため脳脊髄液（髄腔内）に化学療法剤を注入する。<br>・気道や血管を閉塞しているリンパ芽球性リンパ腫を縮小させるために胸部への放射線療法がときに行われる。<br>・同種骨髄移植（再発後）<br>・高用量化学療法後に自家骨髄移植（ふつうは再発後）<br>・研究的治療 |
| 脳腫瘍 | ・脳から腫瘍を取り除く手術<br>・脳への放射線療法（がんが播種しているときには脊髄へも）。<br>・化学療法<br>・研究的治療 |
| 横紋筋肉腫 | ・腫瘍を取り除く手術<br>・化学療法<br>・放射線療法<br>・高用量化学療法後に自家骨髄移植（ふつうは再発後）<br>・研究的治療 |
| 骨肉腫 | ・術前化学療法<br>・肢温存手術または肢切断<br>・化学療法<br>・化学療法後に残存する転移性腫瘍を取り除く手術<br>・研究的治療 |
| ユーイング肉腫 | ・術前化学療法<br>・腫瘍を取り除く手術<br>・放射線療法（腫瘍が完全に切除できないとき）<br>・肺への転移を取り除く手術<br>・高用量化学療法後に自家骨髄移植（再発後）<br>・研究的治療 |

**表 20–4　小児がんの治療選択**

## 高血圧と高コレステロール血症の治療

**食事と運動の改善**　高血圧も高コレステロール血症も10代の子どもではまれです。家系を調べると、遺伝的な問題があることがわかります。高血圧と診断された子どもの約半数と高コレステロール血症の子どもの三分の二は、病気になりやすい遺伝的な体質を持っています。

ワシントン医師は言います。「遺伝的体質のない症例では、不健康な食事内容や運動不足が原因です。そのような患者は一般に治療しやすいと言われます。健康的な食事と、有酸素運動を取り入れるようになれば、ほとんど全員が血圧とコレステロールを正常に戻すことが出来ます」。子どもの血圧とコレステロール値が正常であるとしても、第17章「10代の適切な栄養」で概略を述べた賢明な食事計画を守ることを勧めます。飽和脂肪酸と塩分の少ない食品を選ぶ習慣ができると、将来の心血管疾患の予防に役立ちます。

**薬物療法**　高血圧や高コレステロール血症の高リスク群に当てはまる青年期の子どもは、食事と生活スタイルを変えるだけでなく薬物療法が必要なこともあります。血液中のコレステロールの濃度を下げるために用いられる典型的な薬剤にはコレスチラミン、クロフィブラート、スタチン類があります。

血圧を下げるために小児科医は、利尿薬と次の四群、すなわちβ遮断薬、アンギオテンシン変換酵素阻害薬、カルシウム受容体拮抗薬、αβ遮断薬のうち一つを組み合わせて処方します。「水を出す薬――ウォーター・ピル」としても知られている利尿薬は腎臓に働き、余分な水やナトリウム（塩分）を身体から洗い流します。それ以外の薬剤はさまざまなメカニズムで血圧を低下させます。

### 10代の子どもの自己管理に協力する

高血圧や高コレステロール血症のある子どももそうでない子どもにも、次のことが勧められます。

・健康な体重を保つ。
・一日に最低三十分間、有酸素運動に取組む。
・禁酒、禁煙
・ストレスを和らげる技術、すなわち運動、深呼吸、瞑想などを学ぶ。
・経口避妊薬を飲もうと考えているならば医師に相談する。健康な子どもにはまれですが、経口避妊薬は高血圧と高コレステロールを助長します。

**僧房弁逸脱**　心臓にはパタパタと動く四つの弁があり、それが心臓の四つの部屋を通る血流を調節しています。僧房弁はそのうちの一つで心臓の左側にあります。心臓の左側では、新しく酸素を供給された血液が肺から戻ってきて、その血液を全身に送り出します。正常な状態では、僧房弁が開くと、左上の部屋（左心房）から左下の部屋（左心室）に血液が流れます。

健康に生活している青年期の子どもと若年男性のおよそ八人に一人に僧房弁逸脱が見つかります。理由はわかっていませんが、片方または両方の弁尖がパタッと閉じずに上の部屋（左心房）に脱出（逸脱）してしまいます。この状態になると〈クリック音〉が生じるため、小児科医は聴診器でこの音を聴くことができます。ときには、血液が心房に逆流して心雑音を生じることもあります（五八五頁の囲みを参照）。ワシントン医師は次のように述べています。「この音はいつも聴こえるわけではありません。クリックと雑音の両方が聴こえる患者もいれば、異常な心音がまったく聴こえない患者もいます」。

**僧房弁逸脱を示す症状**
・異常な心雑音
・心臓が早く不規則に鼓動する感じ、胸がどきどきする、脈がとぶ
・息切れする
・頭痛
・一瞬の鋭い胸痛

僧房弁逸脱の二十人のうち十九人は無症状で、身体検査で偶然見つかります。

**危険域**

コレステロール値 200 mg/dl 以上，または血圧が 130 /90～140/90 mmHg（ミリメートル水銀柱）以上は子どもにとっての危険域です。

**心雑音 ── 心臓のことば**

ワシントン医師は説明します。「心雑音は，心臓が少し振動したり，血液が通ったりするときに弁が開いたり閉じたりする音にすぎません。心雑音にはおよそ 50 種類あり，それらははっきりと区別できます。それらの大部分はまったく正常な音です」。およそ 5 人に 4 人の人が，これらの「無害性」心雑音を持っています。医師の診察のときに心雑音が聴取されない限り，ふつうは発見されません。聴診器で異常な心雑音が聴こえる場合，それは心臓の精密検査（できれば小児循環器医による検査）が必要な状態であることを意味します。心臓の感染症（心内膜炎，心筋炎），弁膜症，先天性心疾患の可能性があります。

正常な心雑音の場合には活動の制限は必要ありません。ワシントン医師によると，異常な心雑音の場合には「心雑音の原因となる病気によって，活動の制限が必要かどうかが決まります」。

### 僧房弁逸脱の診断

身体診察と詳細な病歴情報に加え、次に挙げる検査のうち一つ以上。1．聴診、2．心臓超音波検査、3．胸部X線検査。

### 僧房弁逸脱の治療

ワシントン医師は次のように説明します。「僧房弁逸脱患者の大多数は、心臓の状態を心配したり運動を制限する必要がありません。しかし、状況によっては僧房弁に感染を起こすことがあります。まれに心内膜炎を起こすので、その危険を減らすために、最新の勧告では歯科治療や外科的処置の直前に抗菌薬を投与することが推奨されています。

### 10代の子どもの自己管理に協力する

カフェインの摂取を減らすと動悸を和らげることができます。カフェインはコーヒーだけでなくソーダ水やチョコレート、紅茶にも含まれていることに注意しましょう。

**歯科保健**

疾病管理センターの調査研究によれば、一九七〇年代に平均的なアメリカの青年期の若者は六～七個の虫歯を持っていました。一九九〇年代の調査ではたった三個でした。最近の10代の子どもは歯医者から帰ってきて（昨年流行した歯磨き粉のコマーシャルのように）「ママ、見て！ 虫歯ないよ！」と報告することが以前に比べ二倍に増えたことになります。

オハイオ州シンシナティ小児病院小児歯科長のジム・スタイナー医師は、若者の歯科保健が改善した第一の理由は、フッ素予防の機会が増えたことだと考えています。「フッ化物は虫歯を減らすだけでなく、虫歯の進行をも遅らせます。歯磨き粉の九五パーセント以上がフッ化物を含んでいます。そして、人口のおよそ六五パーセントはフッ素を添加された水を飲んでいます」。

関連する進歩は歯科用シーラント（密閉剤、虫歯予防用樹脂）、永久歯の上に塗ることのできる透明か白色の薄いプラスチックの被覆剤、が使われるようになったことです。スタイナー医師によると、「フッ化物は歯と歯の間の面を保護します。しかし臼歯の噛む面には必ずしも届きません。シーラントは虫歯の起きやすい場所である臼歯表面の小さな穴や溝を埋めます。第二大臼歯は十二歳のころに生えるのがふつうですが、シーラントを一回塗るのに掛かる金額は歯を充填する場合のおよそ半額です」。

虫歯になった子どもが歯医者の椅子を怖がる理由は、あなたがたが子どものころより少なくなりました。レーザーや空気研磨装置などの新しい歯科機器により、事実上痛みなく充填できるようになりました。レーザー治療は麻酔を必要としません。小さい砂吹き機に似た空気研磨装置を使う治療でも麻酔が不要です。しかし、それらの機械をすべての治療で使えるわけではないため、高速ドリルが近い将来使われなくなることは期待しないほうが良いでしょう。

若い患者にとって注目すべきもう一つの進歩は、美容です。伝統的な、虫歯を埋める銀色の合金の他に、歯の色に合うように色をつけた合成の資材を使うこともできます。

**歯科矯正の問題**　曲がった歯や被蓋咬合（上の前歯が下の前歯の外側でかみ合う状態）、反対咬合（下の歯が上の歯より前でかみ合う状態）は、顔の骨がまだ成長している思春期に装具を用いて矯正されます。これらはたいてい遺伝的な形質ですが、歯列矯正の問題のなかには、外傷や何年にも渡る指しゃぶりや、正常よりも乳歯の抜ける時期が早すぎたり遅すぎたりすることに原因する問題もあります。

**歯科矯正問題の診断**

- 口腔内の診察と完全な医学的歯科的病歴
- 口腔と頭部のX線
- 顔面と歯の写真
- 歯の焼き石膏モデルの作成

**歯科矯正問題の治療**

あなたが10代のころに「ブリッジ」（歯科装具）をつけていたのなら、最近の歯科装具はあなたがつけていたものに比べて目立たなくなっていることにすぐに気づくでしょう。スタイナー医師は言います。「何年も前には、ワイヤーを支える銀色のバンドはすべての歯のまわりにつけられていましたが、もはやそうはしません。最近では第一臼歯と第二臼歯だけを縛り、残りの歯にはブラケットを直接結び付けます」。ブラケットは、歯に合うように色づけすることもできます。金属だけでなく透明な材料で作ったものも手に入ります。歯の内側に装着する、〈見えない装具〉を使う患者もいます。

子どもが矯正装具をつける期間は、平均的にはおよそ二年間と予想されます。その間は月に一回矯正歯科医に通います。この診察のときに、歯科医は歯にかかる張力を強めるため、ワイヤーを締めることがありますが、その後の不快感や痛みは、通常は市販の鎮痛薬で和らげることができます。

歯列矯正具だけでは充分に歯がまっすぐにならないときには、子どもは外から圧力を与える、夜用の装具をつけて寝ることもあります。ヘッドギアについている二ヵ所のとがった先を大臼歯の外側面に作られた一対の円筒状の金属ソケットに挿入します。そして器具が固定されるように弾性のバンドを頭の後ろにまわします。子どもは夜の装具をつけることを喜びませんが、親はこれが一時的な手段であることを話して子どもを安心させましょう。

矯正歯科医が装具をはずしたら、歯の配列が保たれるように、さらに六ヵ月〜十二ヵ月間、取り外し可能な固定装置をつけます。口の上面に合うように作られたプラスチックのプレートに金属のワイヤーがついた単純な装置です。

親も矯正歯科医も指示通りに固定装置をつけることの重要性を子どもに教えたいと思うはずです。スタイナー医師は次のように述べます。「私はよく、歯の周りの支持組織には弾性の記憶があると説明します。歯が新しい位置に落ち着くには時間が掛かるため、固定装置をすぐ外してしまうと歯が元の場所に戻ってしまいます。しかし、この説明が効果のある子どももいれば、まったく意に介しない子どももいます」。もっとも、子どもの笑顔のために何千ドルも払った親は固定装置が正しく使われているかどうか気が気でないため、それを確かめるのに何のためらいも感じないでしょう。

## 矯正具をつけている間の歯科衛生

歯科矯正具をつけると、そこに食物や歯垢が引っかかりやすくなります。スタイナー医師によれば、「子どもが注意深く歯磨きをしないと、歯垢が装具のまわりに蓄積し、ブラケットを取り外したあと、完全にまっすぐになった歯に白い痕が残ってしまいます」。この変色した箇所は、無機質が脱落した箇所で、元には戻りません。また、ブラケットの周りに虫歯ができることもあります。

彼は続けて言います。「問題は、矯正具を

つけているときには、ブラシの毛が金属の器具にはさまってしまって、歯磨きが難しいことです」。これを補うために、フッ素入りの歯磨き粉やリンスを使うことを勧めています。口腔洗浄器具は、歯磨きに組み合わせて用いると「歯をとてもきれいにしてくれます」。

**埋伏智歯**　典型的には、男女とも10代前期に全部で二十八本の歯を持つことになります。十五歳から二十五歳のある時期に第三大臼歯が上に二つ、下に二つ、口の奥に生え始めます。智歯《ちし》（親知らず）という名で知られています。この名前は、歯の生えてくる時期「智恵の年代」に関連しています。

ほとんどの場合、四つの新しい歯は、顎の骨や歯肉のなかに閉じ込められています（埋伏）。部分的に出てくるか、曲がって生えてくるか、あるいはまったく顔を出しません。進化のせいだと言われています。スタイナー医師は次のように説明します。「はるか昔の時代の10代は、もっとよく噛んでいました。彼らは生肉や調理していない食物をすりつぶしたり噛み切ったりするために、それらの歯が必要だったのです」。

私たちの祖先の顔は、私たちよりもずっと前後に長いものでした。そして人間が食物を調理するようになり、切る道具を発明するにつれ、顎はどんどん小さくなったとされています。現代人の口は、もはや第三大臼歯を受け入れるだけのじゅうぶんな大きさがありません。治療しないで放っておくと、埋伏した智歯は隣の歯や神経、顎の骨を損傷します。

**埋伏を示す症状**

・腫脹
・感染
・痛み
・口を大きく開けられない

**埋伏の診断**

・口腔内の診察
・顔面と頭部のX線

## 埋伏の治療

口腔外科手術　第三大臼歯は正しく成長すれば何の問題も起こしません。しかし、人間の九〇パーセントは、少なくとも一本の智歯が歯肉のなかに埋め込まれています。通常、歯科医か口腔顎顔面外科医（口と顎の医学的問題を診断し治療する専門医）によって、四本とも取り除かれます。

外科的処置は、クリニックか病院の外来部門で行われますが、意識を失わない程度の軽い麻酔を用いて行われます。患者は麻酔薬と軽度の短時間作用型の鎮静薬を腕に留置された静脈針を通して投与されます。

患者が眠ったところで、医師は歯肉を切開し、重なっている骨を注意深く取り除きます。そうして埋伏した歯が一度に、あるいは粉砕して抜かれます。子どもは数時間ふらふらするかもしれません。次に挙げた秘訣は不快を鎮め、治癒を促進するのに役立つでしょう。

- ふつうは数日間腫れが続きます。三十分ごとに患部に氷のパックを当ててください。
- 出血も術後に多い副作用です。止血するためには、きれいなガーゼで手術した場所をやさしく押さえてください。
- 柔らかい食物やスープを用意します。子どもに水分をたくさんとらせるようにします。
- 手術の翌日から、注意深く歯磨きをする。
- まれに合併症が起こります。発熱や腫れ、痛みのような感染の徴候やひどい出血のときには、直ちに医師か口腔外科医に連絡してください。

### タイミングがすべてを決める

埋伏した智歯は、痛みや腫れや感染を生じたら直ちに抜歯すべきです。無症状の子どもなら、青年期の間に手術を計画すると良いでしょう。なぜなら若い患者のほうが早く治り、合併症が少ないからです。十二歳から八十三歳の九千五百人の患者を対象とした研究によると、合併症を生じた割合は、二十四歳以上の年代で四倍高くなります。「私は、大学に行く前に智歯を抜くことを患者に勧めています」とスタイナー医師は言います。

### 10代の子どもの自己管理に協力する

子どもは、次のことを勧められるべきです。

・年に二回、歯科医に診てもらう。

・歯垢がたまらないように定期的に歯磨きをする。歯垢とは、食物の粒と酸と細菌から成る無色の物質で、虫歯の原因です。米国歯科学会は三〜四ヵ月ごとに歯ブラシを交換することを推奨しています。

・フッ化物の入った歯磨き粉を使う。

・一日に最低一回はデンタルフロスを使う。特にポップコーンやポテトチップなど歯の間に詰まる食物を食べたあとに。フロスは歯ブラシが届かない場所をきれいにし、歯垢によって歯肉が感染するのを防ぎます。これは歯肉炎と呼ばれ、「青年期によくみられます」。とスタイナー医師は述べています。「ちゃんと治しておかないと、中年までに歯肉炎が歯周炎や歯を支えている骨の感染症に発展します。歯がぐらぐらして治しようがありません。すべて口腔内の衛生が悪いことによるものです」。

・砂糖入りの食物を控える。歯垢のなかの細菌は糖を酸に変え、歯のエナメルを侵食します。キャラメル、タフィーなどの歯にくっつく、べたべたした食物は特に避けるべきです。

・ソーダ水を飲まないようにする。ソーダ水を飲むと歯にたくさんの砂糖が触れます。10代の子どもの清涼飲料の消費量は、一九七〇年代から二倍以上になっています。男子は女子に比べて四倍飲み、ソーダ水だけで一日平均でティースプーン十五杯分の砂糖を摂取することになります。

・食べたり飲んだりする時間を一日五回に制限する。朝食、おやつ、昼食、おやつ、夕食の順です。食事の間には水だけを飲みます。この方法は、口腔内の細菌が産生する酸の量を減らします。

## 消化管の病気

慢性の腹痛患者を治療している小児科医は、可能性のある多くの原因をつきとめなければなりません。「ふつうに思い浮かぶ病気は、胃炎、過敏性腸症候群、炎症性腸疾患です」と、ボルチモアのジョンス・ホプキンス大学医学部の小児消化器専門医のアラン・レイク医師は言います。しかし、不安障害や子宮内膜症、骨盤内感染症、他の婦人科疾患もまた慢性の腹痛の原因の一定の割合を占めています。

**過敏性腸症候群と炎症性腸疾患（クローン病と潰瘍性大腸炎）** 過敏性腸症候群はよく〈大腸炎、colitis〉とか〈粘液大腸炎、mucous colitis〉と呼ばれますが、それは不正確です。医学用語の接尾辞" itis" は炎症を示しますが、炎症は過敏性腸症候群の特徴ではありません。大腸に炎症を起こすというより、過敏性腸症候群では、部分的に消化された食物を送っていく腸の収縮（蠕動）を司どる神経が過敏なのです。結果として、筋肉の内壁が乳製品や情緒的ストレスといった軽い刺激に対しても過剰に反応して激しく収縮します。過敏性腸症候群では、急な差し込むような痛みと発作的な下痢、便秘がみられます。

もっと深刻な病気であるクローン病と潰瘍性大腸炎は、ともに炎症性腸疾患です。炎症性腸疾患では、炎症の過程を通して小腸と大腸の組織が損傷され、それに対する反応として損傷部位に血液中の感染と闘う白血球が急いで集まることに特徴があります。白血球が集まると、痛みをともなう腫脹や熱感、発赤を生じますが、それが炎症反応です。

10代の子どもでは、クローン病の罹患率潰瘍性大腸炎の二倍です。潰瘍性大腸炎は腸管の粘膜だけに影響を与え、一つの区域にとどまっているのに対して、「クローン病は腸管全層を貫通することがあり、一カ所以上の多区域に生じる傾向があります」とレイク医師は説明します。しかし潰瘍性大腸炎では、炎症が組織を破壊した場所に潰瘍が形成されます。傷の開いたところからは血液、粘液、膿が染み出ます。

炎症性腸疾患の原因については、たくさんの説はあるものの、まだよくわかっていません。遺伝は一つの要因です。炎症性腸疾患患者の一五～三〇パーセントには、クローン病か潰瘍性大腸炎の患者が親戚にいます。

### 過敏性腸症候群を疑わせる症状

・下腹部のさしこむような発作性の痛み
・吐き気
・腹部膨満、ガス貯留
・頭痛
・直腸の痛み
・腰痛
・食欲低下
・下痢と便秘が交互にあらわれる
・疲労感
・抑うつ状態
・不安
・集中力の低下

### 炎症性腸疾患を疑わせる症状

クローン病
・特に食後に多い、さしこむような腹痛と圧痛
・吐き気
・下痢
・なんとなく気分が悪い
・発熱
・体重減少につながり得る食欲低下
・血便
・膝や足首の腫れ、痛み、こわばり
・口腔内潰瘍
・目の炎症
・直腸のあたりの刺激や腫れ
・疲労感
・抑うつ状態
・不安
・集中困難
・栄養失調による、子どもの成長と性成熟の遅れ

潰瘍性大腸炎
・左腹部の痛みとさしこみ
・間歇的にみられる血便や粘液便
・膝や足首の腫れ、痛み、こわばり
・口腔内潰瘍
・疲労感
・抑うつ状態
・不安
・集中困難
・栄養失調による成長障害

急性発病では、
・一日に二十回近くの血性下痢
・しぶり腹
・強いさしこみと直腸の痛み
・発汗過多
・脱水
・吐き気
・食欲低下
・体重減少
・腹部膨満
・四〇度近い発熱

右の症状一覧を見てわかるように、症状の多くが重複していて、そのために診断が難しくなることがあります。レイク医師は次のように述べています。「一般に、潰瘍性大腸炎の患者には血便が多く、クローン病の患者は痛みを訴えることが多いようです。潰瘍性大腸炎はたいてい早期に診断がつくのに対して、クローン病は、発症から診断までに何ヵ月も掛かることがあります。症状がとらえがたいためだけでなく、食事を減らすと症状が少なくなるからです。ですから両親にとっては、何か問題があると気づくことが困難です。

クローン病は、目や口や直腸など、他の場所に炎症を起こして診断されることもよくあります。子どもが直腸のあたりの刺激や腫れを訴えたら、痔だとは思わないことです。10代の子どもの痔はとても珍しく、この場合心配なのは、子どもがクローン病である可能性です」。

### 過敏性腸症候群の診断

身体診察と完全な医学的病歴、さらに次に挙げる検査のうち一つ以上。

・検尿
・尿培養
・血算
・赤血球沈降速度（血沈、赤沈）
・便潜血検査
・S状結腸鏡検査

### 炎症性腸疾患の診断

身体診察と完全な医学的病歴、さらに次に挙げる検査のうち一つ以上。

・血算
・プロトロンビン時間検査
・赤血球沈降速度（血沈、赤沈）
・便潜血検査
・検尿
・S状結腸鏡検査または大腸鏡検査
・上部消化管造影検査（バリウム検査）

さらに他の臨床検査も行われます。

### 過敏性腸症候群と炎症性腸疾患の治療

これらの慢性の病気を完全に治癒させることはできませんが、治療することはできます。すなわち、症状の頻度と重症度を抑えるいくつかの手段があるということです。

**食事を変える**　過敏性腸症候群と炎症性腸疾患では寛解期が長く、その間はふつうに近いものを食べることが出来ます。しかし再燃すると、ある種の食品を避けることに細心の注意を払う必要があります。あなたの小児科医は栄養士や消化器専門医と協力して、子どもに合う食事計画を作ってくれるでしょう。

過敏性腸症候群では、さしこむような腹痛を和らげ、硬くなった便を柔らかくし、下痢を改善するために、食事に食物繊維を加えることが不可欠です。しかし高繊維食はクローン病や潰瘍性大腸炎の子どもには逆効果をもたらすので、彼らはスープやゼラチン、皮なしの鶏肉、魚、米、卵、パスタのように、消化しやすく、食物残渣の少ない食品をとらなければなりません。

**両親へのメモ**　通常の三回の大きな食事のかわりに、一日に五、六回の小さな食事を子どもに与えることによって、炎症性腸疾患の好ましくない結果が起きないようにします。

**薬物療法**　食事だけで過敏な腸の症状が治まらないときには、腸の活動を抑えるために、小児科医が鎮痙薬を処方することもあります。クローン病や潰瘍性大腸炎にはふつう薬物療法が必要です。ふさわしい薬剤には、プレドニゾンのようなコルチコステロイド（レイクニゾンのようなコルチコステロイド〈治療の要〉です）、5-ASA製剤のスルファサラジン、オルサラジン、メサラミンです。これらの薬剤が炎症を食い止められないときには、免疫調整薬（アザチオプリン、シクロスポリン、メトトレキサート、6-メルカプトプリン）のうち一つを処方するでしょう。それらは身体の免疫反応を変えることによって作用します。炎症性腸疾患患者の薬箱には、しばしば抗菌薬と下痢止めの薬が入っています。

**補助食品**　10代という年齢を考えると、炎症性腸疾患の影響のうち、患者が一番困るのは成長と性成熟が抑制されることです。大量のプレドニゾンが身体の発達を遅らせるため、炎症のコントロールがついたら、小児科医は投与量を減らすか、徐々にやめていきます。

もっとも、成長障害の主要な原因になるのは栄養不足です。炎症性腸疾患の青年期の子どもは、学校でトイレにたびたび行くのを避けるために、朝食と昼食を極端に切り詰めることがあります。その結果として、カロリーと栄養素、ビタミン、ミネラルが不足します。蛋白質は成長にとりわけ重要です。

小児科医は子どもの食事のパターンを記録することになります。ほとんどの栄養欠乏は食事の調整によって修正できます。しかし必要があれば、経口の補助食品や高カロリーの液体の調合乳を処方することもあります。

**手術**　薬物療法が効かない場合や合併症を生じた炎症性腸疾患の症例では、大腸の一部または全部を切除する手術が必要なこともあります。しかし、10代の時期にこの手段をとることはめったにありません。

**精神的な健康のケア**　情緒的なストレスは過敏性腸症候群や炎症性腸疾患の原因ではありませんが、どちらの病気もストレスによって悪化することがあります。したがって、筋肉のリラクゼーションやイメージ療法のようなストレスを減らす技法を教えてくれる精神保健の専門家の治療を受けることは、たいへん役立ちます。

他の慢性疾患と同様、炎症性腸疾患によって10代の子どもは欲求不満になります。再燃すると、意に反して親に依存することを強いられ、友達との違いを痛感させられます。彼らは自分の身体に裏切られたかのように感じます。子どもが病気と向き合うのに苦しんでいるときには、小児科医に相談して適切なカウンセラーを紹介してもらいましょう。

**消化性潰瘍（十二指腸潰瘍と胃潰瘍）**　胃や腸のなかの強い酸性の消化液は、消化管の繊細な粘膜を侵食することがあり、潰瘍と呼ばれる傷を作ります。もっとも多い場所は十二指腸、すなわち胃からスープ状の半分消化された食物の混合物を受け取る部分の小腸です。十二指腸潰瘍も胃潰瘍のどちらも消化性潰瘍（peptic ulcer）と呼ばれます。この〈peptic ulcer〉という名前は、食事中の蛋白質を分解する消化酵素であるペプシン（pepsin）に由来します。

かつて医療現場では、すべての潰瘍は食事やストレスによって生じると考えられていました。今では、成人の消化性潰瘍の背後にヘリコバクター・ピロリ菌という細菌がいることが知られています。青年期の消化性潰瘍の患者のうち、ピロリ菌に感染している人の割合はおよそ二五パーセントです。科学者たちは、この細菌が食物や水、おそらくキスを通じてわれわれの体内に入ると信じています。六十歳以上の男女の半数はこの細菌を持っています。彼らの大多数がどうして消化性潰瘍にならないのかという点についてはまだ研究中で、答えが出ていません。

**消化性潰瘍を疑わせる症状**

- 鋭く焼けつくようで絶え間ない上腹部痛が、三十分～三時間続いてはよくなることを繰り返す。
- 食欲低下
- 体重減少
- 体重増加
- 吐き気、嘔吐
- 血液を含む嘔吐
- 血便
- 腹部膨満
- げっぷ
- 貧血

**消化性潰瘍の診断**

身体診察と完全な医学的病歴に加え、次に挙げる処置のうち一つ以上。

- 胃内視鏡検査、食道胃十二指腸内視鏡検査。ピロリ菌を検出するための組織生検を含む。

出血源を特定するために、医師は次に挙げる検査のうち一つ以上を指示します。

- 便潜血検査
- 血算
- プロトロンビン時間
- 血管造影
- S状結腸内視鏡検査または大腸内視鏡検査
- シンチグラフィー検査
- CTスキャン
- MRIスキャン

**消化性潰瘍の治療**

**薬物療法**　レイク医師は言います。「一九七〇年代に私が消化器病学を始めたころは、慢性消化性潰瘍の子どもに毎年六～八人に胃部分切除の手術を受けさせていました。しかし一九八〇年代中旬からは一例も手術に送っていません。現在手に入るいろいろな薬剤が、実質的に手術の必要性をなくしたのです」。たいていは、次のような数種類の薬剤を組み合わせて治療します。

・処方箋なしで買える制酸薬。余分な胃酸を中和し腹痛を和らげるために一定の間隔をおいて内服する。
・$H_2$受容体遮断薬（シメチジン、ラニチジン、ファモチジン）。消化管内の酸の産生を減らす。
・抗菌薬。診断テストでピロリ菌陽性の結果が出た場合。
・プロトンポンプ阻害薬（オメプラゾール）
・粘膜保護薬（スクラルファート、ミソプロストール）

$H_2$受容体遮断薬を内服している子どもは、数週間後にはずいぶんよくなったと感じ始めるでしょう。そうすれば薬を中止することも、いつもの食事を再開することもできます。昔は刺激の少ない食物で治療していましたが、現在は、それが潰瘍の治療にも予防にも役立たないことがわかっています。全体の五〇～八〇パーセントが再発し、再発した場合は小児科医から六ヵ月間から二年間、薬を続けることを勧められるでしょう。

**虫垂炎**　青年期前期は虫垂炎――重篤になることもある虫垂の炎症――の最盛期です。虫垂は右下腹部に位置する小さな付属物で、突き出した舌のように大腸から飛び出しています。虫垂が炎症を起こした場合、外科的に切除することが必要になります（手術することが唯一の治療法です）。虫垂は特別な機能を持たないため、無くなっても困ることはまずないでしょう。

### 虫垂炎を疑わせる症状

・持続的な腹痛、腹部の中央から右下腹部に移動する
・吐き気と嘔吐

・便秘
・ガスによる痛み
・下痢
・微熱、他の症状のあとに出現する
・右下腹部の圧痛
・腹部膨満
・白血球の増加
・食欲低下

「虫垂炎の患者は誰でも、この痛みは他の痛みとは違うと言います」とレイク医師は言います。「青年期の子どもでは臍のあたりのはっきりしない腹痛として発症します。その後、右下腹部に痛みを感じるようになります」。彼は圧迫感と膨満感という特有の組み合わせで痛みの感覚を表現します。

これら特徴的な症状がある場合は、深刻に受け止めてください。虫垂が破裂すると、腹腔を裏張りしている二層の腹膜に感染するかもしれません。これに当たる医学用語は腹膜炎です。すぐに小児科医に知らせるか、地域の病院の救急部に連絡しましょう。診察を待つ間、子どもには横になってじっとしているように言ってください。咳や深呼吸を含むどのような動きも痛みを悪化させることがあります。水や食物、下剤、アスピリン、温湿《オンチン》を施してはいけません。

### 虫垂炎の診断

身体診察と完全な医学的病歴に加え、次に挙げる検査のうち一つ以上。

・白血球数
・検尿、尿路感染症を否定するため
・超音波検査
・下部消化管造影検査（バリウム注腸検査）
・CTスキャン
・診断的腹腔鏡手術

### 虫垂炎の治療

**手術** 虫垂炎ははっきりと診断するのが難しいことがあります。ですから、症状がある程度進行するまで、医師は虫垂切除術を予定しないかもしれません。伝統的な「開腹」手術なら、合併症がない場合で二日間の入院が必要です。小さいな、しかし完全には消えない手術の痕が残ります。

### 10代の子どもの自己管理に協力する

子どもを励まして、健康な消化管を維持するための基本的な指針に従ってください。

- 決まった時刻に食べる。
- 水分をたくさんとる（毎日、水などの飲み物を少なくとも八カップ）
- 身体をよく動かす
- 飲み込む前に食物をゆっくり、しっかりと噛む
- アスピリンなどの非ステロイド系抗炎症薬は控えめに用いる。これらの薬剤は傷つきやすい胃腸の粘膜を刺激する。
- タバコを吸わない。タバコもまた潰瘍の原因である。
- 身体の言うことを聞く。排便したい気持ちを抑えない。
- 排便のときに力みすぎないようにする。
- 一番大切なのは、どんなに忙しい生活をしていても、毎日食事をきちんととること。一日の食事のうち少なくとも何度かは、テーブルを囲んで座り、おしゃべりをして、よく噛んで、消化する時間がとれるようにします。これは子どもの消化管を助けるだけでなく、家族全体の気持ちが通い合うのに役立ちます。

## 耳、鼻、のどの病気

**外耳炎**　乳幼児期と小児期早期は中耳の感染症（中耳炎）のもっとも多い年代です。青年期は外耳の感染症（外耳炎）をより起こしやすい傾向があります。汚れた湖や池で泳ぐ間に細菌や真菌がつくのでしょう。しかし、塩素消毒したプールに何度も入ることによっても外耳炎になることがあります。泳がない子どもであっても、乱暴に耳掃除をすると外耳炎になります。

外耳炎を疑わせる症状

・耳を触られたり引っ張られたりすると痛みが増す、激しい耳の痛み
・外耳道のかゆみ
・黄色や緑色の耳垂れ
・患側の耳の一時的な聴力低下。外耳道が腫れて膿で満ちているため。
・耳の穴のまわりの発赤

外耳炎の診断

・完全な病歴と身体診察。耳鏡を用いた耳の診察を含む。
・耳からの排液を用いた検査分析が役立つこともある。

外耳炎の治療

**薬物療法**　医師は感染した耳をきれいにしたあと、点耳薬を使って治療を始めるはずです。点耳薬には細菌や真菌を殺し、炎症を治療する薬が入っています。平均的な治療期間はおよそ一週間です。ときには、外耳炎がひどく、経口抗菌薬も同時に使用する必要があることもあります。外耳炎症例のほとんどは、緑膿菌、黄色ブドウ球菌という二種類の細菌かアスペルギルスという真菌のいずれかによって生じます。注意すべき点は、点耳薬が効果を現すまでに一日か二日間は外耳炎による耳の痛みが強くなることもまれではないことです。

**補助療法**　子どもは耳を乾いた状態に保ち、症状が治まったあとも二、三週間、薬を続けなければなりません。シャワーや洗髪のときには、プラスチックの帽子で頭を覆うか、ワセリンで覆った綿球や市販の耳栓などの柔らかい耳栓で外耳道を保護するべきです。耳に温湿布や温罨を当てると痛みを和らげるのに役立ちます。アセトアミノフェンや非ステロイド系抗炎症薬のような鎮痛薬も効果があります。

10代の子どもの自己管理に協力する

外耳炎を起こしやすい子どもは、

・汚染された水につからないように注意する。
・綿棒でやさしく耳を掃除する。ヘアピンのような硬いものは決して使わない。深く差し込まないこと。
・ヘアスプレーなどの整髪料が外耳道のなかに入らないようにする。
・水泳のあとには、医師から処方された予防用の点耳薬を用いる。ふつう、寝る前に数滴で効果があります。

**音響外傷／聴力低下**　子どもが自分の話を聞いていないようだと、すべての親が一度ならず訴えますが……、本当はどうなのでしょうか。推計では、十八歳未満の子ども千人のうち十五人は、実際にある程度聴力が低下しています。国立衛生研究所によると、それらの症例の三分の一では、環境にその原因の一端があるとされています。私たちの耳は明けても暮れても過剰な騒音に晒されています。隣の家の芝刈り機の歯を擦るような音、遠くで鳴っている怒った調子の車のクラクション、頭上を爆音をたてて飛んでいく旅客機……。

音の大きさはデシベル（dB）と呼ばれる単位で測定されます。突然、長い時間低音（八五デシベル以上）に晒されると、一時的あるいは永続的な聴力低下を起こす可能性があります。これは音響外傷と呼ばれます。八五デシベルとはどのくらいうるさいのでしょうか。驚くべきことに、それほどうるさい音ではなく、車のなかで聞こえる市街地の交通の音に相当するくらいの音です。労働安全衛生庁は職場での聴力の安全性を規制していますが、被雇用者が八時間以上、九〇デシベルを超える騒音や、一一五デシベルを超える騒音に、決して晒されることのないように指示を出しています。

音の強さが五デシベル増加するごとに安全な曝露時間は半分に減少します。ですから、平均的なロック音楽の演奏（一一〇デシベル）だと、たったの三十分間で有害な影響を与え始めます。そのような強い音に晒される10代の子どもは、特徴的な耳鳴りのする一過性の聴力低下を経験しているはずです。そのような短時間の音響外傷の影響は、ふつうは以下に，デシベル（dB）の段階といろいろな騒音をカテゴリー別に示します。

小さい
30 dB　ささやき声

中等度
40 dB　ふつうの雨降り
50 dB　静かな部屋

大きい
60 dB　会話，食器洗浄機
70 dB　混雑した交通，掃除機
80 dB　目覚まし時計

非常に大きい
85 dB　車内にいるときの市街地の交通
90 dB　芝刈り機，列車の警笛
100 dB　スノーモービル，チェーンソー
110 dB　ロックミュージック（レコード，ライブ）

耳が痛いくらい大きい
120 dB　ジェット機の離陸
125 dB　ナイトクラブの音楽
130 dB　ジャックハンマー（砕石機）
140 dB　空襲サイレン

食品医薬品局などによる。

**えっ?!　何の範囲だって?! ── 騒音とデシベルの段階**

数日で回復します。

しかし、有害な程度の騒音に何年にも渡って繰り返しさらされ続けていると、内耳の小さな有毛細胞が破壊され、非可逆性の聴力障害に至ります。このような細胞が失われると、人は周波数の高い音を聞くのが困難になり始めます。さらに、音の情報を脳に伝達する神経線維が変性し、それに対応する中枢神経系の神経も変性し始めます。結果として、会話のほとんどを解読している、低周波数も障害されます。聴力低下の症状は時間が経たないと現れませんが、障害はすでに進行中です。

聴力低下が疑われる症状

・聴覚の感度の低下。はじめはピッチの高い（周波数の高い）音、そしてしまいにはピッチの低い音も聞き取りづらくなる。
・会話を聞くのが困難になる。特に他の人が話しているときや背景にかなりの騒音があるとき。
・一時的、永続的な耳鳴り
・耳の閉塞感
・声や他の物音が不明瞭に聞こえたり、ゆがんで聞こえたりする。

聴力低下の診断

完全な病歴と身体診察、耳鏡による耳の診察を含みます。音響インピーダンス試験は中耳の機能を評価するための聴覚検査です。純音聴力図は、最も小さな音が聞こえる程度をいろいろな周波数の音で検査するものです。

音響外傷の予防を助ける

「ボリュームを下げなさい」。この言葉を前に、どこかで聞きませんでしたか。それは何十年も前に、あなたの両親があなたに伝えた〈まっとうな〉助言だったはずです。そしてそれは今でもそうです。録音された音楽は、他の音が聞こえなくなるほど大きな音で再生すべきではありません。同様にヘッドホンで音楽を聴くときには、半径数ヤード以内の全員に聞かせるのではなく、音楽好きの一人だけが歌詞がわかる程度の音量にとどめるべきです。

次のような、有害なほどうるさい騒音が避けられない状況では、耳を保護するものを用いる

・ロックのコンサートやカーレースの大会に参加するとき
・芝刈り機やチェーンソーなどの騒音の出る器具や機械を使うとき
・モーターバイクやオートバイ、トラクターに乗るとき
・音楽グループの一員として演奏するとき
・工事現場で働くとき
・狩りや射的で小火器を発射するとき

単に耳に綿を詰めるだけでは音を遮断できません。気泡ゴムやソフトプラスチックの耳栓、頑丈な耳を覆う保護具が、楽器屋やスポーツ用品店、金物屋、薬店で手に入ります。耳を保護する製品を買うときは、それが少なくとも八五デシベル未満の安全域にまで十分に騒音を遮断することを確かめてください。どの製品のラベルにも連邦環境保護庁による騒音削減の等級が記されています。

## 内分泌の病気

内分泌系は、ホルモンと呼ばれる物質を循環血液中へ放出する腺と細胞の集団によって構成されます。どのホルモンも他の腺や臓器の機能に影響を与えます。本項では青年期にもっとも多い二つの内分泌の病気である、甲状腺の病気と糖尿病について述べます。

喉頭の直下に位置し、蝶の形をした腺である甲状腺は、もっとも大きな内分泌腺でサイロキシンを分泌します。このホルモンは心拍数、エネルギー、体重、身長の伸び、気分、皮膚の状態、そして女性では妊孕性《ニンヨウセイ》と月経といった重要な機能に影響を与えます。もし甲状腺ホルモン濃度がはるかに低いときには、脳底部の視床下部がサイロトロピン放出ホルモン（TRH）を分泌します。それに反応して、近くにある下垂体が甲状腺刺激ホルモン（TSH）を放出します。その名前が示すように甲状腺刺激ホルモンは甲状腺を刺激し、値が安定するまでホルモンを分泌させます。

反対に、視床下部が血液中に過剰な甲状腺ホルモンを検出するときには、下垂体は、甲状腺ホルモンの値が安定するまで、一時的に甲状腺刺激ホルモンの供給を削減します。

糖尿病は膵臓にあるもっとも小さい内分泌腺の一つであるランゲルハンス島の病気です。アルファ細胞とベータ細胞の小さく丸い集団は血液中の単糖（ブドウ糖）の量を調整します。たとえば食後に血糖値が上昇すると、ベータ細胞は、ブドウ糖を代謝あるいは燃焼させるように刺激するホルモンであるインスリンを放出します。そうすると余分な糖は主に肝臓に貯蔵されます。血糖値がある点にまで下がるとアルファ細胞は血液中にブドウ糖を出すように肝臓に指令するホルモンのグルカゴンを放出します。

**糖尿病**　食事の前には正常な血液は八〇～一一〇 mg/dl のブドウ糖を含みます。食後には一〇〇～一四〇 mg/dl です。糖尿病の人は糖を効率よく利用できないため、循環血液中に蓄積します。一般に受け入れられている糖尿病（高血糖、すなわち〈血糖値が高い〉こと）の定義は、次の二つです。

1. 血糖値が、二〇〇 mg/dl 以上である。

または

2. 血糖値が、八時間以上の絶食のあとで一二六 mg/dl 以上である。

糖尿病にはⅠ型とⅡ型の二種類があります。以前は、二つの型はそれぞれ特性の異なる人びとを侵すと考えられていました。一九七〇年代までは、Ⅰ型糖尿病は小児と青年期の若者だけのものとされ〈若年性糖尿病〉と呼ばれていました。Ⅱ型糖尿病は中年より前にはほとんど発症しないため〈成人発症型糖尿病〉と呼ばれていました。アメリカ人全年齢の糖尿病患者千六百万人のうち、九割をⅡ型が占めています。

ほとんどのⅡ型糖尿病患者の身体は、必要なホルモンを作ってはいますが、十分な量ではありません。一方、Ⅰ型では、身体の免疫系がベータ細胞を外からの侵入者であると誤認して破壊します。したがってⅠ型糖尿病はまた免疫関連糖尿病とも呼ばれます。全年齢人口における肥満の増加は、この十年間で青年期の若者を含めⅡ型糖尿病の増加につながっています。

**糖尿病が疑われる症状**

・頻尿
・異常なのどの渇きと空腹感
・説明のつかない体重減少
・尿量が増加することによる脱水
・感染症の反復
・打撲や切り傷が治りにくい
・短気で怒りっぽい
・筋力低下と疲労感
・うとうと眠い
・視野がぼやける
・口が渇く
・乾燥してかゆみのある皮膚
・手足がヒリヒリとしびれる
・吐き気
・若い女性の重い真菌感染症

ポートランドのオレゴン健康科学大学小児内分泌科長のステファン・ラフランキ医師は次のように述べています。「糖尿病の三つの基本症状は、二〜四週間の期間に生じる尿量の増加、口の渇きの増加、そして体重減少です」。

Ⅱ型糖尿病は無症状で、何年も発見されずにいることがあります。その間に、病気は静かに小血管と大血管を蝕みます。米国糖尿病協会は、過体重の若者が他の危険因子三つのうち二つを持っている場合は、思春期か十歳のときに糖尿病の検査を受けるよう勧告しています。危険因子は、1．インスリン抵抗性の徴候（小児科医が判断します）、2．糖尿病の家族歴、3．アフリカ系アメリカ人、ヒスパニック、アジア系アメリカ人、土着のアメリカインディアンなど、糖尿病の割合の高い民族集団に属する、の三つです。

**糖尿病の診断**

身体診察と完全な病歴に加え、血液中のブドウ糖の濃度を測定する次に挙げる臨床検査のうち一つ。

- 空腹時血糖測定
- 随時血糖測定
- ブドウ糖負荷試験
- 検尿

空腹時血糖は他の二つよりも世界的に好んで用いられています。ラフランキ医師によれば、I型糖尿病の大部分は症状から見つけられるそうです。「I型糖尿病の子どもはほぼ常に血糖値が二〇〇～一〇〇〇の間にあります。そしてひどく具合が悪くなるので、自分が病気であることを確信するのです」。I型糖尿病の子どもでは、検尿で尿中のブドウ糖やケトン体が陽性になります。

### 糖尿病の治療

糖尿病は今のところ治すことのできない病気ですが、入念なモニタリングと運動、食事、バランスのとれた薬剤によって血糖値を管理することができます。診断に引き続き、一日四回インスリン注射法を遵守すると、高血糖やケトアシドーシスのような急性の有害反応だけでなく、長期の重大な影響をも回避するのに役立つことを、親は子どもにはっきり教える必要があります。ケトアシドーシスは、ブドウ糖を処理するのに必要なインスリンが足りないときに起こります。代わりに脂肪と蛋白質が使われ、ケトン体と呼ばれる脂肪酸の代謝物が増加して、血液中や尿中に検出されるようになります。ケトアシドーシスは、直ちに治療しなければ命にかかわる状態です。

糖尿病はアメリカ合衆国で死因の六番目に位置します。何年にも渡って血糖が高いと血管を損傷します。のちに心血管疾患や腎不全、視力障害（糖尿病性網膜症、わが国の後天的な失明の原因の第一位）、感覚の低下（糖尿病性神経障害）、下肢への血行障害という形で患者を悩ませます。

反対に、血糖値をできるだけ正常範囲に保つことのできる糖尿病患者では、命にかかわる合併症の可能性が有意に低下します。糖尿病管理・合併症試験と呼ばれる政府資金による研究では、Ⅰ型糖尿病の患者が標準的な治療が、より積極的な治療のいずれかを受けました。九年に及ぶ研究が終わるころには、積極的な治療を受けた群では、より消極的な標準的治療を受けた群と比べ、目の病気の危険が六二パーセント低く、同様に腎障害や神経障害への進行も約六〇パーセント低く抑えることができました。数年後、Ⅱ型糖尿病について行われたイギリスにおける研究でも同様の結果が出ています。

**ホルモン治療**　Ⅰ型糖尿病の青年期の若者はすべて、一日二、三回以上インスリンを自分で皮下（皮膚の下の脂肪組織に）注射できるようにならなければなりません。一方、Ⅱ型糖尿病の患者は、食事と運動、そして次に示す内服薬によって血糖値を管理します。かつてはインスリン非依存性糖尿病と呼ばれていましたが、Ⅱ型糖尿病でもインスリンが必要となる場合があります。なぜなら、患者のおよそ三分の一では、血糖をコントロールする薬剤が最終的に効かなくなってしまうからです。

インスリンの投与は、食事からのブドウ糖が血液循環に到達するのと同時にホルモンが届くように、タイミングを合わせなければなりません。現在ではいくぶん単純化されました。さまざまな時間に働き始め、最大の効果に到達し、そして効果が落ちていくようにプログラムされた異なる種類のインスリンが開発されたからです。標準的な治療は一日二回の注射が必要です。より積極的な取り組み方では、患者はいろいろなインスリンを三回か四回、自己注射します。

ほとんどのインスリン依存性の子どもは、まもなく針と注射器の扱いがとてもうまくなります。しかし最近は、多くの子どもが体外インスリンポンプに移行しつつあります。これは健康な膵臓のように一定の速度で持続的にホルモンを投与するものです。プログラム化できる装置はちょうどポケットベルの大きさで、ポケットにすっと入れることができます。細いカテーテル管が皮膚の下の組織にインスリンを運びます。

| | 空腹時血糖測定 | 随時血糖測定 | 2時間（負荷後）血糖測定 |
|---|---|---|---|
| 準備 | ・患者はあらかじめ絶食しなければならない。 | ・絶食は不要。一日のなかのどの時刻でも行うことができる。 | ・患者はあらかじめ絶食しなければならない。 |
| 方法 | ・血液検体を採取し分析する。 | ・血液検体を採取し分析する。 | ・血液検体を採取し分析する。<br>・患者は食事をとるか，甘いブドウ糖のシロップを飲む。<br>・2時間後に再度採血して分析する。 |
| 糖尿病を裏付ける結果 | 126 mg/dl 以上 | 200 mg/dl 以上で糖尿病の症状をともなう。 | 200 mg/dl 以上 |

**表 20–5　糖尿病を診断するための検査***

* 糖尿病の確定診断のためには，別の日にも再度陽性結果が出なければならない

**薬物療法**　Ⅱ型糖尿病に対する最新の薬剤処方は、ビグアナイド薬のメトホルミンをスルホニル尿素薬（クロルプロパミド、グリメピリド、グリブリド、グリピジド、トルブタミド、トラザミド）と組み合わせるものです。ビグアナイドは肝臓がブドウ糖を産生するのを防ぎ、一方、スルホニル尿素は膵臓からより多くインスリンが分泌されるように働きます。第三の種類であるグルコシダーゼ阻害薬は糖分解酵素を阻害し、炭水化物の腸管での吸収を減少させます。おなかがガスで膨れるといった副作用があるため、この薬剤は10代の子どもではあまり使われていません。

**食事療法**　実際すべての内分泌専門医は、食事に必要な変化をもたらすための栄養カウンセリングを10代の患者と家族に行うことのできる栄養士をスタッフとして雇っています。最新の勧告では、食事の三〇パーセント以下が脂肪、三〇～六〇パーセントが炭水化物、残りが蛋白質であるべきだとされています。子どもは、自分にふさわしい特別な食事計画

Ⅱ型糖尿病の境界にいる子どもは，単に食事を改善して定期的に運動し体重を減らすことによって病気の発症を逃れたり，少なくとも発症を遅らせたりすることができます。2000 年のフィンランドにおける研究によると，上記の手段をとった志願者の群では，もう一方の群の人びとよりも糖尿病の発症率が半分以下でした。

**糖尿病を予防する**

がうまくいっていることを、医師や栄養士にチェックしてもらうべきです。

**血糖のモニタリング** 一日に何回か行われるこの単純な血液検査は、血液中の糖の濃度を測定します。表に記録された結果に基づいて、患者が血糖値のコントロールを維持できるように、薬剤の量や食事が調整されます。たいていの糖尿病患者は、食事やおやつの時間に「炭水化物の計算」をするよう教えられています。彼らは食物の炭水化物の含量と注射するインスリンの量のバランスをとることに熟達するようになります。

糖尿病の管理は氷山の間で船の舵取りをするのに似ています。一方に方向を変えると血糖が恐ろしく高くなります。逆の方向に大きく外れても、同じように危険な状態、すなわち糖尿病の若者にもっとも多い急性合併症である血糖の欠乏、低血糖に直面します。細心の注意を払っている患者でさえ、投与すべきインスリンの量を計算し間違えるか、身体の病気や運動や情緒的ストレスなどの複雑な因子によって、ときどき目標を行き過ぎたり、目標に届かなかったりします。

皮肉なことに、インスリンも経口糖尿病薬も、どちらもよく効きすぎて低血糖を起こすことがあります。低血糖は四〇～五〇 mg/dl を下回る血糖値と定義されます。この副作用は重大ですから、内分泌専門医はふつう、目標とする血糖値に幅をもたせて設定します。

**糖尿病患者で高血糖を示しているとき**

10代の子どもの調子が悪いときには、小児科医または内分泌専門医に直ちに連絡して指示を仰ぎましょう。他にすぐすべきことは、第一に血糖値の測定です。

血糖値が正常より高いが二四〇 mg/dl 未満のとき。

- 一日に少なくともコップ八杯の水を飲む。
- 処方された治療計画に基づいて食べる。
- 安全な値になるまで、血糖値を一日四回検査し続ける。

| 種類 | 作用発現 | 最大作用 | 作用の持続 |
|---|---|---|---|
| 速効型（レギュラー） | 30〜60 分以内 | 2〜3 時間 | 4〜6 時間 |
| 超速効型（ヒューマログ，ノボログ） | 10〜15 分以内 | 1 時間 | 3〜4 時間 |
| 中間型（NPH，レンテ） | 3 時間以内 | 4〜14 時間（高いピーク） | 14〜24 時間 |
| 持続型（ウルトラレンテ） | 6〜14 時間以内 | 14〜24 時間 | 20〜36 時間 |
| 持続型（ランタス） | 30 分〜1 時間 | ピークなし | 24 時間 |

**表 20-6　インスリンの種類**

| 何が高血糖を起こしうるか | 何が低血糖を起こしうるか |
|---|---|
| 不十分量のインスリンまたは経口糖尿病薬 | 過剰量のインスリンまたは経口糖尿病薬 |
| 病気，感染症，外傷，情緒的ストレス | 病気，感染症，外傷，情緒的ストレス |
| 過食 | 少食または食事を抜く，下痢，嘔吐，ふだんの食事計画を守らない。 |
| 血糖値の誤り | 血糖値の誤り |

**表 20-7　高血糖と低血糖の原因**

・一回余分に速効型インスリンを投与する。

　血糖値がいつも二四〇 mg/dl 以上でケトアシドーシスの危険があるとき。

・尿中の余剰なケトン体（ケトン尿）の有無を調べる。ほとんどの薬局で試験紙が市販されている。

・尿検査でケトン体陰性か、ほんのわずかにケトン体を含んでいるとき。

　血液検査と尿検査を繰り返す。

　尿のケトン体がなくなるまで、一日に少なくともコップ八杯の水を飲む。

尿検査でケトン体陽性のとき。

・直ちに小児科医か内分泌専門医に電話する。

・たくさんの水を飲みつづける。

・運動しない。この状態では運動は血糖値をさらに上昇させる刺激となり得る。

## 糖尿病患者で症状が低血糖を示しているとき

低血糖はふつうは軽いものですが、突然やってきます。高血糖と同様、直ちに血液検査をすべきです。なぜなら、低血糖の症状は他の病気の症状と似ているからです。繰り返し低血糖が生じるときには、医師に報告しましょう。医師はインスリンか経口糖尿病薬の量を調整する必要があります。

血糖値が六〇 mg/dl 未満の低血糖ではあるものの子どもの意識がはっきりしているとき。

・すばやく消化される炭水化物製品を食べるか飲む。たとえば、ブドウ糖錠、オレンジジュース、ダイエット用でないソーダ水、ぶどうのジャム、はちみつ、砂糖など。

・十五分経過しても症状が改善しないときには、小児科医か内分泌専門医に連絡して指示を仰ぐ。血糖が少なくとも七〇 mg/dl を超えるようになるまで、十五分ごとに子どもに甘い物を与えましょう。

・子どもが危機から脱して具合がよくなったら、しっかりした食物、たとえばパン、ピーナツバターを塗ったクラッカー、チーズ、ミルクをかけたシリアルなどを与えましょう。

血糖が六〇 mg/dl 以下で、けいれんしている、うとうとして安全に飲めない、意識のないとき。

・家族か友人がホルモンのグルカゴンを子どもに注射すべきです。

・直ちに小児科医か内分泌専門医に知らせましょう。

## 10代の子どもの自己管理に協力する

糖尿病の子どもは次のような助言に従うと良いでしょう。

・高血糖、ケトアシドーシス、低血糖を警告する症状を知っておく。迅速な治療によって、これらの急性合併症の危険な症状から患者を守ることができる。

| 軽い症状から重い症状へ | |
|---|---|
| ・空腹感 | ・うとうと眠い |
| ・不安，イライラ感 | ・協調運動がうまくできない |
| ・頭痛 | ・ふらつき |
| ・冷たく湿っぽい皮膚 | ・不明瞭な話し方 |
| ・蒼白 | ・集中力低下，精神錯乱 |
| ・筋力低下 | ・膀胱の調節障害 |
| ・頻脈 | ・筋肉がピクッとする |
| ・動悸 | ・けいれん |
| ・疲労感 | ・意識消失 |

**低血糖症状を知る**

・糖尿病であると注意を喚起する身分証明のブレスレットを身につけ、財布のなかにも身分証明を入れる。

・低血糖発作に備えて、いつも糖一五グラム相当の速く消化される炭水化物の食物か飲み物を持ち歩く。

・食べる前に市販の食品の包装ラベルを読む習慣をつける。ショ糖、ブドウ糖、果糖の多いコーンシロップ、コーン甘味料、糖蜜はすべて糖の仲間です。もしこれらが主成分ならば、糖のより少ないものを選択しましょう。最近のラベルには炭水化物の総量も記されていて有用な情報です。

**両親へのメモ**　緊急の場合に備えて、いつもグルカゴンとケトン体試験紙を手元に用意してください（第21章「10代の子どもが慢性の病気や障害を持つとき」を参照）。

**甲状腺の病気（甲状腺機能低下症／橋本病、甲状腺機能亢進症／グレーブズ病）**　甲状腺機能低下症はもっともよく見られる甲状腺の病気で、蝶の形をした甲状腺がサイロキシンをほんの少ししか産生できません。一方、甲状腺機能亢進症では、甲状腺が働きすぎて過剰にホルモンを作ります。これらの自己免疫疾患はどちらも男性に比べ女性に五～十倍多く見られます。

はじめて記載した医師の名前をとって橋本病（慢性リンパ球性甲状腺炎）と呼ばれる病気は、甲状腺機能低下症の原因の筆頭です。発見者にちなんだ名前のグレーブズ病は甲状腺機能亢進症の一つの型で、青年期の若者と若年成人にもっとも多く見られます。自己免疫性の甲状腺疾患を持つ人のなかには遺伝的な性質を受け継いでいる人もいます。その場合には家族歴があります。

**甲状腺機能低下症／橋本病を疑わせる症状**

・緩慢な動作、疲労感、眠気
・抑うつ状態
・不安
・便秘
・乾いて脆い髪
・乾燥してかゆみのある皮膚
・筋けいれん
・若年女性では月経の出血が増加する
・頸がきつい感じや詰まった感じ
・甲状腺の腫大（甲状腺腫）
・食欲低下
・体液貯留、特に目のまわりのむくみ
・貧血
・手足がしびれる、ヒリヒリする
・記憶の低下
・低くなった声、かすれ声
・聴力の障害
・胸痛
・心拍の不整
・発汗の低下
・寒気をよく訴える
・体重の増加または減少

**甲状腺機能亢進症／グレーブズ病を疑わせる症状**

・多動、落ち着きがない、不安、イライラする

・暑いとよく訴える
・顔面紅潮
・大量の発汗
・薄くかゆみのある皮膚
・脆い髪
・手指の震え
・心拍数の増加、不整
・不眠
・説明のつかない体重減少
・疲労感
・筋力低下、特に大腿と上腕
・下痢
・若年女性では、月経の出血量の低下、月経周期の延長

**グレーブズ病に関連する他の症状**

・甲状腺の腫大（甲状腺腫）
・眼球突出、ときに複視（物が二重に見える）を伴う

甲状腺機能が亢進したり低下しても、子どもは何カ月間も症状を現さないことがあります。病気が進行するまで甲状腺の腫大（甲状腺腫）が生じないこともあります。橋本病は小児の甲状腺腫大のもっとも多い原因です。

**甲状腺の病気の診断**

身体診察と完全な病歴に加え、次に挙げる検査のうち一つ以上。

・血液の甲状腺機能検査。血液中の甲状腺ホルモンと甲状腺刺激ホルモン（TSH）の値を測定します。
・甲状腺の核医学的スキャン。検査のために、患者ははじめに少量の放射性ヨードを飲みます。

核医学的スキャンも行われますが、甲状腺の病気はしばしば臨床検査のみに基づいて診断されます。甲状腺ホルモンと甲状腺刺激ホルモンは互いに「サーモスタット」として働きます。したがって甲状腺機能亢進の子どもは、サイロキシンが高値になり甲状腺刺激ホルモンが低値になります。一方、甲状腺機能

低下ではこれらの比率が逆になります。

## 甲状腺の病気の治療

### 甲状腺機能低下症

**ホルモン補充療法** 一九七〇年代末からの小児内分泌疾患を専門にしているラフランキ医師によると、「甲状腺機能低下症の治療はとても単純です。レボサイロキシンという合成された薬物を一日一回与えることによってホルモンの欠乏を補います。適切な量を決定するのに時間が掛かることもありますが、私たちは体重に基づいた公式を使っています。これによってどのくらいの量で始めたら良いかがわかります」。糖尿病のインスリン治療のように、甲状腺ホルモン補充は生涯に渡るものです。幸い、大多数の子どもは問題なく錠剤を飲んでいます。ひとたび甲状腺刺激ホルモンの値が安定したら、再発のない限り、甲状腺機能検査が必要なのは年に一回だけです。

### 甲状腺機能亢進症

ラフランキ医師は言います。「甲状腺機能亢進症は少し治療がしにくい病気です。基本的には三つの選択肢があります。

**薬物療法** 一つは、いわゆる抗甲状腺薬（プロピオチオウラシル、メチマゾール）を投与する方法です。これは甲状腺機能が正常範囲になるまで、過剰な甲状腺ホルモンの産生を妨げます」。患者のおよそ四分の一では十二〜十八ヵ月の治療により長期的な寛解をもたらします。

他の種類の薬物であるβアドレナリン遮断薬は、甲状腺ホルモンの作用に拮抗します。アテノロール、メトプロロール、ナドロール、プロプラノロールのような薬物は血液中の甲状腺ホルモンの高い値を実際に下げることはありませんが、β遮断薬はこの病気の症状の多くを早期に和らげます。

**放射性ヨード治療** 薬物療法では治癒しない例が多いため、近年では放射性ヨード治療が薬物療法を凌いでいます。サイロキシンを作るために、甲状腺は血液中からヨードを取り込みます。この巧妙な治療法では、患者はI-131として知られる放射性ヨードを含むカプセルか液体を飲みます。甲状腺は放射性核種を吸収し、甲状腺ホルモンを分泌する細胞を破壊しはじめます。

放射性同位元素を飲むことを考えると危険なように聞こえるかもしれませんが、放射性ヨード治療は非常に安全な方法です。無味無臭の物質は数日の経過で消えてなくなりますが、甲状腺が完全に反応して大きさが小さくなり、甲状腺ホルモン濃度が正常に戻るのにはふつう三〜六カ月かかります。必要があれば二回目を与えることもあります。この方法で治療された患者のほとんどは数カ月もしくは何年も経ってから甲状腺機能低下症になります。そのときには甲状腺ホルモン補充療法を永久的に始めることになります。

**甲状腺手術**　三つ目の選択肢は、めったに行われませんが、甲状腺の一部を切除する手術です。甲状腺摘出術は完治が期待できる治療です。しかし広範な手術が必要な患者は、将来甲状腺機能低下になるかもしれません。

## 眼の病気

**近視**　青年期の何百万人もの男女が近視です。「近視は10代でもっとも多い目の問題です」と、ペンシルバニア州メドーブルックの小児眼科医でペンシルバニア州トーマスジェファーソン大学フィラデルフィア校眼科の臨床教授ハロルド・P・カラー医師は言います。彼は説明します。「近視の遺伝的素質を持った子どもでは、通常は成長促進の時期に眼球が前後に長く成長します」。結果として視像を作る光線が、眼の奥の「映画のスクリーン」に当たる網膜の手前で収束します。近視の人は近くのものをはっきりと見ることが出来ますが、遠くのものはぼやけて見えます。

遠視の子どもは反対の問題を持っています。すなわち、遠くにあるものを見るときの視力は正常で、すぐ近くにあるものを見ることが困難です。それは眼球が異常に短く、視像が網膜の後ろで像を結ぶからです。五、六歳より前に遠視になることは珍しいことではありません。成長するにつれ、眼球は身体の他の部分に追いつきます。遠視に対して一時的に矯正レンズが必要であったとしても、何年かすれば、（おそらく永久に）メガネを使わなくてすむようになるでしょう。わずかな遠視は小児では正常と考えられます。典型的な近視は、青年期の間に進行し、その後は二十代になると安定しはじめます。

**近視を疑わせる症状**

・繰り返す頭痛
・絶え間なく目を擦る
・よく見ようとして目を細める
・説明のつかない学業成績の低下

**近視の診断**

近視は眼科医か検眼士が行う眼科的診察と視力検査で診断されます。眼科医は医学の学位（医師または整骨治療医）を持ち、さらにすべての眼科疾患の診断と治療に関して三〜五年の研修を受けています。それには手術を行うことも含まれます。検眼士は検眼の学位を持ち、メガネとコンタクトレンズの処方と適合についての資格と、ある視力の問題について検査し治療する資格があります。眼鏡士（optician）はメガネとコンタクトレンズを合わせるよう訓練されています。しかし処方は、医師、整骨治療医、検眼士によって書かれなければなりません。

**近視の治療**

**矯正レンズ**　かつては機能だけを重視したメガネのフレームが、今ではとてもファッショナブルです。しかし10代の子どものなかには、メガネをかけることを恥ずかしがってメガネをかけず、何かというと外してしまう子どもがいます。彼らにとってはコンタクトレンズが好ましい選択になるでしょう。ただし三つの条件つきです、とカラー医師は助言しています。

「第一に、ドライアイ、重いアレルギー、繰り返す眼の感染のような、コンタクトレンズをつけるのを妨げる医学的な問題がないこと。第二と第三は、子どもが十分に成熟していることと、コンタクトレンズを適切に扱って手入れをすることができることです」。

ソフトコンタクトレンズは比較的問題が少ないのですが、それでも外すたびに洗って消毒する必要があります。常に清潔に保つことに注意が払われないと、眼の深刻な感染症を起こす可能性があります。次に、覚えておきたい他の注意事項を示します。

- 眼が赤く炎症を起こしているときには、決してコンタクトレンズをつけない。
- 眼にコンタクトレンズを入れたあとには、お湯でプラスチックケースを流して乾かす。
- 夜にコンタクトレンズを忘れずに外す。
- 緊急用に、予備のコンタクトレンズとメガネを用意しておく。

**眼の外傷**　一九七一年から小児眼科を専門にしているカラー医師は言います。「外傷は10代で見られる眼の問題のなかで二番目に頻度の高いものです」。スポーツ関連外傷がもっとも多い原因で、自転車からの転落、BB銃とエアーガンによる外傷が続きます。五歳から十四歳の子どもでは、野球が他のどのスポーツよりも眼外傷の原因になっています。典型的にはボールがバッターにぶつかった結果として起きます。一方、バスケットボールでは偶然、肘や指で突かれることが眼外傷の大多数の原因になっています。バスケットボールは十五歳から二十歳でもっとも多い眼外傷の原因です。

治療　直ちに小児科医か眼科医に電話しましょう。眼外傷の重症度に応じていくつかの異なる治療法があり、小児科医や眼科医は適切な治療方法を決定します。

**眼に外傷を受けたときにとるべき手段**

眼の切り傷や裂傷は触らずそっと扱うべきです。眼のなかに薬を塗ろうとしたり、水で流そうとしたりしてはいけません。子どもに眼をこすらないように言いましょう。やさしく包帯かガーゼを眼の上に当てて、すぐに眼科医のところに向かいましょう。

### 10代の子どもの自己管理に協力する

毎年およそ三万三千人の若い運動選手がスポーツに参加して眼にけがをしていますが、十人に九人は避けられたかもしれない事故です。スポーツをしようという子どもには、従来のアイウェアよりも二十倍頑丈な素材であるポリカーボネート製の保護レンズをつけるように強く言ってください。

## 泌尿器系の病気

**尿路感染症**　尿路は腎臓に始まります。腎臓は豆の形をした一対の臓器で、血液から老廃物と余分な水を取り除いて尿を生成します。尿管という一対の細い管を通って袋状の膀胱に尿は運ばれ、貯められます。そこから尿は別の管である尿道を下りて、陰茎または外陰部から放出されます。

この過程で尿は、尿路系の出口から細菌を洗い流します。しかし時どき微生物が尿道に忍び込み、増殖し始め、粘膜に炎症を起こします。ほとんどの尿路感染症の原因は、腸管内にいる大腸菌という細菌です。

尿道だけにとどまっている感染は尿道炎と呼ばれます。しかし多くの場合、細菌は上へ向かい膀胱に到達します。膀胱炎はもっとも多い尿路感染症で、よく尿道炎とともに生じます。適切に治療されないと感染は尿管と腎臓にまで広がります。この重篤な状態を示す医学用語は腎盂腎炎です。

若年女性は男性に比べ、尿路感染症の確率が三倍以上高くなります。考えられる理由の一つは、女性の尿道は約三・八センチの長さしかなく、細菌が膀胱に到達しやすいということです。これに対して、男性の尿道は約二十・三センチの長さがあります。二つ目の要因は、尿道の開口部が膣や肛門に近く接していることで、どちらも細菌が豊富な環境をつくります。性交のときには膣からの細菌が

**眼外傷の危険がもっとも高いスポーツ**

| | | |
|---|---|---|
| ・野球 | ・ラクロス | ・ペイントボール |
| ・バスケットボール | ・ソフトボール | ・滑降スキー |
| ・ホッケー | ・ラケットスポーツ | ・ボクシング |
| ・水球 | ・サッカー | |
| ・フットボール | ・フェンシング | |

出典：米国眼科学会（American Academy of Ophthalmology）

膀胱に押し込まれます。ボルチモアのジョンズホプキンズ医科大学の青年期医学科長アラン・ジョッフェ医師が指摘するように、実は尿路感染症は10代の子どもが性生活をしている一つの徴候かもしれません。「尿路感染症の症状と、クラミジア感染や淋病などの性感染症の症状にはかなりの重複があります」と彼は述べています。

### 尿路感染症の症状

・排尿時の痛みや焼けるような感覚
・繰り返し排尿したくなり、しかもほんの少量しか出ない。
・発熱と悪寒
・圧迫感
・腹部、腰部、背部下部の痛み
・吐き気と嘔吐
・尿中の血液や膿
・尿失禁

### 尿路感染症の診断

身体診察と完全な病歴のデータに加え、次に挙げる検査のうち一つ以上を行う。

・検尿。細菌と白血球の存在を見つけるため。
・尿培養。治療のためにどの抗菌薬を用いれば良いか決定するため。

### 尿路感染症の治療

**薬物療法**　下部尿路の感染は通常三日間の経口抗菌薬投与により治療します。しかし腎臓にまで感染が及んでいるときには、治療に時間が掛かります。もっともよく処方される薬剤はトリメトプリム、トリメトプリム／スルファメトキサゾール、アモキシシリン、アンピシリン、オフロキサシン、そしてニトロフラントインです。痛みと炎症を和らげるために追加の薬剤が処方されることもあります。

女性患者のおよそ五人に一人は、そのうちまた尿路感染症を繰り返します。新たな尿路感染はふつう、大腸菌の別の菌株や全く異なる細菌が原因で起こります。

**10代の子どもの自己管理に協力する**

次の方法は尿路感染症を防ぐのに役立ちます。

・一日にコップ八杯分の水を飲む。
・排尿したくなるのを我慢しない。三、四時間ごとの短い間隔で排尿する。
・性交後に排尿する。
・タンポンや衛生ナプキンを頻繁に取り替える。
・膣洗浄を行わない。
・前から後ろへ、または尿道／膣から肛門の方向へ拭く。

**夜間の尿失禁（夜尿）**　青年期に入るまでに夜尿が残っているのは男子でわずか四パーセント、女子でわずか二パーセントです。この数字は十八歳までにそれぞれ一・五パーセントと〇・五パーセントに低下します。ですから、夜間の尿失禁が治らない10代の子どもがどれほど悩んでいるか理解できるでしょう。ほとんどの症例では、膀胱のコントロールがうまくいかないのは生まれつきの問題です。六カ月以上夜尿がなかったあと再発したものとは対照的です。前者は一次性夜尿と呼ばれ、後者は二次性夜尿と呼ばれます。

**夜尿をどうとらえるか**

夜尿の原因には複数の要素が含まれます。寄与する因子として、カフェインの過剰摂取を含む不健康な食事管理、正常な青年期の発達の一部である深い睡眠パターン、一定しない睡眠スケジュールと睡眠時間の不足です。他の影響する因子には次のものが含まれます。

・薬剤
・カフェイン
・尿路感染症
・糖尿病などの慢性の医学的問題
・家族歴

一次性夜尿はしばしば同じパターンをたどります。両親の夜間排尿が自立した年齢を確認することが役立ちます。片方の親がある年齢まで夜尿があったならば、その子どものおよそ四〇パーセントも同じ問題を持ちます。両親がある年齢まで一次性夜尿だったならば、子どもも同じパターンをとる確率は七〇パーセントです。

年長の小児と青年期の子どもの二次性夜尿の場合は直ちに、尿路感染症や主要な医学的な病気、社会的なストレス因子や性的虐待の可能性について見直す必要があります。

## 夜尿の治療

夜尿の治療は、まず一次性夜尿を二次性夜尿と区別することです。二次性夜尿をきたすような要因があれば、夜尿そのものに注目する前に対処しなければなりません。積極的に治療に参加する子どもは、結果としてうまくいきます。

### 現実的な取り組み

まず子どもと家族に、適切な食事摂取について教育することが大切です。完全に水分を制限することは現実的ではありませんが、カフェインを含む食品を除くことは重要で、節度のある摂取を勧めることが適切です。子どもは寝る前と朝起きた直後にいつもトイレに行く必要があります。必要があれば夜中に一回、子どもを起こして排尿させることもできます。しかし夜中に二回以上起こすと、子どもの睡眠パターンを乱し、翌日の学業成績を落とすことにつながります。

### 行動変容

尿漏れアラームを用いた行動変容は、やる気のある子どものおよそ七〇パーセントに有効です。この装置は水分感受性のセンサーを含み、ブザーが鳴ったり振動したりします。ふつう、これらのアラームの値段は六〇〜一〇〇ドル（日本円でおよそ七千円〜一万一千円）です。この治療には大人の積極的な参加と長期間の掛かわり合いが必要です。医師の強力な支持のもとにフォローアップしなければなりません。

### 薬剤

夜尿に対して認可されている薬剤はイミプ

ラミンとデスモプレシンの二つしかありません。イミプラミンの正確な作用は完全にはわかっていませんが、およそ五〇パーセントの子どもに有効であることが示されています。イミプラミンの投与量ははっきりと決まっていないので、薬の過剰投与によって起こり得る毒性に関して、家族は知らされるべきです。夜尿の治療で用いられる量では心臓の副作用は報告されていませんが、治療開始前に基準となる心電図の検査が勧められます。過量投与の可能性があるので、家族はまた薬の投与について厳しく管理すべきです。

デスモプレシン（ＤＤＡＶＰ）は合成の抗利尿ホルモン（ＡＤＨ）です。その作用機序はＡＤＨに似て、およそ四〇～六〇パーセントの子どもで夜尿を改善させます。デスモプレシンは鼻腔スプレーか錠剤で手に入ります。薬代が毎月八〇～一二〇ドル（日本円でおよそ九千円～一万三千円）掛かるため、長期間投与を続けると治療費が問題になります。

**精索静脈瘤**　思春期の息子と性の問題や性の成熟について話をする際には、どのような外陰部の痛みや腫れにも注意を払い、気づいたら直ちに親や小児科医に知らせなければならないと強調してください。

陰嚢の腫れの一つの原因は陰嚢のなかの精索静脈瘤です。すべての静脈と同様に精索静脈も、内壁に沿って散在する水かきのような弁を持っています。その役割は、一方向性に心臓に向かって血液が流れるように保つことです。血液が逆流し始めるときはいつでも、弁がパタッと閉じます。

精索静脈瘤は、一つ以上の弁が正しく閉じないときに起こります。結果として、よどんだ血液が血管内に蓄積し、静脈の壁が拡張します。膨らんだ陰嚢は、拡張した静脈が透けて見えるので、「虫の袋」に似ているといわれます。

精索静脈瘤は左側の陰嚢によく起こります。

### 精索静脈瘤の症状

ほとんどの精索静脈瘤は痛みがなく、何ら症状を起こしません。ときに運動後に陰嚢の鈍く持続する痛みや重い感じを経験します。精巣容積が減少（萎縮）することもあります。

## 精索静脈瘤の診断

この状態は、指でその部分を触診することを含む身体診察と完全な病歴によって診断されます。閉塞が原因であるという心配さえなければ、放射線学的検査は必要ありません。医師が患側の精巣が小さすぎると感じるときには超音波検査をします。精索静脈瘤は立たせるとはっきりします。

## 精索静脈瘤の管理

思春期または思春期前のほとんどの精索静脈瘤は治療の必要がありません。しかし、精索静脈瘤が運動中の痛みをともなう場合には修復術が必要です。痛みがなくても、精索静脈瘤の男性には不妊が認められるため、不妊になる可能性を考慮して外科的修復を勧める医師もいます。どのような検査や調査を行っても、精索静脈瘤が原因で将来子どもが不妊になるかどうかを予測することはできません。二つの精巣の間の大きさの差がはっきりしているときには精索静脈瘤の修復を勧める医師もいます。ですから、子どもが思春期に入ったら、両側の精巣の成長と発達を注意深く調べることが重要です。外科的修復術が勧められるときには、手術は外来で行うことができます。回復にはおよそ一週間かかりますが、完全な回復には通常さらに五週間かかります。

**精巣捻転**　片側の陰囊が突然激しく痛むことは精巣捻転を示しているかもしれません。精巣捻転では精巣がそれに接続している精索に対して一回転以上ねじれます。これによって精巣への血液循環が低下するか停止します。六時間から十二時間以内に外科的に修復されないと、組織は不可逆性に破壊されます。捻転は運動中に起こることもありますが、眠っている間にも同様の頻度で起こります。どの年齢の男性でも生じますが、もっとも発症率が高いのは十二歳から二十歳の男性です。

### 精巣捻転の症状

・一方の精巣の痛み
・赤く腫れて、触れると痛む陰嚢
・腫大した精巣
・腹痛
・吐き気と嘔吐

### 精巣捻転の診断

・泌尿器科医による身体診察
・検尿。白血球の存在を検出するため。
・放射線核種によるスキャン、または陰嚢ドップラー超音波検査。精巣への血流を評価するため。
・精巣捻転の典型的な症状を持つ患者の場合は手術室に直行させる泌尿器科医もいる。

### 精巣捻転の治療

**外科手術**　精巣を救える見込みがあるときには、精巣のねじれを戻す緊急手術が必要です。もう一方の精巣がねじれないように防ぎ、守ることも必要です。

### 10代の子どもの自己管理に協力する

五〇パーセントもの患者が過去に急に精巣が痛くなったことを経験しています。親はこのようなことが起きたら小児科医に報告すべきです。

## 婦人科の病気

### 月経の異常（月経困難症・不正子宮出血）

初経のあと一、二年の間に、五〇～七五パーセントの若い女性は月経時の下腹部痛すなわち月経困難症を経験しはじめます。

月経困難症は、婦人科の病気である子宮内膜症が原因の場合もあります。子宮内膜症では子宮内膜組織が子宮以外の骨盤腔に位置します。しかしカリフォルニア大学アーヴィン校の青年期医学専門医のジェニファー・ジョンソン医師が強調するように、月経痛は子宮からプロスタグランジンが産生されることと関係があり、容易に治療できます。大多数の女子では心配のないものです。

「親のなかには、月経痛を娘が耐えなければいけない宿命ととらえている人もいるようです。月経困難症のために学校を毎月一日欠席している女子もいます。彼女たちに症状を和らげるために何か薬を飲んでいるか尋ねると、首を振っていいえと答えます。しかし月経困難症の治療には非常に有効で値段の安い薬剤があります」。

不正子宮出血と呼ばれる大量の不規則な出血は、10代の子どもの重い基礎疾患を意味することがあります。ジョンソン医師は説明します。「不正子宮出血は月経を調節しているホルモンの障害によって起きます。しかし一般に痛みがありません。治療されないでいると、患者は多くの血液を失うため重い貧血になります」。

**月経困難症の症状**

- 激しい月経痛
- 時折見られる下腹部や背中、大腿の鋭い痛み
- 発汗
- 疲労感
- 頭痛
- 失神
- 吐き気と嘔吐
- 下痢

**不正子宮出血の症状**

二十一日周期（月経の初日から次の月経の初日までを数える）よりも短い周期の出血、三十五〜四十日周期よりも長い周期の出血、または七日間以上つづく出血。この種の月経の出血パターンは医学的に検査すべきです。

**月経困難症の診断**

身体診察と(月経の病歴を含む)完全な病歴。

**不正子宮出血の診断**

骨盤の診察を含む身体診察と完全な病歴に加え、次に挙げる検査のうち一つ以上（関連する合併症や腫瘍や性感染症の徴候を検査するため)。

「精巣捻転は外科的に緊急性のある状態であり，時間が重要であることはいくら強調してもし足りないぐらいです」とジョッフェ医師は言います。「10 代の子どもが精巣の痛みを訴え始め，1 時間くらい経過してもよくならないときには，救急室に診察に連れて行きましょう。6 時間以内ならばたいてい精巣全体を温存できます。手術が 6 時間から 12 時間以内に行われると，70% の患者では精巣機能が回復します。12 時間を過ぎるとわずか 20% の患者しか回復しません」。

**緊急性のある状態**

・血算
・甲状腺機能検査
・性感染症に関する臨床検査
・妊娠反応検査
・ゴナドトロピン、プロラクチン、アンドロゲンの測定

## 月経異常の治療

薬物療法

特別な病気を除外できれば、女子に薬剤を投与することができます。月経困難症の月経痛はふつうイブプロフェン、ケトプロフェン、ナプロキセンなどの非ステロイド系抗炎症薬（NSAIDS）の鎮痛薬で対応できます。これらの薬剤は子宮がプロスタグランジン（月経痛の原因になる自然に作られる化学物質）を放出するのを阻害します。経口避妊薬もひどい月経痛を和らげるのに用いられます。経口避妊薬のようなホルモン療法は不正子宮出血の治療にも用いられます。非ステロイド系抗炎症薬もある程度出血を減少させます。

**膣の感染症〈膣炎〉（細菌性膣炎と膣カンジダ症）**　膣カンジダ症は、膣や口腔、咽頭、皮膚に棲みついている多くの真菌のうちの一つ、カンジダ・アルビカンスによって生じます。膣のやや酸性の化学物質が、正常の膣内に存在する細菌と真菌のバランスを制御しています。酸性とアルカリ性の微妙なバランスが変わると、カンジダが増殖し、カンジダ感染症（カンジダ症）を引き起こすのです。

同じような不安定な休戦状態が「良い」細菌（乳酸菌）と「悪い」細菌（嫌気性菌）の間にも存在します。細菌性膣炎では嫌気性菌が乳酸菌のほとんどと置き換わるほどにまで急速に増殖します。カンジダ症におけるように、膣内は酸性からアルカリ性に変わります。「細菌が過剰に増殖する理由はだれもはっきりと知りません」とフィラデルフィアの聖クリストファー小児病院の小児科医メグ・フィッシャー医師は言います。興味深いことに、細菌性膣炎はセックスによって伝染することはありませんが、性関係を持つ女性は感

子宮内膜　子宮の内側を裏打ちする膜構造。受精卵（胚）が子宮に入り９ヵ月間の妊娠を始めるのを見越して，子宮内膜は毎月厚くなります。着床が起こらないと子宮は使われなかった余分な組織を落とします。それらは月経血の一部として膣を通って身体から出てきます。

**知っておいたほうがよい言葉**

染率が高く、複数のパートナーと親密な関係にある場合にはさらに感染率が高くなります（第12章「性」を参照）。

### 細菌性膣炎と膣カンジダ症の症状

骨盤の診察を含む身体診察と完全な病歴に加え、次の検査。感染を除外するための膣分泌液の顕微鏡分析（小児科医はこれらの検査を湿式標本、ＫＯＨ染色標本と呼ぶかもしれません）。

### 膣感染症の治療

**薬物療法**　膣カンジダ症は、クリームや軟膏や坐剤の剤形で手に入るブトコナゾール、クロトリマゾール、ミコナゾール、チオコナゾールなどの抗真菌薬で治療します。フルコナゾールは経口投与できます。もっとも短期間の治療は一回で済み、八〇パーセントで有効です。細菌性膣炎に対する治療としては、抗菌薬のクリンダマイシンとメトロニダゾールを主に使用します。

## 感染症

**伝染性単核球症**　よく知られた伝染性単核球症のニックネーム"kissing disease"（キス病）はやや誤解を生じやすい言葉です。ＥＢウイルス（Epstein-Barr Virus）は伝染性単核球症と診断されたうちの八五パーセントの原因であり、他人の唾液から感染しますが、感染者と同じコップやストローで飲むことによってウイルスに感染することもあります。伝染性単核球症は粘液の飛沫によっても伝染するので、咳のひどい期間にＥＢウイルスを持つ人の近くに座ることや、くしゃみからウイルスの曝露を受けることがあります。

症例のさらに一〇パーセントは、ヘルペスウイルスの仲間のなかで二番目によく見られるサイトメガロウイルス（ＣＭＶ）によって生じます。サイトメガロウイルスもＥＢウイルスも日和見感染を起こします。それらは一生の間、何も起こさずに体内に潜伏していることもあります。免疫系が万全でないときに

| 細菌性膣炎 | 膣カンジダ症 |
|---|---|
| ・グレーから白色のミルク状の分泌物。<br>・「魚のような」とよく表現される悪臭，セックスのあとにもっとも気づかれる。<br>・ときにかゆみ，ヒリヒリ感。 | ・白色の濃い凝乳のような分泌物。<br>・においはない。<br>・きわめてかゆく，ヒリヒリする。特に排尿時に。<br>・炎症。膣の陰唇とそのまわりの皮膚（外陰部）の発赤と腫脹。<br>・セックス中または後の不快感。 |

**表 20-8　膣感染症の症状**

のみ、ウイルスが問題を起こします。フィラデルフィアの聖クリストファー小児病院のメグ・フィッシャー医師の説明によると、「いったん伝染性単核球症にかかると、ふつうは二度とかかりません。しかし伝染性がなくなることはありません」。

　伝染性単核球症はほぼどの年齢でも発症しますが、もっとも多いのは十五歳から三十歳の間です。大学生に伝染性単核球症の発症率が高いのは、おそらく宿舎に密集して住んでいることや、特に期末試験のころに衰弱する傾向があることに関係しています。

### 伝染性単核球症の症状と徴候

・発熱（三八・三～四〇度）と悪寒
・咽頭痛
・疲労感
・リンパ節腫脹。鼠径部と腋窩部、特に頸部の後ろ
・痛み
・食欲低下
・咽頭の奥の白い付着物
・頭痛
・光への過敏性
・腫れぼったいまぶた
・脾腫または肝腫大
・貧血
・まれに黄疸や皮疹

　10代の子どもや若年成人では、伝染性単核球症の初めの症状ははっきりしないことがしばしばあります。多くは全く無症状ですが、非典型的な症状を示すこともあり、診断を難しくしています。しかし、たいていの青年期の子どもでは、古典的な四つの症状、咽頭痛、発熱、疲労感、リンパ節腫脹が起こります。触ると痛みがあり、硬いリンパ節は小さい卵ほどの大きさに成長することもあります。

### 伝染性単核球症の診断

　身体診察と完全な病歴に加え、次に挙げる検査のうち一つ以上。

・血算。リンパ球と呼ばれる白血球数の増加

を見るため。

・EBウイルスの抗体価の血液検査。EBウイルスに対する抗体の存在を検出するため。

・交差反応性の抗体凝集反応の血液検査。EBウイルスでよく見られる抗体の種類である異好性抗体を選別するため。モノスポットテストとも呼ばれる。

## 伝染性単核球症の治療

**ベッドの上での安静、充分な水分、バランスのとれた食事**　伝染性単核球症それ自体に対する治療はありません。**表20-9**に示す治療は、厳密には関連する痛みや発熱、咽頭痛を抑えるためのものです。典型的には、症状は一週間から三週間のうちに自然の経過で治ります。しかし何カ月間も具合の悪い子どももいます。米国小児科学会感染症委員会の委員であるフィッシャー医師は、「伝染性単核球症は驚くほど多様な病気です」と言っています。早期の影響が消えた後でも疲労感や筋力低下が数週間以上も残ることがあります。

伝染性単核球症の患者はかつて四週間から六週間ベッド上の安静を、その後さらに三カ月間活動の制限を強いられていました。フィッシャー医師は言います。「今では、一週間で具合がよくなって日常生活に完全に戻ることのできる子どももいます」。患者の半数で脾臓が腫大します。脾臓は腹部の左上部にあるリンパ節に似た臓器で、血液を貯蔵して、濾過します。過激な運動や外傷による身体への衝撃によって脾臓が破裂することがあります。内部への出血は命取りになることもあります。幸いこの合併症はきわめてまれです。しかし予防として、伝染性単核球症から回復した子どもは、身体への負担が大きい競走的なスポーツをおよそ一カ月間、小児科医が許可するまで避けるべきです。

左上腹部が突然激しく痛み、五分経っても痛みがひかないときには、直ちに病院の救急部に連れていくか、地元の救急医療サービスに電話連絡する必要があります。

**慢性疲労症候群**　伝染性単核球症の原因の

| 症状 | 子どもの具合を良くするためにこれを試しましょう |
|---|---|
| 痛み／発熱 | ・軽い鎮痛薬／解熱薬の組み合わせ（アセトアミノフェン，イブプロフェン）<br>・18 歳未満の子どもにアスピリンを与えてはいけない。アスピリンは致命的なライ症候群の危険性を高める。 |
| 咽頭痛 | ・温かい食塩水でのうがい<br>・冷たい飲み物や凍ったデザート<br>・のど飴やハードキャンディー |
| 溶連菌性咽頭炎 | ・小児科医が処方する抗菌薬のペニシリンやエリスロマイシン（伝染性単核球症自体はウイルス疾患なので，抗菌薬には反応しないことに注意） |

**表 20–9　若い患者を快適に保つ　伝染性単核球症の一般的な症状に対する治療**

EBウイルスは、かつて慢性疲労症候群にも関係しているといわれました。のちにその容疑は晴れましたが、慢性疲労症候群を引き起こす確実な原因が見つからないことで研究者たちは頭を悩ませています。もっとも有力なのは、遺伝的、免疫学的、心理学的要因の組み合わせがこの病気の原因であるという説で、感染した結果引き起こされます。その感染の一つに伝染性単核球症があります。

## 神経の病気

**頭痛**　緊張性頭痛による軽度から中等度の頭痛は、10代でもっとも多い医学的な訴えの一つです。典型的な緊張性頭痛では頭の両側から首にかけて万力でつかまれるような圧迫感を覚え、それが一日以上続きます。ボストンのニューイングランド医療センターのジョン・クリーグ医師はこう説明しています。「何が起こっているかというと、頭の筋肉が頭蓋骨のまわりを締めつけているのです」。

片頭痛は青年期の若者の一〇パーセント、

特に女子に多くみられ、頭痛発作が特徴です。頭痛発作からその重症度がわかります。まず視覚の異常が先行し、そののちに頭の片側のズシンズシンと叩かれるような痛みがでるものは、前兆をともなう片頭痛と呼ばれます。眼科医のハロルド・カラー医師によると、「明るい、ピカッとする光で、回転花火やジグザク模様が見えます」。親はよく、視覚的な錯覚や頭痛を眼の疲れのせいだと誤解します。前兆は数分のうちに治まることもあれば数時間続くこともあります。一方、痛みは通常数時間続きます。前兆をともなわない片頭痛は突然起こり、三時間から数日間続きます。片頭痛は頻繁に、週に数回起こることもあります。まれに頭痛の間隔が数年空くこともあります。

ストレス、さまざまな食物、頭頸部の血管が収縮し脳への血流が低下することなど、片頭痛の原因や誘因はたくさんあります。二〇〇〇年に国立衛生研究所の研究者たちは別の原因、脳の後ろ側の機能障害を発見しました。どうやら、誘因（六三八頁の囲みを参照）が異常に興奮しやすい脳細胞に小さな刺激を発射させ、電流が途中の痛みの受容体を刺激しながら脳と脳幹部全体にさざなみのように伝わっていくのが頭痛の原因らしいのです。

**頭痛の症状**

緊張性頭痛

- 前頭部の両側の、持続的な鈍い痛み
- 頭が締めつけられるような感じ。頸部に放散する。

片頭痛

前兆をともなう片頭痛

- 前兆と呼ばれる視覚の異常
- 頭の片側の、ときに反対側にも及ぶ脈を打つような強い痛み
- うとうとした眠気

前兆をともなわない片頭痛

- 頭の片側の脈を打つような強い痛み

・知力の鈍り
・不機嫌
・疲労感
・水分貯留
・光への過敏性
・下痢
・吐き気と嘔吐
・うとうとした眠気

**頭痛の原因の診断**

・身体診察と完全な病歴
・CTスキャン、MRIスキャン、腰椎穿刺など、より複雑で侵襲的な処置は重い病気が疑われるときのみ行われる。

**頭痛の治療**

頭痛は、発症の初期にもっともよく治療に反応します。子どもが緊張性頭痛なら、頭を少し上げて横になり、くつろぐように言いましょう。温湿布や冷湿布を額や首に当てることや、温かい風呂やシャワーは痛みを和らげるのに役立ちます。片頭痛の子どものためには、感覚刺激を最小限にしましょう。部屋の明かりを消す、カーテンを閉める、家族にうるさくしないように頼む、など。冷湿布はここでも役立ちます。痛みを悪化させるだけなので、温湿布は当てないようにしましょう。

**薬物療法**　緊張性頭痛と片頭痛はしばしば市販の鎮痛薬のアセトアミノフェンやイブプロフェンを一回飲むだけでよく効きます。米国頭痛教育会議によると、アセトアミノフェンのほうが早く効果が現れますが、痛みを和らげる力が強いのはイブプロフェンのほうです。症状が繰り返されるときには次の段階として、スマトリプタン、ナラトリプタン、リザトリプタンというトリプタンのなかの一つを処方します。このグループは、神経伝達物質セロトニンの作用を阻害することによって、片頭痛の三分の二を鎮めます。またトリプタンには鎮静作用がないため、片頭痛のため寝込むことなく、子どもは早期に学級や他の活動に戻ることができます。

しかし過剰な治療は頭痛のぶり返しを誘発

頭痛はたいていウイルス感染や溶連菌性咽頭炎，アレルギー，副鼻腔炎，尿路感染症などの病気にともなって現れます。よくある他の原因は以下の通りです。

---

・極度の空腹やのどの渇き
・睡眠不足
・特定の食品や飲料。チョコレート，ハードチーズや熟成チーズ，ピザ，ヨーグルト，ナッツ，ライマメ，加工処理された肉，ある種のフルーツやフルーツジュースなど。
・食品添加物（グルタミン酸ナトリウム，硝酸塩，亜硝酸塩）
・処方箋なしで買える栄養補助食品や薬品，処方薬（経口避妊薬，テトラサイクリン，過量のビタミンA）
・カフェインを含む食品と飲料（ソーダ水，コーヒー，チョコレート）
・アルコール，コカイン，ほかの非合法薬物
・眼精疲労，太陽を見つめたとき
・疲労
・歯の感染症や膿瘍
・女子の月経周期にともなうホルモンの変化
・気候の変化
・情緒的なストレス，うつ状態，不安，激しい怒り，極度の興奮
・うるさく蒸し暑い環境
・チラチラ，ギラギラする光
・強い芳香
・歯を食いしばる，歯ぎしり
・激しい運動
・頭部外傷

**頭痛の原因**

1ヵ月に3回以上，片頭痛に苦しんでいる10代の子どもには予防薬が有効です。予防薬としてはアミトリプチリンなどの抗うつ薬，$\beta$遮断薬，カルシウムチャンネル遮断薬，抗けいれん薬が用いられます。

**知恵**

する恐れがあるため、賛成できません。この頭痛のぶり返しという現象は、一九八〇年代に発見されました。毎日や一日おきに鎮痛薬を飲むと、脳が自分で痛みと闘う力が妨げられます。結果として、やがて子どもは薬と薬の間に余計に頭痛を感じ始めます。さらに、いったん効果のあった薬がもはや同様の効果を発揮できなくなります。

**誘因を見つける**　小児科医は子どもの頭痛の原因を正確に見つけるのに役立てるため、「頭痛日記」をつけるよう提案するかもしれません。そこには、次のような情報を書きとめます。

・いつ頭痛が起こるか
・頭痛がどのくらい続いたか
・頭痛が起きたとき何をしていたか
・その日に食べたもの
・前夜の睡眠時間
・頭痛を改善させるか悪化させると思われるすべての観察事項

食品であれ、薬品であれ、状況であれ、片頭痛の誘因を発見し取り除くことによって、片頭痛の発症を大きく減らすことが出来ます。しかし、学校のストレスのように避けられない誘因もあります。フロリダ州パームビーチのパームビーチ頭痛センターの研究者が十二歳から十七歳までの千九百人の片頭痛患者に関して調べ、興味深い（しかしさほど驚くべきことでもない）パターンを発見しました。一週間の七日間のうち、片頭痛は土曜日がもっとも少なく（九パーセント）、月曜日にもっとも多く（二〇パーセント）起こるというものでした。

小児科医や心の健康の専門家が教えるリラクゼーション運動は、子どもが立ち直る大きな力をつけてストレスを処理できるようになるのに役立ちます。他の心身技法のバイオフィードバックは片頭痛の頻度と持続時間を減少させるのに役立つことが証明されています。心理療法も片頭痛の治療に貢献しています（四一九頁の「不安障害」を参照）。

### 10代の子どもの自己管理に協力する

次に挙げる秘訣は、子どもが頭痛を避けるのに役立ちます。

・適切な量の睡眠をとる。
・可能なら、規則的に食事を取る。不可能ならば頻繁に軽食をとる。
・定期的に運動する。
・頭痛の誘因を発見するのに役立つような頭痛のパターンを知る。

**ふらつき・意識消失発作（失神）**　脳への血流が一時的に低下することにより、意識がなくなる状態、いわゆる失神になります。いろいろな病気が失神を起こし、そのなかには重い病気もあります。ピッツバーグ大学医療センターの小児神経科医パトリシア・クラムリン医師は言います。「青年期の子どもでは、失神はふつう血管迷走神経性失神が原因です」。小児科医によってはこれを神経因性失神と呼ぶかもしれません。子どもは倒れたときに頭部外傷や裂傷を負うかもしれませんが、重篤な病気ではありません。

失神は、痛み、疲労、暑さ、運動、ストレス、そして悲しい知らせを聞いたショックや映画で怖いシーンを見たショックなどの強い情動によって誘発されます。反応として心臓はふだんよりも力強く収縮します。神経系はこれを感じ取って過剰反応し、ポンプ機能を低下させ、血圧の急激な低下を起こします。同時に脳に血流を運ぶ血管を含む主要な血管を細くします。若い人であれば、ふつうは数分後に意識を回復し、記憶も保たれ永続的な影響を残しません。

#### 失神の症状

突然頭がぐらぐらし、その後意識がなくなって倒れます。

#### 失神の診断

・身体診察と完全な病歴
・傾斜台試験

**小児科医に連絡すべきとき**

通常，頭痛は心配するようなものではありませんが，頭痛が髄膜炎や脳腫瘍のような重い病気の徴候である場合もあります。以下の場合には，直ぐに小児科医に電話すべきです。

- 頭部外傷後に生じた頭痛
- けいれんや失神をともなう頭痛
- 1 週間に 2 回以上の頭痛
- 進行性に悪化する頭痛
- ひどい頭痛のため子どもが学校やふだんの活動に参加できない場合
- 頭痛がひどくて眠れない場合，早朝に起こる頭痛
- 目のかすみ，目の前の斑点など視覚の異常を起こす頭痛
- 運動中や，咳・くしゃみのとき，排便しようと息むときに悪化する頭痛
- 発熱，嘔吐，項部硬直，歯痛，息切れ，顎の痛み，学業成績の急激な低下，性格の変化，協調運動障害，ふらつき，錯乱，言語不明瞭など，他の症状をともなうとき

血管迷走神経性失神を持つ家系は少なくありません。クラムリン医師は言います。「患者の家族歴をとると、近い親戚が同年代のときに似たような症状を経験していることがあります」。たいていは病歴と、可能なら傾斜台試験に基づいて診断することになります。この検査は単純で、器具を体内に挿入する必要もありません。患者を器械の台に寝かせて固定し、次にほとんど直立する位置にまで台を起こし、この角度で十分から十五分間停止します。急に血圧と心拍数が低下して失神が誘発されると、血管迷走神経性失神の検査結果は陽性と考えられます。台を寝かせれば、患者の心拍と血液循環は正常に戻り、意識を取り戻すので安心してください。

医師はけいれん（てんかん）や心臓の病気など、他の病気の可能性を除外するために、さまざまな追加の検査を指示することもあります。

## 失神の治療

**食事療法**　失神を起こしやすい10代の子どもは、推奨される塩の所要量二〇〇〇～三〇〇〇ミリグラムを摂取していない傾向があります。塩分の多い食事は結果として高血圧につながることがありますが、少なすぎるのも健康的ではありません。なぜならミネラルの機能のうち二つは、血圧を制御し血液循環を保つことだからです。

子どもはよく十分な水分をとらないことがあります。これもまた血管迷走神経性失神の誘因になります。子どもは一日に少なくとも八カップの水か他の水分をとるべきです。

**薬物療法**　薬剤が使われるときには、血管迷走神経性失神の症状を制御するのに通常、三つの薬剤のうち一つが求められます。ミネラルコルチコイドの一つ、フルオロコルチゾンは腎臓に働き、食事中の塩分が尿中に排泄されずに再循環されるようにします。かわりにカリウムが犠牲になります。したがって子どもがこの薬剤を始めるときには、ふつうはカリウムが補充されます。

アテノロールはまったく異なる機序で作用します。β遮断薬は心拍を減速させ、失神反射のスイッチを入れる強力な収縮を防ぎます。ジソピラミドもまた心臓の収縮力を落としますが、抗不整脈薬と抗コリン薬という二つの異なる薬剤群に属します。

### 10代の子どもの自己管理に協力する

次に示す方法は、失神を起こしやすい子どもが、将来の失神の頻度を減らすのに役立ちます。

・失神の初めの徴候がわかるようになる。頭を膝の間に入れたり、横になったりすることによって、完全な気絶を防ぐことができます。
・シャワーや風呂、暑い日中の太陽など、暖かい環境で過ごす時間を最小限にする。サウナや熱い湯船、ジャグジーは避けるべき

**子どもが失神したときにどうするか**

・できるだけ，子どもが地面に倒れこむ前に抱き留める。
・やさしく仰向けに寝かせる。
・口に食べ物があるときは，横向きに寝かせ，顔を地面に向ける。
・アンモニアやアンモニアカプセルを使ったり，冷たい水をかけたり頬を叩いたりして目を覚まさせようとしない。子どもは数分のうちに自力で正気に戻る。
・小児科医に連絡する。

です。

・長時間立っているときには、血液の流れが保たれるように、体重をかけかえたり脚の筋肉を曲げたりする。腰を曲げて身体を前に倒すようなちょっとした運動も脳への血流を助けます。
・長時間座っているときには、低い椅子に座り、手を膝に置いて上体を前に倒したり、膝を持ち上げて胸につけたりする。
・ベッドで頭が少し上がるように枕を使う。
・アルコールは静脈を拡張させ血圧を低下させるので、飲用を避ける。

**睡眠の問題**　男女が青年期に差し掛かるまでに、ふつうは小児期によく見られる睡眠の問題はなくなっています。夜中に何度も転げまわったり寝返りを打ったりする子どもは、小児科医に見せるべきです。時どき見られる不眠に対しては、子どもがぐっすり眠れるように次の手段によって夜の習慣を改善させましょう。

・睡眠のサイクルを制御している体内時計を狂わせるので、長時間の昼寝をやめさせる。
・カフェイン入りの紅茶、ソーダ水、コーヒー、チョコレートを避ける。刺激物のカフェインは正常な睡眠リズムを乱します。
・就寝時刻前ではなく、日中に運動する。運動は身体を活発にします。快眠にはほとんどつながりません。
・就寝の一、二時間前に、マフィンやクラッカー、シリアル、新鮮な果物や野菜、ポップコーン、ソルベやシャーベット、他の炭水化物に富む食べものを軽くとる。就寝直前に重い食事はとらないこと。
・温かい、くつろぎの入浴をする。
・温かい牛乳を一杯飲む。

## 整形外科の病気

**反復性ストレス傷害**　国立科学アカデミーは、アメリカの成人一三〇〇万～二〇〇〇万人が、国内第一位の仕事中の傷害である反復性ストレス傷害に罹っていると推測していま若者のふらつきや失神の原因で他によく見られるものは，過呼吸（661 頁の囲み，「呼吸器の病気」参照）と起立性低血圧の二つです。「起立性」とは「まっすぐに立つことによって引き起こされる」ということ,「低血圧」とは「血圧が低いこと」です。この状態の青年期の子どもは，うつぶせに寝た状態から急に立ち上がるとふらふらして力が抜けた感じがします。血圧の低下は，思春期の成長によって体の重心が急速に高くなり，血液量が増加することと関係しています。

**10 代の失神，他の原因**

す。ほとんどの反復性ストレス傷害は手や手首に関係し、多くの症例ではパソコンを使うことと関連しています。キーボードをタイプしたり、マウスでクリック・アンド・ドラッグをしている10代はどんどん増えているため、反復性ストレス傷害がこの年齢層で増えるのは必至です。

パソコンに向かって過ごす時間のすべてが、手や手首、肘、肩、首、背中の軟部組織に蓄積的な影響を与えます（反復性ストレス傷害の別名は蓄積性外傷疾患です）。サイバースペースを旅する人びとのなかに、二十代で痛みを訴える人が増えていることを医師が報告しています。しかし、神経や腱の最初の損傷は、五～十年も前に、彼らが10代のころに経験していることが多いのです。

### 反復性ストレス傷害を示す症状

患部の軽い疼きや痛み。そのまま放置すると進行して、次のようになります。

・手や手首、指、前腕、肘のこわばり、痛み、しびれ、チクチクする感じ、ヒリヒリする感じ、冷たい感じ。
・握力の低下、協調運動障害
・激しい痛み

### 反復性ストレス傷害の診断

身体診察と医学的病歴を徹底的に調べます。さらに、次に挙げる検査のうち一つ以上。

1．神経伝導速度検査
2．X線検査

### 反復性ストレス傷害の治療

**固定**　軽症の反復性ストレス傷害では多くの場合、患部を休めることだけでよくなります。患者は一時的に軽い副木やもっとしっかりした装具をつけなければならないこともあります。指示されたとおりに装具をつけましょう。リッチモンドのヴァージニア医科大学の研究者は、対象者の数が比較的少ない手根管症候群患者に対する研究を行い、装具を二十四時間つけた患者は、装具をつけなかった患者よ腰痛は若者の間で増加している病気です。12 歳までに子どものおよそ 8 人に 1 人は腰痛を訴え，18 歳までには半数以上が腰痛を抱えています。リュックサックに荷物を詰め込みすぎるのが原因の一つです。今日の 10 代は，引っ越しの業者のようにドカドカ歩いて登校します。身の回りの持ち物をどっさり背負っているため，1 ヵ月間アラスカの原野に行こうとしているのかと思うほどです。リュックサックに 20 ポンド（約 9 kg）以上の本や食料品，スポーツ用品を詰め込むことも珍しくありません。これが脊椎や腰の筋肉とともに脊椎の椎間板に圧力を加えます。

米国整形外科学会は損傷を避けるために以下のガイドラインを推奨しています。

- リュックサックはそれを背負う人の体重の 10 ～ 15％ を超えない重さにすべきです。
- 幅広のパッドつきの肩ひもと背あてのついた型を選びましょう。車輪つきのリュックサックはどうでしょう。
- バッグに物を詰めるときには，一番重いものを，あなたの背中にもたれかかるように，身体に近い側に置きましょう。また，歩いている間にものが動かないようにきつく詰めるようにしましょう。
- 肩ひもは片っ方だけかけるのではなく，両方かけましょう。また，リュックサックは腰よりも 2 インチ（約 5 cm）上に掛けるべきです。
- 毎日何度もロッカーに行くようにする。いっぱいに詰まったバッグをいつも引きずって廊下を歩く必要はありません。

腰の痛みが続く場合や，活動が妨げられるか制限が必要なとき，他の問題が関係しているときには，子どもは小児科医の診察を受けるべきです。

**リュックサック批判**

- 滑液包炎　滑液包の炎症。この小さく，液体によって満たされた袋は身体じゅうにあり，軟部組織と骨の間の動きを容易にします。滑液包炎がもっともよく見られるのは場所は肩です。
- 手根管症候群　手首を通って手に至る大きな神経が圧迫されることによって生じる病気。
- 腱炎　腱の炎症
- 腱滑膜炎　腱とそれを包む一層の組織（腱鞘）の炎症

**反復性ストレス傷害の種類**

りも回復が早いことを示しました。

**薬物療法**　より重症な反復性ストレス傷害例では、腫れをひかせるために、市販薬や医師の処方による非ステロイド系抗炎症薬の内服が必要になることもあります。ナプロキセンやイブプロフェンがその例です。

**外科手術**　滑液包炎や腱炎、腱滑膜炎の治療のために手術が必要になることはまれです。しかし、手根管症候群は、非外科的な治療に必ずしも反応しません。手術が必要な場合には、正中神経にかかる圧を開放するために、整形外科医は、手首の靱帯のうち一本を切断する外来手術をします。

### 10代の子どもの自己管理に協力する

反復性ストレス傷害は、治療よりも予防の方がはるかに簡単です。お母さん、お父さん、あなたがたの役目です。あなたの子どもがパソコンの前に座ったら、次に記した健康的な習慣を守っているかどうか確かめましょう。

また、これらの習慣を書き記してパソコンの前に貼っておきましょう。

- 椅子（背もたれがあったほうが良い）にきちんと座り、肩の力を抜く。
- 両足を床か足置きの上に置く。
- 目はモニター画面のてっぺんと同じ高さにする。そして頭はやや下に傾けて、顎を突き出さない。
- 手首をまっすぐに伸ばしキーボードと同じ高さに保つ。キーを叩くのに指を伸ばさないようにする。
- タイピングのときに手を捻じ曲げない。指は前腕からまっすぐな線になるようにする。
- パームレストは、タイピングのときではなく、ひと休みするときに手を置くためのものである。
- キーボードは少しだけ手前に傾けると良い。
- キーの上を指が軽く跳ねるようにタイピングする。強く叩いてはいけない。同様に、マウスを強く握り過ぎない。可能なら、ショートカットキーをできるだけたくさん覚えて、マウスに頼り過ぎないようにする。
・CTRL＋K、ALT＋$F_8$のように複数のキーを組み合わせて打つときには両手を使う。
・モニターとキーボードは正面に置く。横に置いて振り向かなければいけないようにしない。
・マウスを使うときには、手と指を使うかわりに手と腕を使って動かすようにする。
・部屋を寒くし過ぎない。温度が低いと筋肉がこわばりやすくなる。
・タイピングのときに、受話器を肩と頬ではさんで電話をしない。マイク付きヘッドホンやスピーカーホンを着用する。
・パソコンに一時間向かうごとに十分間の休憩をとる。立ち上がって手首を振りほぐす。外を歩く。仕事や遊びに没頭して忘れないように、時計のアラームをセットする。
・子どもがこわばりなどの反復性ストレス傷害の初期症状を訴えたら、音声認識装置（マイクロホンに向かってしゃべると、驚くことに話した言葉が文字になって画面上に現れる装置）の購入を検討する（第19章「運動とスポーツ」の「使いすぎ症候群」五四二頁を参照）。

**脊柱側彎症**　私たちの脊柱は、体重を分散させるためにもともと前後に彎曲しています。気をつけの姿勢で立っている兵士の側面X線を見ると頸椎はやや前方に弧を描いていることがわかります。十二個の胸椎はゆるやかに後ろに曲がっています。そして上半身の体重のほとんどを支えている腰椎では、骨盤に近づくにつれて前にアーチを作ります。

　青年期女子のおよそ二十五人に一人、青年期男子の二百人に一人は脊柱側彎症になります。X線をとると彼らの脊柱は、程度はさまざまですがはっきりとしたS字形になります。背中から写真をとると、正常な脊柱には左右の彎曲がありません。彎曲の角度が十度を超えると側彎症といわれます。

　この疾患は、ポリオや筋ジストロフィー、他の中枢神経疾患の合併症として起こること

10 代の子どもが指の関節をポキッと鳴らす癖があっても心配は要りません。そのポキッという音が何かが損傷している感じを与えるかも知れませんが，関節を鳴らしても関節に永続的な障害は起こりません。

知恵

もありますが、10代女性の症例の五分の四は特発性、すなわち原因不明です。しかし、家族も側彎症であることがよくあります。

### 脊柱側彎症を示す症状

- 上半身が著しく曲がっている
- 非対称な、丸い肩
- くぼんだ胸
- 背中の痛み（まれ）

脊柱側彎症は何カ月何年も掛かって静かに発症することがあります。ですから、小児科医が子どもの背骨を診察することでしか発見されないかもしれません。10代の成長促進のあいだに急速に進行します。側彎症を持つ子どもの七人に一人は彎曲が強く、治療が必要です。

### 脊柱側彎症の診断

- 身体診察と医学的病歴の徹底的な調査
- X 線検査

### 脊柱側彎症の治療

**装具**　多くの症例では、治療が必要なところまでは進行しません。彎曲角が一〇～二〇度の患者では、経過観察のための診察をおよそ六カ月ごとに予約します。

二十五度を超える彎曲の場合には装具が必要です。整形外科の背中用装具には主に二種類があります。ミルウォーキー装具は首輪があり、脊柱のどの部分の彎曲も矯正することができます。胸腰仙椎装具は胸椎以下の変形のためのものです。この装具は腕の下につけ、肋骨と骨盤と腰のまわりを包みます。

脊柱側彎症の患者は椎骨の成長が完了するまで、女性ではおよそ十七～十八歳、男性では十八～十九歳まで、一日のうち数時間を除いてずっと装具をつけていなければなりません。装具は昔よりも見た目がよくなり、衣服のなかに簡単に隠すことができます。装具をつけても身体活動はほんの少ししか妨げられません。当面は激しくぶつかりあうスポーツやトランポリンだけを禁止すれば良いでしょう。

外科手術　外科的に脊柱側彎症を修正する手術の後方脊柱固定術とインストラメンテーションは、通常は脊柱の彎曲が五十度以上のときに勧められます。外科的処置は金属の棒やねじを用いて脊柱の一部を安定させるために患部の脊椎を互いに完全にくっつくまで結合させます。通常、これには十二カ月かかります。手術を受けた10代の子どもはまだ運動の制限がありますが、装具にはさよならできます。

**10代の子どもの自己管理に協力する**

若い脊柱側彎症患者のおよそ五〇パーセントだけが装具をつけています。医師の指示に従うことの重要性を親は子どもに伝える必要があります。同時に、この病気が自己同一性や自信に関係している10代の子どもの身体像に与える多大な影響に敏感であるべきです。慢性の医学的な問題を持つ子どもへのカウンセリングの経験のある、心の健康の専門家への紹介を、小児科医か整形外科医にお願いすることも考えましょう。脊柱側彎症協会によって運営されているような、患者支援グループも役立ちます。

## 呼吸器の病気

**喘息**　アメリカ合衆国の青年期の子どもと若年成人の十人に一人は、一般には小児期にかかる呼吸器の病気である喘息に苦しんでいます。喘息は肺全体に空気を運ぶ気管支の過敏性として説明されます。呼吸器感染や環境中の刺激物が空気の通り道を攣縮させます。同時にその粘膜が炎症を起こし、腫れます。肺からの痰が狭くなっている通路を絶えず詰まらせます。最終的には、酸素を運ぶ新鮮な空気は入ることができず、古くなった二酸化炭素が多く含まれた空気を吐き出せなくなってしまいます。喘息発作は子どもにとっても親にとっても怖いものです。重い発作では、喘鳴と咳が空気を求める死に物狂いのあえぎに代わります。喘息が致命的になることはまれですが、救急治療を要する場合があることも頭に入れておいてください。

最近の知見によって、喘息について長い間考えられていた見解が否定されつつあります。たとえば、かつては若い患者のおよそ半数は10代中ごろまでには完治すると考えられていました。しかし今では、喘息は隠れること、つまり何年間も続けて無症状のままであることはありますが、決して完全になくなるわけではないと考えられています。

**喘息発作の症状**

軽症発作

- 軽い呼吸困難
- 呼気だけに見られる喘鳴、咳、息切れ、胸の重苦しさ
- 呼吸を助けるための、肋骨の間の肋間筋の陥没
- 呼気最大速度（ピークフロー、六五一頁「自己モニタリング」を参照）の値が子どもの最高値の八〇パーセント以上である。

中等症発作

- 中等度の呼吸困難
- 呼吸数の増加
- 吸気呼気とも見られる喘鳴、咳、息切れ、胸の重苦しさ。
- ピークフローが最高値の五〇～八〇パーセント。
- 呼吸を助けるための肋間筋の中等度の陥没
- 息切れのため、ひと言か短いフレーズしか話すことができない。
- 蒼白な皮膚色

重症発作

- 極度の呼吸困難
- 努力した速い呼吸
- ピークフロー値が最高値の五〇パーセント未満。
- 息切れのため、ひと言か文章の一部しか話すことができない。
- 呼吸を助けるため、肋間筋や頸部、腹部、胸部の筋肉の中等度の陥没。

・皮膚が青っぽい色合い（チアノーゼ）を帯びる。
・呼吸音が聞こえない。

### 喘息の診断

・血液ガス分析。血液中の酸素と二酸化炭素の量を測定する。
・肺機能検査
・気管支誘発試験
・胸部X線検査

## 喘息の治療

**薬物療法**　小児科医は二重の目的を持って喘息の管理に取り組みます。インディアナポリスのライリー小児病院のハウエンスタイン医師は言います。「私たちには喘息の予防と長期管理のために毎日投与する抗炎症薬があります」。次の三つの種類があります。1．ベクロメタゾン、ブデソニド、フルチカゾン、フルニゾリド、トリアムシノロンのような吸入ステロイド薬。2．非ステロイド薬のクロモリン。3．ロイコトリエン調整薬と呼ばれる新しい飲み薬。一九九〇年代後半に導入され、モンテルカスト、ザフィルルカスト、ジルートンは、この二十年で慢性の喘息に対する最初の新しい治療になりました。

ロイコトリエン調整薬は気道の炎症と収縮の両方を減らします。ロイコトリエン調整薬と吸入ステロイド薬の効果を調べた臨床研究では、吸入ステロイド薬を用いた患者のほうがやや良い結果でした。しかし新しい薬剤は錠剤やチュアブル錠（噛み砕ける錠剤）で手に入るという大きな利点を持ちます。一方、ステロイド薬では手で持てる装置や噴霧器で薬を吸入します（六五二頁の囲みを参照）。しかし、すべての子どもが吸入器を使うのに慣れるとは限らないので、そのような子どもには飲み薬が好まれます。

さらに、中用量から高用量の吸入ステロイド薬は10代の子どもの成長を妨げることがあると信じられています。ステロイド薬にロイコトリエン調整薬を加えると、ステロイドの用量を半分にまで減らすことができます。喘

肺病学　肺とそれに関連する病気に関する学問。

**知っておくとよい言葉**

息の男女が過去の治療に反応しないときには、ステロイド薬のかわりにロイコトリエン調整薬を用いることができます。

　喘息発作が起きたときには、子どもは気道の攣縮を和らげ、狭くなった気道を再開通させる気管支拡張薬を求めます。この薬にはアルブテロール、メタプロテレノール、ピルブテロール、テルブラリンが含まれます。これらもまた吸入器で投与されます。注意深く薬を用いることによって、喘息の子どもの大多数は最大限活動的な生活を送ることができます。

**自己モニタリング**　家庭でできる肺機能評価のための単純な検査であるピークフロー測定によって、喘息患者はより効果的に病気を管理できるようになります。それは迫っている発作を警告し、環境中のどの誘発物質が気道を収縮させ、避けるべきなのか、患者が突き止めるのに役立ちます。

　小児科医はピークフローメーターの使い方を子どもと親に教えるでしょう。特大のカズー笛に似た筒状の手で持てる装置です。患者は大きく息を吸い、マウスピースのなかにできるだけ強く息を吹き込みます。メーターの目盛りは一分間に何リットルの空気を吐き出されたかを〇～六〇〇リットル／分で示します。これは最大呼気流量速度です。

　子どもが初めてこの検査を行うときには、三回記録をとります。最高の最大呼気流量速度が基準の流速になり、将来の検査値と比較する基準になります。もちろん、身体の成長が反映されるように、また喘息の管理が改善したら、基準値を定期的に再調整しなければなりません。

　子どものピークフロー速度は基準値に対するパーセントとしてあらわされます。たいていの医者は、患者や親が結果を解釈しやすいように、さらに区域制を使います。例を示すと、十五歳の正常なピークフロー速度は四〇〇リットル／分です。

　小児科医は子どもにピークフローを測定する頻度について助言するでしょう。ふつうのスケジュールは朝夕各一回と症状があらわれ運動を始めるおよそ20分前にクロモリンかアルブテロール，あるいはその両方を吸入すると運動誘発性喘息を予防することができます。

知恵

定量吸入器　口にくわえて用いるエアロゾル入りの器具。ボタンを押すと正確な量の薬剤が，のどから気道へと運ばれます。

たときです。喘息治療薬が投与される前後でとられた記録は、治療がうまくいっているかどうかの重要な情報を医師に与えます。

ピークフロー速度は次の手順で測定します。

1. まっすぐに立つ。
2. 大きく息を吸う。
3. マウスピースをしっかりとくわえ、一、二秒の間にできるだけ速く強く息を吐く。
4. メーターの目盛りの数字を読み、器具に付属している印刷されたグラフに書きとめる。
5. メーターの正確性を確実にするため、手入れと掃除の指示に従う。

**喘息の誘因を防ぐ**　喘息の人びとにとってのもう一つの手段は、喘息発作を引き起こす環境物質や食品、活動を突き止めることです。ここには、家のなかや家のまわりのもっとも多い喘息誘発物質を取り除いたり避けたりするために推奨される方法を示します。

一般的な予防手段

- HEPAフィルター（高能率微粒子エアーフィルター）内臓の強力な真空掃除機を使う。ほこりを立たせるのでほうきやはたきは使わない。
- 絹綿の木の種子からとったやわらかな綿毛のカポックの詰まった枕やベッド、家具を家からなくする。
- 大気汚染指数や花粉量の高い日には、子どもに家のなかにいるように伝える。
- カビやホコリが貯まって空気中に吹き出されないように、エアコンや暖房炉、空気清浄機のフィルターを定期的に交換する。暖房炉やエアコンにもHEPAフィルターの使用を検討する。
- エアコンは喘息の子どもにとって単に涼しくする以上の効果があります。第一に、窓やドアを閉め、花や木、草花、ブタクサの花粉やカビの胞子を閉め出すことができます。そして第二に、湿度が下がり、ダニや家庭のカビの管理に役立ちます。しかし温

| 区域 | 最大呼気流量速度 | 意味／すべきこと |
| --- | --- | --- |
| 緑区域 | ピークフローの 80～100％<br>(320～400 L／分) | 喘息はかなり良く管理されていて，時どき症状を起こすのみ。 |
| 黄区域 | ピークフローの 50～80％<br>(200～320 L／分) | 注意。気道は狭くなっていて，追加の治療が必要。 |
| 赤区域 | ピークフローの 50％ 未満<br>(200 L／分未満) | 小児科医に連絡し，どうしたらよいか相談する。 |

**表 20–10　ピークフロー測定の意味**

度を低く設定しすぎないようにしましょう。冷たい空気に耐えられない喘息の子どももいます。特に温かい日に外から帰って部屋に入ったときにそうなります。

・部屋に入ってくる大きなアレルゲン粒子の数を減らすため、何枚かチーズクロス（薄地の平織り綿布）を重ねて寝室の通風孔を覆う。

・ほこりが溜まるので、子ども部屋の平らな面（水平なブラインド、本棚など）の数を少なくする。

・学校の先生に子どもの喘息の誘因を知らせ、誘因の回避に協力してもらう。米国アレルギー喘息免疫学会の二〇〇〇年の調査によると、小児喘息患者の五人に二人は一ヵ月に三回以上の発作がありました。一般に、教室のアレルゲンはチョークの粉、花粉、ほこり、カビの胞子、動物のフケなどです。

室内の誘因

動物のフケ　フケは、犬や猫、鳥、げっ歯類のような血液の温かいペットの毛や羽毛から落ちる、遊離したうろこ状のものです。

・家族にとってもっとも評判のよくない解決法は、ペットを飼うのをやめることである。

・ペットにとってもっとも評判のよくない解決法は、週一回入浴させられることである。

・常にペットを子どもの寝室に入れないようにする。温風暖房がある家では寝室の通風孔を閉じる。

・子どもがペットを飼っている友達や親戚を訪ねる前には、喘息の薬を飲んだかどうか確かめる。

・蛇や魚のような、羽毛や毛皮をもたないペットを飼う。

・羽毛や綿毛でできた枕やスカーフなどの製品を買わない。

ゴキブリ　ゴキブリの死骸やフンは家庭のほこりのなかに集まり、喘息発作を誘発することがあります。この昆虫はふつう暗く湿った場所、たとえば地下、屋根裏、床下、床の排水口、浴槽のなかやそのまわり、洗濯カゴ、下水溝などに集まります。殺虫剤や毒入りの餌、防虫剤で駆除するか、害虫駆除業者に駆除を依頼することを強くお勧めします。喘息の子どもは駆除作業の間は家のなかにいるべきではありません。

**ダニ**　顕微鏡でしか見えないこの生き物は、喘息患者にとってもっとも厄介なものの一つで、家庭のほこりのなかに住んでいます。一つの点の上に何千ものダニが群がっています。ダニの駆除のため、どの洗剤を使えば良いかを小児科医か薬剤師に尋ねてみましょう。

- 子どもの枕やベッドカバーを週に一回温水で洗う。
- 子どものマットレスや囲みスプリングを気密なプラスチックのカバーで覆う。ファスナーの上にダクトテープや透明なプラスチックテープを貼る。同じような枕カバーを購入することもできます。
- 子どもの寝室からカーペットを取り除く。
- 掃除機をかけている（掃除をしている）部屋に喘息の子どもを入れない。子ども自身に掃除機をかけさせない。しかし掃除機をかける必要があるときには、子どもが防塵マスクをつけていることを確かめる。
- 湿ったモップや布を用いて、平らな面のほこりをできるだけ頻繁に拭く。スプレーやエアロゾルクリーナーを使わない。
- ビニールのような、洗うことのできる材料でできた窓のカーテンやブラインドはほこりを引き寄せることが少なく、他の素材のものよりも掃除しやすい。
- 布張りの家具が誘因になっていると思われるときには、その家具を取り除く。

**芳香や家庭用品**　室内の塗装をするときには塗料が十分に乾くまで喘息の子どもは他の場所にいるようにする。刺激臭が放散するように窓を開け、換気扇を回す。他の避けるべき家庭用品には、シンナー、クリーニングの溶剤、家具の艶出し剤が含まれる。

・ヘアスプレー、香水、滑石粉、香料入りの化粧品は喘息発作を誘発することがあるので、少量だけ使うか使わないようにする。
・脱臭剤を使わない。
・可能ならば無香料の洗剤、漂白剤、糊、その他の洗濯用品を買う。
・強い料理のにおいでも発作を誘発することがあります。料理中は台所の窓を開け、換気扇を回す。

カビ

・浴室、台所、地下は換気をよくして定期的に清掃する。
・カビは湿ったジメジメした条件で繁殖するので、加湿器があるならスイッチを切る。
・一方、除湿機は湿った地下には理想的である。カビが生えるのを防ぐため、定期的に機械を空にして清掃すること。
・カビは鉢植えの草花にも生えるので、頻繁に観察する。すべての植物は室外に移す必要があるかもしれません。

タバコの煙　言うまでもなく、10代の子どもは誰であろうとタバコを吸うべきではありません。喘息の子どもはなおさらです。タバコの煙は気道への主要な刺激物です。

家庭での喫煙を絶対に許可してはいけません。だれかタバコを吸いたいときには、丁寧に、どうぞ外で火をつけてくださいとお願いしましょう。これには両親も含まれます。ニューオーリンズのチューレーン大学が行った研究によると、家庭でのタバコの煙への曝露を減らすと、喘息の子どもの肺機能が改善し、喘息の症状が減少しました。その研究はこの種の研究で初めてのものでしたが、二十六家庭を継続的に調査しました。全体で二十一人の成人喫煙者と十八人の喘息の子どもがいました。

はじめの三ヵ月間、成人はふだんと同じように喫煙しました。次の三ヵ月間は、喫煙者は家庭での喫煙を控えるように頼まれました。全員が応じたわけではありませんが、平均喫煙本数は一日十九本から一日一本未満に減少しました。そのことによる子どもの健康への影響は劇的でした。彼らはふだんどおりに活動して眠ることができるようになり、咳をする日やゼーゼー息をする日が減りました。薬剤の必要な状態も四〇パーセント減少しました。ピークフローモニタリングによると、最終的にほぼ十人のうち九人で最大呼気流量速度が一一パーセント改善しました。

これ以上、何を知る必要があるでしょうか。

### 屋外の誘因

**寒い気候**　寒く風の強い日には、喘息の子どもは口と鼻を覆っておくべきです。スカーフや、襟を立てて着たタートルネックのセーターが役立ちます。

**花粉やカビ**

- 花粉量が多いときには、昼から午後の間、子どもは室内にいるほうが良い。
- 花粉の季節には窓を閉めエアコンをつける。
- 濡れた葉や庭のくずの山にはよくカビがつくので避けるべきである。

### 他の喘息の誘因

**かぜや感染症**　喘息の若者は病原体を避けるために、次に挙げる予防手段をとると良いでしょう。

- かぜやインフルエンザの人を避ける。
- バランスの良い栄養のある食事を取る。定期的に運動する。適度な休みを取る、これらはすべて感染に対する免疫を強化します。
- 秋には、インフルエンザワクチンを受けたほうが良いかどうか小児科医に相談する。
- 抗ヒスタミン薬や咳止めシロップのような市販のかぜ薬を子どもに与える前に、小児科医に確認する。アレルギーや他の薬剤との相互作用が喘息発作の一因になることがあります。

**運動**

- 喘息の子どもはときどき運動誘発性喘息になります。特に寒い気候のなかで激しい運動をするとゼーゼー息をし始めます。子どもが活動的でいられるように、小児科医は毎日または運動前に投与する薬を処方することができます。

・子どもはいつも運動の前後にウォーミングアップとクーリングダウンをすべきです。

**情緒**　怒り、恐れ、不満、叫びなどの強い感情、はしゃいで笑うことさえも喘息発作を誘発します。自分を落ち着かせる技法やリラクゼーション運動を教えることのできるカウンセラーが役に立つこともあります。小児科医に紹介してもらいましょう。

### 10代の子どもの自己管理に協力する

喘息の若者は、病気とともに生きることについて、次のことを知るべきです。

・喘息発作の警告徴候がわかるようになりましょう。そうすれば迅速に行動できます。治療を開始する前に長く待ちすぎると、入院しなければならなくなることもあります。

・処方された用量をしっかりと守るべきです。間引きしたり余計に飲んだりしてはいけません。

・次に何をすべきか知るべきです。まず、小児科医に指示された予防薬を使いましょう。次に椅子に腰掛け、眼をつぶってゆっくり呼吸します。不安になるのは無理ありません。ハウエンスタイン医師は言います。「しかしこの不安がさらに呼吸をしづらくします。そこから無限に持続する悪循環になり、呼吸できないのでさらに不安になり、ますます呼吸しづらくなります」。薬の効果が出るのを待っている間に、たくさんの水分をとるべきです。そうすると肺からの分泌物の濃度が薄くなります。

・肺に閉じ込められた古い空気を吐き出す技術である口すぼめ呼吸や、気道に詰まった痰を上手に出す咳の方法を小児科医に教えてもらいましょう。

・いつも気管支拡張薬を手元に持っているように子どもに言いましょう。学校で発作が起きたときに肝心の吸入器が家の机の上に置いてあったら、この薬は役に立ちません。
・医師が処方した薬が気道の攣縮を和らげず、気道を開かないときには、小児科医か仲間の一人に連絡を取りましょう。地域の病院の救急部に連絡をとって担当の医師に話したいとお願いすることもできます。

**性感染症**

もともと「男性同性愛者のがん」として知られていましたが、性行為によって伝染する不可思議なウイルスの病気が初めて明らかになった一九八一年以来、エイズ（後天性免疫不全症候群）は、10代の子どもと彼らのことを心配する親たちの生活に不気味な影を落としてきました。

しかし興味深いことに青年期の子どもは、エイズと診断された男女全体のわずかに〇・五パーセントに過ぎません。流行が始まって二十年が経過した一九九九年現在、十三歳から十九歳の感染者は三千四百二十三人です（この数字は年齢とともに急激に上昇し、二十～二十四歳の年齢層では二万四千四百三十七人の感染者がいます）。

治療がかなりの進歩を遂げているにもかかわらず、エイズはなお不治の病です。したがって、エイズが大きな注目と多大な研究費を集めていることは理解できます。不幸なことに、10代の子どもでは他のいくつかの性感染症の方がはるかに罹りやすいという現実が、エイズの恐ろしさによって覆い隠される傾向があります。他の性感染症では致命的になることはまれですが、不妊や子宮外妊娠につながることがあります。後者は命にかかわる可能性があります。

さらに、クラミジアや淋病、ヘルペス、梅毒を含む、これらのあまり知られていない性感染症のいくつかは、感染している人をＨＩＶに罹りやすくしてしまうのです。

**ヒト免疫不全ウイルス（ＨＩＶ）と後天性免疫不全症候群（エイズ）**　エイズはヒト免疫不全ウイルス（ＨＩＶ）によって生じます。ＨＩＶは感染している者との無防備な性行為や、薬物を注射するために汚染された針を使用することによって広がります。三つ目の感染経路、汚染された血液が輸血を通じて体内に入ることはきわめてまれです。この経路でＨＩＶが感染する確率は百万分の一です。

循環血液中に入るとＨＩＶはヘルパーＴリンパ球という白血球の一種を乗っ取ります。このリンパ球はＴ細胞、ＣＤ４細胞、ヘルパーＴなど、他の名前でも知られています。健康な免疫系を持った人では、Ｔ細胞は外界からの侵入者、すなわち抗原から体を守ろうと一致団結して協力します。しかしＨＩＶに乗っ取られたＴ細胞はＨＩＶのコピーを大量に作ることを強いられます。結果として正常なヘルパーＴ細胞の集団を激減させます。

通常、血液一立方ミリメートル中にはおよそ千個のＴ細胞が含まれます。ＨＩＶ検査陽性の人は、Ｔ細胞数が二百を切るか、または二十五種類ある日和見感染症やがんを発症すると、完全発症のエイズと称されます。これらのなかでもっともよく見られる五つは、ニューモシスチス・カリニ肺炎、ＨＩＶ消耗性症候群、食道カンジダ症、結核、そしてカポジ肉腫です。日和見感染症は、身体の免疫系が適切に機能しているときにはほとんど脅威を与えません。しかし、エイズのように防衛機能が低下しているときには、日和見感染が身体に大損害を与える機会になります。

エイズ危機の初めの十年は、この病気がほとんどの犠牲者にとって実質的な死刑宣告でした。通常は二年以上生き延びる人はほとんどいませんでした。しかし一九九〇年代にいくつかの大きな進歩がもたらされました。ウイルスに直接作用する二つの新種の抗ウイルス薬と、エイズに関連する病気の治療の進歩です。

疾病管理センターによると、一九九五年から一九九八年にかけてエイズによる死亡率は七〇パーセント低下しました。一年間の新たな感染者数も急激に減少し、一九八〇年代中期から後期の年間およそ十四万例から四万例になりました。しかしＨＩＶ陽性患者のおよそ三分の一は現在の治療に反応しません。また、新しい治療によって人がどのくらい長

・咳
・息切れ
・息苦しさ
・喘鳴
・異常に速い呼吸
・のどのかゆみや痛み
・発作がやってくるかどうか確かめるためには，ピークフローを自分で測ってみましょう。

**喘息発作の前兆**

く生きながらえるのかについてもよくわかっていません。非常に高価な薬剤が生涯に渡って投与されるので、エイズは深刻な公衆衛生上の脅威のままです。感染者のパートナーにとって危険であるばかりでなく、感染した妊娠女性の子宮内にいる胎児にとっても危険です。なぜなら分娩中に母子感染し得るからです。

**クラミジア**　アメリカ合衆国でもっとも罹患率の高い細菌による性感染症であるクラミジア感染症は、尿道（膀胱への通路）と子宮頸部（子宮への通路）に感染するクラミジア・トラコマティスという細菌によって生じます。十五歳から十九歳の子どもによく見られます。容易に治療できますが、他の性感染症同様に、クラミジア感染症は初期の段階では無症状であるために、重篤になるまで診断されない傾向があります。女性の四人に三人、男性の二人に一人は無症状です。四〇パーセントの症例では、女性が医師の診察を受けるまでに、女性不妊と腰痛の主要な原因である骨盤内炎症疾患（後述）に進行しています。

**淋病**　クラミジア感染症は、ときにセックスやアナルセックス、オーラルセックスによって感染する別の細菌感染症である淋病と混同されます。症状の多くが同じであるばかりでなく、この二つの病気は同時に起こることもあります。

淋病はふつう尿道（膀胱への通路）か子宮頸部に始まります。しかし、急速に増殖する淋菌は子宮と卵管に広がり、骨盤内炎症疾患を起こすことがあります。クラミジア同様、淋菌の感染では直腸が冒されることもあります。

**骨盤内炎症疾患（ＰＩＤ）**　多くの異なる種類の微生物が上部女性生殖器の骨盤内炎症疾患を起こします。もっとも多い起因菌二つはクラミジア・トラコマティスと淋菌で、それらで五分の四の症例を占めます。

十五歳から十九歳の性生活のある女子がもっとも感染しやすい集団です。一つの要因

過呼吸 ── 不安によって誘発される深く大きな呼吸 ── は青年期の子どもでよく見られます。しばしば喘息発作に似た多彩な症状（衰弱，胸苦しさ，息苦しさ）をともないます。しかし喘息発作と異なり，過呼吸の子どもの呼吸はゼーゼーという音はしません。

過呼吸を止めるためには，紙袋のなかに息を吐かせましょう。これは二つの理由で効果があります。ハウエンスタイン医師は言います。「生理学的には，自分の吐いた空気を再度吸うので二酸化炭素がそう簡単には吹き飛びません。しかも，過呼吸の原因となったストレスから子どもの気をそらすこともできます」。

ハウエンスタイン医師によると，ステージに上がる前に ── 古典的なシナリオですが ── 子どもが過呼吸を始めたけれどもすぐに回復したならば，おそらく小児科の診察は必要ありません。「しかし子どもの横に座って身体に何が起こっているのか，なぜ起こっているのかを説明することは重要です」。繰り返す過呼吸発作は身体の病気やパニック障害の徴候の可能性があるので，医師の診察に連れて行くべきです。（648 頁「ふらつき・意識消失発作（失神）」参照）

**過呼吸**

は、この集団が他の年齢集団に比べて複数のセックスパートナーを持ちやすいことです。

典型的なクラミジア感染による骨盤内炎症疾患は軽い症状だけですんだり、まったく無症状なのですが、直ちに治療するべきです。さもないと、他の骨盤内炎症疾患と同様に卵巣と卵管に炎症を起こし、瘢痕を残すからです。一方、淋菌による骨盤内炎症疾患は、フィラデルフィアの聖クリストファー小児病院のメグ・フィッシャー医師が述べるように、いままでに経験したなかで「もっともひどい下腹部痛」を起こします。たいていはその痛みが医者のところへ行く理由です。

骨盤内炎症疾患は、着床の起こる場所である卵管に影響を及ぼすため、瘢痕がひどいと、男性の精子が女性の卵子に到達するのを妨げます。言い換えれば、骨盤内炎症疾患のために、最終的に不妊になる可能性があります。

**性器イボとヒトパピローマウイルス（HPV）** 科学者たちはこのウイルスを百種類以上発見しています。いくつかは無防備

・毎年，性感染症と診断される者のうち少なくとも4人に1人は10代の子どもです。少なくとも年間400万人にのぼります。
・毎年，性感染症と診断される者のうちおよそ3人に2人は25歳未満の若者です。

| 性感染症 | 件数 |
|---|---|
| 1. ヒトパピローマウイルス(HPV)による性器イボ | 550万 |
| 2. トリコモナス・バジナーリスによるトリコモナス症 | 500万 |
| 3. クラミジア・トラコマティスによるクラミジア感染症 | 300万 |
| 4. さまざまな病原体による骨盤内炎症疾患（クラミジア，淋菌を含む） | 100万 |
| 5. 単純ヘルペスウイルスによる性器ヘルペス | 100万 |
| 6. 淋菌による淋病 | 65万 |
| 7. ヒト免疫不全ウイルス(HIV)による後天性免疫不全症候群(AIDS) | 4万 |
| 8. 梅毒トレポネーマによる梅毒 | 11,300 |
| 総数 | 約15.3万〜16.5万 |

国立アレルギー感染症研究所による。

**表20–11　性感染症 ── アメリカ合衆国における年間診断件数**

なセックスによって人から人へと伝染し，良性の性器イボ（尖圭コンジローム）を生じます。他のヒトパピローマウイルスは子宮頸がん症例の五分の四と，他の生殖器悪性腫瘍のいくつかの原因になっています。

HPV感染はたいていは無症状ですが，性感染症です。国立エイズ・感染症研究所によれば，このウイルスを持つ女性のほぼ半数はまったく症状を示しません。性器イボは，典型的には膣，子宮頸部，肛門の内側と外側に集団になってあらわれます。男性の性器イボははるかに少ないですが，陰茎，陰嚢，肛門にできます。ピンクか肌色のイボはしばしば自然に消えます。

性器イボの治療は，他の性感染症の治療と異なります。ほとんどの症例は再発がありますが，外用療法で管理できます。大きなイボは，冷凍外科療法（凍らせる），電気焼灼術（焼く），レーザー手術などの外科的な処置によって取り除かなければならないこともあります。

**陰部ヘルペス（単純ヘルペスウイルス一型、二型）**　陰部ヘルペスを起こす伝染性の強いウイルスの単純ヘルペスウイルスには二つの種類があります。フィッシャー医師は言います。「単純ヘルペスウイルス二型（HSV-2）はたいてい膣、陰茎、肛門やそれらの周囲、臀部、大腿部に病変を生じ、一方、単純ヘルペスウイルス一型（HSV-1）は、ふつう口の外側の周囲に口唇ヘルペスを、歯肉や咽頭に水疱を生じます」。しかし、HSV-1はときどき陰部肛門部にも感染します。またどちらの型もオーラルセックスによって口に感染します。

ウイルスは脊髄の基部にある感覚神経に永久に棲みつくため、陰部ヘルペスは慢性の生涯続く病気です。HSVはほとんどの期間潜伏していますが。しかし周期的に再活性化され、痛みや水疱を生じます。それは通常およそ一週間続き、その間は病気が伝染性であることを認識すべきです。ウイルスは皮膚表面に続く神経を進み、そこで増殖して新しい痛みのある病変を作ります（陰部ヘルペスの初めの症状は、繰り返す病変よりもひどく、長く続く傾向があります）。この病気は痛みや病変がなくても感染性を持つことがあります。

フィッシャー医師は強調します。「10代の子どもは、活動的なヘルペスの少なくとも半数は何の症状も起こさないことを知るべきです。パートナーのどちらも、ウイルスのキャリアが活動性の病気を持っていることに気づかないため性行為によってウイルスが容易に感染します」。再発が定期的に起こる人もいますが予測できない人もいます。ストレスや月経、病気、日光が誘因である可能性がありますが再発する理由はまだわかっていません。

**梅毒**　抗菌薬のペニシリンが広く量産された一九四〇年代前半まで、梅毒の流行が何世紀にも渡って報告され続けてきました。かつての災いは治療をしないでいると、現代でもなお致命的になり得ます。梅毒トレポネーマという細菌が最終的に血液中に入り込み、生殖器以外の臓器にも送り込まれます。

医師は病気の経過を三つの段階、一次梅毒（第一期）、二次梅毒（第二期）、三次梅毒（第三期）に分けます。梅毒の最初の徴候は下疳と呼ばれる陰部の硬く丸い、中心部の開いた傷です。フィッシャー医師は言います。「若い女性はふつう感染に気づきません。なぜなら初めの下疳は通常膣の内部にできるからです。一方、男子では下疳が陰茎の外側にできるのですぐに気づかれます」。

梅毒の下疳は痛みがなく、ふつうは四〜六週間で治るため、ほとんどの男子は医者に見せません。彼らは、その不思議な傷が永久になくなったと思います。しかし、一次梅毒の男女のうち三分の一は二次梅毒に進行します。下疳が治って数週間後、手のひらや足の裏に皮疹が生じます。一セント銅貨ほどの大きさの赤茶色の斑は身体じゅうに広がります。さらに、他の望まれない症状がまもなく出てきます。梅毒はこの時点でも治療可能です。しかし一次梅毒や二次梅毒の妊娠女性はほぼ確実に細菌が胎児に伝染しています。胎児期早期の感染は死や流産につながります。妊娠後期の感染は、貧血、出血、リンパ節腫脹、肺や脾臓、脳などのいろいろな臓器の感染を含む、さまざまな問題を起こします。

**性感染症の症状**

ＨＩＶ／エイズ

- 頭痛
- ものを飲み込みにくい
- 発熱
- 夜間発汗
- 疲労、衰弱
- 食欲低下
- 体重減少
- 慢性の下痢
- 吐き気／嘔吐
- かゆみのある皮疹／皮膚病変
- 慢性の咳
- 錯乱／譫妄
- 呼吸困難

クラミジア感染

症状は、ふつう曝露後一〜三週間経って

生じる。

**女性**

・異常な膣分泌物
・排尿時の軽い痛み
・骨盤内炎症疾患への進行

**男性**

・陰茎の分泌物
・排尿時の軽い痛み
・精子を貯蔵し運搬する管状構造の炎症である精巣上体炎への進行。

**淋病**

症状は、ふつう曝露後、二〜十日経って生じる。

**男性**

・陰茎の分泌物
・軽度から重度までの、排尿時の焼けるような感覚
・精巣上体炎に進行し得る。

**女性**

・排尿時の痛みや焼けるような感覚、黄色または血性の膣分泌物
・腹痛
・月経期間と月経期間の間に生じる出血
・嘔吐
・発熱
・骨盤内炎症疾患への進行

**直腸感染**

・肛門の分泌物
・肛門のかゆみ
・排便時の痛み

**骨盤内炎症疾患**

・下腹部痛
・異常な膣分泌物
・発熱
・性交痛
・不規則な月経出血

性器イボ／ヒトパピローマウイルス（ＨＰＶ）
症状はふつう曝露後三ヵ月経って生じる。
女性　膣の外部と内部、子宮頸部、肛門周囲に生じる小さなイボの集まり
男性　陰茎、陰嚢、肛門に生じる小さなイボの集まり

陰部ヘルペス
症状はふつう曝露後二〜十日経って生じる。最初の病変はふつう二〜三週間続く。
・陰部や肛門のかゆみや焼けるような感覚
・陰部、臀部、下肢の痛み
・膣分泌物
・腹部の圧迫感
・膣、子宮頸部、陰茎、肛門部に生じる小さな赤い出来もの。これらは水疱に変わり、その後、痛みのある潰瘍になる。
・発熱
・頭痛
・筋肉痛
・排尿時の痛み、排尿障害
・鼠径部のリンパ節腫脹
再発病変は通常およそ一週間続く。
・陰部、臀部、下肢のかゆみやヒリヒリする感覚
・感染部位の小さな水疱と潰瘍

梅毒
第一期――一次梅毒　初めの症状はふつう曝露後二〜六週間経って生じ、四〜六週間続く。
・陰茎、陰唇、膣、子宮頸部、口のまわりの痛みのない下疳
・リンパ節の腫脹
第二期――二次梅毒　症状はふつう下疳が治ったあと一〜六週間経って生じ、三〜六ヵ月続く。

・典型的には手のひらや足の裏におよそ一ペニー銅貨ほどの大きさの茶色く痛みのある部分をともなう淡い皮疹。身体の他の部分にもできる。
・陰部や肛門のなかや周囲の痛み
・微熱
・疲労感
・頭痛
・咽頭痛
・まだらな脱毛
・食欲低下
・体重減少

第三期――三次梅毒　症状は典型的には感染開始から二年から四十年以上の間で生じる。心臓、血管、皮膚、骨、脳を含む多系統の梅毒。

**性感染症の診断**

性感染症はふつう臨床検査と医師の診察に基づいて検出されます。性生活のある若者は、周知のとおりきちんと検査を受けません。自分が感染していることを知るのが怖いのです。たとえば疾病管理センターによれば、二十五歳未満の若者はアメリカ合衆国のＨＩＶ新規感染例のまるまる半数を二十五歳未満の若者が占めています。しかし、ウイルスの存在に反応して作られるＨＩＶ抗体の検査を受けている性生活のある男女は、全体の四分の一だけです。

特に検査結果が陽性で返ってきた場合には、現実に目をつぶるより自分の病気の状態を知ったほうが絶対に良いということを10代の子どもは親や小児科医から聞かされるべきです。早期発見と適切な治療は若者の治癒の可能性を著しく向上させるからです（エイズの症例では致命的な合併症を伴う可能性を減らすことができます）。例を挙げると、健康管理組織がクラミジアのスクリーニング検査のメリットについて調査しました。患者の一群は検査を受け、もう一方の群は受けませんでした。次の一年間に、検査した志願者のうち骨盤内炎症疾患の発症率は、検査を受けなかった志願者のおよそ半分でした。

性感染症の検査が陽性だった若者は、パートナーに自分の状況を知らせるべきです。感染の連鎖を断つために、パートナーもたとえ無症状であっても検査を受けるべきです。

## 性感染症の治療

**薬物療法**　HIV/エイズを除いて、ここで述べた性感染症の治療は、感染微生物の性質に応じて、抗菌薬、抗ウイルス薬、抗寄生虫薬によって行われます。

エイズ危機の初期には、医師は患者に提供するものがほとんどありませんでした。ヒト免疫不全ウイルスを抑制するよう意図された最初の薬剤、ヌクレオシド逆転写酵素阻害薬AZT（今ではジドブジンまたはZDVと呼ばれます）は、一九八六年まで認可されませんでした。十年後に二つ目の薬剤群、プロテアーゼ阻害薬があらわれ、まもなく三番目の群、ノンヌクレオシド逆転写酵素が加わりました。これらの抗ウイルス薬はいずれもHIVの複製能力を、ライフサイクルの異なる段階で阻害します。

現代の標準的な治療、「強力抗レトロウイルス療法」はこれら三種の薬剤を組み入れています。二〇〇〇年の公的な調査に基づくと、子どもに一日数回、四種類の薬剤を投与することは、三種類の薬剤を投与する方法よりも効果的でした。ニューヨーク市ブロンクス区のジャコビ医療センターで行われた試験では、百八十一人のHIV陽性の子どもが四群のうちの一つに割り当てられました。二十四週後、もっとも強力な治療を受けた男女が、血液中にHIVが検出されない割合が一番多いという結果がでました。四剤併用群はT細胞の増加も最高でした。

いわゆる「エイズ・カクテル」を用いることに問題がないわけではありません。薬剤がとても高価なため手に入れられない家族もいます。ドナ・フッターマン医師の観察によると「子どもにとって薬剤を飲むのはたいへん困難なことです。ですから子どもを十分に早く治療に組み入れ、私たちが子どもとともに薬を調整したり、子どもが病気と向き合えるようになるのを手助けすることが重要です」。

エイズ治療は、エイズにより引き起こされる他の病気に対しても行われます。抗ウイルス薬はウイルス自体に作用しますが、医師は絶え間なく開発され続ける治療薬の宝庫から最良の薬を選び出し、致命的な合併症を予防することができます。たとえば、ニューモシスチス・カリニ肺炎は、かつて致命的な日和見感染症でしたが、今では薬剤と人工呼吸で容易に治療できます。七十の病院が参加した多施設研究は一九九五年に始まり、三年間でニューモシスチス・カリニ肺炎の治療を受けたおよそ千六百人の結果を調査しました。呼吸不全を切り抜ける可能性は五年前に比べおよそ二倍であったと研究者は言いました。

**10代の子どもの自己管理に協力する**

エイズが悪夢としてはじめて国民の意識にのぼったころとくらべ、今日のエイズ治療はもっとも進歩した状態にあるわけですが、完全に治せるまでにはまだ何年も何十年も掛かりそうです。HIVに対する医療が改善された現代に生きる子どもが防御の手を緩めはじめるのではないか、結果として若者の間で第二の感染の波がやってくるのではないかと専門家は懸念しています。第12章「性」のところでも詳しく述べましたが、性感染症の予防について親子で話し合う時間を持つことが肝要です。

## 皮膚の病気

**尋常性痤瘡** 10代の子どもの立場に立てば、この百年間における医学の最大の業績は、ペニシリンの発見でも、ジョナス・ソーク医師によるポリオワクチンでもありません。それは青年期の通過儀礼であるにきびの治療の進歩です。

国立関節炎筋骨格皮膚疾患研究所は十二〜二十四歳の若者の八五パーセントが慢性の皮膚病を持っていると推計しています。大多数は軽症ですが、実際には小さな吹き出物でほとんど気づかれないようなものであるのに、目覚めて額の真ん中に吹き出物を見つけ、それ

性感染症の検査と治療．子どもの権利，親の権利

多くの若者が性感染症の検査を拒否する理由の一つに，親に知れてしまうのではないかという恐れがあります。しかし子どもが自分で話そうと決意しないかぎり，親にそのことはわかりません。
オハイオ州，コロンブス小児病院のロバート・ブラウン医師は，次のように述べています。「連邦の法律は未成年者が親の同意なしに性感染症の治療を受けることを許可しています。また，すべての情報の秘密が保たれます」。
もちろん，私たちは性感染症と診断された子どもがそのことを親に知らせることを願っています。一つの理由は，子どもには親の助言と支持が必要だからです。しかし，これらの感染症は非常に悲惨な結果を生む可能性があるため，検査をはばむいかなる障害 ── 心理的なものでさえ ── をも取り除くことが，親の知る権利に優先されるのです。

**10代の子どもと法律**

が大きく異様だと感じる子どもにとっては、大した慰めになりません。しかも、これは最高学年の写真撮影の日や初めてのデートなどの、大きな期待に胸ふくらませているときに限って起こります。

肌の調子が悪いことが、10代の子どもの自己像や自信の程度、社会的相互関係に与える影響を過小評価してはいけません。サンディエゴ小児病院小児皮膚科長のローレンス・F・アイケンフィールド医師は言います。「非常に大きな影響があります。青年期は容姿に大きな関心を寄せる時期です。重症のにきびのために、臨床的に抑うつ状態になり、学校で孤立している子どもを、私たちはいつも診ています。彼らと話すと、にきびでどんなに悩んでいるか聞くことができます」。

彼は付け加えて言います。「しかし、適切な治療をすると、彼らはしばしば元気になります。それは本当に彼らの生活を変えます」。

## にきびの原因

にきびには多くの要因が関与していますが、

初めに起こるのは皮下の皮脂腺へのホルモン刺激です。アイケンフィールド医師は説明します。「皮脂腺は皮膚表面に運ばれる油性物質の皮脂を作ります」。電球のような形をした腺は毛囊と呼ばれる細い管につながっています。毛囊にはそれぞれ一本の毛髪があります。彼は続けます。「子どもが思春期に達すると皮脂腺がますます活発になるだけでなく、皮脂の化学成分も変化します」。通常、毛囊の内層は死んだ細胞を皮脂のなかに落とします。それは皮膚の上へ置かれ、擦って取り除かれるのを待ちます。

理由ははっきりしませんが、にきびでは細胞が寄せ集まり、毛穴を塞ぎます。これが脂が抜け出すのを妨げてしまいます。また狭い毛囊のなかで皮膚に常在する細菌（プロピオニバクテリウム・アクネス）が増殖します。結果として皮脂は毛穴の外に染み出します。プロピオニバクテリウム・アクネスによって作られる化学物質が皮膚に炎症を起こし、赤く膿を含む吹き出物が出来るのです。

にきびや稗粒腫《ヒリュウシュ》、面皰《メンポウ》は同じ過程の副産物です。にきびは皮膚表面から突出し、拡大した毛囊を言います。稗粒腫は表皮直下にとどまる閉塞した毛囊を言います。毛囊の一部が開いてピンの先ほどの黒い点があらわれると面皰と呼ばれます。広く信じられている説と異なり「変色しているのは溜まった汚れではなく色素です」とアイケンフィールド医師は強調します。「面皰は単に、別の種類のにきびです」。にきびの病変には他に次のようなものがあります。

**鼻腔付近の紅斑**　思春期への移行期によくみられるにきびの早期型

**丘疹**　炎症の起きたピンク色の隆起で触ると痛い

**結節**　皮膚表面のはるか下方にある大きく硬い病変。痛みがあることが多い。

**囊腫**　深いところにあって痛みのある別の病変。しかし囊腫は炎症を起こしていて膿を含

| 性感染症 | 指示される診断的検査の種類 |
|---|---|
| HIV/AIDS | 若い女性では骨盤の診察を含む身体診察と完全な病歴，加えて以下の血液検査のうち一つ以上。ELISA（酵素結合免疫吸着法）による血液抗体検査。検体検査がHIV陽性の場合，診断確定のため，より正確なウエスタンブロット抗体検査が行われる。 |
| クラミジア | 若い女性では骨盤の診察を含む身体診察と完全な病歴，加えてクラミジア・トラコマティスの存在を検出するため子宮頸管粘液または尿の検査分析。 |
| 淋病 | 若い女性では骨盤の診察を含む身体診察と完全な病歴，加えて子宮頸管，膣，陰茎の分泌物の検査。 |
| 骨盤内炎症疾患 | 若い女性では骨盤の診察を含む身体診察と完全な病歴，加えて子宮頸管か膣の分泌物の検査，超音波画像検査のうち一つ以上。重症な患者は入院し，経静脈的に抗菌薬が投与される。 |
| 性器イボ／ヒトパピローマウイルス（HPV） | 若い女性では骨盤の診察を含む身体診察と完全な病歴，加えてパパニコロ染色検査。パパニコロ染色検査が異常の場合，コルポスコピーと子宮頸部の生検が行われる。 |
| 陰部ヘルペス | 若い女性では骨盤の診察を含む身体診察と完全な病歴，ヘルペスウイルス血液検査と培養検査。 |
| 梅毒 | 若い女性では骨盤の診察を含む身体診察と完全な病歴，加えて以下の血液検査のうち一つ以上。VDRL血液検査（性病研究所検査）またはRPR血液検査（急速血漿レアギン試験），FTA-ABS抗体検査（蛍光標識抗トレポネーマ抗体吸収試験），TPHA（梅毒トレポネーマ感作赤血球凝集試験），VDRLまたはRPR検査が陽性のとき確認するため。 |

**表 20-12　性感染症の診断的検査**

む。痕を残すことがある。これほどひどいにきびは二十例に一例だけである。

### 吹き出物やにきびについての神話

にきびの原因を調べる前に，長年信じられてきた，誤った説を見て下さい。

・ピザやフレンチフライのような脂肪分の多い食事，チョコレート，清涼飲料。
・身の清潔を保てないこと。実際は激しくごしごし洗うと刺激になり皮膚の状態を悪化させる。
・マスターベーションや性的な考えを抱くこと。

これらの迷信は何十年も繰り返し言い伝えられてきていて聞き慣れたものだと思いますが，本当は，にきびの原因は遺伝とホルモンの変化です。情緒的なストレス，毛穴を塞ぐような化粧，顔用クリーム，油性整髪料を使うことなど他の誘因も重要な要素となります。若いフットボール選手がつけるヘルメットの顎ひも，ヘアバンド，額にかかる髪など皮膚

| 性感染症 | 処方される薬剤の種類 |
|---|---|
| HIV/AIDS | ヌクレオシド逆転写酵素阻害薬<br>アバカビル，ジダノシン（DDI），ラミブジン（3 TC），スタブジン（d4 T），ザルシタビン（ddC），ジドブジン（ZDV）<br>プロテアーゼ阻害薬<br>インジナビル，ネルフィナビル，リトナビル，サキナビル，ロピナビル，リトナビル<br>ノンヌクレオシド逆転写酵素阻害薬<br>デラビリジン，エファビレンツ，ネビラピン |
| クラミジア | 抗菌薬<br>アジスロマイシン，エリスロマイシン，ドキシサイクリン |
| 淋病 | 抗菌薬<br>セフォトリアキソン，セフィキシム，シプロフロキサシン，オフロキサシン*<br>淋病とクラミジア感染は同時に起こることもある。その場合には医師はセフトリアキソンとドキシサイクリンまたはアジスロマイシンの組み合わせを処方する。 |
| 骨盤内炎症疾患 | 抗菌薬<br>セフォテタンまたはセフォキシチンとドキシサイクリン，クリンダマイシンとゲンタマイシン，オフロキサシンとメトロニダゾール，その他<br>通常，2 種類の抗菌薬が処方される |
| 性器イボ／ヒトパピローマウイルス（HPV） | 局所外用薬（患部に直接塗るクリームや液剤）<br>イミキモッド，ポドフィリン，ポドフィロックス，フルオロウラシル（5–FU）**，トリクロロ酢酸，インターフェロン |
| 陰部ヘルペス | 抗ウイルス薬<br>アシクロビル，ファミシクロビル，バラシクロビル |
| 梅毒 | 抗菌薬<br>ペニシリン。ペニシリンアレルギーのときのみドキシサイクリンまたはテトラサイクリン |

* 17 歳以下の女子はオフロキサシンまたはシプロフロキサシンを用いるべきではない。年齢にかかわらず妊娠女性も用いるべきではない。

** 妊娠女性は 5–FU，ポドフィロックス，ポドフィリンを用いるべきではない。

**表 20–13　性感染症の治療のために通常処方される薬剤**

を擦るものは何でも吹き出物を招きます。

## にきびの治療

### 薬物療法

アイケンフィールド医師によれば、今日手に入るスキンケア製品は、昔に比べてはるかに優れているそうです。市販の薬剤（六七六頁の囲み参照）は、軽症から中等症のにきびの管理には十分すぎるくらいです。「ふつうは過酸化ベンゾイルの外用が第一線の治療として勧められます。主に皮膚の細菌を減らすことによって効きます」。表皮剥奪薬として過酸化ベンゾイルはまた、毛嚢の細胞が剥がれ落ちる速度を落とします。この薬品については多くの銘柄、いろいろな剤型（クリーム、ゲル、ローション、パッド、化粧水）、二・五パーセント、五パーセント、一〇パーセントの濃度があります。

アイケンフィールド医師は言います。「ふつうは低濃度の過酸化ベンゾイルでも同じように有効で、しかも副作用が少なく済みます」。外用薬を用いるときには、今ある吹き出物の上に軽く塗るだけでなく、吹き出物があらわれるところ全体に薄い層になるように塗るべきです。眼、口、鼻孔のまわりのような弱いところは避けたほうが良いでしょう。四〜六週間満足な結果が出ないときには、高濃度の製品の一つを試すこともあります。

さらに重いにきびには、処方薬が必要です。アイケンフィールド医師は次のように解説します。「もっとも効果があるのはレチノイド（トレチノイン、イソトレチノイン）とレチノイド様薬剤（アダパレン、タザロテン）です。これらのビタミンA誘導体（内服薬のイソトレチノインを除いてすべて外用薬）は皮膚の閉塞を止めます。また稗粒腫を表面に浮き上がらせて、新たな稗粒腫が出来るのを防ぎます」。

イソトレチノインは抗菌薬の外用や内服に反応しないか痕を残すような極めて重症なにきびのための薬として残されます。アイケンフィールド医師はそれを「間違いなく私たちが持っている最強の薬」と呼んでいます。しかしイソトレチノインには欠点があり、先天奇形やうつ状態を起こし得る副作用があります。そのため、イソトレチノインはその処方に熟練した医師の監督下で用いられるべきです。もちろん妊娠中には決して投与されるべきではありません。イソトレチノイン投与前と投与中には、ふつう経口避妊薬（それ自体にきびを改善します）が使われます。

にきび用製品の効果が出るように、10代の子どもは使用上の注意に従うべきです。推奨量よりも多く使えばよく効いて早く治るだろうという誤解に基づいて薬を厚塗りしたくなる気持ちを抑えることもその一つです。薬のつけ過ぎは皮膚を傷め、薬を一時中断しなければならないほどになります。子どもに辛抱するように言いましょう。何らかの改善が見られるのに通常六〜八週間かかります。

### 外科手術

前に述べた薬剤はにきびを治す効果が高いため「外科的処置は以前に比べてはるかにみられなくなりました」とアイケンフィールド医師は言います。皮膚科医はときに小さな針や鉗子と呼ばれる器具を使ってにきびや面皰を刺す（突く）ことがありますが、にきびの治療における手術の現代における役割は、主に残った痕を最小限にすることです。技術には皮膚剥離術とレーザー皮膚再生術があります。

皮膚剥離術では、医師はサンドペーパーのような輪やブラシのついた高速回転器具を用いて、粗くくぼみのある肌をなめらかにします。皮膚の新しい層が擦りむけた層に置き換わります。レーザー皮膚再生術もまた、新しい細胞が生えるように古い皮膚の細胞を取り除きます。レーザーの強い光線が不要な瘢痕組織を文字通り蒸発させます。どちらの処置も外来で行うことができます。

### 10代の子どもの自己管理に協力する

にきびのある子どもは徹底したスキンケアのために下記のステップを実践するように勧められるべきです。

- にきびをいじったり絞ったりしない。
- にきびを絞るとまわりの健康な皮膚に炎症

処方箋なしで買える薬

抗菌薬／角質溶解薬
・過酸化ベンゾイル
・過酸化ベンゾイルと硫黄
・サリチル酸

処方薬

抗菌薬／角質溶解薬
・アゼライン酸
・過酸化ベンゾイル
・過酸化ベンゾイルと硫黄

抗菌薬
・アジスロマイシン
・クリンダマイシン
・エリスロマイシン
・ミノサイクリン
・テトラサイクリン
・ドキシサイクリン
・セファレキシン

レチノイド／レチノイド様薬剤
・アダパレン
・イソトレチノイン
・タザロテン
・トレチノイン

避妊薬
・ノルゲスチメート／エチニルエストラジオール
・ほとんどの配合型避妊薬

その他
・エリスロマイシンと過酸化ベンゾイル

**にきびの薬**

にきびの発症年齢はにきびが軽くてすむか重くなるかを部分的に予測する因子です。思春期前に最初のにきびができた子どもは，10 代半ばまでにきびのできなかった子どもよりも重い皮膚の問題に発展しやすいといわれています。

**タイミングがすべて**

を起こさせるだけです。青年期のこの習慣的な行為をする人は痕を残す危険を冒してもいるのです。

・マイルドな石鹸でやさしく洗う。医者はどの銘柄を買えば良いか推薦できます。状態を悪化させるので、ゴシゴシ洗わないようにする。

・髪を定期的に洗う。油っぽい髪の子どもは毎日洗髪すると良いでしょう。

・過剰な日光の曝露に対して適切な予防策を講じる。一一八六人の10代の子どもを対象とした全国のオンライン調査で、多くの若者はにきびが治るのに日光が役立つと信じていることがわかりました。米国皮膚科学会によると日光の紫外線は実はプロピオニバクテリウム・アクネス菌を殺すようです。しかしこの利点は、皮膚組織の老化を早め皮膚がんのリスクを高める日光の悪影響によって完全に相殺されてしまうでしょう。

・にきびや面皰を起こさないというラベルの化粧品のみを使う。それらは毛穴を塞ぎにくく、にきびを生じにくいからです。

**ばら色粃糠疹《ひこうしん》**　皮膚の炎症性疾患であるばら色粃糠疹は青年期と若年成人にもっとも発症率が高い病気です。典型的には胸部や背部の大きな（直径二〜五センチ）ピンク色の皮疹で始まります。これは「ヘラルドパッチ」（前触れの皮疹）と呼ばれます。なぜならその皮疹がそれから起こることの前兆だからです。一〜二週以内に何百とまではいかなくとも何十もの、より小さな淡いピンク色の皮疹があらわれます。皮疹は体幹、腕、脚、頸に現れますが、顔に現れることはまれです。親たちはばら色粃糠疹を真菌感染の白癬とよく混同します。ばら色粃糠疹の原因は不明ですが、真菌感染ではないため抗真菌薬は有効ではありません。この病気を認識する一つの方法は胸部や背部に扁平な卵円形の病変が、独特のクリスマスツリーの形で現れているか調べることです。

ばら色粃糠疹はアフリカ系アメリカ人では異なる現れ方をします。彼らでは盛り上がった皮疹が、胴まわりより顔と四肢に多く現れる傾向があります。たいてい色も異なります。ピンク色というより薄茶色で粗い顆粒状の中心があります。

### ばら色粃糠疹《ひこうしん》を示す症状

典型的には体幹にあらわれる大きなピンク色の皮疹。それに続く症状は次の通りです。

- より小さい多数の皮疹
- 軽い倦怠感
- 軽度のかゆみ

### ばら色粃糠疹《ひこうしん》の診断

身体診察と医学的病歴の徹底的な調査。さらに小さな組織片を皮疹の一つからこすり落として、顕微鏡下で真菌感染かどうか調べるKOH染色法。

### ばら色粃糠疹《ひこうしん》の治療

ばら色粃糠疹には伝染性はなく、何らの危険を生じることもありません。通常は三～九週間で自然に消えます。皮疹が薄くなり、幸い痕を残さず消えるまでの間、小児科医は症状を抑えることに集中します。たとえばかゆみを和らげるためにローションや抗ヒスタミン薬が処方されます。皮疹の治りを早めるために日光に当たることや紫外線治療がときに推奨されます。

### 10代の子どもの自己管理に協力する

ばら色粃糠疹の症状のある子どもは、皮疹を悪化させる激しい運動を避けたいと思うでしょう。熱い湯でなくぬるめの湯で風呂に入ることが勧められます。

**イボ**　イボは皮膚外層の良性腫瘍で、生涯のどの時期にも起こります。しかし青年期の前期から中期にもっとも有病率が高く、およそ二十人に一人が感染しています。皮膚の割れ目から数種のヒトパピローマウイルス（HPV）が体内に侵入します。数カ月後、境界が明瞭で小さく硬いできものが数個、近くに現れ始めます。もっともよく見られる場所は指、手、前腕、足です。イボはたいてい集合してあらわれ、一つの大きなできもののまわりを数個の小さなイボが取り囲みます。ヒトパピローマウイルス・ファミリーの他のものは、性感染症の一つである性器イボを生じます。ふつうのイボも性交渉で広がることがありますが、たいていは日常の接触、すなわち握手したり、イボのある人が触ったタオルなどの物を使ったりして人から人へと伝染します。

イボは一般的にはかゆみを生じません。足の裏にできなければ痛みもありません。これは足底イボと呼ばれます。

**イボの症状**

皮膚と同じ色かやや暗い色の、小さく盛り上がったできものの集まり。

**イボの診断**

身体所見と完全な医学的病歴。

**イボの治療**

全体の三分の二は二年以内に自然に良くなります。およそ子どもの四人に一人ではイボはたった六ヵ月以内に自然に消失するのを経験します。五年以上残存するのはまれです。しかし治療の一つの利点は、イボが体の他の部位に広がっていく危険、ウイルスを他人に伝染させる危険を取り除くことです。にきびの治療と同様に、イボを取り除く処置は数週間から数ヵ月間かけて行われることを子どもに念を押す必要があります。

**薬物療法**　普通のイボと扁平イボ（ふつう黄褐色から黄色がかったピンク色をしている）は、にきびの治療に用いられるのと同じ数種の外用薬、サリチル酸、トレチノイン、過酸化ベンゾイルによく反応します。他の候補は角質溶解薬のトリクロロアセチル酸とカンサリディンです。後者は水疱を生じさせる薬で、イボの上に刷毛で塗り数時間以上放置すると薬剤が小さな腫瘍に水ぶくれを作ります。医師は次の診察のときに死んだ組織を取り除きます。これは数週間繰り返されます。

**外科手術**　イボを取り除く外来的処置のうち

掻爬だけが実際メスを用います。冷凍外科療法では液体窒素などの凍らせる薬剤をイボに綿球で塗り、組織を少しずつ壊していきます。低温の電極を手に持ってイボを凍らせる医師もいます。二～四回の診察でイボはふつう完全になくなります。

イボはまた電気的な器具（電気破壊）や電気的温熱装置（電気焼灼器具）で焼き消したり、レーザー光線の出る棒で消したりすることもできます。これらの技術では痕が残りますので、治療を決定する前に、各方法の利点と欠点についてあなた方親子は医師に相談したり、互いに相談したいと思うでしょう。

足底イボはもっとも治療しにくい皮膚の病気です。一般には病変が小さければ小さいほど治療が成功する可能性が高いと言われます。たいていは医師は数週間に渡って外科ナイフで組織を削り取りサリチル酸などの薬剤（液体窒素など）を塗ります。

**10代の子どもの自己管理に協力する**

イボが他の場所に出てくるのを避けるのに役立つ秘訣は次のとおりです。

- イボを擦ったりつまんだりしない。皮膚の小さな傷に感染が広がるからです。
- 頻繁に手を洗い皮膚を充分に保湿する。乾燥した皮膚はひびわれやすく感染の門を開くことになります。
- 他人の靴で一マイルも——たとえ一歩でも——歩いてはならない。
- 体育館のロッカールームやシャワーでは常に靴を履く。

**日光対策を行う**　成人も10代の子どもも、日光の潜在的な危険を過小評価している傾向があります。日光対策に関する親の態度を調べるために、シカゴのロヨラ大学医療センター、ニューヨーク大学、テネシー大学の研究者は、無作為におよそ五百家庭を調査しました。子どもの八人に一人は調査前の週末に日焼けしたと報告しました。成人では十一人に一人でした。さらに調査に参加した母親、父親のおよそ半数は、子どもは日焼けしていたほうが健康的に見えると答えました。しかし小児科医はそうでないことを知っています。

日焼けした皮膚は実は日光の有害な紫外線による不可逆的な損傷に対する皮膚の反応です。さらに傷害を受けないようにするために、メラノサイトと呼ばれる細胞が保護する色素を産生しない細胞にメラニンを与えます（メラニンは皮膚に色を与えるものでもあります）。

日光への過度の曝露は、全体で百万人以上のアメリカ人を苦しめている主要な皮膚がんである基底細胞がん、扁平上皮がん、悪性黒色腫の原因の筆頭です（六八五頁の囲みを参照）。大多数は成人です。しかし一生の間に受ける日光による傷害の八〇パーセントは、十八歳までに起こります。六十五歳に達する男女の五〇パーセントは皮膚がんになります。ですから、予防対策をせずに子どもを日光のもとで遊ばせることは、将来皮膚がんになる危険を増加させます。おそらく現段階での危険も増大させています。ゆっくりながらも確実に小児の皮膚がんが増加していることは心配な傾向の一つです。

幸い10代の子どもには、皮膚がんになる可能性を低下させる機会がまだ十分にあります。だれもが皮膚がんになり得ますが、ある特徴を持った人が紫外線の悪影響を受けやすいことが知られています。米国皮膚科学会は日焼けのしやすさをもとに皮膚を六種類に分類しています。

高危険度

**Ⅰ型（きわめて日光に過敏な皮膚）** よく水ぶくれになるが決して日焼けしない。典型的には色白でそばかすがあり、赤か金色の髪を持つ。

**Ⅱ型（非常に日光に過敏な皮膚）** すぐ水ぶくれになり、ほんの少しだけ日焼けする。典型的には色白で金髪、目は青か緑かグレーである。

中危険度

**Ⅲ型（日光に過敏な皮膚）** ときどき水ぶくれになり、徐々に薄茶色に日焼けする。

**Ⅳ型（わずかに日光に過敏な皮膚）**　わずかに水ぶくれになり、いつも茶色に日焼けする。

低危険度

**Ⅴ型（日光に感受性の低い皮膚）**　めったに水ぶくれにならないが、よく日焼けする。これは、中東、ラテンアメリカ、アフリカ出身の多くの人びとの特徴を述べたものである。

**Ⅵ型（色濃く色素沈着した、日光に非感受性の皮膚）**　決して水ぶくれにならず、色濃く日焼けする人がいる。ほとんどのアフリカ系アメリカ人がこの分類に属している。

青年期の子どもを皮膚がんにかかりやすくさせる他の要因もあります。次に挙げる項目の一つ以上にチェックが入るだけで、子どもの危険は高くなります。

・ほくろの数が平均以上ある。
・普通でない形のほくろ（非典型的な母斑）がある。
・普通以上に大きい先天性の（生まれつきある）ほくろがある。
・次に挙げる皮膚病の家族歴がある。黒色腫、色素性乾皮症、異形成母斑症候群、家族性異型多発性母斑黒色腫症候群。
・皮膚がんの既往、病気や免疫系に影響する治療の結果生じた免疫異常。
・小児期、青年期に一回以上の水ぶくれをともなう日焼け。
・赤道に近い陽光に満ちた気候のところに住んでいること。たとえばフロリダ州の人が受ける紫外線の量はメイン州の人の一・五倍にもなる。

## 日光の有害な影響から子どもを守るために（楽しみをすべて台無しにされたと責められることなく）

**紫外線のもっとも強い時間帯の午前十時から午後四時に日光に当たるのを避けさせる**
もっとも安全な手段――室内で過ごすか日陰

毎日100万人のアメリカ人――ほとんどは若者ですが――が棺おけのような箱に入り，紫外線を集中的に浴びることにお金を払っています。
それらは決して安全ではありません。ほとんどの太陽灯は95%のUVAと5%のUVBの光を放ちます。他で述べたように，UVA照射は海岸の常連さんたちの革のように硬くたわんだ皮膚の原因になります。そしてたった1%のUVBが皮膚がんの危険を増すのに十分です。

**日焼けサロンについて**

を見つけること――は必ずしも実際的ではありません。次善の方法は適切な服と日焼け止めを用いて皮膚を保護することです。

淡い色の、しっかりと織られた服は日光を吸収せずに反射します。三インチ（約七・五センチ）幅以上の縁のついた帽子も保護に役立ちます。

日焼け止めを使う習慣を子どもにつけさせる

海岸に行くときだけや明るく晴れた日だけではありません。たとえ雲が太陽を覆っていても紫外線の八〇パーセントは地面に到達しています。冬にも日焼けすることがあります。雪は太陽光線の八〇パーセントを反射するからです。

元来、日焼け止めは日光から皮膚を保護する強さに基づいて分類されています。それは二～五〇までの日焼け止め指数（SPF）で表わされます。数字が高いほど、より長時間日焼けせずに過ごすことができるというのです。たとえば子どもがふつう約十五分で日焼けするとしましょう。SPFが十五の日焼け止めは安全な日光曝露の時間を二百二十五分間（四時間弱）与えてくれるというのです。もし子どもが色黒でふつうは四十分で日焼けするとしましょう。同じ製品によって六百分日焼けの心配なしに過ごすことが出来ることになります。とはいえ、どれほど日焼け止めを厚く塗ろうと、そんなに長時間太陽の下で皮膚を焼くべきではありません。

食品医薬品局は日焼け止めの分類を三つの強さに揃えました。弱（二SPF～一二SPFに相当）、中（一二SPF～三〇SPF）、強（三〇SPF以上）。多くの人では、中程度の強さのものが賢い選択です。

**両親へのメモ**　日焼け止めを買う前にラベルに〈スペクトラムが広い〉という言葉を探しましょう。こう書かれているときには製品は紫外線の二つの種類、すなわち、UVAとUVBを両方とも遮ります。UVAはUVBほど皮膚を日焼けさせません。UVAが皮膚がんに関係しているかどうかはまだ結論が出ていません。しかしUVAは皮膚組織によ

・基底細胞癌　すべての皮膚がんのなかでもっともよく見られ，皮膚の上層，表皮の小さく丸い基底細胞から生じる。たいてい顔，耳，唇，口のまわりに見られる。基底細胞癌はめったに進展しないので，早く治療すれば百パーセント近く治癒可能である。しかし見逃されると外形を損なうことがある。年間およそ 80 万人のアメリカ人がかかっている。

・扁平細胞癌　表皮の平らでうろこ状の扁平細胞から成る。典型的には顔，耳，唇，口，頸部，手，腕，背中に見られる。基底細胞癌と異なり，扁平細胞癌は身体の他の部位に進展しうる。早期の治療により 95% が治癒可能である。年間およそ 22.5 万人のアメリカ人がかかり，2 千人が亡くなっている。

・悪性黒色腫　アメリカ合衆国でもっとも急速に増加している悪性腫瘍である。メラノーマはメラノサイトのがんである。この病気は新しいほくろ（ほくろは単にメラノサイトの集団である）やすでにあるほくろの一部として発症する。早期に診断し治療すればよく治る。進展（転移）すると ── 典型的には肺，肝臓に ── 治癒が非常に困難になりうる。年間およそ 4 万 8 千人のアメリカ人がかかり，9 千 6 百人が亡くなっている。

**皮膚がんの主な種類**

り深く透過し皮膚を老化させることが知られています。

**日焼け止めを買うことが第一段階。正しく使うことが第二段階**　研究によると日光を愛する人びとの大多数は、使うべき量の五分の一から二分の一しか日焼け止めを使っていません。多くの人びとが忘れている耳や手を含めて、身体全体を完全に覆うために手っ取り早い方法は、外出する十五~三十分前に耐水性のローションまたはクリームを、一オンス（約二八グラム）塗ることです。さらに二時間ごとに、または水泳や激しい運動をした直後にたっぷりと塗り直します。

**目も保護する**　米国検眼協会によればサングラスはUVAとUVBの照射を九九~一〇〇パーセント、可視光線を七五~九〇パーセント遮ります。グレーや緑、茶のレンズがもっともよく遮断します。

| 基底細胞癌 | 扁平上皮癌／日光角化症 | 悪性黒色腫 |
|---|---|---|
| 紅色の斑や，明るいピンク・赤・真珠のような白さの腫れを見つける。傷口が開いて治りにくいことがある。出血したり，液がしみ出たり，かさぶたがよく見られる。 | 盛り上がった赤かピンクのかさかさした斑や，中心に傷が開いているイボのような腫れを見つける。日光角化症は前癌病変で，やや盛り上がって硬い斑で小麦色や赤や茶やグレーの色をして現れる。治療されないと，日光角化症の20人に1人は扁平上皮癌に進行する。 | 以下の特徴を持つほくろを探す。1. 非対称な形，2. 大きさが6 mm以上，3. 境界がはっきりしない，4. 色が一様でない。典型的には，黒色腫はまだらな茶か黒で始まるが，青や赤や白に変わることもある。 |

**表 20-14　皮膚がんの徴候**

米国皮膚科学会は、10代の子どもが定期的に身体を観察して、疑わしいほくろがないか調べることを勧めています　このためには姿見、手鏡と充分に明るい部屋が必要です。

1. 姿見の前に立ち身体の前後を調べる。そして腕を上げ左右同じように見る。
2. 両肘を曲げ、注意深く前腕、上腕の後ろ側、手のひらを観察する。
3. 次に脚の後ろ側と足、趾の間、足底を見る。
4. 手鏡を高く持ち首の後ろと頭を調べる。髪を一部持ち上げる。
5. 最後に手鏡を使って背中とおしりを調べる。
6. もし普通でないほくろを発見したら直ちに小児科医の診察を受ける。皮膚がんは早期発見できれば治療の確率が非常に高くなります。

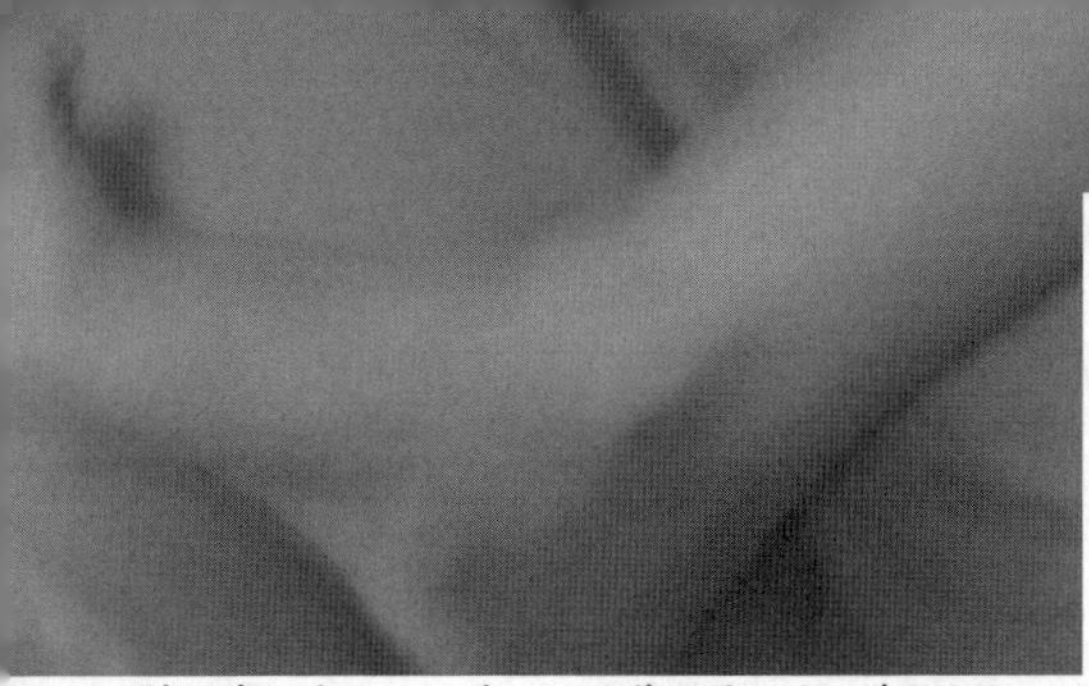

第21章
# 10代の子どもが慢性の病気や障害を持つとき

アメリカ合衆国では、一千万〜二千万人の子どもや青年期の若者が、何らかの慢性の病気や障害を抱えています。慢性とは、三カ月から生涯に渡って病気が続く健康状態を言います。10代の子どもの十六人に一人は、日常生活に影響を及ぼすほど重い病気にかかっています。本章はそうした子どもに関する章です。

慢性の病気や障害を持つ10代の子どもは、まず10代の子どもとして扱われるべきであり、患者としての扱いはその次に来ます。病気や障害が何であれ、子どもは青年から大人へ移り行くという課題を達成しなければなりません。その課題とは、たとえば、変化していく身体を心地よく感じられること、母親と父親から情緒的に自立すること、友人関係を築くこと、可能なら恋愛関係を築くこと、経済的な自立に向けて努力することなどです。

病気や障害による大きなストレスや負担がなくても、10代はとてもきつい時期ですから、慢性の病気を抱えた子どもの将来にはたくさんの困難が待ちかまえていると考えるのが現実的な予測と言えます。慢性の病気と診断された子どもはたいていショックを受けてしまい、否認、怒り、抑うつ、回復の一連の過程を一気に経験します。必ずしもこの順番とは限りませんが、ときにはこれらの感情のすべてが一日のうちに湧き上がることもあります。

幸い青年期の子どもは非常に立ち直りが早いものです。母親や父親の指導と支援を受け、ほとんどの子どもは自分の病気を受け入れます。しかしあなたの子どもが異常に引きこもっているように見えたり、感情的に苦しんでいるサインを見せたりするときには、小児科医に相談して精神保健の専門家の援助が必要かどうか決めたほうが良いでしょう。

子どもの適応は、一般的には彼らの個性や気質、過去の危機に対する反応に左右されます。他の決定要素は次のようなものです。

**診断された年齢**　子どもが慢性の病気に適応しやすい時期は、青年期以前もしくは10代の後半です。人生の早い時期に診断されれば、病気や障害による困難を乗り越える機会がたくさんあります。また年長の青年期の子どもなら、十二～十三歳の子どもより完成された自己意識を持ち、困難を乗り越える術を多く身につけています。

**病気の安定性と予測不可能性**　子どもにとっては、手足の切断などの変化しない状態の方が、コントロールできない病気（たとえば糖尿病患者の高血糖エピソードなど）や、進行して未知の症状を引き起こす病気よりも感情的に処理しやすいようです。

**病気が日常生活を妨げる程度**　たとえば腰から下が麻痺している子どもは、車いすで行けない場所で友達と一緒に運動をすることはできないでしょう。障害の管理には多くの時間とエネルギーが必要なため、社会の輪のなかにとどまっているのが難しい場合もあります。

**病気や障害が他人にわかるかどうか**　10代の子どもは見た目を重視するため、病気や障害による目に見える徴候が出ると、年少の子どもよりも困惑します。一方、病気が容易に目に見えない場合（たとえば喘息や貧血、糖尿病など）には、子どもはその重大さを否認して指示どおりに薬を飲まないことがあります。

子どもを治療するチームのなかに青年期の発達に通じている人物がいれば、これらの決定要素にうまく対処できるでしょう。

**慢性の病気や障害を持つ子どもが直面するストレス**

診断された直後は、おそらく子どもはたくさんの質問を投げかけてきます。

「見た目が変わっていくのかな」
「学校をたくさん休むようになるの」
「今年はラクロスのチームに出かけられなくなるなんて言わないで」
「化学療法で髪が抜けて、他の子に笑われたらどうしよう」

これらの質問には思いやりのある、確かな情報に基づいた答えが必要です。子どもが医学的なことを恐れるのは、誤った情報による場合があることを覚えておきましょう。たとえば最近ホジキン病と診断された患者は、悲嘆に暮れてもう長く生きられないと決めつけてしまいました。がんが命にかかわる病気だということは誰もが知っています。わずか一年前に彼の大好きだった叔母さんが卵巣がんで亡くなっています。

この場合、子どもが医師と親たちから知らされるべきことは、がんには百種類以上あり、それらの多くはうまく治療できるということです。さらに子どもの悪性腫瘍は、大人のそれに比べて予後が良い傾向があります。またホジキン病は、治療がもっとも成功しやすい小児がんです。子どもの十人に九人は診断から五年間生存し、その時点で彼らは実質的に治ったと言えます。

もう一つの不安の元は診断の次にくる医学的な検査や処置です。磁気共鳴画像（ＭＲＩ）検査が行われる予定の十四歳の少年は、検査で自分が傷つけられるものだとすっかり信じこみ、こう言っています。「あの機械の大きさは何だよ！　あれに放射線を当てられて自分が放射能を出すようになったらどうしよう」。

たしかにスキャナーは巨大な機械です。しかし、ＭＲＩでは身体を画像化するのに放射線ではなく電磁力を使っていると聞けば、患者も安心するでしょう。痛みはまったくあり深呼吸，漸進的筋弛緩法，視覚化などの方法は，医療処置の前や処置中のイライラした神経を落ち着かせるのに役立ちます。
10 代の子どもに思考停止法を教えましょう。こうする方が，思い悩むよりも心をコントロールすることが出来ます。たとえば差し迫る注射針のような負のイメージが浮かんでくるたびに，ちょうどチャンネルを替えるように，子どもは脳にこう命令するのです。「おっと，止めよう。すぐにこの考えは消してしまおう。何か他のことを考えよう」。単純すぎるように聞こえますが，実際に試してみるとこの方法はとても有効です。

**不安を減らす秘訣**

ませんし、まして暗がりのなかで燃えたりすることもありません。閉所恐怖の傾向がある子どもは、可動式の検査台が狭いトンネルのなかに引き込まれるとパニックを起こすかもしれません。医療システムのなかでは子どもの代弁者として、親は子どもが狭い空間を嫌がることを前もって医師に知らせておかなければなりません。医師は検査前に短時間作用の軽い鎮静薬を処方するか、開放型ＭＲＩスキャナーが使えるように手配するでしょう。

何が自分の身に起こるのか理解できるように、医師や看護師に検査についてゆっくり説明するよう頼みましょう。多くの医療機関では説明用のイラスト入りパンフレットを前もって渡しています。

青年期の子どもは、心配なことはいつでも言える状態であるべきです。本書の他の箇所でも述べられているように、子どもは必ずしも自分の気持ちを口に出すとは限りません。私たちは積極的で共感的な聞き手であるべきで、同時に子どもが何を感じているのか感じ取る必要があります。

「あなたはきょう少し落ち込んでいるみたいね。糖尿病であることがあなたにとってつらいことだということはわかるわ」

「うん、ちょっと落ち込んでいる……。本当はすごくね」

「いったい何を悩んでいるの。助けになれるかもしれないわ」

「ただ怖い。それだけなんだ」

「将来が怖いの？」

「うん。目が見えなくなったり、糖尿病の人によく起こることが自分に起きたらどうしよう。糖尿病で腎臓が悪くなって、人工透析器のお世話になんかなりたくない。まだ十七歳なのにこんな心配をしなければならないなんて信じられない。不公平だよ！」


私たちが何を言っても、病気や障害を負うことに対する悲しみや憤りを晴らすことは出来ないかもしれません。しかし、真摯に耳を傾け、いつでも話して良いと子どもに伝えることには効果があります。子どもにとっては「～してはいけません」（たとえば〈怒ってはいけません〉〈くよくよしてはいけません〉など）と言われることなく、自分の気持ちを素直にあらわすことは、そのこと自体が心理的な治療になるのです。

**正直が最善の方針**

子どもにショックを与えたくないという理由から、意図的に病気の詳細のすべてを子どもから隠す親がいます。重い病気の子どもは、自分が病気であることを本能的に理解しています。皮肉にも、子どもが同様な理由、すなわち悲しみに打ちひしがれた両親を守ろうとして病気の話をすることを避けることもあります。

どうして病気のことがわかるのでしょうか。それは自分の身体が知らせるからです。さらに、まわりの大人がどんなに注意深くしていても、子どもは会話の断片を拾い集め、大人の険しい表情に気づきます。結局、子どもに病気の真実を伝えないことは、意図的ではなくても自己中心的な行為になります。終末期ではなおのことそうです。子どもは自分が感

「ママ，痛くなるかな？」。

病気や障害による痛みは，避けることもできます。子どもが慢性的な痛みを経験している場合には，「何もできません」「痛みに慣れていかなければいけません」などと答える医師の意見は，絶対に受け入れるべきではありません。

まず第一に，生きていくのに決まった道などありません。青年期の子どもは特にそうです。第二に，痛みをコントロールする技術が進歩し，それによってほとんどの人の痛みは，和らげて管理できるようになりました。10 代の子どもが痛みを訴えている場合，痛みの管理が全くなされていない可能性があります。両親には主治医に対し，他の選択をするか，疼痛専門医に紹介してもらうように主張する権利があります。

それでも痛みが緩和できない場合には，学際的な疼痛ケアチームに相談しましょう。学際的なアプローチでは何人かの専門家の意見，ふつうは小児科医，麻酔科医，神経科医，あるいは精神科医やソーシャルワーカーらの意見を組み入れます。複数の人間の頭脳は 1 人の頭脳に優るというのが，学際的なケアの前提です。

しかし，このような機能をもつ医療センターはほとんどありません。あなたの地域で個人の疼痛専門医やペインクリニックを探す必要があるかもしれません。

**充分な痛みのコントロールを保証する**

じていること、恐怖心や死についての考えなど、心に浮かぶことは何でも話す必要があります。誰もこれらの事柄について話す権利を奪うべきではありません。

質問に正直に答えることは大切ですが、できるだけ前向きな点を強調するようにしましょう。先に述べた、重大な長期合併症が出ることを心配していた青年期の糖尿病患者の例に戻りましょう。彼の父母はこのように話すと良いでしょう。

「医者はこれから先に何が起ころうとしているかはっきりとはわからないのよ。でも糖尿病の子どものほとんどは、ふつうに寿命を全うするのよ。私たちはあなたもそうなると信じているわ。私たちに出来ることは、あなたが血糖値を正常範囲内に保って良い健康状態であるよう注意することよ。このことで自分は独りだなどと思わないでほしいの。私たちがここにいてあなたを助けられるし、あなたにはきょうだいもいるのだから」。

## 慢性の病気や障害と10代の子どもの情緒的・社会的・性的発達

### 子どもの自立を阻む問題——自律への欲求を尊重することと、しつけの両立

慢性の病気や障害は自律性の獲得を妨げることがあります。多くの子どもが父母からの自由という喜びを味わい始めているとき、病気の子どもは小さいときと同様に親に頼ることを強いられます。このことが親子の葛藤のきっかけになります。

青年期の子どもが独立心を示そうとしてとる一つの行動は、適切な自己管理を急にやめることです。服薬のスケジュールや食事制限を無視しようとする場合があり、不幸なことにこうした行動は命取りになることがあります。

経過の長い病気や重い病気によるやりきれない気持ちは、どの年齢の患者にとっても御しがたいものです。親が最優先にすべきなのは、人生の主人公は自分であるという感覚を子どもに回復させることです。もちろん病気

や障害による制限の範囲内での話です。第一段階としては医療の意思決定にあなたの息子や娘を参加させることです。

たとえばあなたは、子どもの服薬などをいつも管理しようとしているかもしれません。「もう八時よ。インスリンはちゃんと注射したの？」。たとえばここで、七時半から八時半の間のどこかで子ども自身が注射をするように融通をきかせてはどうでしょうか。些細なことに見えますがそうではありません。自分の健康に対する責任を持たせることによって、子どもは成長した気分になり、無力感も減るはずです。

病気の子どもを持つ親たちがしつけを厳しくすることについて躊躇する理由はよくわかります。「かわいそうなわが子はあんなにたくさん苦しんできたのだから、少し息抜きをさせてあげたい」というのが理由です。時どき大目に見ることは間違いではありません。しかし普段はこれまでと同じようにしつけるべきです。息子や娘の気まぐれな思いつきにすべて応じてちゃんと叱らない親は、結果的に子どもに対してひどいことをしているのです。子どもが喜ぶのは自分の仲間と同じように扱われることです。

## 場違いなやつ――慢性の病気や障害が社会性の獲得、性同一性、恋愛に与える影響

青年期の子どもは仲間に受け入れられること、そして「私たちと違う」「変だ」と思われないことを何よりも望みます。しかし授業の休み時間に廊下で車椅子を操らなければならない対麻痺の子どもや、さわやかな秋の午後に仲間がタッチフットボールをするのをサイドラインから羨ましげに見ている重い喘息の子ども、性成熟を遅らせる鎌状赤血球症のために同級生より何歳も幼く見える赤ちゃん顔の少年にとっては、仲間に溶け込むのはとても難しいことです。

慢性の病気や障害を持つ10代の子どもは、学校外での仲間づきあいが少ない傾向があります。本章で述べたように、出歩いたり病気を管理するのに時間が掛かるためです。しかし彼らの多くは仲間とのつきあい、そして年

齢が上がれば恋愛することを切望します。彼らは他の青年期の子どもと同じようにデートやセックス、自分の身体に好奇心と不安を抱いています。このことを親や小児科医は必ずしも正しく認識していません。

セックスや性衝動に関して子どもと話し合うための第12章「性」の指針は、青年期の子どもすべてに当てはまるものです。しかし長期の病気や障害を持つ子どもは、自分が恋の相手にとって魅力があるかどうか普通以上に心配することもあります。「学校で男の子が映画に行こうと誘ってくれたの。彼のことは本当に好きだし行きたいと思う。でも一緒に出かけているときにけいれん発作を起こしたらどうしよう。彼はびっくりして二度と誘ってくれなくなるかもしれないわ」。このような直接的な質問に答えづらいと感じるときは、次に受診するときにそのことについて子どもの相談に乗ってくれるように、小児科医にお願いしましょう。

## 学業の中断――復学をスムースに行うには

長期入院や自宅安静期間で学校を休み続けると、学業だけでなく人間関係にも大きな問題が生じます。長期間休んだあとには、普段は学校がそれほど好きでない子どもですら、仲間と再び一緒になれる喜びで、足跡だらけの玄関の床にキスをするかもしれません。この逆の場面もあり、いつもまじめだった生徒が学校に戻ることをまるで不登校のように嫌がることがあります。

親には子どもが復学する前に手助けできることがあります。理想としては子どもが授業に遅れすぎないようにすることです。もちろん子どもが勉強できる状態であることが条件です。さらにここでは他にあなたができることを挙げていきましょう。

・子どもの容姿が変わったり、学校の成績が悪くなることが予想できるような重い病気のときは、病院の看護師にお願いして、病気の性質や子どもに関する最新の情報を学校の看護師、カウンセラー、教師に説明してもらってください。そして復学する生徒を援助する方法を説明してもらってください。親もこの役割を担うことができます。子どもが個人的に仲間に話したいと思う場合もあるので、この計画を進める前に必ず子どもに確認をとりましょう。

・子どもが学校で薬を飲まなければならないときには、復学日より前に学校の保健室に連絡を取って親の許可証の書式を送ってもらうように依頼しましょう。教師には事前に、疲れたり、授業への集中を妨げたりするような病気の症状や薬の副作用について知らせておくべきです。

・予想される場面をロールプレイすることで学校に戻る準備をしましょう。「さあ、入院していた理由を友達に尋ねられたら、うまく話ができるかしら」。「薬のせいで顔が少し丸くなったことを誰かにからかわれたらどうするんだっけ。あなたはその子に何て言うの」。

・学校の先生には割り当てられた宿題をもらうだけでなく、授業で何をやっているのかわかるように週間記録を送ってもらうよう頼みましょう。授業をテープレコーダーやビデオに収めることや、ビデオカメラを学校と家庭に備え付け、子どもが先生や同級生と交流できるようにするのも良いアイディアです。

・子どものために家庭教師を雇えないか学区に相談しましょう。義務化されている学区もあります。この点についてはEメールの使えるパソコンが役立ちます。

## 慢性の病気や障害を持つ10代の子どもによくみられる態度

### 否認

否認の例としては、糖尿病の子どもがあとで後悔するとわかっていながら誕生パーティーでケーキを二つ食べてしまうことや、血友病の若者がオフロードバイクで危険な曲芸乗りをすることなどが挙げられます。もっとも、病気であるという現実を抑えこむこと自体は、人生を生産的にするのに有効な作戦と言えます。否認は、それが危険な結果をもたらす場合にのみ問題となるのです。

### 知性化

この防衛機制は主に年齢の低い青年期の子どもに見られ、これは一種の否認です。子どもは病気を受け入れ、しばしば医学生のような知識まで披露しますが、病気を自分がどう感じるかについては考えないようにしてしまいます。知性化は時間のひきのばしに利用できます。若い患者が感情に折り合いをつける時間を稼げるからです。しかし知性化の状態があまり長く続くと、子どもは自分の置かれた状況に対して真剣に取り組まなくなってしまいます。また不快な感情をすべて締め出そうとする場合は、その時点で医療の専門家による介入が必要になります。

### 退行

とても冷静に見える若者ですら、つらい状況になると幼い子どものようになることがあります。退行することで、強いストレスから一時的に逃れられるからです。では、親はどう対応したら良いのでしょうか。あなたが受け入れられることと受け入れられないことをはっきりさせ、一方では、たくさんの思いやりと辛抱強さを示してあげましょう。そのうちに子どもはより成熟した方法で自分の状況に向き合えるようになります。

### 行動化

これも一時的に辛い状況をやり過ごすための方法です。強力な武器をぶんぶん振り回して攻撃するのに似ていますね。反抗や挑戦的な態度など、家庭や学校の限界を試そうとする行動は、すべて自分が置かれた苦しい状況に対する怒りと抑うつの表現です。「こんなくだらない病気にかかって気が狂いそうだ。自分でも間違ってると思うけど、時どき怒りがママやパパに向いてしまうのをどうすることもできない」。行動化は、たまたま通りかかった人を傷つけることにもなりかねません。それはまた成績不振、薬物やセックス、違法行為など、自己破壊的な行動としてあらわれることもあります。精神保健の専門家が当初からかかわれば、行動化が手に負えなくなるのを防ぐことができます。

## 権利を知る
### ——職場や学校における10代の子ども

一九九〇年の「障害を持つアメリカ人法」（ＡＤＡ）は、身体あるいは精神の障害を持つ人びとの権利を守るために制定された連邦政府の法律の一つです。多方面の差別、すなわち、職員募集・採用・昇進・研修・賃金・社会活動その他の雇用における特権、州や地方の行政、公共住宅、商業施設、輸送機関、遠距離通信における差別を禁止しています。

一つの例を示しましょう。障害を持つアメリカ人法のもとでは、十五人以上の労働者の雇い主は、適切な収容能力と呼ばれるものを設けなければなりません。すなわち障害を持つ応募者や従業員に合わせて職場環境を変えたり、職種を修正したりすることです。保護規定は就職面接にまで及びます。雇い主が雇用契約が結ばれる前に応募者の障害について質問することは制限されます。

この法律や他の法的保護に違反すると、合衆国雇用機会均等委員会（ＥＥＯＣ）に告訴されます。ＥＥＯＣは訴えについて調査し、それが正当な場合には雇い主に対して措置をとります。しかし他の多くの政府機関と同様、事例の数がＥＥＯＣスタッフの数を大幅に超えており、その事例処理の遅さにはしばしばがっかりさせられます。

公立学校では障害のある子どもに適切な収容施設が提供されなければなりません。かつて公法九四-一四二として知られた「障害者教育法」（ＩＤＥＡ）はすべての障害のある子どもが個々のニーズに合った、もっとも制限の少ない環境で、自由で適切な公共教育を受けられるようにすることを公立学校に求めています。ＩＤＥＡに関する詳細は、第10章「学習に関する問題」を参照してください。

## 慢性の病気や障害――家庭の問題

10代の子どもの慢性の病気や障害が家族全員の生活を乱すことは避けられません。問題はどの程度までそれを許すかということです。

子どもの病気や障害が家庭生活のあらゆる面、とくに夫婦関係に影響を及ぼさないよう努めましょう。あなた自身が子どもの世話以外の時間を作るようにしてください。外食や映画に出かけ、子どものこと以外の会話もしましょう。時どきは休みを取ってください。後ろめたく感じる必要はありません。子どもの状態を知っている世話人や家族に留守番を頼みましょう。あなたが自分自身に寛大であることが、子どもが必要としている愛や援助を与えるための心と身体のエネルギーになります。

子どもの世話をする人は誰でも、治療を監督するという大きな責任に圧倒されてしまうときがあります。私たちがストレスや疲労に飲み込まれそうになると、心配や怒り、悲しみ、そして子どもの病気に対してすら責任を感じて、罪悪感でいっぱいになるのです。

心が燃え尽きる瀬戸際だと感じたら（これは親によく起こることですが）、ためらわずに助けを求めましょう。精神保健の医療機関を利用するだけでなく、慢性の病気や障害を持つ子どもの親の支援グループへの参加を考えてください。これらのグループはあなたの安息の地となり、そこでは失望を言葉にあらわし、勇気を引き出し、子どもの世話の重荷を和らげるための情報を分かち合うことができます。今日では支援グループに参加するために家を離れる必要はありません。多くの団体は、参加する時間のない多くの親のために、インターネット上に支援のためのコミュニティを設けています。

支援グループに参加したあなたが聞くことになるであろうアドバイスの一つは、〈病気の子どものきょうだいを無視してはいけない〉ということです。病気の子どもの世話に多くのエネルギーを向けるあまり、きょうだいの要求は見逃されがちになります。何よりもまず「病気のきょうだいを持つことは普通のことではないことを正しく理解するべきです」と、ジョージア州サバナに住む青年期医学専門医ジョン・ローレット医師は助言します。「学校にいる他の子どもは、心筋症のため瀕死状態で心臓移植を受けられないきょうだいや、がんなどの慢性疾患のきょうだいを持っていません。彼らは家族と一緒に休暇を過ごすこともできますし、お母さん、お父さんが学校行事に顔を出すこともできます。しかし病気の子どものきょうだいにはそれがありません」。

とくに年少のきょうだいは、兄や姉の不幸はどこか自分に責任がある、と思い込んでしまうことがあります。自分に責任があるからお母さんとお父さんは自分を無視するに違いない、と。他によくあるパターンは、患者に親の関心が集中することへの憤りから、年長のきょうだいが非行に走ることです。健康なきょうだいに新たな責任がのしかかり、それが過度の負担になるときにこの問題は悪化します。家事を分担して引き受けることを親が家族の全員に期待するのはもっともなことです。しかし親としての役割だけは決して子どもに押し付けてはいけません。

# 監訳者 あとがき

白川佳代子

合計特殊出生率一・二六。日本はかつてない少子化に直面しています。子どもが少なくなると育児は楽になるはずなのに、子どもにまつわる問題は大きくなっています。今日ほど、子どものことで思い悩む時代はなかったのではないでしょうか。

そして私たち親は、流動する社会のなかで、子育ての羅針盤を見失いがちです。昔のように怖いお姑さんがいなくなり、子育てについての自由裁量が多くなった分、親は自分たちでいちいち選択し決定しなければならなくなりました。ところが育児書が氾濫し、いろいろな人がいろいろなこと（時には全く逆のこと）を言うので、何を頼みに子どもを育てていけばよいのか途方に暮れてしまいます。とりわけ子どもの思春期は、親の裁量が試されるときです。

本書は、米国小児科学会に属する五万七千人の専門家のコンセンサスすなわち一致した意見です。一人の専門家ではなく何万人という専門家でしたら、かなり的を射た意見が得られるものと思います。アメリカの合計特殊出生率は二を上回っています。子育ての先輩として本書から学ぶべきことは山ほどある、というのが訳し終えたいま、親としての私が強く感じていることです。

ここで簡単に全21章を振り返り、一言でまとめたいと思います。

第1章は、10代の子どもを育てる親の心構えです。「青年期は子どもが親を育て始めるときである」とは言い得て妙です。私たち親は、今では親より背丈の伸びた子どもたちから育児の何たるかを教えてもらっているのです。教えてもらう以上、虚心坦懐に心を開こうではありませんか。

第2章はしつけについてです。子どもが中学生、高校生になるとやれやれと子育てから手を引いてしまいがちです。しかし、「以前にも増して親を必要としている時期」が青年期なのです。

そして「親の影響力の大きさ」に繰り返し言及しています。

第3章は身体発育です。一年に一〇センチも身長が伸びるのですから、自分の身体に戸惑うのも無理からぬことです。若者にとって身体は、魅惑と不安のもとです。青年期の課題の一つは、日々変化する自分の身体を心地よく感じることなのです。

第4章は、若者の独立宣言です。すなわち自立することが青年期の最重要課題であり、親が子どもの自立を助けることは、とりもなおさず親自身の格下げです。親のなかにはいつまでも子どもと張り合って、格下げに耐えられない人もいるかもしれません。そのとき親は自分自身と向き合うことになるでしょう。

第5章は、家族の大切さを繰り返し訴えます。核家族、混合家族など家族の形態がさまざまに変動するなかで、子どもが両親の双方との絆を失わないでいることの大切さに言及しています。

第6章は、環境の変化が若者に大きな衝撃を与えることに注意を喚起しています。両親の離婚や引越の際には、連続性に配慮し、ゆるやかな変化になるよう気配りをします。

第7章は、いろいろな形態の家族を紹介しています。養子家族やステップファミリーなど、多様な家族に起こり得る問題を個別具体的に解説します。

第8章は、勉強についてです。私たちは勉強と遊びを対立させ、勉強は苦しいもの、遊びは楽しいものなどと分けて捉えがちです。しかし私たち大人がしなければならないのは、勉強の楽しさを子どもたちに伝えることです。知識を愛すること、そして勉強は苦役などではなく、人生を豊かにする「冒険」だということを教えるのです。

第9章は、大学進学についてです。学校の選び方や親子の心構えなど、進学という人生の大きなイベントに臨む際に有益な情報を解説しています。

第10章は、学習の問題を抱えた子どもたちへの対応です。日本でも発達障害という捉え方がなされるようになり、特殊支援教育が制度として定着してきました。アメリカではさらに綿密なシステムのもとに、学習障害の子どもたちを援助しています。しかし学習障害の診断には専門家でさえ苦慮することがあり、診断することよりも、必要とされる援助を今すぐに差し出すことが大切だと訴えています。

第11章は、メディアの影響について説得力のある論述をしています。現代のテレビやテレビゲームには、殺人シーンと暴力があふれています。子どもが接するメディアについては、その内容や接する時間の幅を親がきちんと把握し調節すべきなのです。

第12章は、性教育について「正直が最善の方法」であると述べています。性教育の目的は、性欲を抑えることでも誘発することでもなく、正しい情報を子どもに伝えることです。いま、社会には性に関する誤った情報が氾濫しています。子どもたちの幻想がふくらむようなことがないよう、私たちは事実をきちんと伝えていく必要があります。またデートレイプを防ぐ方法など、実践的な情報も豊富です。

第13章は、薬物についてです。子育てには手綱を緩めるときと引き締めなければならないときがありますが、こと薬物については問答無用です。ここでも両親の言葉の影響力の大きさに言及しています。子どもたちは聞いています。親の必死の思いは子どもに伝わります。

第14章は事故についてです。日本でも若者の死因の第一位は事故です。安全運転の問題に関しては、親は子どもに毅然とした態度をとるべきです。

第15章は子どもの精神的な問題についてです。若者は傷つき苦しんでいても親にはめったに助けを求めてきません。彼らの主体性を尊重しつつ手助けする必要があります。

第16章は、健診と予防接種です。病院の受診やインフォームドコンセントなど、若者が自分自身の健康管理を一人で行えるように援助します

第17章は栄養についてです。思春期の子どもが起こす他の問題に忙殺されて、栄養に関していい加減になってしまう親もいるかも知れません。しかし、一度身についた食習慣はなかなか変わるものではありません。子どものときから健康な食生活を習慣づけておく必要があります。

第18章は、食べることが問題になる場合です。子どもの肥満および近年大きな問題になっている拒食症や過食症の対策についてもこの章で扱います。

第19章はスポーツについてです。運動の楽しみとメリットを子どもに教えてあげましょう。運動につきもののケガの対処法も詳しく載っています。

第20章は、若者の身体的な病気について、にきびからがんに至るまで懇切丁寧に解説しています。単なる育児書を越え、かといって医学書ほど難解ではなく、まさに青年期の病気の百科事典です。健康に関する質問に「愚問」は存在しません。不明なことがあればどんどん質問をしましょう。

第21章は、慢性の病気や障害を持つ子どもについてです。病気や障害があるといくつかの困難にぶつかりますが、そんなときの工夫について具体的に紹介しています。

最後になりましたが、本書の翻訳の分担者についてご紹介したいと思います。

第1、2、3章は、娘の白川陽子が下訳をしました。翻訳に携わることは、理系の陽子にとってこのうえなく勉強になったことと思います。第5、6、7章は九州女子大学文学部心理社会学科の学生だった本田暦さんが、第8、9、10章は同じく本田有佳理さんが担当しました。お二人とも授業の合間を縫って、とても上手に下訳をしてくださいました。さすがに文学部の学生です。そして最後に私が手をいれました。

第4、11、18章は、訳者のお一人である田沢晶子先生が綺麗に仕上げてくださいました。また、第12、13、14、15章については、同じく坂東伸泰先生が几帳面に仕上げてくださいました。お二人とも文章力がおありになる方で、あまり手直しすることもなく完成させることができました。

第16、17、19、20、21章は大変なボリュームですが、監訳者の関口進一郎先生が一手に引き受けてくださいました。ご苦労様でした。そしてまた、幾度となく目を通して小さな間違いにもこだわり続けた夫の白川洋一に感謝したいと思います。おかげさまで綺麗な文章に仕上がりました。

誠信書房の松山由理子氏と佐藤道雄氏には、遅れがちな翻訳作業にも根気よく付き合っていただき、温かな励ましの言葉をいただきました。心より感謝申し上げます。

本書が世に出る頃には末の息子も晴れて大学生となり、桜の門をくぐっていることでしょう。彼とぶつかる日々もありましたが、そんなとき何度ページを繰ったことでしょう。本書に助けられて私の子育ても一段落しました。多くの親にとっての羅針盤となるように祈っております。

二〇〇七年三月八日

Medical Center
ニューヨーク大学　New York University
ニューヨーク・モンテフィオーレ医療センター　New York's Montefiore Medical Center
ノースダコタ州立大学ファーゴ校　North Dakota State University in Fargo

---

ハーバード摂食障害センター　Harvard Eating Disorders Center
パーム・ビーチ頭痛センター　Palm Beach Headache Center in Palm Beach, Florida
ピッツバーグ大学医療センター　University of Pittsburgh Medical Center
物質乱用治療センター（CSAT）　Center for Substance Abuse Treatment
米国アレルギー・喘息・免疫学会　American Academy of Allergy, Asthma and Immunology
米国医師会　American Medical Association
米国カソリック慈善事業　Catholic Charities USA
米国眼科学会　American Academy of Ophthalmology
米国環境保護局　U.S. Environmental Protection Agency
米国がん研究所　American Institute for Cancer Research
米国教育協議会　American Council on Education
米国教育省　U.S. Department of Education
米国検眼学会　American Optometric Association
米国雇用機会均等委員会（EEOC）　U.S. Equal Employment Opportunity Commission
米国材料試験協会　American Society of Testing Materials
米国歯科学会　American Dental Association
米国州・郡・市職員同盟　American Federation of State, County and Municipal Employees
米国小児科学会（AAP）　American Academy of Pediatrics
米国小児科専門委員会　American Board of Pediatrics
米国少年犯罪防止局　U.S. Office of Juvenile Justice and Delinquency Prevention
米国消費者製品安全委員会　U.S. Consumer Product Safety Commission
米国食事療法協会　American Dietetic Association
米国神経学会　American Academy of Neurology
米国心臓学会　American Heart Association
米国心理学会　American Psychological Association
米国税関局　U.S. Customs Services
米国整形外科学会　American Academy of Orthopedic Surgeons
米国精神医学会　American Psychiatry Association
米国大学女性協会（AAUW）　American Association of University Women
米国中毒センター協会　American Association of Poison Control Centers
米国頭痛教育会議　American Council on Headache Education
米国農務省（USDA）　U.S. Department of Agriculture
米国皮膚科学会　American Academy of Dermatology
米国保健福祉省　U.S. Department of Health and Human Services
米国麻薬取締局（DEA）　U.S. Drug Enforcement Administration
米国薬物教育会議（ACDE）　American Council for Drug Education
米国郵便物検査局　U.S. Postal Inspection Service
米国連邦最高裁判所　U.S. Supreme Court

---

マサチューセッツ州立大学ウスター医療センター　University of Massachusetts Medical Center in Worcester
マサチューセッツ総合病院　Massachusetts General Hospital
麻薬取締局　Drug Enforcement Administration
ミシガン州立大学カラマズー医学教育センター　Michigan State University's Kalamazoo Center for Medical Studies
未成年侵犯防止局　Office of Juvenile Justice and Delinquency Prevention
ミネアポリス大学病院　University Hospitals in Minneapolis
ミネソタ大学　University of Minnesota
メイヨ・クリニック総合がんセンター　Mayo Clinic Comprehensive Cancer Center in Rochester, Minnesota

---

養子の自由運動協会（ALMA）　Adoptees' Liberty Movement Association

---

ライリー小児病院　Riley Children's Hospital in Indianapolis
連邦議会（合衆国議会）　United States Congress
連邦基金　Commonwealth Fund
連邦公衆衛生局　United Public Health Service
連邦捜査局（FBI）　Federal Bureau of Investigation
連邦通信委員会（FCC）　Federal Communications Commission
連邦薬物嗜癖・精神保健事業部（SAMHSA）　Substance Abuse and Mental Health Services Administration
連邦予防接種諮問委員会（ACIP）　Advisory Committee on Immunization Practices
労働局　Department of Labor
ロヨラ大学医療センター　Loyola University Medical Center
YMCA（キリスト教青年会）　Young Men's Christian Association
YMCA（キリスト教女子青年会）　Young Women's Christian Association

アドヴォケート・ルター・ジェネラル子ども病院 Advocate Lutheran General Children's Hospital
アルコール・薬物情報センター National Clearinghouse of Alcohol and Drug Information
医務総監室（公衆衛生局） Office of the U.S. Surgeon General
インディアナ大学医療センター Indiana University Medical Center
親訓練と情報のセンター（PTIC） Parent Training and Information Center
オレゴン健康科学大学 Oregon Health Science University

カイザー家族財団 Kaiser Family Foundation
カイザー・パアマナンテ健康維持組織 Kaiser Permanente health-maintenance organization
学習障害児協会 Learning Disabilities Association
家族・労働研究所 Family and Work Institute
カリフォルニア州立大学アーヴィン校 University of California at Irvine
環境保護局（EPA） Environmental Protection Agency
キンゼー研究所 Kinsey Institute
公衆衛生局 US Public Health Service
国立アレルギー・感染症研究所 National Institute of Allergy and Infectious Diseases
国立衛生研究所（NIH） National Institutes of Health
国立科学アカデミー National Academy of Sciences
国立がん研究所 National Cancer Institute
国立関節炎骨格筋皮膚病研究所 National Institute of Arthritis and Musculoskeletal and Skin Diseases
国立教育統計センター National Center for Education Statistics
国立健康統計センター National Center for Health Statistics
国立子ども医療センター Children's National Medical Center
国立傷害予防管理センター National Center for Injury Prevention and Control
国立小児がん財団（NCCF） National Childhood Cancer Foundation
国立小児保健発育研究所 National Institute of Child Health and Human Development
国立心臓・肺・血液研究所（NHLBI） National Heart, Lung and Blood Institute
国立精神衛生研究所（NIMH） National Institute of Mental Health
国立薬物嗜癖・物質乱用センター National Center on Addiction and Substance Abuse
国家安全保障局（NSA） National Security Agency
国家犯罪情報センター National Crime Information Center
子ども記念病院 Children's Memorial Hospital
コロンバス小児病院 Children's Hospital in Columbus, Ohio

サンディエゴ州立大学 San Diego State University
サンディエゴ小児病院 San Diego's Children's Hospital
シアトル子ども病院 Children's Hospital in Seattle
疾病対策予防センター（CDC） Centers for Disease Control and Prevention
私的船舶業協会 Personal Watercraft Industry Association
児童労働組合 The Child Labor Coalition
シュナイダー小児病院 Schneider Children's Hospital
少年野球連盟 Little League Baseball, Inc.
職業安全衛生管理局 Occutational Safety and Health Administration
食品医薬品局（FDA） Food and Drug Administraiton
ジョンズ・ホプキンス大学医学部 Johns Hopkins University School of Medicine
シンシナティ小児病院 Children's Hospital in Cincinnati, Ohio
スタンフォードセンター California Stanford Center
青年ギャング団センター National Youth Gang Center
政府出版局 Government Printing Office
全国運動競技指導者協会 National Athletic Trainers' Association
全国消費者連盟 National Consumers League
全国父母教師協議会（PTA） National Parent-Teacher Association
セントクリストファー小児病院 St. Christopher's Children's Hospital
全米アルコール中毒・薬物依存協議会（NCADD） National Council on Alcoholism and Drug Dependence
全米家出人スイッチボード National Runaway Switchboard
全米映画協会（MPAA） Motion Picture Association of America
全米ケーブルテレビ事業者連盟（NCTA） National Cable Television Association
全米ソーシャルワーカー協会 National Association of Social Workers
全米放送協会（NAB） National Association of Broadcasters
全米メディア家族研究所 National Institute on Media and the Family
全米薬物乱用研究所 National Institute on Drug Abuse
全米行方不明・被搾取児童センター（NCMEC） National Center for Missing and Exploited Children
全米レコード協会（RIAA） Recording Industry Association of America

大学入試委員会 The College Board
知的障害者協会 Association for Retarded Citizens
チューレーン大学 Tulane University in New Orleans
テネシー州立大学 University of Tennessee
特殊教育プログラム局 Office of Special Education Programs
トマス・ジェファーソン大学フィラデルフィア校 Thomas Jefferson University in Philadelphia, Pensylvania

ニューイングランド医療センター New England

ら

ま



や

## あ

訳者紹介

**坂東伸泰（ばんどう　のぶやす）**
1968年生まれ
1993年　徳島大学医学部卒業
2003年　鳴門教育大学大学院教育臨床コース臨床心理分野修士課程修了
現職　国立病院機構香川小児病院精神科児童精神科医，四国学院大学社会福祉学科非常勤講師
（専門　児童精神医学）

**田沢晶子（たざわ　しょうこ）**
1968年生まれ
1997年　甲南女子大学大学院文学研究科心理学専攻博士後期課程単位取得退学
現職　大阪大谷大学人間社会学部人間社会学科専任講師，同大学学生相談室カウンセラー，
臨床心理士
（専門　臨床心理学）

監訳者

**関口進一郎（せきぐち　しんいちろう）**
1971年生まれ
1995年　慶應義塾大学医学部卒業
現職　慶應義塾大学助教（医学部小児科学）
（専門　総合小児医療，医学教育）
著書　松尾宣武（監），五十嵐隆・高橋孝雄（編）『ニューベッドサイドメモ小児科』（共著）南山堂 2006，松尾宣武・濱中喜代（編）『新体系看護学 第29巻 小児看護学②』（分担執筆）メヂカルフレンド社 2006，渡辺久子（編）『小児心身症クリニック』（共著）南山堂 2003

**白川佳代子（しらかわ　かよこ）**
1950年生まれ
1975年　慶應義塾大学医学部卒業
現職　しらかわ小児科医院院長（元九州女子大学文学部心理社会学科教授）
（専門　小児医学，発達心理学）
著書　『子どものスクィグル――ウィニコットと遊び』誠信書房 2001
訳書　ディ・レオ『絵にみる子どもの発達』（共訳）誠信書房 1999，ディ・レオ『子どもの絵を読む』誠信書房 2002

---

米国小児科学会編

**10代の心と身体のガイドブック**

2007年6月25日　第1刷発行

定価はカバーに表示してあります。

監訳者　関口進一郎　白川佳代子
発行者　柴田淑子
印刷者　日岐浩和
発行所　株式会社　誠信書房
〒112-0012　東京都文京区大塚3-20-6
電話 03-3946-5666

http://www.seishinshobo.co.jp/

中央印刷 イマヰ製本所　落丁・乱丁本はお取り替えいたします
検印省略 無断で本書の一部または全部の複写・複製を禁じます

Printed in Japan
ISBN 978-4-414-80202-3 C0047